普通高等教育农业农村部"十三五"规划教材

蔬菜营养与功能

汪俏梅　苗慧莹　主编

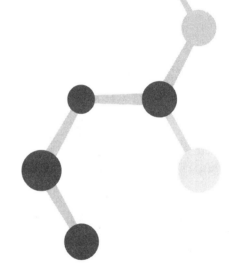

Nutrition and Function of Vegetables

化学工业出版社

·北京·

内容简介

本书以蔬菜学、生物化学、食品科学和人类营养学等学科交叉融合为特点，在概述蔬菜的分类、蔬菜在饮食中的地位，以及蔬菜营养学对蔬菜产业发展影响的基础上，详细介绍了 14 类共 79 种蔬菜的营养与功能，对每种蔬菜中主要营养物质和生物活性物质的种类与含量、调控措施和药理作用等进行系统介绍，并在此基础上进一步介绍功能性产品开发、临床报道和食疗。本书内容涵盖了国内外相关领域最新研究成果，有助于读者全面了解各种蔬菜的营养价值特点，推进全民合理膳食以及通过饮食实施疾病的化学预防；同时，也为蔬菜中生物活性物质的开发利用，特别是蔬菜加工产业发展和全产业链品质调控提供理论依据和技术指导。

本书可作为高等农业院校园艺专业本科生必修课程的教材，也可作为高校教师、研究生及相关科研工作者的参考书。

图书在版编目（CIP）数据

蔬菜营养与功能 / 汪俏梅，苗慧莹主编. —北京：化学工业出版社，2021.10
ISBN 978-7-122-39622-8

Ⅰ．①蔬… Ⅱ．①汪… ②苗… Ⅲ．①蔬菜-食品营养分析-高等学校-教材 Ⅳ．①R151.3

中国版本图书馆 CIP 数据核字（2021）第 149408 号

责任编辑：刘　军　孙高洁　　　　　　　装帧设计：王晓宇
责任校对：宋　玮

出版发行：化学工业出版社（北京市东城区青年湖南街 13 号　邮政编码 100011）
印　　装：大厂聚鑫印刷有限责任公司
787mm×1092mm　1/16　印张 21　字数 502 千字　2022 年 1 月北京第 1 版第 1 次印刷

购书咨询：010-64518888　　　　　　　售后服务：010-64518899
网　　址：http://www.cip.com.cn
凡购买本书，如有缺损质量问题，本社销售中心负责调换。

定　　价：68.00 元

本书编写指导委员会

主　任：李天来

副主任：汪俏梅

委　员：（按姓氏拼音排序）

柴明良（浙江大学）

陈学好（扬州大学）

樊卫国（贵州大学）

房经贵（南京农业大学）

甘德芳（安徽农业大学）

郭文武（华中农业大学）

何洪巨（北京市农林科学院）

何新华（广西大学）

黄　科（湖南农业大学）

贾承国（吉林大学）

李　敏（青岛农业大学）

李天来（沈阳农业大学）

齐红岩（沈阳农业大学）

秦　栋（东北农业大学）

佘文琴（福建农林大学）

史庆华（山东农业大学）

孙　勃（四川农业大学）

汪俏梅（浙江大学）

王惠聪（华南农业大学）

王　萍（内蒙古农业大学）

叶明儿（浙江大学）

张才喜（上海交通大学）

张红娜（海南大学）

张鲁刚（西北农林科技大学）

朱祝军（浙江农林大学）

本书编写人员名单

主　编：汪俏梅　苗慧莹

副 主 编：李　敏　齐红岩　甘德芳　黄　科　李良俊　孙周平

参编人员：（按姓名汉语拼音排序）

曹逼力　陈俊琴　陈学好　陈友根　程立宝　崔　瑾　邓群仙

富宏丹　甘德芳　何洪巨　何　勇　贺忠群　胡克玲　黄　科

李良俊　李梦瑶　李　敏　刘丽红　刘倩倩　刘世琦　刘维信

孟凡亮　苗慧莹　宁　伟　齐红岩　邵志勇　史庆华　孙　勃

孙光闻　孙周平　王　枫　王军伟　王梦雨　王　萍　汪俏梅

王　燕　吴秋云　熊爱生　徐志胜　杨凤娟　杨建平　杨　静

臧运祥　张鲁刚　张治平　朱祝军

序

　　21 世纪以来，随着社会经济的发展、人们生活水平的提高和健康意识的增强，改善作物品质以增进人类营养和健康逐渐成为种植业面临的最重要的任务。而功能性食品科学的发展也为营养学提出了新的目标，即从解决饥饿问题、强调食品安全过渡到改善健康、减少疾病，人们对食物的要求也从营养充足过渡到营养最佳。园艺产品富含各种植物化学物质，在人类通过饮食合理摄入营养和疾病的化学预防中发挥重要作用。我国拥有长达 5000 多年悠久的养生保健传统历史，而大多数水果和蔬菜等园艺产品为药食同源的健康食品，在日常生活中发挥着养生保健的作用。我国最早的医学专著《黄帝内经·素问》记载："毒药攻邪，五谷为养，五果为助，五畜为益，五菜为充，气味合而服之，以补精益气"；16 世纪著名医药学家李时珍的不朽名著《本草纲目》中记载了 1094 种药用植物的功效，其中就包含了 4 类共 96 种蔬菜，以及 6 类共 63 种果品等园艺产品。我国还形成了富有特色的源远流长的饮食文化，种类丰富的园艺产品在烹饪和食疗中同样发挥了重要的作用。我国历史上的传统中医药和饮食专著中记载的园艺产品在疾病预防和治疗中的功效，已为当代西方国家通过饮食实施疾病化学预防所应用，并得到了当代功能性食品科学和临床医学等多学科研究的证实，这充分地体现了古老的东方智慧。现代技术分析发现，园艺产品中含有丰富的生物活性物质，大量体内和体外的生理学和药理学研究表明，这些生物活性物质能增强人类机体免疫力、抗菌消炎、抗病毒，并对癌症和心血管疾病等多种顽疾起到预防和治疗作用。

　　目前，园艺产品营养与功能研究已成为园艺学科新兴的热门研究领域，它包括园艺产品营养和生物活性物质的含量、分布、影响因子及其调控措施和对人体的功效等许多方面。如利用嫁接砧木等栽培技术措施调节园艺产品营养和生物活性物质含量，环境和化学物质诱导能够调控园艺产品营养和生物活性物质形成，通过杂交来分析营养和生物活性物质的遗传规律而选育高营养价值的园艺植物新品种，利用遗传工程手段调节园艺产品中营养和生物活性物质的含量，等。近年来，国内外许多专家高度关注园艺作物营养及生物活性物质的形成、调控机制及功能研究，特别是浙江大学汪俏梅教授团队从 21 世纪初就率先在国内开展了蔬菜芥子油苷和类胡萝卜素等功能成分的代谢调控网络及其在品质改良上的应用研究，并提出了功能型品种选育的概念，创新性地提出了今后应以园艺产品营养和生物活性物质含量作为园艺作物栽培和园艺产品采收、加工及价值高低评判的主要依据。这些观点的提出，对推动园艺产业供给侧结构改革、提高园艺产品附加值、推进园艺产业优质高效和可持续发展均具有重要价值。

　　浙江大学一直重视园艺产品品质和功能的教学，是我国最早开设这方面课程的高校之一，特别是 2014 年该校已把园艺产品营养与功能学列为园艺专业本科生的主干必修课程，突破了一般园艺专业人才培养方案中仅设有传统的园艺作物育种、栽培和贮运的"采前-采中-采后"知识模块。为适应经济社会发展和复合型人才培养的需求，课程引入了园艺产品品质的理念，吸收了食品科学和人类营养学的最新进展，实现了园艺专业人才培养中的农、工、医多学科交叉汇聚。为了有力推进园艺产品营养与功能学课程的教学和改革，并使其在全国高等农业院校园艺创新人才培养中发挥更大作用，2016年10月，由浙江大学园艺系组织全国18家单位召开了第一届编委会；2017年12月，由汪俏梅教授牵头组织申报的《园艺产品营养与功能学》新编教材入选农业农村部"十三五"规划教材。教材编写指导委员会在参考和认真总结各学校原有教学经验的基础上，特别是在综合了各学校该门课程任课教师的意见之后，对《园艺产品营养与功能学》新编教材的结构和内容进行了科学论证和整体策划，形成了以"总论+若干各论"的形式撰写和出版该套系列教材的统一意见。该系列教材包括总论教材——《园艺产品营养与功能学》和各论教材——《蔬菜营养与功能》《果品营养与功能》《茶叶和食用花卉营养与功能》。总论中首先介绍了园艺产品中传统的六大营养素，并根据功能性食品科学的最新进展，介绍了园艺产品的生物活性物质；并从采前、采中和采后的全产业链角度探讨了如何调控这些有益成分，以改善园艺作物营养品质和健康功能品质，促进园艺产业健康、可持续发展；最后对园艺产品的科学食用，以及园艺产品营养与功能学研究的技术和方法进行了介绍。由于园艺产品包含营养和功能各异的众多种类的蔬菜、果品、茶叶和食用花卉等，在3本各论教材中，分别对每一类别园艺产品从营养物质、主要生物活性物质、功能食品开发和临床应用与食疗等方面进行介绍，是总论部分内容的有效延伸和具体应用。该系列教材的总论与各论部分各有偏重，互为补充，形成一个有机的整体，不仅可以指导民众对园艺产品进行科学食用与合理搭配，而且将对当前我国园艺产业的整体布局、优质高效发展产生积极的推进作用，特别是有独特营养价值的园艺产品生物活性物质的开发利用方法，可为园艺产品加工产业发展和全产业链品质调控提供理论依据和技术指导。

园艺产品营养与功能学系列教材涵盖了园艺学、化学、生物化学、医学、药学、营养学、食品科学等多个学科领域的知识和最新进展，涉及园艺产品营养物质和生物活性物质的种类及分布和功能、全产业链调控技术和分析鉴定技术、园艺产品的功能食品开发及临床应用与食疗等多领域，特别是包含了功能性食品科学和次生代谢物质生物合成与代谢工程等学术前沿领域。因此，该系列教材的知识面广，内容丰富，具有很强的系统性、先进性和引领性，我相信该系列教材将在园艺产品营养与功能的科学研究以及园艺产业高质量发展中发挥引领作用。

随着人们对健康食疗法的关注，追求园艺产品营养均衡、健康功效的势头不断高涨。民以食为天，食以康为先。园艺产品作为人们日常膳食中最重要的食物，以其丰富的种类、缤纷的色泽，以及均衡的营养和健康功能品质，在人类身心健康和品质生活中发挥着越来越重要的作用。基于此，期待《园艺产品营养与功能学》系列教材能早日出版，以满足人才培养和科学研究之急和普通民众健康饮食之需，为促进我国社会经济发展和保障民众身心健康做出贡献。

中国工程院院士，沈阳农业大学教授

2021年8月

前　言

　　我国精耕细作栽培蔬菜有着悠久的历史。自古以来蔬菜就与我国人民的生活息息相关，以其缤纷而亮丽的色彩点缀大众的餐桌，以其全面而丰富的营养保障国民的健康。蔬菜在我国源远流长的饮食文化中占据重要地位，我国众多的中草药著作中也有关于蔬菜营养和功能的记载。蔬菜还为我们的日常生活带来很多乐趣和雅兴，宋代诗人陆游在他的诗作《初归杂咏》中以"小园五亩蓺蓬蒿，便觉人迹间可逃"，表达了他收获最喜欢的蔬菜茼蒿时的愉悦心情。可见蔬菜长期以来在我国民众的身心健康和美好生活中发挥着重要的作用。

　　蔬菜含有多种人体必需营养物质，有些甚至是其他食物无可替代的，人们每日必食，但蔬菜多鲜嫩多汁、不耐贮运。因此，保障蔬菜供给是重大的民生问题。改革开放以来，我国先后出台了一系列政策，大力扶持蔬菜及相关农产品产业发展，如为保证居民一年四季都能吃到新鲜蔬菜，于1988年开始实施了"菜篮子工程"，促进了蔬菜产业的持续稳定发展，为保障蔬菜市场供应、增加农民收入等发挥了重要作用；20世纪90年代中期以来，我国设施蔬菜栽培面积一直稳居世界第一，目前约占世界的90%；2001年以来，我国蔬菜产业得到了长足的发展，一跃成为我国种植业中产量和产值均排第一的产业，也是我国加入WTO后农业领域最具发展潜力的朝阳产业之一。2019年中国蔬菜产量达7.21亿吨，2020年虽然新冠肺炎疫情暴发致使蔬菜生产短期内受到影响，但随着疫情的缓解，生产迅速恢复，我国蔬菜产量仍保持比上一年增加597万吨的趋势。目前，中国人年均蔬菜的消费量也位居世界第一，蔬菜产业在保障我国民众生活水平和身心健康方面发挥着积极的、不可替代的作用。

　　随着社会经济的发展和人民生活水平的提高，以及功能性食品科学和人类营养学等新兴学科的发展，蔬菜在全民营养与健康，特别是疾病预防方面的功效受到广泛的关注。早在20世纪80年代，流行病学研究就发现，经常摄入较多的新鲜水果和蔬菜能降低人类多种疾病的发生率，人们认识到果蔬中可能存在多种有益健康的活性成分，随后的体外和体内层面上的生理实验证实了园艺产品中所含有的生物活性物质能降低癌症等疾病的发生率。青花菜被称为西方传统的抗癌蔬菜，发挥抗癌功效的主要是一种被称为萝卜硫苷的脂肪类芥子油苷，其降解产物萝卜硫素是迄今为止在致癌代谢中发挥解毒作用的阶段Ⅱ酶（醌还原酶和谷胱甘肽还原酶等）的最强烈的天然诱导剂，同时它还能诱导肿瘤细胞的细胞程序化死亡，从而在癌症的控制中发挥预防和治疗的双重作用；另一种餐桌上常见的蔬菜番茄，则富含番茄红素这一具有极强抗氧化活性和抗癌功效的生物活性物质，对消化道肿瘤、前列腺癌、宫颈癌、乳腺癌等具有预防效果。研究表明，青花菜和番茄联合食用组的抗癌功效显著强于这两种蔬菜的单独食用组，主要是因为萝卜硫苷和番茄红素在抗癌功效上有叠加效应，这个研究结果也表明了膳食结构中蔬菜合理搭配的重要性。从这个意义上说，种类繁多的蔬菜是真正的营养宝库，营养学家给消费者的合理饮食建议是食用蔬菜的种类越多越好。

"民以食为天"，浙江大学园艺系一直以来都非常重视园艺专业人才培养和教学体系中的园艺产品品质和功能部分。我校蔬菜学科的奠基人——李曙轩先生很早就探讨了植物生长调节剂对蔬菜品质和生理的影响，认为在生产上科学使用植物生长调节剂可以有效改良蔬菜的感官和营养品质。1992 年，吕家龙教授在教学实践和科学研究的基础上编写了《吃菜的科学——蔬菜消费指南》一书，这是国内第一本系统介绍蔬菜营养与功能的专著。1994 年，吕家龙等老师在全国率先开始向本科生开设蔬菜营养、烹饪与食疗的选修课程，之后又先后开设了果蔬营养与功能等课程，2011 年，园艺产品营养与功能学正式列入浙江大学园艺专业本科生必修课。2016 年 10 月，由浙江大学园艺系牵头组织召开了由全国 18 家高等农业院校和研究院，共 60 多名老师参加的《园艺产品营养与功能学》教材编委会；2017 年 12 月，由汪俏梅教授牵头组织申报了普通高等教育农业农村部"十三五"规划教材并获得立项，教材编写指导委员会对《园艺产品营养与功能学》新编教材的结构和内容进行了科学论证和整体策划，建议系列教材包括总论《园艺产品营养与功能学》，以及《蔬菜营养与功能》等 3 本各论教材。我们历时四年多完成了《蔬菜营养与功能》的撰写工作。

改善作物品质以增进人类营养和健康被认为是当今种植业面临的最重要的任务之一，尤其蔬菜是为人体提供抗氧化、增强免疫功能物质的产品，丰富的蔬菜种类、独特的营养物质和功能成分，在人类的膳食营养和疾病预防中发挥重要的作用。因此，研究蔬菜产品营养与功能物质、改善蔬菜品质更是当今蔬菜种植业面临的重大课题。在这样的背景下，普及推广蔬菜营养与功能知识，培养一批掌握蔬菜产品营养与功能知识和生产技术的人才，对未来蔬菜产业健康发展十分重要，因此，《蔬菜营养与功能》应运而生。

在这本教材的撰写过程中，力求尽量多地涵盖蔬菜种类，不仅全面介绍了《蔬菜栽培学》中农业生物学分类的各种蔬菜产品营养与功能，而且详细介绍了食用菌、芽菜和野生蔬菜等新兴蔬菜类别的营养与功能，包含 14 类共 78 种蔬菜；力求内容的系统性，不仅介绍了每种蔬菜产品中主要营养物质和生物活性物质的种类与含量、调控措施和药理作用等，还进一步介绍了蔬菜功能性产品开发、临床医学和食疗；力求内容的丰富性，涵盖了功能性食品、生物化学、营养学和医学等学术前沿领域内容。特别是根据作者丰富的科研经验和独特的学术视角，通过形象生动地描写，把当代食品科学、营养学和临床医学等相关领域的最新研究进展展示给读者，并吸收我国传统中医理论的精华，全方位介绍各种蔬菜的营养价值特点，探讨蔬菜的合理搭配在人类健康中的作用，把通过饮食进行疾病化学预防、促进人类身心健康等绿色理念传递给读者，努力打造一本特色鲜明并具有较高学术价值的教材。此外，该教材作为与《园艺产品营养与功能学》总论相配套的各论教材，是总论部分的有效延伸和具体应用，将有助于培养出具有宽广科研视野的创新型人才。我们热切期待本教材为新时期园艺创新人才培养、蔬菜产业的健康可持续发展和全民健康工程产生积极的推进作用。

本书共十五章。其中第一章绪论，主要介绍蔬菜的分类、蔬菜在饮食中的地位、蔬菜营养学助推蔬菜产业发展，以及本书的定位与主要内容，由汪俏梅撰写；第二章茄果类，主要介绍番茄、辣椒、茄子和黄秋葵的营养与功能，由汪俏梅、陈俊琴、杨凤娟、刘维信、刘丽红和孟凡亮撰写；第三章甘蓝类，主要介绍青花菜、花椰菜、芥蓝、结球甘蓝和球茎甘蓝的营养与功能，由黄科、苗慧莹、吴秋云、何洪巨撰写；第四章白菜类，主要介绍大白菜和小白菜的营养与功能，由张鲁刚和杨静撰写；第五章芥菜类，主要介绍茎瘤芥和雪里蕻的营养与功能，由朱祝军和臧运祥撰写；第六章根菜类，主要介绍萝卜、胡萝卜和牛蒡的营养与功能，由王燕和徐志胜撰写；第七章瓜类，主要介绍南瓜、黄瓜、甜瓜、西瓜、苦瓜、丝瓜和冬瓜的营养与功能，由李敏、陈学好、齐红岩、史庆华、孙光闻和王梦雨撰写；第八章葱蒜类，主要介绍大蒜、洋葱、大葱、韭菜和藠头的营养与功能，由刘世琦、杨建平、曹逼力、王军伟和苗慧莹撰写；第九章绿叶蔬菜，主要介绍莴苣、芹菜、菠菜、茼蒿、苋菜、芫荽、蕹菜、落葵和冰菜的营养与功能，由孙勃、熊爱生、王枫和李梦瑶撰写；第十章薯芋类，主要介绍马铃薯、山药、芋艿和姜的营养与功能，由孙周平、王萍、富宏丹和曹逼力撰写；第十一章水生蔬菜，主要介绍莲藕、茭白、荸荠、芡实、水芹和慈姑的营养与功能，由李良俊、程立宝和张治平撰写；第十二章食用菌类，主要介绍金针菇、双孢蘑菇、草菇、香菇、黑木耳、银耳、猴头菇和竹荪的营养与功能，由甘德芳、陈友根和胡克玲撰写；第十三章芽苗菜类，主要介绍黄豆芽、绿豆芽、黑豆芽和其他芽菜类的营养与功能，由崔瑾、苗慧莹和邵志勇撰写；第十四章野生蔬菜，主要介绍沙芥、沙葱、苣荬菜、马齿苋、蒲公英和养心菜的营养与功能，由王萍、贺忠群、宁伟撰写；第十五章多年生蔬菜及其他，主要介绍黄花菜、芦笋、百合和竹笋的营养与功能，由王军伟、刘倩倩、邓群仙和何勇撰写。全书统稿由汪俏梅和苗慧莹完成。本教材除可作为高等农业院校园艺专业本科生必修课程的教科书外，也可作为园艺学、食品科学和营养学相关的科研人员和企业技术人员的参考材料和技术手册，并为广大读者的膳食搭配和合理饮食提供指导。

中国工程院院士、沈阳农业大学李天来教授一直非常关心和支持本书的出版，并为本书撰写了序，在此致以深深的谢意。在本书编写过程中，得到了浙江大学农业与生物技术学院领导、各位编委老师及其相关院校的大力支持，化学工业出版社的编辑为本书的出版做了大量工作，本书的写作和整理工作也得到了陈珊珊、林佳瑶、曾围、梁冬怡、李园园和李煜博等研究生的大力帮助，在此一并表示衷心的感谢！由于时间有限，疏漏和不当之处在所难免，敬请读者、同仁提出宝贵意见，以便再版时修订提高。

编者
2021 年 8 月于杭州

目录

第三章　甘蓝类

第四章　白菜类

第八章　葱蒜类

第九章　绿叶蔬菜

第十章　薯芋类

第十一章　水生蔬菜

第十二章　食用菌类

第十三章 芽苗菜类

第十四章　野生蔬菜

第十五章　多年生蔬菜

第一章
绪　论

　　蔬菜作为人类生活一日三餐中重要的食物，不仅是六大营养素中维生素和矿物质的主要来源，而且很多蔬菜种类都具有独特的生物活性物质，在通过饮食实施疾病的化学预防中发挥重要作用，因此，无论是古代的养生书籍还是当代的临床医学研究都十分强调蔬菜在人类营养和健康中的关键性作用。蔬菜种类繁多，风味各异，色彩缤纷，食用方法多样，可以烹饪出丰富多彩的菜肴，满足人们饮食和营养的需要，也给生活增添了不少趣味。随着人们对生活品质要求的提高，通过了解蔬菜的营养和功能，合理膳食、科学搭配、均衡营养已经逐渐成为当今社会的主流观念。了解蔬菜中所含有的主要生物活性物质的种类和特性，以及采前的品种选择和栽培过程，采收环节，以及采后的贮藏、物流、销售和加工等过程中生物活性物质的代谢及其与蔬菜产品的营养和健康功能品质的关系，对于蔬菜的优质高效栽培以及蔬菜产业的健康、可持续发展具有积极的意义。

第一节　蔬菜的分类

　　蔬菜是指可以做菜、烹饪成为食品的一类植物或菌类，对蔬菜最早的定义可以追溯到《尔雅》——"凡草菜可食者，通名为蔬"。除食用菌和藻类植物，大部分蔬菜是一二年生或多年生草本植物，也有少部分为木本植物的嫩茎或嫩芽，如香椿和竹笋等。目前我国蔬菜的产量已经在种植业中排第一位，中国也成了世界上最大的蔬菜生产国，国民年均蔬菜消费量位居世界第一。据不完全统计，我国栽培的蔬菜种类（包括种、亚种及变种）有近300种，分别属于50个科。常见的蔬菜分类方法包括植物学分类法、食用器官分类法和农业生物学分类法。

一、植物学分类

　　蔬菜的植物学分类主要依据蔬菜植物的形态特征，尤其是花的形态特征，按照科、属、种、变种进行分类。我国普遍栽培的蔬菜主要集中在十字花科、伞形花科、茄科、葫芦科、豆科、百合科、菊科和藜科等8个科中。

　　（1）十字花科（Brassicaceae）　包括萝卜、芜菁、白菜（含大白菜、白菜亚种）、甘蓝（含结球甘蓝、苤蓝、花椰菜、青花菜等变种）、芥菜（含根芥菜、雪里蕻变种）等。

　　（2）伞形花科（Umbelliferae）　包括芹菜、胡萝卜、小茴香、芫荽等。

（3）茄科（Solanaceae）　包括番茄、茄子、辣椒（含甜椒变种）、马铃薯等。

（4）葫芦科（Cucurbitaceae）　包括黄瓜、西葫芦、南瓜、笋瓜、冬瓜、丝瓜、瓠瓜、苦瓜、佛手瓜、西瓜、甜瓜等。

（5）豆科（Leguminosae）　包括菜豆（含矮生菜豆、蔓生菜豆变种）、豇豆、豌豆、蚕豆、大豆、扁豆、刀豆等。

（6）百合科（Liliaceae）　包括韭菜、大葱、洋葱、大蒜、韭葱、黄花菜、芦笋、百合等。

（7）菊科（Compositae）　包括莴苣、莴笋、茼蒿、牛蒡、菊芋、朝鲜蓟等。

（8）藜科（Chenopodiaceae）　包括菠菜、甜菜（含根甜菜、叶甜菜变种）等。

植物学分类有助于明确科、属、种间在形态、生理、遗传、系统发育等方面的亲缘关系，对研究蔬菜的起源和演化有利，对蔬菜的资源开发利用、良种繁育、品种改良等有重要的参考价值。但是，同属一个科属的蔬菜，有时食用器官大相径庭，栽培技术也有很大差别，如结球甘蓝、芥菜、萝卜、花椰菜同属于十字花科，但是栽培技术相差较大（王玉萍，2017）。

二、食用器官分类

蔬菜的食用器官多种多样，按照食用部位的植物学器官可将其分为根菜类、茎菜类、叶菜类、花菜类、果菜类和菇类。

1. 根菜类

以肥大的肉质直根或块根为产品器官的一类蔬菜。

（1）肉质直根类蔬菜　由直根膨大为产品器官的一类蔬菜，如萝卜、胡萝卜、根用芥菜、芜菁、芜菁甘蓝、根用甜菜、牛蒡等。

（2）块根类蔬菜　由侧根或不定根膨大成块状，作为产品器官的一类蔬菜，如木薯、豆薯、甘薯、葛等。

2. 茎菜类

以植物学茎或茎的变态器官为产品器官食用的一类蔬菜。这类蔬菜含水分较少、耐储藏，其产品又可以分为以下几种：

（1）肉质茎类　以肥大的地上茎为产品，如莴笋、茭白、茎用芥菜、球茎甘蓝（苤蓝）等。

（2）嫩茎类　以萌发的嫩芽为产品，如芦笋、竹笋、香椿等。

（3）块茎类　以肥大的块茎为产品，如马铃薯、菊芋、山药等。

（4）根茎类　以肥大的根茎为产品，如莲藕、姜等。

（5）球茎类　以地下的球茎为产品，如慈姑、芋、荸荠等。

（6）鳞茎类　由叶膨大形成的鳞茎为产品，如洋葱、大蒜、百合等。

3. 叶菜类

以鲜嫩叶片及其变态器官为产品的一类蔬菜。

（1）普通叶菜类　以叶丛为食用产品，如小白菜、油菜、荠菜、菠菜、苋菜、茼蒿等。

（2）结球叶菜类　以叶球为食用产品，如结球甘蓝、大白菜、结球莴苣、包心芥菜等。

（3）辛香叶菜类　以具有香辛风味的植物学叶片为食用产品，如大葱、韭菜、茴香、芫荽等。

4. 花菜类

以植物学花及其变态器官为食用产品的一类蔬菜，包括花器类和花枝类。

（1）花器类　以花蕾或花器为食用产品，如如金针菜、朝鲜蓟等。

（2）花枝类　以肥大变态的花枝为食用产品，如花椰菜、青花菜、芥蓝等。

5. 果菜类

以果实及种子为食用产品的一类蔬菜。

（1）瓠果类　以肉质瓠果为食用产品，如南瓜、黄瓜、冬瓜、丝瓜、苦瓜、蛇瓜、佛手瓜等。

（2）浆果类　如番茄、辣椒、茄子。

（3）荚果类　以脆嫩的豆荚或者豆粒为食用产品，如菜豆、豇豆、刀豆、豌豆、蚕豆等。

6. 菇类

属于真菌类植物，是以子实体或菌核供食用。如蘑菇、香菇、平菇、草菇、木耳、银耳、竹荪等。

食用器官分类法有利于产品的采后应用，了解蔬菜在形态上以及生理上的关系。但是，食用器官相同的，其栽培方法及生长习性未必相同，如莴苣和茭白同为茎菜类，但一个陆生，一个水生。

三、农业生物学分类

农业生物学分类也称栽培学分类，是以蔬菜的农业生物学特性为依据的分类方法，综合了植物学分类和食用器官分类方法的优点，一般将生物学特性相似且栽培技术相近的蔬菜归为一类，比较适合生产上的要求。按照农业生物学分类法，可将蔬菜分为茄果类、甘蓝类、白菜类、芥菜类、根菜类、瓜类、豆类、葱蒜类、绿叶菜类、薯芋类、水生蔬菜、食用菌类、多年生蔬菜等（王玉萍，2017；喻景权和王秀峰，2013）。

（1）茄果类　是茄科中以果实为产品的一类蔬菜，包括番茄、辣椒、茄子等。

（2）甘蓝类　是十字花科芸薹属甘蓝种（*Brassica oleracea*）以柔嫩的叶球、花球、肉质茎等为食用产品的一类蔬菜，包括结球甘蓝、球茎甘蓝、花椰菜、青花菜、芥蓝等。

（3）白菜类　是十字花科芸薹属白菜种（*B. rapa* syn. *campestris*）以柔嫩的叶片、叶球、花薹等为食用产品的一类蔬菜，包括大白菜、小白菜、菜薹（菜心）等。

（4）芥菜类　是十字花科芸薹属芥菜种（*B. juncea*）的蔬菜，包括根用芥菜、茎用芥菜、叶用芥菜、薹用芥菜等。

（5）根菜类　以肥大的肉质直根为食用产品的一类蔬菜，包括萝卜、胡萝卜、大头菜、芜菁、根用甜菜等。

（6）瓜类　指葫芦科中以果实为食用产品的一类蔬菜，包括南瓜、黄瓜、甜瓜、瓠瓜、冬瓜、丝瓜、苦瓜等。

（7）豆类　是豆科植物中以幼嫩豆荚或种子为食用产品的一类蔬菜，如菜豆、豇豆、蚕豆、大豆、刀豆、扁豆、豌豆等。

（8）葱蒜类　是百合科葱属中以鳞茎或叶片为食用产品的一类蔬菜，如洋葱、大蒜、大葱、香葱、韭菜等。

（9）绿叶菜类　是以幼嫩的绿叶、叶柄或嫩茎为食用产品的一类蔬菜，如莴苣、芹菜、菠菜、茼蒿、芫荽、苋菜、蕹菜、落葵等，其中多数属于二年生。

（10）薯芋类　以肥大的地下块茎或块根为食用产品的一类蔬菜，包括马铃薯、芋、山药、豆薯等。

（11）水生蔬菜　是指在池塘或沼泽地生长的一类蔬菜，如莲藕、茭白、慈姑、荸荠、菱、水芹、芡实、莼菜、蒲菜、豆瓣菜等。

（12）食用菌类　指可供菜用的菌类，如蘑菇、草菇、香菇、金针菇、竹荪、猴头、木耳、银耳等。

（13）多年生蔬菜　指种植一次后，可采收多年的一类蔬菜，如金针菜、芦笋、百合、竹笋、香椿等。

从营养成分和生长方式角度考虑，农业生物学分类法是较适宜的分类方法。

第二节　蔬菜在饮食中的地位

蔬菜具有很高的营养价值和药用功效，因其种类丰富、多姿多彩，自古以来就在人类的日常饮食和食疗养生中发挥重要作用。现代营养学关于蔬菜的营养素和功能成分的研究充分证实了蔬菜在人类营养和健康中的功效，并鉴定到一些具有独特营养价值的蔬菜种类，比如野生蔬菜和食用菌等，目前它们已成为餐桌上的新宠。由于不同种类的蔬菜含有不同的营养物质，消费者每天食用蔬菜的种类越多越好，因此每天一荤多素一菌的饮食结构和膳食搭配对人类健康来说是最为合理的。

一、蔬菜的营养价值

蔬菜是人们每日每餐必不可少的食物，是人们日常获得维生素、矿物质、碳水化合物及其他营养元素的重要来源。蔬菜中水溶性维生素的含量丰富，特别是维生素 C，其中辣椒、青花菜、豌豆苗、雪里蕻、落葵、芹菜叶、甘蓝、苦瓜等维生素 C 的含量特别丰富；相比之下，蔬菜中脂溶性维生素的含量较少，但有些蔬菜中维生素 A 的前体——类胡萝卜素的含量非常丰富，如胡萝卜、南瓜、甘薯、冬寒菜、黄花菜、豌豆苗、苜蓿等蔬菜。蔬菜中含有不同的类胡萝卜素同分异构体，其中以β-胡萝卜素转变成维生素 A 的生物效价比最高，而不同蔬菜所含的β-胡萝卜素在类胡萝卜素中的比例往往不同，即使是同种蔬菜的不同品种间这一比例也会有较大差异。蔬菜也是碳水化合物和蛋白质的重要来源，薯芋类蔬菜的淀粉含量高，豆类蔬菜，特别是大豆中含有丰富的蛋白质和氨基酸。此外，新鲜蔬菜也是人们日常获得钾、钠、钙、铁、锌、镁、硒等矿物质的主要来源。蔬菜是各类食物中品种、花色最多，色、香、味、形和烹调花样最丰富的食物，因而有改善饮食结构，提高食物风味，增进食欲的作用。通常，水分含量高、纤维素少的蔬菜鲜嫩度较好，其食用价值也较高。但从健康饮食的角度来看，纤维素也是一种重要的营养素，它虽然不能被人体消化吸收，本身没有直接的营养价值，但它的存在能加速胆固醇的降解，并被益生菌利用以合成泛酸、尼克酸、维生素 K 等人体必需的维生素，同时还能增加肠的蠕动，降低肠癌的发病率。人类每日必需的膳食纤维，主要靠蔬菜提供，蔬菜中的膳食纤维主要包括纤维素、半纤维素、果胶、树胶、木质素和海藻多糖等。

二、蔬菜的药用功效

蔬菜不仅能提供人类所需的营养素，还具有药用功效。关于蔬菜药用价值的记载可以追溯到我国古代的医书，如明代李时珍的《本草纲目》中就记录了药食同源的一些蔬菜及其相应的药用功效。根据中医理论，蔬菜的药性可分为四气和五味，所谓的四气为"寒、热、温、凉"，其中寒凉性质的蔬菜能治疗和缓解热性疾病，有清热泻火、解毒平肝等功能，这些蔬菜包括西瓜、苦瓜、黄瓜、茄子、冬瓜、菠菜、莴苣、芹菜、苋菜、冬寒菜等；温热型的蔬菜能治疗和缓解寒凉性的疾病，有温中散寒、补阳益气等功能，这些蔬菜包括姜、大葱、辣椒、洋葱、芥菜、茴香、韭菜、大蒜、山药等。其中温与热、寒与凉只是程度的不同，而没有本质的差别。蔬菜的五味则包含"辛、甘、酸、苦、咸"，辛味有发散、行气、活血、通窍、化湿等功能，主治外感表证、气滞、血瘀、湿阻等，姜、葱、芥等都是辛味蔬菜；此外，辛味还有健脾和胃的功效，这些蔬菜包括生姜、辣椒、花椒和小茴香等。甘味有补益、和中、缓急等功能，主治营养不良、脾胃不和等病症，这些蔬菜包括甘薯、山药、南瓜、马铃薯、胡萝卜等，而其中甘淡的蔬菜茭白、冬瓜、蕨菜、枸杞等还有利尿除湿的作用。酸味有收敛、固涩的功能，主治久泄、遗尿、咳嗽、气喘等症，这类蔬菜包括马齿苋、番茄、落葵、韭菜等，同时这些酸味蔬菜也有生津止渴、消食开胃的功效。苦味有清热泻火、养心凉血、降压解毒等作用，这类蔬菜包括苦瓜、苜蓿、芦笋、慈姑、荷叶、牛蒡根、枸杞苗、蒲公英等。咸味有软坚散结的功能，包括石莼、海带、紫菜等藻类蔬菜。综合四气和五味的理论，可以分析一些常见蔬菜的药用和食疗功效，如萝卜性甘温，具有宽胸膈，利二便，降气祛痰，熟食补人的功效；白菜甘温，具有通利肠胃、除烦宽胸、消食下气、解酒的功效；西葫芦甘凉，具有消炎、利二便、治热咳哮喘、消浮肿的功效；草莓甘平，具有健胃利气、和血润肺、解毒、利尿、醒酒的功效；西瓜甘寒，具有消烦止渴解暑、疗喉痹、治血痢、解酒的功效；甜瓜甘润滑，具有除烦热、止渴、利二便、通三焦、治口鼻疮的功效。

蔬菜具有药用功效的原因一方面是因为含有大量的营养素，特别是维生素和矿物质；此外，蔬菜种类繁多，又分属植物学的多个科属，除了具有一些植物的共有成分如营养素之外，又各自含有一些特殊的功能成分，决定了蔬菜具有对某种疾病的缓解或预防效果。因而不同的蔬菜种类其药用功效和食疗作用是不同的。大豆是豆科大豆属的原产于我国的一种中国特产蔬菜，18世纪传入欧洲，19世纪进入美洲。我国自古民间就有"宁可一日无肉，不可一日无豆"的谚语来形容大豆在饮食中的重要性；而我国古代养生的书籍《延年秘录》也提到：常食用大豆，可以"令人长肌肤，益颜色，填骨髓，加气力，补虚力。"传统中医认为药食兼用的大豆性味甘平，具有健脾宽中，润燥消水，排脓解毒，消肿止痛的功效；此外，黄豆还能抗菌消炎，对咽炎、结膜炎、口腔炎、菌痢、肠炎有效。营养学研究揭示了大豆具有这些药用功效的生化基础，大豆含有丰富的营养物质和功能成分，每100g大豆含蛋白质35～40g，是名副其实的植物蛋白"库"，且大豆蛋白质的氨基酸组成比例与人体所需的氨基酸比例接近。此外，每百克大豆中含胡萝卜素0.4mg、维生素 B_1 0.79mg、维生素 B_2 0.25mg、烟酸2mg，另外还含有维生素E。大豆含丰富的矿物质，每百克含钙367mg、磷571mg、铁11mg。大豆中含有微量大豆黄酮和染料木素，这些物质具有雌性激素的作用，可延年益寿、防癌抗癌。在中国和日本等国家，大豆及豆制品的食用非常普遍，有豆腐、豆浆及黄豆芽等豆制品。将大豆加工成豆腐后，增加了营养价值和药用价值。豆腐具有益气补中、生津润燥、清热解毒、消渴止痢、治赤眼、解硫黄、消酒毒的功效，但食用豆腐也有一定的禁忌，豆腐中含较多的嘌呤，痛风病人、血尿酸浓度增高的患者应慎食，此外，在服用四环素类药物时不宜吃豆腐，因豆腐中含有较多的钙或镁，四环素遇到这些金属离子会发生络合反应，生成金属络合物，影响在体内的吸收和降低药效。豆浆是东方人常见的一种饮品，它较牛奶更易消化吸收，豆浆中不饱和脂肪酸较为丰富，对心血管病有益，加上维生素 E 含量较高，并含有异黄酮类功能成分，具备预防衰老和健肤美容的功效。黄豆芽在我国有悠久的历史，不仅保存了黄豆原有的营养物质，而且在生产豆芽的种子萌发过程中，伴随着活跃的物质代谢，营养物质含量得到很大的提升，相较于大豆，黄豆芽中维生素 B_2 增加 4 倍，胡萝卜素增加 3 倍，而维生素 B_{12} 增高 10 多倍，而且大豆是基本不含维生素 C 的，但是豆芽含维生素 C17～20mg，并含有卵磷脂、维生素 E 等营养成分。此外，黄豆芽不含胆固醇，对不宜多吃肉的人有益，是很好的减肥、美容食品；黄豆芽中含有硝基磷酸酶，能补充瘅痫病人大脑中所缺乏的这种酶，因此黄豆芽有缓解癫痫病的作用，而黄豆芽中丰富的天冬氨酸可以减少人体内堆积的乳酸，消除疲劳。

我国有丰富的野生蔬菜资源，它们在人类健康生活和疾病预防中也发挥着重要作用，江南一带广泛食用的马兰就是一个很好的例子。马兰是菊科多年生草本植物，又名红梗菜、马兰头等，是南方地区人们喜爱的一种野生蔬菜。马兰具有很高的营养价值，其各种营养成分均高于荠菜，它含有可观的胡萝卜素、多种维生素和矿物质，其胡萝卜素含量与胡萝卜相近，维生素 C 含量高于柑橘类水果，特别是矿物质含量丰富，每 100 克马兰中含钙 145mg、磷 69mg、钾 533mg，均超过菠菜。此外，马兰还含有对人体有益的纤维素、糖、蛋白质和脂肪等营养素。传统中医认为马兰性凉味辛，无毒，具有清热解毒、凉血止血、利尿消肿的功效，可缓解咽喉肿痛、肺热咳血、创伤出血、黄疸肝疾、肾虚水肿、流火丹毒以及蛇虫咬伤等。

在一般情况下，蔬菜单独食用虽然也能起到防病和治病的作用，但在日常生活中人们为了提高蔬菜的食用价值，往往把不同种类的蔬菜搭配起来食用，这样搭配起来的效果比单独食用往往更能发挥各种食物的疗效，这反映在一些家常菜的配方中，比如芹菜炒豆腐干是一道非常常见的菜肴，芹菜含有维生素 C 及多种矿物质，以及芹苷和挥发油等功能成分，性甘微寒，有健胃、利尿、调经、降血压、镇静等作用；而作为豆制品的豆腐干含有丰富的蛋白质和人体必需氨基酸，同时维生素和矿物质含量也较高，还有大豆异黄酮等功能成分，有益气和中、生津润燥的功效。芹菜炒豆腐干，不仅色味俱佳、条形整齐，而且营养丰富，适用于高血压病、头晕头痛等病症的食疗。另外一个例子是三菇上寿这一道以鲜蘑菇、鲜草菇、鲜香菇加上菜心为主要食材的家常菜肴。三种食用菌和菜心都具有较高的营养价值和食疗生化成分，相互配合，所具功效远高于单独一种食材，有滋补强壮、养胃健脾、提高食欲的功效，并对高血压、高血脂、高胆固醇、癌症患者有一定的疗效，因而可以延年益寿。蔬菜的合理搭配产生更好的功效是有其科学依据的，不仅营养素种类和含量更丰富，而且一些功能成分在健康功效上也有增效作用，比如食用番茄和青花菜抗癌功效会增强，主要是因为番茄中的番茄红素和青花菜中的萝卜硫苷在抗癌效应上有叠加效应。因此，由于不同蔬菜种类含有独特的营养物质和有益的功能成分，合理而科学的蔬菜搭配，可以缓解和减少许多疾病，增强体质和提高人体免疫功能。

三、食用菌类的营养价值

食用菌作为一类特殊的蔬菜，在人类健康生活和合理膳食中发挥着越来越重要的作用。食用菌种类繁多，据报道世界上已发现的食用菌有 2000 多种，目前已被人们利用的也已高达 400 余种，在我国能够进行人工栽培的有 40 余种，常见的食用菌包括香菇、花菇、黑木耳、银耳、竹荪、猴头菇、松茸、金针菇、平菇、牛肝菌、灰树花、杏鲍菇等。食用菌的营养价值很高，首先，食用菌的蛋白质含量丰富，一般鲜菇类 3%～4%，而干菇类达 40% 以上，并含有多种人体必需氨基酸；食用菌的脂肪含量很低，是理想的高蛋白低脂肪食品。大多数食用菌类有降血脂的作用，如黑木耳，因而对心血管和神经系统有益。此外，食用菌还含有丰富的 B 族维生素，特别是维生素 B_{12}，以及丰富的钙、镁、铜、铁、锌等多种矿质元素。食用菌中的碳水化合物比较特殊，是以蛋白多糖为主的功能成分，对白细胞减少、病毒性肝炎等有一定功效，同时又具有降低胆固醇、抗癌、降血脂、抗疲劳等功能。一般来说，食用菌的种类不同，构成蛋白多糖中的单糖和氨基酸种类就不同，其生理功能也有差异，如香菇多糖有抗癌、降血脂、抗疲劳作用；银耳多糖可增强巨噬细胞的吞噬能力，提高人体的免疫功能等。除了蛋白多糖之外，食用菌中类胡萝卜素的种类和含量都非常丰富，可望成为人类摄入类胡萝卜素的重要食物来源之一。食用菌在饮食中的重要性还体现在它含有一些独特的鲜味物质，如香菇中含有的 5′-鸟苷酸，虽与肉类中的 5′-肌苷酸同属鲜味物质，但其鲜味能力要比 5′-肌苷酸强 2～3 倍，这就是含有食用菌的菜肴味道特别鲜美的原因。

第三节　蔬菜营养学助推蔬菜产业发展

我国栽培的蔬菜种类多，长期的精耕细作使栽培技术非常成熟，各种蔬菜栽培的产量高，种植周期短；蔬菜产品的采后处理和销售方式多种多样，既可内贸，又可外销，市场伸缩能力强，潜力大，经济效益丰厚，对增加广大农民的收入、改善农村经济和全面提高我国农业现代化水平都有重要意义。在我国多次种植业结构调整中，广大农民都把种植蔬菜、改善蔬菜种植环境和优化蔬菜种植种类和品种的组合作为提高农业生产效益的重要途径，因此，蔬菜业的发展，在繁荣国民经济中起着不可忽视的作用。随着蔬菜产业全国规划布局的完成，全国蔬菜种植面积和产量也在不断提升。根据前瞻产业研究院发布的《2021—2026 年中国蔬菜种植行业市场需求与投资战略规划分析报告》数据显示，目前中国蔬菜生产持续稳定发展，种植面积和产量均已经超过粮食产量，排在种植业中的第一位。近年来，随着我国国际贸易的发展，蔬菜产品结构的调整和质量的提高，采后处理技术和能力的加强，我国蔬菜在国际市场上的整体竞争力不断增强。总之，中国蔬菜产业经过多年的发展，已经发展成为全球最大的蔬菜市场，目前中国蔬菜的产销量占全球市场的比例均在 50% 以上；在出口市场上，我国蔬菜已经出口到全球近 200 个国家和地区，在全球市场中占据了重要的地位。

我国蔬菜产业不仅在国民经济和国际市场中发挥主导作用，而且与人民的生活息息相关。蔬菜在人们的膳食结构中所占比重较大，是居民餐桌上每日都不可缺少的食物，也是关系民生的菜篮子工程的重要组成部分。随着我国经济的发展和人民生活水平的提高，食物消费结构发生了巨大变化，蔬菜所占的比例越来越大。目前我国蔬菜产需基本相对平衡，人们对蔬菜的要求已从数量型逐步转向质量型，要求蔬菜商品优质、安全、营养、健康、方便。根据园艺产品营养与功能学的基本理论，我们发现目前国人在蔬菜消费上存在一些不利健康的误区，比如中国人南北普遍食用较多的蔬菜是青菜、萝卜等常见的十字花科叶菜类和根菜类蔬菜，相比之下种类繁多、营养丰富，特别是富含维生素和矿物质，以及具有各种功能成分的绿叶蔬菜则食用的种类和绝对数量都较少。从蔬菜产业发展和布局，以及从改善国民营养的角度建议大力发展绿叶蔬菜产业，力争使其从特菜发展成全国普遍种植，周年供应的常见蔬菜。我国民众虽然食用蔬菜的总量比较大，但豆类蔬菜占的比例比较小，而且没有达到周年供应，因此豆类蔬菜及其芽菜生产也是我国蔬菜产业中亟待发展和改善的一部分。从营养学角度，养生专家提出了日常膳食搭配一荤多素一菇的建议，食用菌具有特殊的营养价值，是一类独特的高蛋白低脂肪，富含维生素、矿物质和生物活性物质的食物，因此食用菌产业的发展与繁荣对我国居民的健康有重要意义。《蔬菜营养与功能》的相关内容为功能性蔬菜品种选育、蔬菜生产的合理布局，以及蔬菜产业的优质、高效、可持续发展和全民健康工程等均提供了可供参考的依据。

作为发展中国家，我国各地长期以来都因地制宜地发展了一些环境友好型的蔬菜采后贮藏技术，如窖藏和沟藏等，但总体水平上，我国的蔬菜采收和采后处理技术与发达国家尚有差距，因此，如何通过适宜采收期的确定，使用采收工具减少机械损伤等采收环节的有效措施，以及探索在贮藏、运输和销售等采后环节的有效处理技术，以更好维持蔬菜产品的营养和品质，减少采后过程中蔬菜产品含有的营养物质和功能成分的损失，是使消费者最终真正受益的重要问题，在新时期蔬菜产业的健康、可持续发展中发挥关键性作用。

第四节　本书的定位与主要内容

蔬菜种类丰富，营养全面，并且烹饪方式多种多样，在营养学中占据重要地位，是人们日常饮食中必不可少的食物。我国早在 1988 年便提出了建设"菜篮子工程"，保证居民一年四季都有新鲜蔬菜食用。《中国居民膳食指南（2016）》建议餐餐有蔬菜，保证每天摄入 300～500g 蔬菜，深色蔬菜应占 1/2；同时，要注意烹饪技巧，保持蔬菜的营养。蔬菜与我们的健康生活息息相关，因此，了解蔬菜的营养价值、活性成分与生理功能十分必要。在此之前，已有各类介绍蔬菜营养与健康功能的科普类书籍和专著，但它们的内容或是过于浅显，或是不够全面，不能兼顾营养和功能多层面，无法深挖生理机制，涵盖的蔬菜种类有限。本书在前人工作的基础上，力求广而深，包罗了 14 类共 79 种蔬菜，基本借鉴农业生物学分类方法。其中，考虑到芽菜越来越受到消费者的青睐，而常见的黄豆、绿豆等豆类蔬菜经常作为芽菜食用，本书增加了芽苗菜类蔬菜，包括但不限于豆类芽菜的介绍。在章节的安排上，按照茄果类、甘蓝类、白菜类、芥菜类、根菜类、瓜类、葱蒜类、绿叶蔬菜、薯芋类、水生蔬菜、食用菌类、芽苗菜类、野生蔬菜、多年生蔬菜及其他类蔬菜的顺序分别介绍了各类别中主要蔬菜的营养与功能。

本书在《园艺产品营养与功能学》总论的基础上，着重对主要常见蔬菜的营养与功能展开全面介绍。总论部分按照物质类别介绍了园艺产品的营养价值和主要生物活性物质的结构特点、生理功能和开发现状，以及影响这些物质含量的因子与调控方法；指出了蔬菜、水果、花卉等各类园艺产品科学的食用方法，以及园艺产品营养与功能学研究的技术和方法等。本书则按照蔬菜类别，详细介绍每一类下每一种蔬菜的营养物质和生物活性物质，功能性产品开发，以及临床报道与食疗。营养物质部分，根据蔬菜的营养价值特点，重点介绍维生素、矿物质和每一种蔬菜中其他有特色的营养物质及其影响因素等；生物活性物质部分，重点介绍每一种蔬菜含有的主要生物活性物质的结构与种类、分布与含量、调控因素、药理作用及提取等；功能性产品开发则是介绍基于该种蔬菜的有效成分开发的具有健康促进等功能的产品；临床报道与食疗部分主要介绍基于该种蔬菜有效成分的临床应用，给出具体的防病治病的食疗方剂，提出存在的一些食用注意事项等。这些内容一方面与总论保持有机衔接，帮助读者了解各种主要蔬菜的营养价值特点，对消费者食用蔬菜给予具体的指导，以期更好掌握蔬菜的合理食用与搭配，通过饮食实施疾病的化学预防，为全民健康事业做出积极贡献；另一方面也期望对蔬菜及其相关产业的发展发挥推进作用，促进蔬菜加工业的发展和产业链的延伸。

参考文献

王玉萍，2017. 蔬菜营养与功效分析[M]. 北京：中国农业出版社.

喻景权，王秀峰，2013.蔬菜栽培学总论[M]. 北京：中国农业出版社.

第二章
茄果类

茄果类蔬菜是指以浆果为主要食用器官的一年生或多年生茄科（Solanaceae）蔬菜，包括番茄属的番茄，辣椒属的辣椒，茄属的茄子和锦葵科的黄秋葵等。茄果类蔬菜种植广泛，富含维生素、矿物质、有机酸等营养物质，并且含有多种生物活性物质，如类胡萝卜素和花青素等重要的功能成分，使这一类蔬菜产品不仅风味独特、味道鲜美，而且具有较高的营养和健康功能品质，广受消费者的喜爱。

第一节　番　茄

番茄（*Solanum lycopersicum*），又名西红柿，由于其营养丰富、风味独特、栽培容易、适应性广、产量高、供应期长、加工方式多样化等特点，在世界各地广泛种植，是我国和世界范围内栽培最普遍的蔬菜之一。山东、新疆、内蒙古、河北、河南、云南、广西和浙江等地区是我国番茄种植的主产区。番茄以成熟的果实为产品器官，酸甜可口，色泽鲜艳，深受世界各地消费者的喜爱，同时，番茄的果实又可当作水果鲜食，并可以加工成各种番茄制品，食用方法多种多样，是日常生活中最常见也是现代人最喜爱的健康蔬果之一。番茄的营养价值非常高，富含各种维生素和矿物质，对补充人体营养效果显著。营养学家研究发现，每人每天食用 50～100g 鲜番茄，即可满足人体对主要维生素和矿物质的需要。番茄中含有丰富的类胡萝卜素，包括番茄红素、β-胡萝卜素和叶黄素等，一些紫色的番茄品种还含有花青素。

一、营养物质

番茄营养极为丰富（表 2-1），其营养品质的一个重要特点是维生素的种类多，包括 B 族维生素（维生素 B_1、维生素 B_2、烟酸、维生素 B_6 等）、维生素 C 和维生素 E 等。番茄果实还富含钾、磷、镁、钙、钠、铁等矿物盐及锰、铜、碘、硼等重要微量元素。糖酸比是影响番茄酸甜口味的主要因素，番茄中所含的糖主要是果糖和葡萄糖，最容易消化和吸收；此外，有机酸的存在还可以使维生素 C 保持稳定，有机酸包括苹果酸、柠檬酸等，约占总量的 0.3%～0.6%不等。

表 2-1　100g 新鲜番茄中营养成分含量

营养成分	含量	营养成分	含量
维生素 B_1	0.3～0.4mg	钠	8～10mg
维生素 B_2	0.01～0.03mg	钙	8～10mg
烟酸	0.6g	镁	15～18mg
维生素 B_6	0.5～0.7mg	铁	0.6～0.9mg
维生素 C	10～25mg	碳水化合物	2～4g
维生素 E	0.17～1.44mg	蛋白质	0.7～0.9g
磷	22～26mg	脂类	0.2～0.3g
钾	40～270mg		

在不同的番茄品种中，樱桃番茄的总糖和维生素 C 含量都比大果型的番茄高，其中以红色樱桃番茄所含的可溶性固形物和可溶性糖含量最高，而大果型番茄的水分和总酸含量则较高。因此，红色樱桃番茄的口味甜酸适口，而黄色樱桃番茄偏甜，大果型番茄则偏酸。不同颜色的樱桃番茄果实中均含有丰富的矿物质和维生素 C 等营养成分，并且研究发现，红色、橙色和黄色三种樱桃番茄的各种矿物质和维生素 C 的含量都比大果型番茄高，其中尤以红色樱桃番茄的各种营养成分最高，感官和风味品质最好。

二、主要生物活性物质

1. 类胡萝卜素类化合物

番茄中主要的类胡萝卜素类活性物质包括番茄红素（lycopene）、β-胡萝卜素（β-carotene）、叶黄素（lutein）、八氢番茄红素（phytoene）、六氢番茄红素（phytofluene）、γ-胡萝卜素（γ-carotene）、δ-胡萝卜素（δ-carotene）、链孢红素（neurosporene）和 α-胡萝卜素（α-carotene）（表 2-2）。由于人体自身不能合成类胡萝卜素，人体所需类胡萝卜素均需通过食物摄入，除了新鲜的番茄，番茄制品也是人类膳食中类胡萝卜素，特别是番茄红素的重要来源。目前利用番茄开发和生产的产品主要包括番茄酱、番茄汁、番茄沙司、去皮整番茄、番茄丁和番茄粉等，其中番茄酱为主导产品。根据最新统计，美国是世界上最大的番茄制品生产国和消费国，其加工番茄主要用于生产番茄酱，意大利则是全球第二大番茄制品生产国，中国位列第三。

表 2-2　100g 新鲜番茄中类胡萝卜素类化合物含量

种类	含量	种类	含量
番茄红素	7.8～18.1mg	δ-胡萝卜素	0～0.2mg
八氢番茄红素	1.2～2.9mg	链孢红素	0～30μg
六氢番茄红素	0.2～1.6mg	α-胡萝卜素	0～2μg
β-胡萝卜素	0.1～1.2mg	叶黄素	90μg
γ-胡萝卜素	0.05～0.3mg		

（1）番茄红素

① 结构与分布。番茄和以番茄为原料的食物占番茄红素所有饮食来源的 85% 以上。番茄红素是成熟番茄中最丰富的类胡萝卜素，约占类胡萝卜素的 80% 至 90%。番茄红素是一种脂溶性的红色色素，在成熟的番茄果实中大量合成，是决定番茄成熟果实颜色的主要色素。番茄红素是具有 11 个共轭和 2 个非共轭双键的多不饱和（多烯）直链分子（图 2-1），同时存在顺式和反式结构。其直链结构有助于渗入人体不同器官，例如肝脏、肾上腺和前列腺。反式构型是最常见的异构体，在某些加工条件（包括光、热、氧气和酸的作用）的影响下，反式形式易于异构化，并且在摄入后会在体内部分转化为更具生物活性的顺式形式。

番茄红素的含量在不同品种的番茄中有差异，研究表明，每百克樱桃番茄比普通大果番茄中番茄红素含量更高，红色番茄比其他颜色的番茄中番茄红素含量更高，而且果实颜色越深含量越高。番茄制品（如番茄汁、蔬果汁、番茄酱、番茄汤、番茄糊、番茄饼干和意大利面酱等）中番茄红素的含量一般高于生番茄，其中以意大利料理中常用的番茄糊含量最高，其次是罐装意大利面酱、番茄酱、番茄汁和浓缩番茄汤，而生番茄相对来说含量较低。

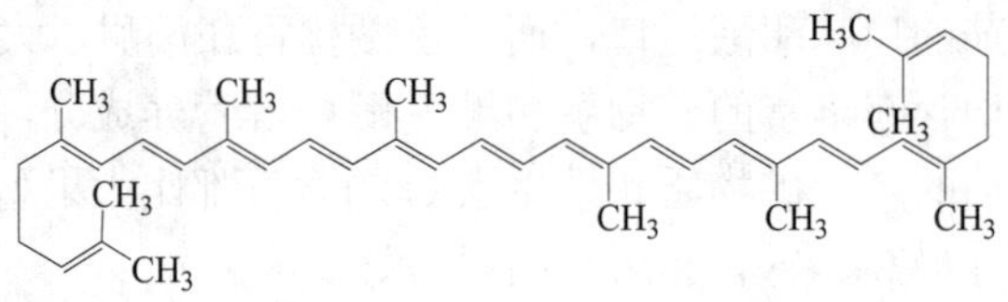

图 2-1　番茄红素的结构式

② 药理作用。番茄及番茄制品中丰富的番茄红素不仅赋予番茄产品以鲜艳的色泽，而且具有预防多种癌症、降低动脉粥样硬化的发生率和减轻体内亚硝基化反应等多种活性功效（修伟业等，2020）。番茄红素具有清除自由基的功能，可缓解脂质过氧化损伤现象，而且番茄红素可以抑制磷脂肌醇信号途径（PKC 途径）中的 NADPH 氧化酶活性并与丝裂原活化蛋白激酶（MAPK）通路蛋白表达有关，从而起到保护肝脏的作用。番茄红素极强的抗氧化能力，可改善氧化应激和降低炎症水平来缓解糖尿病并发症。关于番茄红素可缓解糖尿病并发症的另一种理论是番茄红素可保护内皮祖细胞使其免受晚期糖基化终末产物的损害，减少内皮祖细胞凋亡和氧化自噬现象。番茄红素与线粒体介导的细胞凋亡过程之间的相互作用，起到对心肌细胞的保护作用。氧化应激被认为是大脑衰老的主要诱因，引发记忆和认知障碍。番茄红素可以有效改善氧化应激损伤及学习记忆能力减退，此作用可能与激活磷脂酰肌醇 3-激酶/蛋白激酶 B（PI3K/Akt）通路有关。也有研究表明番茄红素通过减少活性氧（ROS）、抑制线粒体功能障碍和核因子-κB（NF-κB）靶基因 Nucling 在神经细胞中的表达来抑制神经元细胞凋亡从而改善阿尔茨海默病症状。

③ 提取。番茄中番茄红素的提取以番茄果实或者加工制品的余料如番茄皮等为原料，采用有机溶剂萃取法、超临界 CO_2 萃取法、酶解辅助萃取法、超声波辅助萃取法、微波辅助萃取法、超声波-微波协同萃取法、超高压辅助萃取法、高压脉冲电场辅助萃取法和高速逆流色谱法等提取方法。番茄红素是具有重要生理活性的脂溶性色素，在较高温度下易发生异构化反应和氧化降解反应，因此在萃取的过程中应注意番茄红素的保护问题。超临界 CO_2 流体萃取技术可以在接近室温（35～40℃）及 CO_2 气体包裹下进行提取，有效地防止了热敏性物质的氧化和分解，并保护活性物质的生理活性不被破坏。使用超临界技术的唯一缺点是涉及高

压系统,对设备要求较高,操作条件比较苛刻,这就加大了设备运行费用(姚佳和蒲彪,2010)。国外对超临界萃取番茄红素的研究相对较为深入,而寻找合适的夹带剂是一个突破口。由于天然番茄红素存在于色素母细胞中并被细胞壁包裹,酶解辅助可有效改善萃取效果,但需解决酶的成本高和利用率低的问题。超声法能有效提高番茄红素萃取率并缩短提取时间,然而超声波在介质中会随着传播距离的增大而振幅逐渐衰减,这是工业化应用需解决的问题。高压脉冲电场辅助提取法适用于热敏性物质的提取,但是关于脉冲电场工艺参数对番茄红素稳定性的影响等方面的研究尚待深入。未来的研究应集中于萃取机理、工艺参数对番茄红素结构及活性的影响,以及多技术联用协同萃取及工艺的优化,同时应注重开拓原料来源,降低提取成本以及实现原料的综合利用(林泽华和任娇艳,2014)。

(2)β-胡萝卜素 除了番茄红素,番茄果实中还含有β-胡萝卜素(图2-2)和叶黄素(图2-3)。随着番茄果实的成熟,叶绿素含量逐渐降低,而类胡萝卜素等与红色、橙色相关的色素含量迅速升高,从而使成熟的番茄果实呈现鲜艳的色泽。在成熟的红色番茄果实中,番茄红素与β-胡萝卜素的比例在1.5~40倍之间变化。β-胡萝卜素是人体维生素A的主要来源,维生素A的缺乏引起夜盲症和皮肤角化;此外,它还具有抗氧化作用,增强机体免疫性,抗癌作用和增强生殖系统和泌尿系统机能等作用。

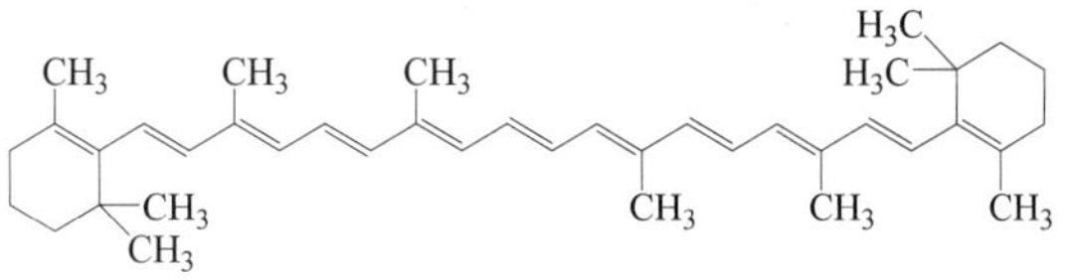

图2-2 β-胡萝卜素的结构式

(3)叶黄素 番茄虽然不是叶黄素最主要的来源,但一些黄色的番茄含有较丰富的叶黄素,叶黄素是黄色番茄色泽的主要决定成分。叶黄素类化合物可防止或减轻老年性黄斑变性和白内障的发生,预防老年性眼球视网膜黄斑退化引起的视力下降与失明。

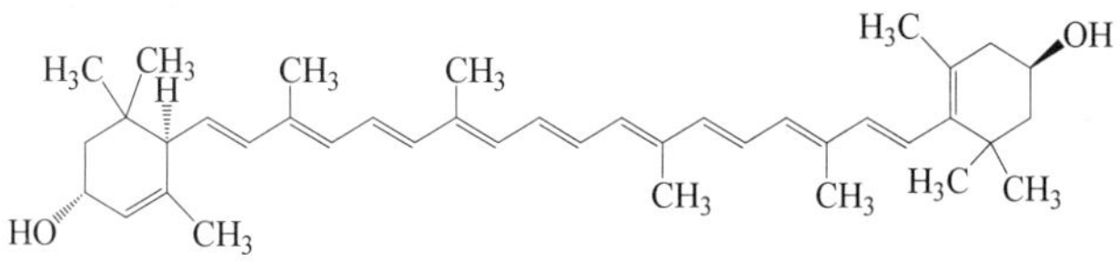

图2-3 叶黄素的结构式

2. 类黄酮化合物

在番茄果实中,类黄酮主要在果皮中产生和积累,因为果肉中缺乏类黄酮生物合成基因的表达,类黄酮途径是失活的。番茄中的类黄酮化合物主要包括黄烷酮和黄酮醇。黄烷酮包括柚皮苷糖基化衍生物;黄酮醇包括槲皮素(quercetin)、芦丁(rutin)和山柰酚糖基化衍生物。柚皮素查尔酮(naringenin chalcone)是红色番茄中发现的最丰富的类黄酮,每100g新鲜番茄中最高含有18.2mg。而柚皮素(naringenin)的含量较低,最高为每100g新鲜番茄1.3mg。槲皮素是番茄中的主要黄酮醇和最重要的类黄酮之一。在不同类型的番茄中,其含量从100g鲜重含量0.7~4.4mg不等。槲皮素的糖基化形式,也称为芦丁,其浓度最高为4.5mg/100g(FW)。芦丁的积累使番茄果皮具有典型的黄色。

近年新培育出的因花青素富集而呈现紫色的番茄引起了人们的关注，这种紫色番茄的果皮和果实中都含有较多的花青素。它们按照各自的浓度和分布而决定了番茄大红、粉红、黄和紫色等颜色。花青素具有很强的抗氧化功能、改善血清胆固醇以及中性胆固醇的效果、改善肝功能、抗衰老及美容等功效。但紫色番茄中的花青素含量低于葡萄、草莓、蔓越莓等浆果。

3. 酚酸类化合物

绿原酸[chlorogenic acid，1.4～3.3mg/100g（FW）]和咖啡酸[caffeic acid，0.1～1.3mg/100g（FW）]是番茄中的主要的和研究最广泛的酚酸。两种化合物均具有体外抗氧化活性，并可能抑制致癌的 *N*-亚硝基化合物的形成。

4. 糖苷生物碱

糖苷生物碱是茄科植物中的特征性次生代谢产物。它们参与宿主植物抗性反应并在人和动物中具有药理和营养作用。番茄中的糖苷生物碱主要包括番茄素和番茄皂苷 A。番茄素包含 α-番茄素和脱氢番茄素。在结构上，脱氢番茄素与 α-番茄素的不同之处在于在糖苷配基的甾体环 B 中具有双键。未熟的番茄每 100g 鲜重可含有高达 50mg 的番茄素；但是随着番茄的成熟，其含量会降低。此外，樱桃番茄的番茄素含量比大果栽培番茄品种高出数倍。随着番茄果实的成熟，番茄皂苷 A 的含量逐渐增加。番茄成熟果实中的番茄皂苷 A 的含量与番茄红素相当或更高，具有调节机体脂质代谢的功能。

三、功能性产品开发

目前我国的番茄制品以番茄汁、番茄酱等为主，相对种类比较少，而且在市场的普及率也不高。我国的新疆等地，自然环境条件非常适合栽培加工番茄，相信随着人们对番茄的营养价值的认识，各种番茄制品在不久的将来定会呈现出良好的市场前景和发展趋势。

番茄红素可用作食品色素。20 世纪 90 年代，番茄红素已在欧洲和日本被批准为食用色素。根据 Minte 公司的全球新产品数据库（GNPD），2003～2010 年，全球共推出 418 种含有番茄红素的新产品。根据 GB 2760—2011《食品添加剂使用标准》，我国已批准合成番茄红素（INS No. 160d）作为着色剂（刘蕊和朱希强，2013）。

在保健品及运动补充剂方面，国家食品药品监督管理局（CFDA）可查询到，获得国食健字的番茄红素的保健品有 31 种，主要用于抗氧化、延缓衰老、增强免疫力、调血脂等；在化妆品方面，有番茄红素美白保湿乳、番茄红素美白精华涂抹针等，具有抗氧化、抗过敏、美白的功效；在食品饮料方面，我国现在已有番茄在乳制品中的应用，果蔬口味的酸奶既保持了乳制品的营养又丰富了其保健功能，受到了广大消费者的认可。由于番茄红素性质很不稳定，提取后容易在光照、高温、氧气等的作用下被氧化降解，因此番茄红素微胶囊的开发和利用可以提高番茄红素在功能性产品中的稳定性和可用性，促进其生理功能的发挥。

四、临床报道与食疗

番茄作为一种药食兼用的食品，自古就有药用的记载，认为番茄性甘、酸，微寒，归脾、胃、心、肾经。《陆川本草》载："生津止渴，健胃消食，治口渴，食欲不振"。番茄可用于热病津伤引起的胃热口渴，食欲不振，肝阳上亢，发热烦躁，牙龈出血，高血压和中暑等病症的食疗。合理地食用番茄具有促进消化、预防心血管疾病、抗衰老、预防癌症等功效。而现代医学研究中也有关于番茄及其制品在前列腺疾病、胃癌和绝经妇女的骨质疏松等病症中的临床应用的报道。

1. 临床报道

基于番茄生物活性物质的抗氧化和抗炎特性，其粗提物可用于制作抗癌药，心脏保护药，抗胆汁性胆固醇病药，抗糖尿病药和保肝药。经常食用富含番茄红素的番茄酱会导致氧化的低密度脂蛋白胆固醇水平显著下降，并增加血浆总抗氧化能力。炎症是先天免疫系统对损伤的正常保护性反应，但是，当氧化损伤失控时，炎症可能会导致组织损伤。临床试验发现，食用番茄和以番茄为原料的食物可以预防由氧化应激和炎症引起的慢性退行性疾病，并阐明了番茄化合物抗心血管疾病和各种类型癌症的活性所涉及的作用机制。番茄化合物的抗炎作用归因于其抑制 NF-κB 活化的能力。

（1）减少与肥胖有关的炎症和骨质疏松　临床试验表明年轻健康女性补充番茄汁可以显著降低其体重、体脂、体重指数、腰围以及血清胆固醇和丙二醛水平；而在肥胖受试者中，番茄汁可降低与肥胖相关的炎症性疾病的风险，例如心血管疾病和糖尿病。通过对绝经后的妇女进行为期 7 天的富含番茄红素食物的临床试验，发现番茄红素能降低其体内的氧化应激反应，从而阻止骨质疏松的发生，食用番茄红素疗法或许能代替药物来治疗骨质疏松，或是成为药物治疗骨质疏松的有效的辅助治疗手段。

（2）预防心血管疾病，动脉粥样硬化和高血压　马拉松运动员补充 2 个月的番茄汁可以改善血管内皮功能。在用餐时加入番茄或以番茄为原料的食物明显减弱了高脂膳食诱导的低密度脂蛋白氧化和白细胞介素 6（IL-6）（一种促炎因子和炎症标志物）的增加，证明番茄可减少餐后血脂引起的氧化应激和相关的炎症反应。在临床研究中，志愿者每天饮用 250mL 的番茄汁 4 周，即能显著抑制血小板聚集，因此番茄具有潜在的抗血小板治疗前景，降低心脑血管疾病（如冠心病、脑卒中等）的发生率（丁晨和周璐雅，2015）。

（3）抗肿瘤和抗癌　一些研究表明番茄中的番茄红素可明显降低前列腺癌发生率，抑制前列腺癌细胞的增殖，但有关番茄红素预防和治疗前列腺癌的作用疗效仍缺乏足够的临床证据（张带荣，2014）。番茄制品（番茄酱汁）食疗治疗良性前列腺增生疗效显著。此外，在中国和意大利北部的研究都表明番茄消费和胃癌的风险之间呈负相关，但目前由于临床随机试验尚有限，番茄红素治疗胃癌的疗效仍缺乏足够的临床证据（范现英等，2016）。

2. 食疗方剂

（1）治齿龈出血　每天取番茄适量，当水果吃，连吃 2 周以上。或梨 3 个、苹果 2 个、番茄 2 个，切碎，挤汁，分 2～3 次服完，每日 2～3 次。

（2）治高血压　每日早晨空腹生吃番茄 1～2 个，15 天为 1 疗程。

（3）防癌　番茄 250g，红枣 100g，大米 100g，冰糖适量。枣与大米和水用文火熬成粥，加入切成丁的番茄及冰糖，再煮 5min 即成。

（4）养阴生津　番茄 200g，洗净，开水浇烫去皮捣烂，加适量冰糖冷藏备用，饭后不拘时间频频食用。用于胃阴不足或放疗引起的口干咽燥、食欲减退、烦热口渴、舌红少苔。

（5）清胃健脾　苦瓜 100g，开水焯后切片，素油少许烧热，将苦瓜煸熟，番茄洗净切片同炒，酌加盐及调料，与蒜末同时翻炒后起锅。用于因胃热或贪食荤腥或饮酒过量引起的脘腹胀满、呃逆厌食、口臭烦渴。

（6）凉血止血　鲜藕 100g 切片，黑木耳（水发）50g，用清水在砂锅中煮沸半小时，番茄 200g 切片放入，酌加盐等调料，再煮 10min，鸡蛋一个打蛋花成汤，用于血热、毒火或放疗引起的口腔溃疡、牙龈肿痛、黏膜出血。

除了以上几个食疗方剂，注意番茄与其他蔬菜的搭配食用，也可以使功能成分得到更有效的利用，有研究表明，番茄与青花菜搭配熟食，能更有效地增加抗癌效果。

3. 饮食注意事项

番茄亦蔬亦果，生食加工均美味可口，但在食用过程中也要注意不宜食用未成熟的番茄，因为未成熟的番茄里含有生物碱苷（龙葵碱），多吃会发生中毒，出现恶心、乏力等症状，严重时甚至危及生命，只有当番茄变红成熟后，这种生物碱苷才基本消失。此外，服用新斯的明或加蓝他敏等抗胆碱酯酶药时忌食番茄，因这一类抗胆碱酯酶药有抑制胆碱酯酶的活性，使乙酰胆碱不遭受水解，从而积累起来发挥治疗作用，而成熟番茄中含有部分番茄碱，未成熟的番茄中则含量更高，番茄碱能拮抗乙酰胆碱，使乙酰胆碱的作用减弱。

第二节　辣　椒

辣椒（*Capsicum annum*），别名番椒、海椒、辣子、辣角、秦椒等，原产于南美洲的玻利维亚、巴拉圭、墨西哥等地，15～16 世纪开始传播到世界各地，现已成为世界上种植面积仅次于豆类、番茄的第三大蔬菜作物。辣椒的可食部位为果实，通常呈圆锥形或长圆形，未成熟时呈绿色，成熟后为红色、黄色或紫色，以红色最为常见。辣椒具有很高的营养价值，不仅可以鲜食，还可加工成食品和调味品。成熟的辣椒由于含有丰富的胡萝卜素和辣椒红色素，也被当作一种日常的食用色素。此外，辣椒中的辣椒素还具有抗炎及抗氧化作用，有助于降低心脏病、某些肿瘤及其他一些随年龄增长而出现的慢性病的风险。

一、营养物质

辣椒果实含有维持人体正常生理机能和增强人体抗性及活力的多种营养物质，可谓"蔬菜之王"（表 2-3）。据研究，每 100g 鲜辣椒中富含维生素 C 73～198mg，在蔬菜中居首位，是茄子的 36 倍、番茄的 9 倍、白菜的 3 倍、白萝卜的 2 倍，每人每天只要吃上 60g 鲜辣椒，就可以满足身体对维生素 C 的需求。每 100g 鲜辣椒中含维生素 B_1 0.04mg、维生素 B_2 0.03mg、烟酸 0.3mg，含有的维生素 B_1 和维生素 B_2 分别是苹果的 4 倍和 3 倍，烟酸含量较一般蔬菜多 5～6 倍。鲜辣椒中还含有丰富的矿物质元素，每 100g 鲜辣椒中含磷 40mg、钙 12mg、铁 0.8mg。丰富的维生素 C、B 族维生素以及矿物质元素使得辣椒能有效防止坏血病，对牙龈出血、贫血、血管脆弱等有辅助治疗的作用。此外，每 100g 鲜辣椒中含碳水化合物 4.5g（粗纤维 0.7g）、蛋白质 1.2～2.0g、脂肪 0.3g，总热量为 109kJ，属于低能量食品；辣椒中脂肪含量低，但脂肪中不饱和脂肪酸含量高，其中亚油酸、亚麻酸等必需脂肪酸占很大比例，这些多不饱和脂肪酸有降低血浆胆固醇及甘油三酯的作用，也有减少血栓形成和血小板黏接的作用（萨仁高娃等，2012）。另外，辣椒中还含有苹果酸、柠檬酸、酒石酸等有机酸。

表 2-3　100g 新鲜辣椒中营养成分含量

营养成分	含量	营养成分	含量
维生素 B_1	0.04mg	钙	12mg
维生素 B_2	0.03mg	铁	0.8mg
烟酸	0.3g	碳水化合物	4.5g
维生素 C	73～198mg	蛋白质	1.2～2.0g
磷	40mg	脂类	0.3g

二、主要生物活性物质

辣椒中的主要生物活性物质包括辣椒素（capsaicin），类胡萝卜素中的辣椒红色素（capsanthin）、β-胡萝卜素等。

1. 辣椒素

辣椒素（碱）是辣椒果实的主要辣味成分，Thresh 于 1876 年从辣椒果实中分离出几乎纯和的辣椒素。辣椒素有很多种同系物，主要由辣椒素、二氢辣椒素（dihydrocapsaicin）、降二氢辣椒素（nordihydrocapsaicin）、高二氢辣椒素（homodihydrocapsaicin）以及高辣素（homcapsaicin）组成。其中辣椒素约占 46%～77%，二氢辣椒素约占 21%～40%（图 2-4）。

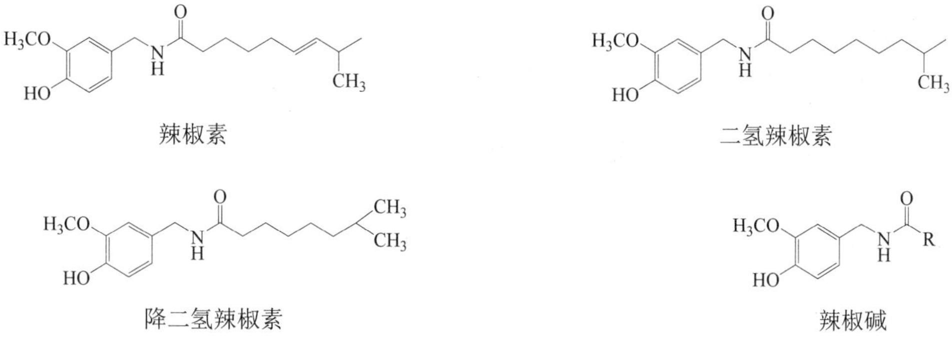

辣椒素

二氢辣椒素

降二氢辣椒素

辣椒碱

图 2-4　辣椒素类物质的结构式

辣椒素同系物的结构通式为：$H_3CO(HO)-C_6H_3-CH_2-NH-CO-R$，它们都有共同的 4-羟基-3-甲氧基苄氨酰基，R 基的不同导致辣椒素的种类也不同。

辣椒中辣椒素的含量因辣椒的品种、果实解剖部位、产地、采收时间、保存方法等不同而有差异。研究发现，同一品种以果实内胎座及隔膜组织中的辣椒素含量最高，达干物质重的 2%，果皮次之，种子最少，占干重的 0.12%；果皮中的辣椒素以果实中段最多，近萼片端次之，果尖端最少。辣椒素的提取方法有溶剂萃取法、超临界 CO_2 萃取法、超声强化萃取法、微波萃取法等，其中微波萃取技术相比其他提取方法具有速度快、萃取效率高等优点，在提取天然辣椒素成分中具有广阔的应用前景。

辣椒素具有多种药理生理学活性，可作用于传递化学刺激、热刺激和压力感受器的外周传入神经纤维，激活心肌末端辣椒素敏感神经 C 类纤维的辣椒素受体 TRPV1，引起胞外钙离子内流,导致胞质内钙离子浓度升高,进而促进神经末梢释放兴奋性氨基酸,以及 P 物质(SP)、CGRP 等神经肽耗竭并抑制其形成,阻断疼痛和瘙痒由外周神经向中枢神经的传导通路,从而起到止痛和止痒的作用(Smart,2000)。此外,辣椒素具有保护人和动物胃黏膜的作用:它抑制酸分泌,促进碳黏液分泌,改善胃黏膜血流,降低胃内酸浓度,对乙醇、阿司匹林及应激所致的胃黏膜损伤有明显的保护作用(Sathyanarayna,2006)。近年来,辣椒素因具抗癌功效而倍受关注,它可导致前列腺癌细胞的"细胞程式死亡(即细胞受环境刺激后在基因调控下自然死亡)"(刘兆国等,2014)。

2. 辣椒红色素

辣椒红色素又名辣红素、椒红素,属类胡萝卜素类色素(图 2-5)。辣椒红色素含有极性较大的红色组分,主要包括辣椒红素($C_{40}H_{56}O_3$)和辣椒玉红素($C_{40}H_{56}O_4$),占色素总量的 70%~80%,还含有极性较小的黄色组分,主要包括 β-胡萝卜素和玉米黄质等。

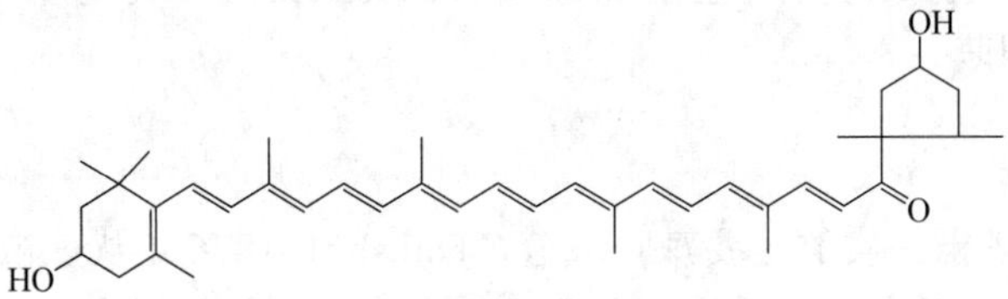

图 2-5　辣椒红色素的结构式

辣椒红色素含量的品种间差异性较明显。干椒类型中,红都辣椒以及 8819 线椒的辣椒红色素含量明显高于同一类型中其他品种;甜椒类型中中椒 8 号、茄门果实中的辣椒红色素含量高于其他甜椒品种(张芳芳,2010)。辣椒成熟度对辣椒红色素的得率和品质至关重要。辣椒红色素在开花后第 9 周时的含量最高,占总类胡萝卜素的 60%。由于辣椒红色素在光照、高温及有氧条件下易发生氧化分解而褪色。因此,应低温并且避光保存。此外,通过添加抗氧化剂,可以改善其不稳定性,延缓褪色(赵新月等,2016)。

辣椒红色素具有色泽鲜艳、色价高、着色力强、性能稳定、光亮度好和安全无毒的特点,是国际上公认的最好的天然植物色素之一,它对人体有益无害,已广泛应用于食品、饮料、调味品、化妆行业。联合国粮农组织(FAO)和世界卫生组织(WHO)将辣椒红色素列为 A 类色素,且辣椒红色素被美国、英国、日本和中国等国家审定为无限制性使用的天然食品添加剂。

3. β-胡萝卜素

辣椒果实富含 β-胡萝卜素,一根辣椒中所含的 β-胡萝卜素就可以满足一个人一天的需要。β-胡萝卜素是一种强抗氧化剂,在消灭人体中的活性氧、消除自由基、防癌、抗癌、预防心血管疾病、预防动脉粥状硬化、增强免疫力等方面有显著作用。β-胡萝卜素一方面可用作食品添加剂,另一方面可以之为原料,研制出预防心血管疾病、防病抗癌的功能性食品(刘翔和惠伯棣,2008)。

三、功能性产品开发

辣椒含有的辣椒素有较好的镇痛、止痒作用,故辣椒被广泛用于针对性药物的研制。早在 20 世纪 90 年代初就已经有辣椒素的复方胶囊、单方或复方软膏剂等制剂的生产，用于治疗关节炎、肌肉疼痛、背痛等疾病。目前，辣椒医药品的开发有：辣椒碱止痛软膏、辣椒健胃消食剂、生发剂、戒毒丸等。我国以辣椒为原料的药品和保健食品的研究开发也正在不断深入，已有辣椒痛可贴、辣椒止痛膏面市，其他像酸辣开胃糖、抗疲劳辣椒片等产品正处于研发阶段。此外，鉴于辣椒素可降低胆固醇，预防心脏病，辣椒还可用于开发心血管病人的保健食品（高翔，2004）。

辣椒红色素可用作食品色素，其安全性已为世界食品加工产业所公认。辣椒红色素除了可用于食品、药物、化妆品的着色外，其 β-胡萝卜素活性，可在着色过程中同时起到添加营养剂的作用。此外，辣椒红色素具有防辐射的功效，使得其还能用于开发防辐射保健食品（帅天罡等，2014）。

四、临床报道与食疗

辣椒作为一种药食兼用的蔬菜，味辛，性热，入心、脾经，有温中散寒、开胃消食的功效。辣椒能促进血液循环，改善怕冷、冻伤、血管性头疼；能促进体内激素分泌，改善皮肤状况，达到肌肤美容之功效。适当食用辣椒有助于消化、镇痛、抗癌、抗菌、抗辐射、抗诱变、减肥及治疗某些疾病。目前辣椒及辣椒中辣椒素已被制备成霜剂和膜剂应用于临床，并且取得了较好的疗效。

1. 临床报道

辣椒素在临床治疗各种痛症中均有较好疗效，能明显缩短阑尾手术病人术后切口疼痛的发生率（胡明和刘勇，2010）。使用辣椒素可对腰痛/血尿综合征患者的急性疼痛达到止痛疗效。在水和食物中加入少量辣椒素可刺激吞咽反射，有助于预防老年人吸入性肺炎。通过硬膜外注射低浓度辣椒素，可有效地预防不稳定膀胱的发生，缓解术后膀胱痉挛性疼痛且副作用小，加快患者的康复。

2. 食疗方剂

（1）治慢性腹泻　红辣椒 1 个，切碎捣烂，早晨以热豆腐皮包裹吞服，连服 5～7 天。

（2）治疟疾　辣椒籽，每岁一粒，二十粒为限，一日三次，开水送服，连服 3～5 天。

（3）治牙痛　鲜辣椒切碎，加醋煮熟，趁热含漱。

（4）增加食欲　食用少量辣椒，能够增加食欲，促进肠道蠕动，帮助消化。

（5）降脂减肥　食用适量辣椒，能够促进脂肪的新陈代谢，防止体内脂肪积存，有利于降脂减肥防病。

3. 饮食注意事项

辣椒虽然富于营养，又有重要的药用价值，但它刺激性强，长期、过量食用辣椒，会造成人神经元细胞死亡，失去痛觉，同时会刺激胃肠黏膜，使黏膜高度充血、蠕动加快，引起胃疼、腹泻等，诱发胃肠道疾病，对肝脏、心脏也会造成影响。特别是对热性病、咽喉炎、肺结核、高血压、肾脏病、眼部有炎症、胃肠溃疡、痔疮、皮炎及疖肿感染等患病者及气管炎咳嗽者，不宜食用。加热可减少辣椒中辣椒素对肠胃的刺激，因此，辣椒宜加热后食用。综上所述，改善饮食习惯，控制辣椒的食用剂量是不可忽视的。

第三节 茄 子

茄子（*Solanum melongena*），茄科茄属一年生草本植物，又名矮瓜、吊菜子、茄瓜、落苏、酪酥、昆仑紫瓜、紫膨亨。目前，茄子是世界上重要的栽培蔬菜种类之一，以亚洲栽培最多，我国各地普遍栽培。茄子是一种可以鲜食和加工、周年供应、经济实惠的蔬菜，其果实肉质细嫩松软，风味独特，味道鲜美。茄子营养丰富，含多种维生素和矿物质，以及膳食纤维、蛋白质和多种生物碱。作为为数不多的紫色蔬菜之一，茄子紫皮中富含其他蔬菜无法相比的花青素及维生素 P，具有软化血管的功效。

一、营养物质

茄子果实鲜嫩可口，有较高的营养价值，含有维生素 B_1、维生素 B_2、维生素 C、维生素 E 等多种维生素，其中维生素 E 的含量是花生的 8 倍、香蕉的 7 倍。另外，茄子中还含有钙、磷、铁、钾等矿物质（王玉萍，2017）（表 2-4）。

表 2-4　100g 新鲜茄子中营养成分含量

营养成分	含量	营养成分	含量
维生素 B_1	0.02～0.03mg	钾	142～152mg
维生素 B_2	0.04～0.2mg	钙	22～32mg
烟酸	0.5～0.6g	铁	0.4～0.5g
维生素 C	3～7mg	碳水化合物	3.1～4.9g
维生素 E	1.13～150mg	蛋白质	0.8～2.3g
磷	23～31mg	脂类	0.1～0.3g

二、主要生物活性物质

1. 花色素及其苷类

花青素（anthocyan），又称花色素，是自然界一类广泛存在于植物中的水溶性天然色素，是花色苷（anthocyanins）水解而得的有颜色的苷元。茄子中主要含有四种类型的花色苷，分别为飞燕草素-3,5-葡萄糖苷、飞燕草素-3-芸香糖苷、飞燕草素-3-葡萄糖苷和矮牵牛素-3,5-葡萄糖苷。不同品种和不同颜色茄皮中的花青素含量亦不同。紫皮长茄布朗果皮中的花青素含量高达 587.35mg/g，立原紫茄果皮的花青素含量稍低于布朗，辽茄三号、黑又亮、天津快圆茄 3 个品种茄子果皮的花青素含量相当，布朗品种比这 3 个品种茄子果皮的花青素含量高约 1.75%；紫茄果皮的花青素含量比绿茄果皮的花青素含量高约 82.74%～86.48%（周宝利等，2011）。花青素具有强大的抗氧化能力，对人类健康具有潜在价值，因此花青素在食品、化妆品及医药工业上均有广泛应用。

茄子中花青素的提取以茄子果肉或茄子果皮等为原料，采用有机溶剂萃取法、水溶液提取法、超临界流体萃取法、微波提取法、超声波提取法、微生物发酵提取法、加压溶剂萃取、亚临界水提取技术、联合辅助提取等提取方法。其中有机溶剂萃取法是目前国内外广泛使用的提取方法，多数选择甲醇、乙酮、丙酮或它们的混合溶剂对材料中的花青素进行溶解过滤，通过酸或碱调节溶液酸碱度萃取滤液中的花青素。微生物发酵提取法是将微生物发酵技术应用于花青素的提取中，是生物科学与化工生产的超强渗透与有效结合。微生物发酵提取法利用微生物或酶使含有花青素的细胞胞壁降解分离，使细胞胞体内花青素充分溶入到提取液中，从而增加了提取的产率与速率。此外，花青素的纯化多采用大孔树脂法、液相萃取法、固相萃取法、柱层析、离子交换法和综合技术法等。其中大孔树脂吸附是近年来最常用的花青素提纯方法之一，而新的纯化方法例如高速逆流色谱应用、电泳法还处于发展起步阶段，但方法的创新性与优越性不容置疑。研究还表明，由于提取液中有机溶剂和酸种类的不同，提取效果差异甚大，且花青素的定量方法应尽量使用液相色谱法，对于同一种果实，尤其是以低沸点醇类作提取液时可以用比色法。

此外，茄子果皮中富含天然红色素，主要成分是具有 $C_6C_3C_6$ 骨架结构的以飞燕草素为配基的花色苷衍生物，属水溶性色素，且在酸性条件下稳定，宜在酸性（pH<5）食品中应用，故有望成为一种新型天然食品色素。经测定发现，茄子皮红色素对羟自由基、超氧阴离子自由基、过氧化氢自由基均有清除作用，对羟自由基和超氧阴离子自由基的清除效果优于维生素 C，清除过氧化氢的能力弱于维生素 C（赵芳等，2008；付莉和彭威威，2012）。

2. 茄碱

在茄子等茄属植物中还含有一种名为茄碱（分子式为 $C_{45}H_{73}NO_{15}$）的物质，又名龙葵碱或龙葵素，对人体具有一定毒性，但正常收获的茄子中含量较低，对人体无害，还具有强心、降压、抑制癌细胞等功能，但摄入过多时，会使人中毒（崔彦玲，2000）。

三、临床报道与食疗

茄子性凉，味甘，药用效果显著，有清热解毒、活血止痛、利尿消肿、降低胆固醇等功效。中医学认为，茄子属寒凉性食物，所以夏天食用，有助于清热解暑，对于容易长痱子、生疮疖的人，尤为适宜。消化不良，容易腹泻的人，则不宜多食，正如李时珍在《本草纲目》中所著："茄性寒利，多食必腹痛下利。"《滇南本草》记载，茄子能散血、消肿、宽肠。所以，大便干结、痔疮出血以及患湿热黄疸的人，多吃些茄子，对缓解症状也有帮助（汪文兴，2014）。

1. 临床报道

赵德柱（2013）研究表明，经霜茄子秆药液熏洗冻伤患处，治疗 5 天后肿胀消退，颜色变淡、红润，瘙痒大大减轻，10 天后症状全部消失。此外，茄子秆对物理、化学刺激引起的疼痛均有明显的镇痛作用，并且有良好的抗凝血作用，对垂体后叶素引起的急性心肌缺血有较强的缓解作用。茄子根具有活血、舒筋、止痛的作用，煎汤熏洗患处可使局部血管扩张，加快血液循环，促进局部致痛物质代谢及炎性渗出物的吸收及消散，从而使疼痛缓解，应用茄子根煎汤熏洗治疗跟骨、骨刺取得了较好的效果。

2. 食疗方剂

（1）治口腔溃疡　茄蒂和茄子一样是寒凉性食物，对上火导致的口腔溃疡有明显的治疗效果。将茄蒂烧存性（外部烧黑，内部焦黄且还能闻出原来的味道），研磨成粉末，涂抹在疮口处即可。

（2）缓解牙痛　茄蒂有一定的麻醉效果，将茄蒂烤干，烧存性，研磨成粉，涂抹在痛牙部位，能缓解疼痛，同时还能消除牙龈出血。

（3）治高血压、痔疮下血、便秘　鲜茄子2条（约150g），洗净后切开放在碗内，加油盐少许，隔水蒸熟食用，每日1次。

（4）消肿利尿　茄瓜晒干研粉，用开水送服，每次1g，一日三次，具有消肿利尿作用。

（5）治蜈蚣伤　茄瓜或茄叶，捣烂敷患处。

（6）冻疮防治　茄子茎、叶、根煎汤洗患处，可防治冻疮、皲裂和脚跟痛（王玉萍，2017）。

3. 饮食注意事项

过老的茄子或霜降过后大田的茄子中茄碱含量会大幅增加，不宜多吃。

第四节　黄　秋　葵

黄秋葵（*Hibiscus esculentus*），又称秋葵、洋辣椒、羊角豆、咖啡黄葵和补肾草等，起源于亚洲和西非，在我国自明代即有栽培，近几年来成为新兴的保健蔬菜，尤其在海南、福建、山东等地种植规模较大，广东、广西、河北、河南、湖南、湖北、台湾等地均有栽培。国际上以印度种植面积最大，另外巴基斯坦、非洲、土耳其、墨西哥等国家和地区也广泛栽培。黄秋葵营养丰富，具有一定的抗肿瘤、降血糖及缓解疲劳等功效。

一、营养物质

鲜黄秋葵含有维生素 B_1、维生素 B_2 和烟酸等，且每100g中含维生素C 21.1mg（Ramadan et al.，1997）。每100g鲜黄秋葵中含钙81mg，磷63mg，铁0.8mg，钠8.0mg，钾303mg。另外，每100g鲜黄秋葵中含有水分约89.6g，碳水化合物7.6g，蛋白质2.0g，食用纤维3.2g等（表2-5）。黄秋葵干种子的含油量为17%～22%，脂肪0.1%（鲜样），高于大豆。黄秋葵种子不饱和脂肪酸约占总脂肪酸的63%，饱和脂肪酸约占37%。其中，棕榈酸约占36.9%，亚油酸约32.6%，油酸约27.7%（Ramadan et al.，1997）。Lin 等（2002）研究表明秋葵油主要组分为亚油酸82.2%，油酸9.2%，棕榈酸4.8%，硬脂酸2.7%和亚麻酸0.33%。

表2-5　100g鲜黄秋葵可食用部分营养成分

营养物质	含量	营养物质	含量
维生素 B_1	0.20mg	Ca	81mg
维生素 B_2	0.06mg	Fe	0.80mg
维生素 B_3	1.00mg	Mg	57.0mg
维生素 B_5	0.245mg	P	63.0mg
维生素 B_6	0.215mg	K	303mg
叶酸	88.00mg	Na	8.0mg
维生素 C	21.1mg	Zn	0.60mg
维生素 E	0.69mg	Cu	0.094mg
维生素 K	NR	Mn	0.99mg

营养物质	含量	营养物质	含量
Se	0.70mg	总饱和脂肪酸	0.026g
天冬氨酸（Asp）	0.145g	总单不饱和脂肪酸	0.017g
苏氨酸（Thr）	0.065mg	总多不饱和脂肪酸	0.027g
丝氨酸（Ser）	0.044mg	甾醇	24.00mg
谷氨酸（Glu）	0.271mg	水分	89.58g
甘氨酸（Gly）	0.044mg	热量	33.00 kcal❶
丙氨酸（Ala）	0.073mg	蛋白质	2.00g
半胱氨酸（Cys）	0.019mg	总脂肪	0.10g
甲硫氨酸（Met）	0.021mg	灰分	0.70g
异亮氨酸（Ile）	0.069mg	碳水化合物	7.63g
亮氨酸（Leu）	0.105mg	可食纤维	3.20g
酪氨酸（Tyr）	0.087mg	总糖	1.20g
苯丙氨酸（Phe）	0.065mg	蔗糖	0.40g
赖氨酸（Lys）	0.081mg	葡萄糖	0.13g
组氨酸（His）	0.031mg	果糖	0.21g
精氨酸（Arg）	0.084mg	淀粉	0.34g
脯氨酸（Pro）	0.045mg		

注：NR=未报道。

二、主要生物活性物质

黄秋葵含有多种生物活性物质，如多糖、黄酮类，以及生物碱等，具有提高免疫力和减少肺部损伤等功效（吕美云和郭孟萍，2000）。

1. 黄秋葵多糖

多糖是黄秋葵黏液的主要组成成分，分布于叶片、果实和茎中。据报道，黄秋葵新鲜皮层组织的黏液物质最多（1.49%），随后是绿熟果实（0.57%）、绿叶（0.05%）以及茎（0.68%）。已报告的黄秋葵多糖结构有 4 种，主要由不同比例的鼠李糖、阿拉伯糖、木糖、甘露糖、半乳糖、葡萄糖等构成（Dhankhar 和 Ram，2009）。Zhang 等（2020）从黄秋葵花中分离鉴定了一个多糖 AEFP22，分子量为 2.7412，由鼠李糖、半乳糖醛酸和半乳糖组成，比例为 1：1.02：0.86（图 2-6）。

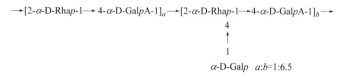

图 2-6　黄秋葵花多糖结构式

任丹丹和陈谷（2010）报道黄秋葵纯化多糖组分有较强的结合胆酸的能力，且粗多糖含

---

❶ 1kcal=4.1868kJ。

有较多的有效成分，具有降低血糖、血脂的功效。黄秋葵多糖还具有抑制人卵巢癌、乳腺癌、宫颈癌以及胃腺癌细胞增殖的作用。

2. 类黄酮

黄秋葵嫩果中类黄酮含量较高，约为 2.8%，老果为 1.5%，显著高于一般果蔬。谢进等（2017）报道黄秋葵类黄酮包括芦丁、黄芩素、黄芩苷、槲皮素及柚皮素等 5 种，其中槲皮素含量较高（231.17μg/g），其他 4 种含量较低。

3. 咖啡碱

黄秋葵种子含有咖啡碱，可作为咖啡的替代品（黄阿根等，2007）。据报道，黄秋葵种子中咖啡碱含量与咖啡豆相近（刘思宇等，2018）。黄秋葵种子提取物的抗氧化性最强。与叶片和花朵相比，黄秋葵幼果提取物具有较强的抗氧化能力，其水提取物的体外总抗氧化自由基 ORAC 为 180.2μmol/g。此外，黄秋葵具有较强的抗疲劳作用，这与果实中多糖、黄酮类以及种子中含有的生物碱有关。

三、功能性产品开发

由于黄秋葵富含多种营养和生物活性物质，适于制作保健药品、功能性食品以及食品添加剂等。黄秋葵中的黏性物质可作为多种食品的增黏剂，其黏性高于葫芦巴、锦葵和芋头，该黏性物质是包含大量灰分的酸性多糖，被证明具有保健作用。

黄秋葵种子和花可以加工成黄秋葵茶、黄秋葵脆片、黄秋葵食用油、黄秋葵罐头以及速冻黄秋葵等多种加工产品。黄秋葵花、鲜果冷冻干燥后可当茶饮。另一种黄秋葵茶是由黄秋葵果实切碎后高温烘干制成，具有近似红茶的汤色和口感。黄秋葵种子高温干燥后粉碎过筛，用热水冲泡，可代替咖啡。以蔗糖 9%、食盐 0.075%、葡萄汁 30%（张子旭等，2019），或以黄秋葵汁 40%、百合汁 30%、柠檬酸 0.2%、蔗糖 3%（王金瑞，2018）可配制成黄秋葵运动饮料。

参考文献

崔彦玲，2000. 茄子的营养与保健[J]. 蔬菜（12）：35.

丁晨，周璐雅，2015. 番茄汁对 2 型糖尿病患者血小板聚集功能的影响[J]. 医药前沿，5（16）：207-208.

范现英，董胜利，孟弘婧，等，2016. 番茄红素抗胃癌作用及机制的研究[J]，中华临床医师杂志，10（6）：858-860.

付莉，彭威威，2012. 紫茄皮红色素抗氧化活性的研究[J]. 中国农学通报，28（24）：283-287.

高翔，2004. 辣椒的保健功能与其产品的开发研究[J]. 食品研究与开发，25（3）：115-116.

胡明，刘勇，2010. 辣椒素减轻手术后切口疼痛的临床观察[J]. 新疆中医药，28（1）：22-24.

黄阿根，陈学好，高云中，等，2007.黄秋葵的成分测定与分析[J]. 食品科学，28（10）：451-455.

黄丽华，李芸瑛，2005. 樱桃番茄果实营养成分分析[J]. 中国农学通报，21（10）：91-92.

林泽华，任娇艳，2014. 天然番茄红素提取工艺研究进展[J]. 食品科学技术学报，32（5）：50-55.

刘蕊，朱希强，2013. 番茄红素的生理保健功能及应用研究进展[J]. 食品与药品，15（5）：364-366.

刘思宇，向青燕，张艳，2018. 黄秋葵籽类咖啡产品的开发利用与发展前景[J]. 食品安全导刊（36）：130.

刘翔，惠伯棣，2008. 类胡萝卜素在体内外的抗氧化活性[J]. 食品工业科技，29（10）：279-282，263.

刘兆国，陶羽，吴红雁，等，2014. 辣椒素抗肿瘤作用研究进展[J]. 肿瘤，34（4）：383-386.

吕美云，郭孟萍，2000. 食用秋葵6种微量元素测定及药用价值初探[J]. 微量元素与健康研究，17（1）：46-47.

任丹丹，陈谷，2010. 黄秋葵多糖的提取、分离及其体外结合胆酸盐能力的分析[J]. 食品科学，31（13）：110-113.

萨仁高娃，胡志忠，姜爱丽，2012. 辣椒营养保健功能及辣椒食品的研究进展[J]. 食品工业科技，33（15）：371-375.

帅天罡，陆红佳，胡益侨，等，2014. 辣椒营养保健功能与加工利用进展[J]. 中国调味品，39（8）：125-129.

汪文兴，2014. 茄子的营养价值与设施高产高效栽培技术[J]. 现代园艺，6：38-38.

王金瑞，2018. 黄秋葵百合运动饮料的研制[J]. 食品研究与开发，39（1）：89-94，140.

谢进，黄艳宁，徐瑞，等，2017. 采用液质联用方法检测黄秋葵荚果黄酮类物质含量[J]. 广西植物，37（12）：1592-1597.

修伟业，黎晨晨，王艺锜，等，2020. 番茄红素生物学功能研究进展[J]. 食品科技，45（1），322-325.

姚佳，蒲彪，2010. 番茄红素提取工艺及检测方法的研究进展[J]，食品与发酵科技，46（3）：18-21.

张带荣，2014. 番茄红素防治前列腺癌的研究进展[J]，中国临床药理学杂志，30（10）：962-965.

张子旭，冯桂凤，李昀，2019. 黄秋葵运动饮料的研制[J]. 饮料工业，22（2）：47-51.

赵芳，边丽，胡栋梁，2008. 茄子皮红色素抗氧化活性研究[J]. 食品与机械，24（2）：62-64.

赵新月，李妍琳，闻月冰，等，2016. 温度和光照对辣椒红色素稳定性的影响[J]. 辽宁农业职业技术学院学报，17（3）：7-8.

周宝利，张琦，叶雪凌，等，2011. 不同品种茄子果皮花青素含量及其稳定性[J]. 食品科学，32（1）：99-103.

Dhankhar B S，Ram S，2009. Okra handbook. New York，HNB：92-93.

Lin W Q，Chen Z H，Chen J L，et al，2002. Studies on the morphology characters and chemical composition of [*Abelmoschus manihot*（L.）] seeds[J]. Natural Prod Res Develop，14：41-44.

Ramadan B R，Khalifa A H，Abdul-Nasr M H，1997. Composition of okra seed oil[J]. Assiut J Agric Sci，28（1）：153-161.

Sathyanarayna M N，2006. Capsaicin and gastric ulcers[J]. Crit Rev Food Sci Nutr，46（4）：275-328.

Smart D，Gunthorpe M J，Jeman J C，et al，2000. The endogenous lipid anandamide is a full agonist at the human vanilloid receptor（hVR1）[J]. Brit J Phamacol，129：227-230.

Zhang W J，Xiang Q F，Zhao J，et al，2020. Purification，structural elucidation and physicochemical properties of a polysaccharide from Abelmoschus esculentus L（okra） flowers[J]. Int J Biol Macromol，155：740-750.

第三章
甘蓝类

甘蓝类蔬菜属十字花科（Brassicaceae）芸薹属（*Brassica*）一二年生草本植物，由甘蓝（*Brassica oleracea*）演变而来，包括青花菜、花椰菜、芥蓝、结球甘蓝等。甘蓝类蔬菜种植广泛，富含维生素、矿物质和蛋白质等营养成分，并且含有多种生物活性物质，如芥子油苷等重要的功能成分，使这一类蔬菜产品不仅风味独特，而且具有较高的营养和改善健康价值，广受消费者的喜爱。

第一节 青 花 菜

青花菜（*Brassica oleracea* var. *italica*），又名茎椰菜、绿花菜、西兰花等，是一二年生草本植物，属于十字花科芸薹属，是甘蓝的一个变种，主要食用部位为绿色花球及幼嫩花茎。最初青花菜被归为花椰菜，直到 19 世纪初，Switzes 才将其从花椰菜中划分出来。青花菜起源于地中海东部沿岸地区，于 19 世纪初传入中国，主要在我国的浙江、云南、广东、山东等地大量栽培，是我国重要的出口创汇蔬菜之一。青花菜营养价值丰富，不仅含有维生素、矿物质、蛋白质等营养物质，还含有芥子油苷等重要的功能成分，营养成分位居同类蔬菜之首，被誉为"蔬菜皇冠"。美国的青花菜产量已占美国蔬菜总量的 18%，位列五大速冻蔬菜之首。

一、营养物质

青花菜中的营养成分主要包括维生素、矿物质、碳水化合物、蛋白质等，如表 3-1 所示。其中，维生素 C 的含量是番茄的 5 倍，结球甘蓝的 3.2 倍；蛋白质是花椰菜的 1.7 倍，番茄的 4.6 倍，结球甘蓝的 2.7 倍。青花菜不同器官中维生素 C、可溶性蛋白的含量不同，如茎中维生素 C 的含量约为叶和花球中的 50%；花球中可溶性蛋白的含量是茎中的 3 倍多（孙勃，2010）。青花菜属于高纤维蔬菜，能有效促排便、促消化、降低胆固醇和降低血糖等。

青花菜中矿物质成分比其他蔬菜更全面，钙、磷、钾、铁、锌、锰等含量都很丰富。其中，钙含量是番茄的 8.4 倍，花椰菜的 3.7 倍，结球甘蓝的 2.2 倍。青花菜是富硒蔬菜，随着外源硒（Na_2SeO_3）施加的浓度增加，青花菜中有机硒和无机硒的含量也渐次增加，但当浓度超过 50mg/L 时，青花菜对有机硒的转化率下降（王晋民等，2007）。并且，研究表明，富硒青花菜中的硒在抑制结肠癌发生方面较亚硒酸盐、硒酸盐和硒代蛋氨酸更加有效（Finley，2001）。

表 3-1　100g 青花菜中营养成分含量（黄科，2011）

营养成分	含量	营养成分	含量
维生素 B_1	0.09mg	镁	17mg
维生素 B_2	0.13mg	铁	1mg
烟酸	0.9mg	锌	0.78mg
维生素 C	51mg	锰	0.24mg
维生素 E	0.91mg	硒	0.70μg
钙	67mg	碳水化合物	4.3g
磷	72mg	膳食纤维	1.6g
钾	17mg	蛋白质	4.1g
钠	18.8mg	脂肪	0.6g

二、主要生物活性物质

青花菜是一种营养丰富且全面的蔬菜，具有较高的健康改善价值，富含多种生物活性物质，主要有芥子油苷、类胡萝卜素以及多酚等。

1. 芥子油苷

（1）种类与含量　青花菜中主要含有 11 种芥子油苷，其中 6 种脂肪类芥子油苷，4种吲哚类芥子油苷，1 种芳香类芥子油苷（表 3-2）。不同品种青花菜中芥子油苷的组分和含量存在差异，但大多数品种中含量最为丰富的脂肪类芥子油苷是 4-甲基亚磺酰基丁基芥子油苷（glucoraphanin，GRA）。研究表明，GRA 的降解产物萝卜硫素（sulforaphane，SF）是迄今为止发现的抗癌活性最强的天然化合物，也是青花菜防癌抗癌功能的主要有效成分。此外，青花菜不同器官中芥子油苷的种类和含量也存在一定差异，其中花球中最高，达到 27.67μmol/g（DW）；其次是根，含量为 22.49μmol/g（DW）；叶和茎中含量较少，分别为 6.89μmol/g（DW）和 2.94μmol/g（DW）（孙勃等，2010）。不同发育时期的青花菜中芥子油苷的含量也不相同，如，芽菜中芥子油苷的含量至少 10 倍于成熟花球（Fahey，1997；图 3-1）。

表 3-2　青花菜中主要的芥子油苷组分

类别	芥子油苷种类	侧链基团
脂肪类	4-甲基亚磺酰基丁基芥子油苷（glucoraphanin，GRA）	4-甲基亚磺酰基丁基
	3-甲基亚磺酰基丙基芥子油苷（glucoiberin，GIB）	3-甲基亚磺酰基丙基
	5-甲基亚磺酰基戊基芥子油苷（glucoalyssin，GAL）	5-甲基亚磺酰基戊基
	3-丁烯基芥子油苷（gluconapin，GNA）	3-丁烯基
	2-羟基-3-丁烯基芥子油苷（progoitrin，PRO）	2-羟基-3-丁烯基
	2-丙烯基芥子油苷（sinigrin，SIN）	2-丙烯基
芳香类	2-苯乙基芥子油苷（gluconasturtiin，GST）	2-苯乙基
吲哚类	吲哚-3-甲基芥子油苷（glucobrassicin，GBS）	3-吲哚甲基
	1-甲氧基-吲哚-3-甲基芥子油苷（neoglucobrassicin，NGBS）	1-甲氧基-3-吲哚甲基
	4-羟基-吲哚-3-甲基芥子油苷（4-hydroxyglucobrassicin，4OHGBS）	4-羟基-3-吲哚甲基
	4-甲氧基-吲哚-3-甲基芥子油苷（4-methoxyglucobrassicin，4OMGBS）	4-甲氧基-3-吲哚甲基

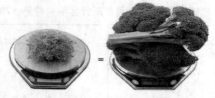

图 3-1 青花菜芽菜中含有丰富的芥子油苷（Fahey，1997）

（2）调控措施 除了内在遗传因子，青花菜中芥子油苷的含量还受到诸多外源因素的影响，如环境中的光照，激素、糖类、盐和肥料等化学因子。

① 光照 UV-B。辐射可以诱导青花菜芽菜和花球中芥子油苷的积累，尤其是 GRA 和 4OHGBS。相反，采前补充远红光则会导致花球中芥子油苷含量的降低。

② 植物激素。常见的植物激素如茉莉酸、生长素和油菜素甾醇（brassinosteroids, BRs）都会影响青花菜中芥子油苷的含量。如，茉莉酸或茉莉酸甲酯外源处理可以显著提高青花菜花球中芥子油苷的积累，尤其是吲哚类芥子油苷。由于吲哚类芥子油苷与吲哚乙酸具有相同的合成前体，二者之间的互作关系得到了广泛关注。在青花菜中，外源生长素处理通常会引起高水平芥子油苷积累，尤其是吲哚类芥子油苷。但是，效果会因所使用的生长素的类型和浓度的不同而不同，如，低浓度的吲哚乙酸对芥子油苷含量的提升效果优于吲哚丁酸。BRs 对青花菜中芥子油苷的调控作用存在剂量效应。研究表明，在 2×10^{-6}mol/L 表油菜素内酯（EBR）与 40mmol/L NaCl 共同处理下，青花菜芽菜中的总芥子油甘和 GRA 的含量分别增加 86% 和 85%。

③ 糖类。蔗糖、葡萄糖、果糖和甘露醇等多种糖类物质均可提高青花菜芽菜中芥子油苷的积累，其中蔗糖的效果最佳。此外，不同浓度的糖的影响也不同。如，高浓度的蔗糖或者甘露醇（176mmol/L）可以显著提高青花菜芽菜中芥子油苷的含量，然而 88mmol/L 的蔗糖或者甘露醇则无显著的作用。

④ 盐。盐胁迫会引起植物在生态或者生理上的变化，也是调控青花菜中芥子油苷积累的一个重要的非生物因素。有研究指出，外源盐处理可以显著提高青花菜叶片中芥子油苷的含量，其中 80mmol/L 的 NaCl 的效果优于 40mmol/L。然而，对青花菜芽菜中芥子油苷的研究则得出了相反的结论，可能是由于 Na^+ 和 Cl^- 被快速生长的芽菜所利用。

⑤ 肥料。芥子油苷是一类含氮含硫的次生代谢产物，其含量往往会受到氮肥和硫肥的影响。施加氮肥会导致青花菜中芥子油苷水平的下降，氮缺乏则引起芥子油苷水平的升高。然而，硫肥的施加通常可以提高青花菜中芥子油苷的含量。

除了氮肥和硫肥，其他肥料的施加也会对芥子油苷的积累造成影响。例如，有机肥和生物有机肥的施加可以明显促进芥子油苷的积累。硒是人类和哺乳类动物必需的微量元素，由于化学和物理上与硫具有相似性，硒经常替代硫参与植物生理和代谢过程，并且，硒代葡萄糖苷比硫代葡萄糖苷表现出更强的抗癌活性。研究发现，施加硒不会改变青花菜芽菜和花球中芥子油苷的积累量，因此，施加硒肥是一种较好的富硒且保持芥子油苷含量的方法。

青花菜是一种采后高度易腐产品，它的货架期和外观品质与贮藏条件息息相关，并且，外观品质的下降通常会伴随着营养品质的损失。生产过程中，冷藏、气调、薄膜包装，以及使用 1-甲基环丙烯（1-MCP）等手段均可调控青花菜采后贮藏过程中的芥子油苷含量。

（3）药理作用 芥子油苷可以在破碎的植物组织中以及哺乳动物的胃肠道中被降解，其降解产物具有多种生物学功能，尤其是对癌症的化学防御作用，目前，较为清楚的是 SF-Nrf2

作用模式（Houghton，2019）。Nrf2 是核因子 E₂ 相关因子（*nuclear factor erythroid 2-related factor 2*）基因编码的一个转录因子，正常状态下，Nrf2 与 Kelch 样环氧氯丙烷相关蛋白 1（Kelch-like ECH-associated protein1，Keap 1）结合为复合物，被定位在细胞质的肌动蛋白微丝；然而，当 Keap 1 检测到可能威胁细胞完整性的应激源时，如来源于青花菜的 SF，复合物的活化导致 Nrf2 与 Keap 1 分离，然后移动到细胞核中，激活数百个与细胞防御进程相关的基因启动子区域的抗氧化响应元件（antioxidant response element，ARE），从而调控氧化还原平衡、炎症、脱毒以及抗菌等细胞防御过程中相关基因的表达，如图 3-2 所示。

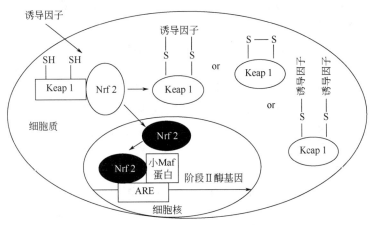

图 3-2　通过 Nrf 2 调控阶段 Ⅱ 脱毒基因表达的机制（Zhang，2013）

① 抗癌。早在 1970 年，Talalay 等就揭示了芥子油苷的降解产物异硫代氰酸盐的癌症防御机制，随后，大量体内和体外实验报道了它是肺、结肠直肠、乳腺、前列腺及其他器官有效的抗癌化合物。芥子油苷降解产物的抗癌机制非常复杂，它们在脱毒、诱导细胞周期停滞和凋亡，改变雌激素代谢和抑制组蛋白去乙酰化等方面发挥多重功能（Miao et al.，2017）。目前，研究较为深入的青花菜富含的芥子油苷降解产物是 SF 和吲哚-3-甲基芥子油苷的降解产物吲哚-3-甲醇（Indole-3-carbinol，I3C）。表 3-3 总结了 SF 和 I3C 在高频率癌症类型中的作用（Mandrich & Caputo，2020）。

表 3-3　SF 和 I3C 在高频率癌症类型中的作用（改自 Mandrich & Caputo，2020）

活性代谢产物	癌症类型	功能
SF	前列腺癌	抑制肿瘤生长
	乳腺癌	抑制细胞周期；使耐药肿瘤细胞对化疗敏感；通过调节 CSCs 自我更新抑制肿瘤生长
	卵巢癌	下调细胞周期蛋白 D1（CyclinD1）；通过 AKT 和 PI3K 通路调控诱导细胞凋亡
	黑色素瘤	通过调节 CSCs 自我更新抑制肿瘤生长
I3C	结肠癌	诱导细胞凋亡
	肝癌	调控 mi-RNA-21 的表达
	乳腺癌	体外抑制肿瘤球生长和体内抑制肿瘤异种移植；调控 mi-RNA-34a 的表达
	前列腺癌	PTEN 再激活

注：CSCs 为肿瘤干细胞；AKT 为蛋白激酶 B；PI3K 为磷脂酰肌醇-3-激酶；PTEN 为同源性磷酸酶-张力蛋白。

a. 脱毒。在致癌物的代谢中，阶段Ⅰ酶作用于前致癌物向致癌物的转化，阶段Ⅱ酶则促进细胞对激活的致癌物的清除。抑制阶段Ⅰ酶、诱导阶段Ⅱ酶是两个降低致癌风险的有效策略。2-苯乙基芥子油苷的降解产物苯乙基异硫代氰酸盐（phenethyl-isothiocyanate，PEITC）和 SF 具有抑制包括细胞色素 P450（CYP）家族的阶段Ⅰ酶的能力。在 SF 处理的人肝细胞中，重要的 CYP 即 CYP3A4 在 mRNA 和酶活层面被显著抑制。此外，PEITC 可以显著抑制 N-亚硝酸-2-双丙基胺 [N-nitrosobis（2-oxopropy1）amine] 处理的仓鼠中 CYP2B1 的诱导。谷胱甘肽硫转移酶（glutathione-S-transferase，GST）、葡萄糖醛酸转移酶（UDP-glucuronosyl transferase，UGT）、醌还原酶（quinone reductase，QR）和谷氨酸半胱氨酸连接酶等阶段Ⅱ酶在保护细胞免受致癌物和活性氧造成的 DNA 损伤中发挥重要作用。多种异硫代氰酸盐，尤其是 SF，是 QR 和 GST 等阶段Ⅱ酶的有效诱导物。在大鼠中，PEITC 可以提升肝脏中阶段Ⅱ酶的活性。

b. 诱导细胞周期停滞和凋亡。当 DNA 发生损伤时，细胞分裂中细胞周期通常会停滞以进行 DNA 修复，不可修复的损伤则会导致细胞凋亡通路的激活。DNA 损伤后如果不能进行细胞周期停滞，会导致遗传改变从而引起肿瘤的形成，异硫代氰酸盐则可以减缓癌细胞的增殖、促进凋亡，从而减缓肿瘤的生长。大量研究表明，SF 可以有效诱导前列腺癌、结肠癌等癌细胞系的细胞周期停滞和凋亡，I3C 也可在鼻咽癌、前列腺癌、乳腺癌和宫颈癌细胞中发挥诱导功能。

c. 改变雌激素代谢。雌激素通过与雌激素受体结合发挥雌激素效应，而抑制雌激素的产生是治疗乳腺癌等荷尔蒙敏感型癌症的一种手段。I3C 可以抑制 17β-雌二醇激发的雌激素响应基因的表达。17β-雌二醇可以转化为 16α-羟雌醇和 2-羟雌醇，16α-羟雌醇和 2-羟雌醇分别是对身体有害和有益的雌激素代谢物，而摄入 I3C 可以增加尿液中 2-羟雌醇的含量或者增加 2-羟雌醇与 16α-羟雌醇的比例。

d. 抑制组蛋白乙酰化。核小体组蛋白乙酰化和去乙酰化是调整核染色质结构和功能所必须的。抑制组蛋白去乙酰化是一种新的癌症治疗策略。据报道，SF 可以剂量依赖性抑制组蛋白去乙酰化能力，增加人结肠直肠癌细胞 HCT116 中乙酰化组蛋白。

② 其他化学防御功能。芥子油苷的降解产物异硫代氰酸盐还可以通过抑制肿瘤侵袭和血管生成、抗炎和免疫调节来达到抗癌防癌的功效。此外，它们在心血管和中枢神经系统保护方面发挥重要作用，也能预防细菌感染。

除了对健康有益的功效，芥子油苷及其降解产物也有一些负面的影响。比如，I3C 被认为是双引发剂。在动物癌症发展过程中，I3C 与致癌物同时或者早于致癌物施加，则具有抑制癌症发展的功能；在一些案例中，如果 I3C 在致癌物之后添加，则会加速癌症的发展。但是，I3C 的酸缩合物 3,3′-二吲哚甲烷（3,3′-diindolylmethane，DIM）的癌症防御功能得到了广泛研究，被认为可能是 I3C 大多数生物功能的有效物质，是保守的、安全的，比 I3C 具有明显的优势。有科学团队曾开展了一项针对含有芥子油苷和异硫代氰酸盐的青花菜芽菜提取物的安全性和耐受性的研究，以安慰剂为对照的、双盲随机的临床Ⅰ阶段实验表明，没有发现系统的临床显著的副作用。因此，可以放心食用青花菜。

2. 其他生物活性物质

青花菜中丰富的类胡萝卜素，能抑制肿瘤生长。研究表明，青花菜叶片、花球和茎中类胡萝卜素的含量存在显著差异，叶片中含量最高，花球次之，茎中含量最低。其中，叶片类胡萝卜素的含量分别是花球和茎中的 3.44 和 17.53 倍（孙勃，2010）。此外，青花菜中含有多种多酚类化合物，具有很好的抗氧化作用，经常食用可以提高免疫力、改善胃肠机能。并且，青花菜不同器官中总多酚含量差异显著，在"优秀"品种中，以叶片中含量最高，达到893.8μg/g；其次是花球和根系，含量分别为648.0μg/g和607.8μg/g；茎中的含量最低，仅为321.7μg/g，不足叶片中含量的40%（孙勃等，2010）。因此，青花菜的叶片值得加以综合利用。

三、功能性产品开发

青花菜花球可经加工制作成青花菜粉，既能保持较高的营养价值，又便于贮藏和运输。青花菜粉可以加入面粉中加工成面条、馒头、面包等食品，也可做果蔬保健品的添加剂。刘伟明等（2009）在对青花菜饮品的护色方法、配方及稳定性进行了探究之后，以青花菜为主要原料，研制出了稳定性极佳的青花菜饮料。此外，将青花菜粉与茶粉等混合调配，可制得青花菜茶，既提高了青花菜的利用率，又减少了营养物质的流失，且茶具有增强机体免疫力、清热解渴、利尿通便等功效（彭常安和彭聪，2014）。当前，已成功开发出了含有100mg青花菜提取物（含10%的萝卜硫苷）和混合酶制剂的青花菜素食胶囊，其中萝卜硫苷在人体肠道内被黑芥子酶降解成萝卜硫素，达到抗癌抗氧化的作用，大大提高了利用效率。

四、临床报道与食疗

青花菜是一种药食兼用的食品，据药用记载，青花菜性凉、味甘，可补肾填精、健脑壮骨、补脾和胃，主治久病体虚、肢体痿软、耳鸣健忘、脾胃虚弱、小儿发育迟缓等病症。目前的研究发现，青花菜富含芥子油苷等重要的功能成分，在临床上具有防癌抗癌、延缓衰老、降血脂、降血压等功效。

1. 临床报道

（1）防癌抗癌　青花菜的防癌抗癌功效已在临床研究中被证实（Houghton，2019）。健康的志愿者皮肤上施加含有SF的青花菜芽菜提取物后，QR酶活性被显著提升（Dinkova-Kostova et al.，2007）。Morrison等（2019）的研究表明，摄入新鲜青花菜与胃癌风险之间具有明显的负相关性（比值比=0.61，95%置信区间：0.43～0.86）。Traka等（2009）在患有前列腺癌的男性群体中的研究表明，食用富含4-甲基亚磺酰基丁基芥子油苷的青花菜汤能够影响前列腺中致癌路径相关基因的表达，有助于降低癌症进一步发展的风险。此外，关于食用青花菜与患癌风险之间相关性的18项病例对照研究中，56%的案例显示青花菜的摄入与患癌风险间呈负相关性，其中70%达到显著性；6%的案例显示为正相关性，但是均不显著（Verhoeven et al.，1996）。

（2）降血糖、血压、血脂　青花菜含有丰富的泛酸和一定量的类黄酮物质，这两种物质能有效降低机体的血压和血脂，对调节胆固醇的含量和提高胆固醇的利用率都有很重要的作用，非常适合一些肥胖人群、高血压人群和高血脂人群。研究发现，不能服用二甲双胍的Ⅱ型糖尿病肥胖患者，在服用青花菜芽菜提取物之后，血糖水平降低了10%，该血糖水平可控制Ⅱ型糖尿病患者的病情。

2. 食疗方剂

（1）清热　青花菜30g煎汤，常饮服，不仅有清热解渴、利尿通便之功效，而且还有爽喉、开音、润肺、止咳的功效。

（2）益气行血　鲜虾仁 150g，鱿鱼 100g，青花菜 150g，蒜末 10g，姜末 10g，干辣椒丝 10g，盐 6g，味精 1g，酱油 5g，白糖 5g，料酒 8g，鲜汤 20g，色拉油 40g，炒制。

此两种方剂一般人群均可食用，没有特殊禁忌。适宜生长发育期的儿童、生活在污染环境中肝脏易遭到毒害的以及希望预防癌症的人们食用。对食欲不振、消化不良、大便干结者亦有帮助。

第二节　花　椰　菜

花椰菜（*Brassica oleracea* var. *botrytis*），又名花菜，为十字花科芸薹属一年生植物。它原产于地中海至北海沿岸，约在 19 世纪初清光绪年间引进中国，随后传至日本，目前在我国广东、福建等地广泛栽培，具有较广的适应性。花椰菜茎顶端有 1 个由总花梗、花梗和未发育的花芽密集成的乳白色肉质头状体；总状花序顶生及腋生。一般花球的花色为白色，近年来也研发出了黄色、红色等花色的品种。花椰菜花球美观，粗纤维含量少，味甘甜鲜美，营养价值高，食用后营养物质易被消化吸收，还具有抗癌防癌的功效，是消费者喜爱和追捧的健康蔬菜之一。

一、营养物质

花椰菜营养丰富，含有丰富的维生素和钙、磷、铁等矿物质，以及碳水化合物、膳食纤维、蛋白质、脂肪等，详细营养成分见表 3-4（王超，2002；司春杨和于卓花，2008）。新鲜花椰菜中维生素 C 含量居十字花科蔬菜之冠，相当于大白菜的 3～7 倍，番茄的 4～9 倍，芹菜的 3 倍；维生素 B_2 的含量是大白菜的 2 倍（彭丹，2010）。花椰菜中含有较多的维生素 E，该成分具有强效的抗氧化作用，长期食用可帮助人体清除体内的自由基，维持体内氧化和抗氧化的平衡，使各个组织免受氧自由基的伤害，有预防疾病和延缓衰老的作用。此外，花椰菜中含有大量的维生素 K，所以常食花椰菜可使血管壁加厚、加强，不易破裂。

表 3-4　100g 花椰菜中营养成分含量

营养成分	含量	营养成分	含量
维生素 B_1	30μg	锰	0.17mg
维生素 B_2	0.08mg	锌	0.38mg
烟酸	0.06mg	硒	0.73μg
维生素 C	88mg	碳水化合物	3～4g
维生素 E	0.43mg	膳食纤维	1.2g
钾	200mg	蛋白质	2.4g
钙	18mg	脂肪	0.4g
镁	18mg		

二、主要生物活性物质

花椰菜中含有丰富的芥子油苷，具有防癌抗癌的功效；花椰菜还有丰富的类黄酮，可以清理血管，阻止胆固醇氧化，防止血小板凝结成块，减少心脏病与中风的危险；多吃花椰菜还会使血管壁的韧性加强，不容易破裂。

1. 芥子油苷

（1）种类与含量 孙勃等（2010）测定了花椰菜品种"瑞雪"中的芥子油苷的组分和含量，共检测到 11 种芥子油苷（表 3-5），包括 6 种脂肪类、4 种吲哚类和 1 种芳香类。其中，丙烯基芥子油苷是花椰菜中主要的芥子油苷。不同器官中的芥子油苷含量和组分差异显著，根系中的总芥子油苷、总脂肪类、总芳香类以及丙烯基芥子油苷和 4-甲氧基-吲哚-3-甲基芥子油苷的含量均显著高于其他器官；叶片中吲哚类芥子油苷的含量最高；花球中总芥子油苷、丙烯基芥子油苷和吲哚-3-甲基芥子油苷含量次之，茎中的总芥子油苷含量最低；芳香类芥子油苷的相对含量在根系中最高，而在花球、茎和叶中相对含量很低或没有。

表 3-5 花椰菜不同器官中芥子油苷的组分和含量（孙勃等，2010）　　　单位：μmol/g(DW)

类别	芥子油苷种类及总量	花球	茎	叶	根
脂肪类	3-甲基亚磺酰基丙基芥子油苷	1.81±0.12 a	0.68±0.15 c	1.43±0.27 b	0.34±0.05 d
	2-羟基-3-丁烯基芥子油苷	0.77±0.05 a	0.12±0.04 b	n.d.	0.09±0.00 b
	丙烯基芥子油苷	8.50±0.15 b	8.25±1.35 b	1.83±0.08 c	14.21±0.41 a
	4-甲基亚磺酰基丁基芥子油苷	0.18±0.02 a	0.07±0.00 b	0.08±0.01 b	n.d.
	3-丁烯基芥子油苷	0.23±0.05 b	0.21±0.07 b	n.d.	0.48±0.05 a
	4-甲硫基丁基芥子油苷	0.17±0.04 b	0.12±0.03 b	n.d.	0.40±0.02 a
	总量	11.65±0.37 b	9.45±1.62 c	3.34±0.31 d	15.52±0.41 a
吲哚类	4-羟基-吲哚-3-甲基芥子油苷	0.37±0.04 a	0.12±0.07 b	0.02±0.00 c	0.28±0.06 a
	吲哚-3-甲基芥子油苷	8.00±0.11 a	1.13±0.10 d	7.13±0.18 b	1.48±0.04 c
	4-甲氧基-吲哚-3-甲基芥子油苷	0.41±0.04 c	0.57±0.12 b	0.57±0.02 b	3.40±0.08 a
	1-甲氧基-吲哚-3-甲基芥子油苷	0.87±0.02 c	1.24±0.09 c	3.55±0.15 a	2.54±0.06 b
	总量	9.65±0.17 b	3.05±0.28 d	11.27±0.33 a	7.70±0.22 c
芳香类	苯乙基芥子油苷	0.06±0.04 bc	0.32±0.07 b	n.d.	11.48±0.29 a
	总量	0.06±0.04 bc	0.32±0.07 b	n.d.	11.48±0.29 a
总量		21.37±0.46 b	12.82±1.96 c	14.61±0.56 c	34.71±0.89 a

注：n.d.表示没有检测到。同一行数据中不同字母表示差异达 5%显著水平。

（2）影响因素

① 品种。丁云花等（2015）采用 HPLC 法测定了 3 种类型（紫花菜、松花菜和紧花菜）15 个花椰菜品种芥子油苷组分及含量，结果显示不同品种花椰菜中芥子油苷总含量差异较大，变化范围在 0.3323～4.8728μmol/g(FW)之间；紫花菜的总芥子油苷含量最高，松花菜次之，紧花菜最低。不同颜色花椰菜芽菜中芥子油苷的含量不同，紫色和绿色花椰菜芽菜中芥子油苷含量最高，白色花椰菜次之，黄色花椰菜中芥子油苷含量最低（郭容芳等，2016）。

② 播种期。在春季播种的花椰菜中芥子油苷含量高于秋季播种的花椰菜（Cartea et al.，2008）。实验发现季节对芥子油苷降解酶黑芥子酶活性具有一定的影响，主要通过温度、光量子通量密度和昼长来达成，黑芥子酶的活性与温度呈负线性关系，与光量子通量密度具有正线性关系和负二次关系（Charron et al.，2005）。

③ 环境温度。花椰菜中芥子油苷的含量与具体的气候因素呈线性关系，温度会对各种参

与芥子油苷合成的酶造成影响。因此，温度的高低直接影响植物体内芥子油苷的浓度（Verkerk，2009）。在30℃/15℃昼夜温度下花椰菜的芥子油苷含量明显高于昼夜温度为22℃/15℃和 18℃/12℃；相对于脂肪类芥子油苷，吲哚类芥子油苷含量更容易受到环境温度的影响（Tanja & Stanislav，2012）。

④ 生长期。顾宏辉等（2012）测定了"浙 017"花椰菜现蕾 15 天后花球中芥子油苷含量随生长过程的变化，结果显示脂肪类芥子油苷、吲哚类芥子油苷和总芥子油苷的含量表现为先降低后升高的趋势，其中具有高抗癌活性组分的 3-甲基亚磺酰基丙基芥子油苷和 4-甲基亚磺酰基丁基芥子油苷在花球期 24 天时含量最高。

2. 多酚类化合物

（1）分布与含量　除芥子油苷外，多酚类化合物也是花椰菜中一类重要的生物活性物质。花椰菜不同器官中总多酚含量差异显著，叶片中含量最高，其次是根，花球和茎中的含量最低，不足叶片含量的一半。多酚类化合物中，不同颜色的花椰菜品种中类黄酮含量差异显著，其中紫色花椰菜中类黄酮含量明显高于白色和黄色花椰菜，如紫色和黄色花椰菜中原花色素含量高于白色花椰菜。在整个生长过程中，紫色花椰菜中类黄酮含量呈上升趋势，而黄色与白色花椰菜中类黄酮含量保持相对稳定。花椰菜富含的多酚类化合物可防治动脉硬化，清理血管，阻止胆固醇氧化，防止血小板凝结成块，护肝益肾，保护视力，抗衰老，预防多种与自由基有关的疾病，如癌症、心脏病、心血管疾病。

（2）影响因素

① 品种。不同熟性花椰菜芽菜中多酚含量有显著差异，其中晚熟型花椰菜芽菜中的多酚含量较高。此外，绿色、紫色和白色花椰菜芽菜中多酚含量相差不大，黄色花椰菜芽菜中多酚含量最低，为白色花椰菜的 58.7%（郭容芳等，2016）。王建升等（2012）比较了 5 个花椰菜品种的多酚含量，结果显示花椰菜不同品种之间存在显著差异，"浙 091"松花菜多酚含量达 8.64mg/g(DW)，"浙 017"品种多酚含量为 6.05mg/g(DW)。

② 外源处理。花椰菜采收后，外源喷施乳酸钙可有效减缓花球中总酚含量的下降速率，贮藏 9 天时，0.6%和 1.4%乳酸钙处理的花椰菜总酚含量分别是对照的 1.49 倍和 1.59 倍。

③ 烹饪方式。马蓉等（2020）研究了不同烹饪方式对花椰菜中总酚和总黄酮含量的影响，结果显示水煮处理对不同品种类型花椰菜中总酚含量影响不同，蒸制、微波及清炒处理下花椰菜中总酚和总黄酮含量增加显著，水煮处理后总黄酮含量因花椰菜类型不同而存在差异。

三、功能性产品开发

花椰菜因其营养价值丰富，具有一定的抗癌功能，逐渐被人们加工成各种保健品，其中粉末冲剂是最常见的一种。粉末冲剂相较鲜食更浓缩，冲泡过程中营养价值的损耗也较小，泡出的蔬菜汁的营养价值更高，更易吸收，且粉加工的蔬菜均经过精挑细选，质量和安全有保证，同时，粉末方便携带，可随时冲泡。多喝花椰菜粉末冲剂还有清热解渴、利尿通便的功效。

四、临床报道与食疗

中医认为，花椰菜性平味甘，可清热润肺、生津止渴、补肾填精、健脑壮骨、补脾和胃，有爽喉、开音、止咳、增进食欲、帮助消化的功效，主治久病体虚、肢体痿软、耳鸣健忘、脾胃虚弱、小儿发育迟缓等病症，适宜中老年人、小孩和脾胃虚弱、消化功能不强者食用。

1. 临床报道

花椰菜中含有较多的芥子油苷，经常食用可以减少乳腺癌、直肠癌及胃癌等癌症的发病概率。关于食用花椰菜与患癌风险之间相关性的 12 项病例对照研究中，67%的案例显示花椰菜的摄入与患癌风险间呈负相关性，其中 25%达到显著性；17%的案例显示为正相关性，但是均不显著（Verhoeven，1996）。

2. 食疗方剂

（1）清热解渴、利尿通便　在暑热之际，口干渴、小便呈金黄色、大便硬实或不畅通时，用花椰菜 30g 煎汤，频频饮服。

（2）上呼吸道感染　可将花椰菜捣烂绞汁，煮沸后加入适量蜂蜜搅匀，每次服用 50～100mL，每日三次，尤其适合小儿服用。

（3）滋阴解毒　用于热毒伤阴引起的胃热、口苦、咽干舌燥、不思饮食、头痛目赤或放疗引起的气阴两虚等症。花椰菜 250g，掰小块洗净，白木耳 50g 先泡，菊花少量，冰糖少许，文火煲约半小时，拣出菊花，放凉后即可食用。

（4）益气止咳　用于肺气不足、肾不纳气引起的咳嗽气短、痰喘乏力、干咳少痰、腰酸腿软、消瘦乏力等症。花椰菜 200g、百合 100g、杏仁 50g、冬虫夏草 10g 煲汤，起锅时打入柴鸡蛋 2 个，加湿淀粉少量，酌加调料即可。

第三节　芥　蓝

芥蓝（*Brassica oleracea* var. *alboglabra* Bailey），又名白花芥蓝、绿叶甘蓝、芥兰（广东）、芥蓝菜、盖菜，是十字花科芸薹属一二年生草本植物，原产于中国，栽培历史悠久，主要栽培于广东、广西、海南、福建等地区，是华南地区的特产蔬菜。随着品种的不断推广，在日本、东南亚等地也有栽培。目前芥蓝也是我国的出口创汇蔬菜之一。芥蓝主要以幼嫩的花茎和嫩叶为食，营养丰富，富含维生素 C 以及多种生物活性物质。芥蓝含有的有机碱赋予它少许苦涩味，可以增进食欲，有助于食物的消化。芥蓝也有较高的药用价值，味甘，性辛，具备利水化痰、解毒祛风、除邪热、解劳乏、清心明目等功效。

一、营养物质

芥蓝肉质脆嫩、清香，风味别致，营养丰富。每 100g 新鲜芥蓝花薹（包括嫩茎叶片）含水分 91.6～92.5g、维生素 C76mg、碳水化合物 1.0g、蛋白质 2.28g、脂肪 0.4g、膳食纤维 1.6g，还含有丰富的钙、镁、磷、钾等大量元素，以及铁、锌、硒等微量元素，是甘蓝类蔬菜中营养比较丰富的一种（张慎好，2004；张静，2009）。特别是其维生素 C 含量较高，是膳食中很好的维生素 C 的来源（陈文文等，2013）（表 3-6）。

表 3-6　100g 芥蓝中营养成分的含量

营养成分	含量	营养成分	含量
维生素 B_1	0.02mg	铁	0.95～2.24mg
维生素 B_2	0.09mg	锌	0.30～0.42mg
烟酸	1.0mg	硒	0.88μg
维生素 C	76mg	锰	0.46～0.61mg
维生素 E	0.96mg	铜	0.08～0.14mg
钙	134～142mg	碳水化合物	1.0g
镁	54～61mg	膳食纤维	1.6g
磷	50.0mg	蛋白质	1.41～2.28g
钾	288～363mg	脂肪	0.4g
钠	65～84mg		

二、主要生物活性物质

芥蓝中含有的主要功能成分是芥子油苷，以及另一种重要的活性物质——类胡萝卜素。

1. 芥子油苷

（1）种类与结构　芥蓝中含有丰富的芥子油苷，Sun 等（2011）在芥蓝的不同器官中检测到了 13 种芥子油苷，包括 8 种脂肪类，4 种吲哚类和 1 种芳香类（表 3-7）。大多数芥蓝品种所含的芥子油苷主要以 3-丁烯基芥子油苷为主， 2-丙烯基芥子油苷和 2-羟基-3-丁烯基芥子油苷赋予了芥蓝特殊的风味（司雨等，2009）。

表 3-7　芥蓝中主要的芥子油苷组分

类别	芥子油苷种类
脂肪类	3-甲基亚磺酰基丙基芥子油苷(glucoiberin)
	2-羟基-3-丁烯基芥子油苷(progoitrin)
	2-丙烯基芥子油苷(sinigrin)
	4-甲基亚磺酰基丁基芥子油苷(glucoraphanin)
	5-甲基亚磺酰基戊基芥子油苷(glucoalyssin)
	3-丁烯基芥子油苷(gluconapin)
	4-甲硫基丁基芥子油苷(glucoerucin)
	2-羟基-4-戊烯基芥子油苷(gluconapoleiferin)
吲哚类	4-羟基-吲哚-3-甲基芥子油苷(4-hydroxyglucobrassicin)
	吲哚-3-甲基芥子油苷(glucobrassicin)
	4-甲氧基-吲哚-3-甲基芥子油苷(4-methoxyglucobrassicin)
	1-甲氧基-吲哚-3-甲基芥子油苷(neoglucobrassicin)
芳香类	苯乙基芥子油苷(gluconasturtiin)

（2）分布与含量　芥蓝不同器官和不同生育时期的芥子油苷含量存在差异，幼叶和再生组织（花序、角果和种子）中芥子油苷含量最高，种类最丰富；根和成熟叶片次之；衰败组织中含量最低。而在芥蓝的不同发育阶段中，芥子油苷含量和分布也发生着动态变化。从营养生长到生殖生长，芥蓝叶片中的芥子油苷含量迅速减少，而花球和种子中的芥子油苷含量会迅速增加。陈新娟等（2006）采用高效液相色谱法检测了芥蓝叶片和花薹中芥子油苷的组

分和含量，结果显示花薹中总芥子油苷的含量达到 4.9mg/g(DW)，是叶片的 4.57 倍；叶片中脂肪类芥子油苷的相对含量低于花薹，但是其吲哚类芥子油苷相对含量高于花薹。

（3）影响因素

① 品种。司雨等（2009）对 43 个基因型芥蓝中芥子油苷组分与含量进行分析，结果显示不同基因型芥蓝之间总芥子油苷、脂肪类芥子油苷、吲哚类芥子油苷含量有明显的差异。总芥子油苷含量最高与最低者相差 6 倍；脂肪类芥子油苷含量最高与最低者之间相差超过 11 倍；吲哚类芥子油苷含量变化范围在 0.7976～9.5900mg/g(DW)之间，含量最高和最低基因型相差近 12 倍。

② 肥料。氮、硫处理对芥蓝中芥子油苷组分和含量均有显著影响，总芥子油苷含量随氮浓度增加而显著降低，随硫浓度增加而显著增加；增加氮浓度显著降低了脂肪类芥子油苷的相对含量，而提高了吲哚类芥子油苷的相对含量；而随着硫浓度的增加，脂肪类芥子油苷的相对含量显著升高，吲哚类芥子油苷的相对含量显著降低（陈新娟，2006）。

③ 氨基酸。对芥蓝灌根和叶面喷施等量甲硫氨酸发现，叶面喷施后芥蓝总芥子油苷、脂肪类芥子油苷、吲哚类芥子油苷含量均高于灌根处理；芥蓝喷施甲硫氨酸后，不同的采收时期其芥子油苷含量变化较大，总芥子油苷和脂肪类芥子油苷含量在喷施后 6 天较高，萝卜硫苷含量在喷施后 8 天较高，吲哚类芥子油苷含量在喷施后 24 h 较高（宋敏，2007）。

④ 激素。茉莉酸甲酯（MeJA）处理芥蓝显著提高了总芥子油苷和吲哚类芥子油苷的含量，分别为对照的 2.55 倍和 16.59 倍，而脂肪类芥子油苷的含量却显著下降（蒋晓丽等，2009）。水杨酸（SA）处理可显著提高芥蓝植株中总芥子油苷含量、脂肪类芥子油苷含量，但其诱导效果因 SA 浓度和芥蓝品种而不同。

⑤ 烹调方法。采用高效液相色谱法测定煮、微波、蒸 3 种烹调方式和处理时间对芥蓝中芥子油苷保留率的影响。结果显示，芥蓝煮制处理 2min，芥子油苷保留率达 70%；继续加工 1min，保留率降至 64.4%；处理 15min，芥子油苷保留率为 49.5%。微波处理 1min，保留率为 100%；当处理时间延长至 2min 时，保留率降低至 91.4%；但处理 3min 时，芥子油苷保留率升到 110.5%，5min 时又降低为 92.7%。蒸制处理 3min 和 5min 时，芥子油苷含量与鲜样中的芥子油苷含量无显著差异，当处理时间延长至 10min 和 15min 时，芥子油苷含量显著降低，但保留率仍维持在 80% 以上（何湘漪等，2013）。

2. 类胡萝卜素

芥蓝中含有丰富的类胡萝卜素，不同品种芥蓝的类胡萝卜素含量各有差异。早熟品种较高，而晚熟、极晚熟品种类胡萝卜素含量较低。同一品种不同器官中类胡萝卜素的含量也存在差异，叶片中类胡萝卜素含量显著高于其他器官，其次是花序，而花薹和叶柄中含量最低。

β-胡萝卜素是类胡萝卜素中含量最多、分布最广的一类，是合成维生素 A 的前体，是人体所需维生素 A 的重要来源。β-胡萝卜素是重要的抗氧化剂，可以阻止自由基的连锁反应。有研究表明 1 分子的 -胡萝卜素可抑制 1000 个分子的活性氧。β-胡萝卜素能增强细胞间隙连接通讯，有利于调节细胞的增殖与分化，抑制细胞的恶性转化，从而抑制或降低癌症的发生和发展。β-胡萝卜素的含量与栽培品种有很大的关系，通过对 6 个芥蓝品种中 β-胡萝卜素的含量分析，发现以"中花"芥蓝最高，其次为"香港百花"芥蓝和"中迟登峰"芥蓝，"东方大叶"芥蓝含量最少。此外，烹饪方式的不同也会造成 β-胡萝卜素保存率的较大差异，芥蓝蒸制处理后 β-胡萝卜素损失可忽略，焯煮 5min 后保存率为 78%～100%，而微波处理 5min

后保存率为 60%～64%。

三、功能性产品开发

芥蓝粉剂是目前芥蓝类保健品中最常见的一种。采用精挑细选的芥蓝，经过冻干研磨成粉剂，可以最大可能地减少营养损失，保留芥蓝中维生素等易被破坏的物质。此外，粉剂可以根据个人的喜好和适宜的量进行携带，方便随时进行冲泡饮用。

浓缩胶囊是以芥蓝为原料对其营养物质进行提取浓缩，以提高单位体积内营养物质的含量。芥蓝的浓缩胶囊一般只针对芥蓝中某一特定的营养物质进行提取浓缩，从而制造出更具针对性的保健品，满足顾客对不同类型及不同功效保健品的需要，充分发挥其抗癌、清心明目的功效。

四、食疗

芥蓝味甘，性辛，归肺经，具有解毒利咽、顺气化痰、平喘和醒酒等功效，是生活中常见的食疗蔬菜之一。

（1）养肝明目、增强食欲　芥蓝一个，牛肉 200g，姜一小块，放入锅中爆炒即可。

（2）活血化瘀　新鲜的芥蓝适量，热锅放入菜籽油，炒香蒜瓣，再放入芥蓝翻炒，炒至变色，加少许盐翻炒均匀即可出锅食用。

宜与芥蓝搭配的食材多种多样，其中以腊肉、牛肉搭配最为常见。利用芥蓝进行食疗和保健养生时，可直接食用新鲜芥蓝，也可将 9～15g 芥蓝切片制作成清汤后食用，二者食用效果均十分显著。科学研究还发现，番茄和芥蓝同食具有抑制前列腺癌病变的食疗效果。

第四节　结球甘蓝

结球甘蓝（*Brassica oleracea* var. *capitata*），又名洋白菜、包菜、包心菜等，起源于欧洲地中海沿岸，是十字花科芸薹属二年生草本植物甘蓝的变种。结球甘蓝有绿色、白色、红色等不同颜色，叶球重量从 0.9～3kg 不等，直径在 10～20cm 不等。优质结球甘蓝相当坚硬紧实，但是，春季新鲜的结球甘蓝一般较为松散。结球甘蓝具有耐寒、抗病、适应性强、易贮耐运、产量高、品质好等特点，在中国各地普遍栽培，是中国东北、西北、华北等地区春、夏、秋季的主要蔬菜之一，在蔬菜周年供应以及出口贸易中占有重要地位。

一、营养物质

结球甘蓝含有较丰富的营养物质（表 3-8），其中，总的维生素含量比番茄多出 3 倍，因此，结球甘蓝具有很强的抗氧化作用及抗衰老的功效。结球甘蓝富含叶酸，而叶酸对巨幼红细胞贫血和胎儿畸形有很好的预防作用。结球甘蓝中矿物质含量也极其丰富，含钾比较多，是钾的良好来源。

表 3-8　100g 结球甘蓝中营养成分含量

营养成分	含量	营养成分	含量
维生素 B$_1$	0.03mg	磷	31mg
维生素 B$_2$	0.03mg	铁	1.9mg
烟酸	0.4mg	锌	0.26mg
叶酸	100μg	硒	0.02μg
维生素 C	16mg	铜	0.04mg
维生素 E	0.5mg	碳水化合物	3.4g
钾	124mg	膳食纤维	0.5g
钠	42.8mg	蛋白质	1.5g
钙	31mg	脂肪	0.2g
镁	12mg		

二、主要生物活性物质

结球甘蓝含有丰富的芥子油苷，其主要类型为 3-甲基亚磺酰基丙基芥子油苷、萝卜硫苷、吲哚-3-甲基芥子油苷。结球甘蓝不同发育阶段和不同组织中的芥子油苷的含量均有不同。当作物处于营养生长阶段时芥子油苷含量较高，生殖成熟至衰老阶段时芥子油苷含量下降。芥子油苷含量在不同亚种之间也存在一定的差异，据对甘蓝类作物中芥子油苷的含量测定结果来看，一般甘蓝类作物芥子油苷含量的平均值为 295.24μmol/g(FW)，而其中以普通结球甘蓝的含量最高，达 388.8μmol/g(FW)（孙秀波等，2007）。研究表明栽培方式不同对结球甘蓝中总异硫代氰酸盐含量有一定的影响。梁颖等（2019）采用露地和大棚两种栽培方式研究发现，露地栽培结球甘蓝的异硫代氰酸盐含量高于大棚栽培，其中"甜味 55"甘蓝在两种栽培方式下异硫代氰酸盐含量差异不显著（$P>0.05$），而"龙珠"甘蓝中异硫代氰酸盐含量在露地栽培时显著高于大棚栽培（$P<0.05$）。

结球甘蓝中含有少量的功能性低聚糖棉子糖。棉子糖不为人体胃肠消化，可直达大肠，为双歧杆菌分解利用，从而起到增殖双歧杆菌、润肠通便、抑制毒素产生的作用，进而能够减少癌症的产生。结球甘蓝中富含维生素 U，一种甲硫氨酸的衍生物，有较好的和胃健脾、止疼生肌作用，可提高胃肠内膜上皮抵抗力，使代谢过程正常化，消除炎症，对患胃溃疡和十二指肠溃疡、慢性胆囊炎病人有较好的缓解疼痛及促进溃疡愈合的作用。另外结球甘蓝还含有丰富的黄酮苷、绿原酸等活性成分。

三、功能性产品开发

结球甘蓝是重要的淡季蔬菜，以鲜食为主，在加工以及功能性食品方向应用较少。结球甘蓝的主要加工利用有鲜切结球甘蓝、脱水结球甘蓝、甘蓝酸菜、甘蓝泡菜等初级加工方向，也有少量关于甘蓝酸奶、甘蓝酒、甘蓝汁饮料等深加工产品的研究报道。

紫甘蓝色素的开发与利用是结球甘蓝在功能性食品方向的主要应用。紫甘蓝又称为红甘蓝，其色素是天然性水溶性的，提取方便，安全性好，目前紫甘蓝色素的提取、纯化日渐成熟。有研究优化了超声波法辅助提取工艺，从新鲜紫甘蓝材料中提取紫甘蓝色素，粗产品紫甘蓝色素含量达 10.3%，也有报道研究了紫甘蓝色素液的澄清工艺、稳定性及抗氧化性等，分离并鉴定了紫甘蓝花色苷的组分构成（郭紫光等，2009；吴园芳，2012）。

四、食疗

结球甘蓝具有许多药用功效。希腊人和罗马人将它视为万能药。中医认为结球甘蓝性甘平、无毒，有补髓、利关节、壮筋骨、利五脏、调六腑、清热止痛等功效。

（1）治胃溃疡　取鲜结球甘蓝 500g 切碎，加少许盐拌入使软，捣烂取汁，加适量糖，每次 200mL 略加温，分 2 次饭前服，连服 10 天为一疗程，对胃溃疡有较好的效果，也是胃癌的预防药。

（2）益肾强身、通经活络、散结止痛　结球甘蓝可加糯米、猪肉末、小虾米等制成结球甘蓝粥。适于消化道溃疡疼痛、胆绞痛、维生素 C 和维生素 K 缺乏、妇女乳汁缺少等症。

（3）缓急止痛　结球甘蓝水煮取汁加粳米制成菜粥，温热日服 2 次，可缓急止痛，适于胃脘拘紧疼痛，对胃和十二指肠溃疡有止痛和促进溃疡愈合作用。

第五节　球茎甘蓝

球茎甘蓝（*Brassica oleracea* var. *caulorapa*），又称茎蓝、擘蓝、玉蔓菁等，是十字花科芸薹属甘蓝种中能形成地上肉质球茎的变种，二年生草本植物，叶和膨大的球茎均可供蔬食。中国北方是栽培、驯化、选育球茎甘蓝品种的重要地区。早期传入中国的球茎甘蓝茎部膨大不显著，叶片为主要可食用部分，经过驯化、选育，肉质茎占食用部位的比例不断提高，明清时期起有球茎膨大品种栽培。随着其他叶菜品种的日渐丰富，人们逐渐舍弃主要以叶片为食用部位的球茎甘蓝，转而以形成肥大、脆嫩的肉质球茎为主要食用部位的品种类型。

一、营养物质

球茎甘蓝含有的营养成分较丰富。每 100g 球茎甘蓝所含维生素 C 高达 76mg，还含有丰富的维生素 E，二者都有增强人体免疫功能的作用。据分析，每 100g 球茎甘蓝中还含维生素 B_1 0.04mg，维生素 B_2 0.02mg，烟酸 0.3mg，钙 16.2mg，磷 24.4mg，铁 0.22mg，以及大量的钾。所含微量元素钼，能抑制亚硝酸胺的合成，因而，球茎甘蓝具有一定的防癌作用。此外，每 100g 球茎甘蓝含有糖 2.2g，蛋白质 1.18g，粗纤维 0.82g。球茎甘蓝含有的大量水分和植物纤维，有宽肠通便的作用，可增加胃肠消化功能，促进肠蠕动，防治便秘，排除毒素。

二、主要生物活性物质

1. 芥子油苷

球茎甘蓝含有生物活性成分芥子油苷，主要类型为 2-丙烯基芥子油苷，4-甲硫基丁基芥子油苷，吲哚-3-甲基芥子油苷。不同颜色的球茎甘蓝中含有的芥子油苷的种类不同。在绿色球茎甘蓝表皮中分离到 6 种，组织中分离到 7 种；而在紫色球茎甘蓝表皮中分离到 7 种，组织中分离到 8 种。其中 4-羟基-吲哚-3-甲基芥子油苷存在于两种球茎甘蓝中，而 4-甲硫基丁基芥子油苷仅在紫色球茎甘蓝中检测出来。这些生物活性成分的存在使得球茎甘蓝在抗氧化、抗菌、抗癌等方面起着重要的作用。Rizk 和 Zarzour（2013）研究发现，球茎甘蓝的醇提物有明显抑制人直肠结肠癌细胞株 HT-29 和 Caco-2 的体外增殖，而且这种抑制作用随浓度和时间的增加而增加。进一步研究发现，结球甘蓝醇提物使得 G 期和 S 期肿瘤细胞周期停滞，也使肿瘤细胞发生凋亡，这个研究证明了结球甘蓝醇提物有显著的抗肿瘤活性。

2. 花色素

紫色球茎甘蓝中花色素含量丰富，主要为矢车菊素（cyanidin）、飞燕草素（delphinidin）、锦葵色素（malvidin）、天竺葵素（pelargonidin）、甲基花青素（peonidin）、矮牵牛素（petunidin）等 5 种花色素。花色素（即花色苷配基）通常不太稳定，在球茎甘蓝中主要以糖苷形式（即花色苷）存在，即在花色素结构的 3 位或 5 位上结合葡萄糖基或酸化的醋酸、P-香豆酸、咖啡酸等。目前从球茎甘蓝中分离到的花色苷有 20 多种，主要为矢车菊素类花色苷，包括矢车菊-3-二葡萄糖苷-5-葡萄糖苷（矢车菊素双葡萄糖苷）以及矢车菊-3（芥子酰基）(P-香豆酰基)-二葡萄糖苷-5-葡萄糖苷等。Park 等（2012）首次对两种（紫色和绿色）结球甘蓝中花色苷的含量进行了分离和定量，研究结果表明花色苷仅分布在紫色结球甘蓝表皮，而其组织内部的花色苷检测不到，推测是因其含量过低。在紫色结球甘蓝表皮中检测出 12 种花色苷，其中，花青素 3-(阿魏基)-5-葡萄糖苷含量最高，其次为氰基-3-(阿魏基)-5-葡萄糖苷。花青素 3-(芥子基)-5-葡萄糖苷、氰基-3-二葡萄糖苷-5-葡萄糖苷和氰化苷 3-(阿魏基)-5-葡萄糖苷含量相近，在花色苷中处于中等水平，其余花色苷含量较低。

此外，球茎甘蓝含有丰富的挥发性成分，组分含量较高的包括：3-侧柏烯（6.41%）、D-柠檬烯（5.47%）、(+)-4-蒈烯（5.24%）、α-水芹烯（4.72%）、β-芳樟醇（4.06%）等。在鉴定出的 22 种主要成分中，3-侧柏烯、α-蒎烯、β-蒎烯、β-月桂烯、α-水芹烯、(+)-4-蒈烯、D-柠檬烯、γ-萜品烯都属于单萜类化合物，是挥发油中重要组成成分。α-蒎烯、β-蒎烯、β-月桂烯有镇咳祛痰、抗真菌作用；β-月桂烯亦具有令人愉快的甜香脂气息；D-柠檬烯的药理活性较强，有显著的抗菌、镇咳、祛痰、平喘的作用，亦有抗癌作用，且能抑制胆固醇合成；芳樟醇具有镇痛、抗焦虑、镇静催眠、抗炎、抗肿瘤、抗菌等药理活性。

参考文献

陈文文，刘厚诚，陈日远，等，2013. 不同品种芥蓝营养评价试验[J]. 蔬菜（4）：60-62.

陈新娟，2006. 中国芸薹属蔬菜硫代葡萄糖苷及其影响因子研究[D]. 杭州：浙江大学.

陈新娟，朱祝军，杨静，等，2006. 芥蓝叶和薹的硫代葡萄糖苷组分及含量[J]. 园艺学报，33（4）：741-744.

丁云花，宋曙辉，赵学志，等，2015. 不同类型花椰菜硫代葡萄糖苷组分与含量分析[J]. 中国蔬菜（12）：38-43.

顾宏辉，王建升，赵振卿，等，2012. 松花菜浙 017 花球成熟过程中的营养品质分析[J]. 长江蔬菜（22）：48-51.

郭容芳，邓延平，黄忠凯，等，2016. 不同颜色花椰菜的芽菜生物活性物质及其抗氧化能力分析[J]. 福建农业学报，31（11），1175-1180.

郭容芳，黄忠凯，邓延平，等，2017.不同品种花椰菜的芽菜营养品质分析[J]. 福建农业学报，32（6）：607-612.

郭紫光，张永忠，刘妍妍，等，2009. 超声辅助提取红甘蓝色素的研究[J]. 食品工业科技，8：268-270.

何湘漪，何洪巨，范志红，等，2013. 烹调方法对 3 种十字花科蔬菜中硫代葡萄糖苷物质保存的影响[J]. 中国食品学报，13（8）：124-131.

黄科，2011. 功能保健型青花菜高效栽培技术[M]. 北京：中国农业科学技术出版社.

蒋晓丽，郭世荣，何洪巨，等，2009. 甲硫氨酸和茉莉酸甲酯对芥蓝硫代葡萄糖苷的影响[J]. 华北农学报，24（1）：31-35.

梁颖，李艺，孙爱东，等，2019. 不同栽培方式对结球甘蓝营养成分的影响[J]. 农产品质量与安全（4）：73-77.

刘伟明，汪恩国，徐友兰，等. 一种西兰花粉的加工方法：CN101715926A[P].2016-06-02.

马蓉，梁颖，王树林，2020. 花椰菜不同品种类型间营养成分差异及烹饪对其含量的影响[J]. 食品工业科技，41（7）：7-12.

彭常安，彭聪. 一种西兰花茶的制作方法：CN203749790A[P]. 2014-04-30.

彭丹，2010. 花椰菜速冻及冰温保鲜技术[D]. 长沙：湖南农业大学.

司春杨，于卓花，2008. 花椰菜营养价值谈[J]. 中国果菜，3：56.

司雨，陈国菊，雷建军，等，2009. 不同基因型芥蓝硫代葡萄糖苷组分与含量分析[J]. 中国蔬菜（6）：7-13.

宋敏，2007. 氨基酸对芥蓝硫代葡萄糖苷组分及含量的影响[D]. 南京：南京农业大学.

孙勃，许映君，徐铁锋，等，2010a. 青花菜不同器官生物活性物质和营养成分的研究[J]. 园艺学报（1）：59-64.

孙勃，许映君，袁高峰，等，2010b. 花椰菜主要生物活性物质及其抗氧化能力分析[J]. 核农学报，24（2）：330-335.

孙秀波，慕美财，李玫瑰，等，2007. 十字花科蔬菜硫代葡萄糖苷含量比较[J]. 安徽农学通报，13（19）：64-65.

王超，2002. 甘蓝类蔬菜的营养与保健[J]. 食品研究与开发，5：66-67.

王建升，赵振卿，盛小光，2012.松花菜花球中主要生物活性成分及抗氧化能力分析[C]. 中国园艺学会十字花科蔬菜分会第十届学术研讨会论文集：6.

王晋民，赵之重，段冰，2007. 叶面施硒对不同蔬菜硒富集和产量的影响[J]. 西北农林科技大学学报（自然科学版），35（7）：103-106.

吴园芳，2012. 紫甘蓝花色苷分离、鉴定及性质研究[D]. 西安：陕西科技大学.

张静，张鲁刚，张玉，2009. 芥蓝种质资源营养成分及商品性评价[J]. 中国蔬菜，16：41-44.

张慎好，王学东，轩兴栓，等，2004. 芥蓝不同品种营养成分含量评价[J]. 河北科技师范学院学报，18（2）：58-61.

Cartea ME，Velasco P，Obregón S，et al，2008. Seasonal variation in glucosinolate content in *Brassica oleracea* crops grown in northwestern Spain[J]. Phytochemistry，69（2）：403-410.

Charron C S，Saxton A M，Sams C E，2005. Relationship of climate and genotype to seasonal variation in the glucosinolate–myrosinase system II. Myrosinase activity in ten cultivars of *Brassica oleracea* grown in fall and spring seasons[J]. J Sci Food Agric，85（85）：682-690.

Dinkova-Kostova A T，Fahey，et al，2007. Induction of the phase 2 response in mouse and human skin by sulforaphane-containing broccoli sprout extracts[J]. Cancer Epidemiol Biomarkers Prev，16：847-851.

Fahey J W，Zhang Y，Talalay P. Broccoli sprouts: an exceptionally rich source of inducers of enzymes that protect against chemical carcinogens. Proc Natl Acad Sci U S A. 1997 Sep 16；94（19）：10367-72. doi: 10.1073/pnas.94.19.10367. PMID：9294217； PMCID：PMC23369.

Finley J W，Davis C D，2001. Selenium（Se） from high-selenium broccoli is utilized differently than selenite, selenate and selenomethionine，but is more effective in inhibiting colon carcinogenesis biofactors[J]. 14（1/4）：

191-196. doi：10.1002/biof.5520140124. https：//pubmed.ncbi.nlm.nih.gov/11568456/.

Houghton C A，2019. Sulforaphane：its "coming of age" as a clinically relevant nutraceutical in the prevention and treatment of chronic disease[J]. Oxid Med Cell Longev（8）：1-27.

Mandrich L，Caputo E，2020. Brassicaceae-derived anticancer agents：towards a green approach to beat cancer[J]. Nutrients，12（3）：868.

Miao H，Sun B，Zhao Y，et al，2017. Improvement of Glucosinolate in Cruciferous Crops. Phytonutritional Improvement of Crops[M]. Hoboken：John Wiley & Sons，Ltd.

Park W T，Kim J K，Park S，et al，2012. Metabolic profiling of glucosinolates，anthocyanins，carotenoids，and other secondary metabolites in kohlrabi（*Brassica oleracea* var. *gongylodes*）[J]. J Agr Food Chem，60（33）：8111-8116.

Rizk，S，Zarzour，V，2013. A comparative study of the antiproliferative effect of kohlrabi and green cabbage on colorectal cancer cell lines in vitro[J]. Faseb J：27（AN 000319883503422）.

Sun B，Liu N，Zhao Y，Yan H，et al，2011. Variation of glucosinolates in three edible parts of chinese kale（brassica alboglabra bailey）varieties[J]. Food Chem，124（3）：941-947.

Tanja B，Stanislav T，2012. Environmental factors affecting the glucosinolate content in *Brassicaceae*[J]. J Food Agric Environ，10（2）：357-360.

Traka M，Mithen R，2009. Glucosinolates，isothiocyanates and human health[J]. Phytochem Rev，8（1）：269-282.

Verhoeven D T，Goldbohm R A，Van P G，et al，1996. Epidemiological studies on brassica vegetables and cancer risk[J]. Cancer Epidemiol Biomarkers Prev，5（9）：733-748.

Verkerk R，Schreiner M，Krumbein A，et al，2009. Glucosinolates in Brassica vegetables：the influence of the food supply chain on intake，bioavailability and human health[J]. Mol Nutr Food Res 53：S219-S265.

Zhang M，An C，Gao Y，et al，2013. Emerging roles of Nrf2 and phase II antioxidant enzymes in neuroprotection[J]. Prog Neurobiol，100：30-47.

第四章
白菜类

白菜类蔬菜指十字花科芸薹属白菜种（*Brassica. rapa* syn. *campestris*）的蔬菜作物，属于一年生或二年生草本植物，其主要食用器官为幼嫩叶片和叶球，也可将花茎、花序作为蔬菜产品食用。白菜类蔬菜主要包括大白菜和小白菜等，不仅富含多种维生素、矿物质、碳水化合物、蛋白质和膳食纤维，而且含有芥子油苷、类胡萝卜素和类黄酮化合物等多种功能成分，具有抗氧化、抗炎、抗癌等功效。

第一节 大 白 菜

大白菜（*Brassica rapa* ssp. *pekinensis*），又名结球白菜、黄芽菜、白菜、黄矮菜，属于十字花科芸薹属白菜种大白菜亚种，是我国人民非常熟悉并喜食的蔬菜。在北方地区，素有"一季种植，半年供应"的美称。大白菜主要以营养生长阶段硕大的叶球为食用器官，其幼苗亦可入菜，小者名曰"鸡毛菜"，大者名曰"苗菜""快菜"。因其质地脆嫩，营养丰富，荤素皆宜，味道清新可口，富含多种人体必需的营养物质，有"天下第一菜"的美誉。

一、营养物质

大白菜口感鲜嫩，含水量高，含有多种维生素、矿物质、蛋白质、脂肪以及膳食纤维等营养成分（表4-1）。大白菜中各营养成分的含量受多种因素的影响，不同品种间差异明显。分析30个不同品种大白菜的营养成分发现，每100g鲜菜中维生素C含量为13~33mg、干物质为4%~6%、可溶性糖为1.4%~3.4%、粗蛋白为0.7%~1.4%、总酸为0.04%~0.149%、粗纤维为0.4%~2.9%。由此可见，除了干物质含量相对稳定外，其他成分相差1~6.25倍不等。此外，对80个不同品种的大白菜中矿物质含量进行分析发现，每100g大白菜鲜菜中含钠86~213mg、镁1.57~35.8mg、铁0.16~1.30mg，相差1.4~21.8倍不等。大白菜含有丰富的钙，每100g中含钙40~80mg，是番茄的5~17倍（番茄为8mg）、黄瓜的2~8倍（黄瓜为19mg），可供人体骨骼和牙齿生长，并能维持神经系统和心脏的正常活动、肌肉的紧张力和血液凝固，是多种酶的致活剂。一杯熟的大白菜汁几乎能够提供与一杯牛奶相当的钙，因此可以通过食用足量的大白菜来代替牛奶补充钙元素。不同熟性大白菜的矿物质含量也存在明显差异：晚熟品种的钾、钠、钙、镁、磷和锰等矿物质含量明显高于早中熟品种（金同铭等，1995）。同一品种的软叶和叶柄的营养物质含量差异明显：软叶中的维生素 C、可溶性糖、蛋白质含量均高于叶柄（张鲁刚等，1991；孙丽等，2013）。同一大白菜叶球，其维生素 C 含量从外叶到内叶逐渐降低，而还原糖、中性洗剂纤维、粗蛋白和干物质含量则逐渐升高（张德双，2000）。不同颜色大白菜间营养物质也存在差异：橙色大白菜中维生素 C、钙、铁、粗纤维含量高于黄心大白菜和普通大白菜；黄心大白菜中钙、铁、粗纤维含量则高于白心品种（张德双，2004）。另外，产地和生产季节对大白菜的营养物质含量也有较明显的影响。

表 4-1　100g 新鲜大白菜叶球中营养成分含量（柯桂兰，2010）

营养成分	含量	营养成分	含量
维生素 B_1	20mg	铁	0.50mg
维生素 B_2	0.04mg	铜	0.97mg
维生素 PP	0.30mg	硅	128μg
钾	199mg	锰	3.12mg
钠	70mg	锌	4.22mg
钙	40～80mg	钼	0.178mg
镁	8mg	镍	46.8μg
磷	37mg	硒	0.33μg

二、主要生物活性物质

大白菜中的生物活性物质主要包括芥子油苷、类胡萝卜素和类黄酮化合物，对人体具有抗氧化、抗炎、抗癌等多种健康改善功效。

1. 芥子油苷

大白菜富含十字花科植物特有的次生代谢产物——芥子油苷。采用 HLPC 方法对 120 种大白菜叶片进行检测，共鉴定到 13 种芥子油苷，且不同品种间差异显著：不同品种最多含有 11 种芥子油苷，最少仅有 1 种芥子油苷，大多数品种含有 4～9 种芥子油苷。廖永翠等（2011）对 129 份大白菜 DH 系材料的研究表明，大白菜中的芥子油苷主要为以下 8 种组分（表 4-2）：3 种脂肪类芥子油苷，4 种吲哚类芥子油苷和 1 种芳香类芥子油苷。其中脂肪类芥子油苷是主要芥子油苷组分，占总芥子油苷含量的 60%，吲哚类次之（31%），芳香类最少（9%）。脂肪类芥子油苷中又以 3-丁烯基芥子油苷和 4-戊烯基芥子油苷的含量相对较高，分别占总芥子油苷的 23% 和 22%。此外，不同品种间芥子油苷的含量差异明显：脂肪类芥子油苷 3-丁烯基芥子油苷、4-戊烯基芥子油苷和 2-羟基-3-丁烯基芥子油苷在不同品种间差异达到极显著。环境对不同芥子油苷成分的含量有不同的影响，吲哚类芥子油苷较脂肪类芥子油苷更易受环境的影响。芳香类芥子油苷 2-苯乙基芥子油苷的含量在季节和季节×品种间差异显著。不同芥子油苷间的积累存在相互影响，3-丁烯基芥子油苷与 4-戊烯基芥子油苷、3-丁烯基芥子油苷和 4-戊烯基芥子油苷与总芥子油苷在不同年份中均呈极显著正相关（廖永翠等，2011）。

表 4-2　大白菜中主要的芥子油苷组分

类别	芥子油苷种类	侧链基团
脂肪类	3-丁烯基芥子油苷（gluconapin，GNA）	3-丁烯基
	4-戊烯基芥子油苷（glucobrassicanapin，GBN）	4-戊烯基
	2-羟基-3-丁烯基芥子油苷（progoitrin，PRO）	2-羟基-3-丁烯基
芳香类	2-苯乙基芥子油苷（gluconasturtiin，GST）	2-苯乙基
吲哚类	吲哚-3-甲基芥子油苷（glucobrassicin，GBS）	3-吲哚甲基
	1-甲氧基-吲哚-3-甲基芥子油苷（neoglucobrassicin，NGBS）	1-甲氧基-吲哚甲基
	4-羟基-吲哚-3-甲基芥子油苷（4-hydroxyglucobrassicin，4OHGBS）	4-羟基-3-吲哚甲基
	4-甲氧基-吲哚-3-甲基芥子油苷（4-methoxyglucobrassicin，4OMGBS）	4-甲氧基-3-吲哚甲基

2.类胡萝卜素

普通大白菜中类胡萝卜素含量较低，主要成分是叶黄素、β-胡萝卜素和 α-胡萝卜素等，且主要分布在菜心。如"秋早 60"大白菜叶球中含有叶黄素 0.44mg/100g(FW)、β-胡萝卜素 0.07mg/100(FW)。黄心大白菜中类胡萝卜素的含量较高，成分与普通大白菜相同，分布在整个叶球。橙色大白菜中类胡萝卜素的含量较高，且成分更加丰富，尤其是含有普通大白菜和黄心大白菜所没有的番茄红素。如 100g "金冠 1 号"大白菜叶球中含有番茄红素 1.68mg、叶黄素 0.29mg、β-胡萝卜素 0.16mg，类胡萝卜素总量是普通白菜的 4 倍多，而且其特有的番茄红素含量占类胡萝卜素总量的 78.5%，大大提高了大白菜的抗氧化功能。橙色大白菜品种间类胡萝卜素含量存在差异："金冠 1 号"的β-胡萝卜素含量比金冠 2 号低，其他三种类胡萝卜素都比"金冠 2 号"高。不同产地影响大白菜中类胡萝卜素的积累：甘肃定西产的"金冠 1 号"中未检测出叶黄素和番茄红素，β-胡萝卜素含量也较低；甘肃定西产的"金冠 2 号"的α-胡萝卜素含量高于陕西杨凌产的"金冠 2 号"大白菜。高敏等（2019）研究了包装和温度对橘红心大白菜销售过程中品质的影响，结果表明，4℃+聚乙烯（PE）收缩膜包装最佳，其感官评价最高，失重率和营养成分损失最少，适合于销售时间较长的情况；销售时间在 3d以内则可选择 20℃+PE 收缩膜的包装方法。

3. 类黄酮化合物

普通大白菜中主要含有 5 种类黄酮化合物，分别是槲皮素、坎二菲醇、玉米黄酮、杨梅黄酮、芹菜素。郭长江等（2009）对 3 种大白菜中这 5 种类黄酮化合物进行测定分析，发现3 种大白菜叶球中总类黄酮化合物含量为 1.41～4.97mg/100g(FW)，均以槲皮素为主，占总黄酮类含量的 99%以上。橙色大白菜中类黄酮化合物组成则更加丰富。李娟等（2007）对 6 个橙色大白菜品系进行分析，均检测到 7 种未知的类黄酮物质。

近年来紫心大白菜的育成填补了普通大白菜花青素成分的空白，增强了大白菜的健康改善功能。据测定，普通大白菜自交系 09S17 球叶混合样中的花青素总含量为 0.01mg/g(FW)，紫心大白菜自交系 11S96 最内层球叶中花青素总含量达到 0.79mg/g(FW)（段岩娇等，2012）。进一步分析表明紫心大白菜中的花青素主要成分以高度酰基化和糖基化修饰的矢车菊色素为主。

三、功能性产品开发

1. 大白菜保健饮料

大白菜可加工为保健饮料，配方为：大白菜原汁 60%，苹果汁 20%，9°米醋 2%，白砂糖 3%，稳定剂 0.3%，加水至 100%。技术指标为：可溶性固形物 5.5～6.0 开白利度（Bx）、pH3.5～3.8。大白菜原汁的生产保存：选择新鲜、成熟的大白菜，以白帮菜为生产原料。大白菜榨汁采用熟榨方式，即将洗净的大白菜在 90～95℃水浴漂烫灭酶 90～150 s，以此达到去除大白菜原汁的芥辣气味并保持大白菜原汁的良好品质，再进行破碎、磨浆、脱气、刮板过滤得到大白菜原汁。大白菜原汁经超高温瞬时灭菌和无菌包装制成无菌大包装大白菜原汁，用于大白菜汁饮料的长期生产。大白菜保健饮料适于清肠排毒、解酒保肝，具有良好健康改善作用。调整大白菜原汁的 pH，可以降低无菌包装时的杀菌条件，有利于超高温瞬时灭菌机的正常运行。添加果汁和米醋，不仅调整了大白菜饮料的口味，而且增强了其健康改善功能（马殿君，2007）。

2. 白菜益生汤

白菜益生汤的最佳配方为：白菜汁与中药汤配比 3∶1、柠檬酸用量 0.1%、白砂糖用量 7.0%、羧甲基纤维素钠（CMC-Na）0.01%、海藻酸钠 0.02%。在此配方条件下制备的白菜益生汤总固形物含量为 11.5%、有效酸度 pH4.26、总黄酮含量 7.22mg/g、菌落总数 70CFU/mL，不分层且状态均匀。该益生汤制作简单，将热烫处理后的大白菜榨汁后，与由金银花和菊花熬制的中药汤复配，杀菌后即为白菜益生汤成品，兼具大白菜、金银花和菊花的健康改善功效（焦云鹏，2016）。

四、食疗

大白菜具有一定的健康改善作用。《本草纲目》中记载："白菜，亦名菘，甘温无毒，通利肠胃，除胸中烦，解酒渴。消食下气，治瘴气。止热气咳。冬汁尤佳，和中，利大小便。"中医认为大白菜性微寒无毒，能养胃生津，除烦解渴，利尿通便，清热解毒，为清凉降泄兼补益良品。可用于治感冒、发烧口渴、支气管炎、咳嗽、食积、便秘、小便不利、冻疮等症。

1. 食疗方剂

（1）防治感冒与咳嗽　用白菜干根加红糖、姜片、水煎服。

（2）醒酒　取白菜心沸水焯后切碎，加适量精盐、香醋、白糖，浇以麻油凉拌食之，醒酒颇佳。

（3）美容　将白菜碾压成网状，敷在脸部，经常更换，可消除青年人的粉刺。

（4）防冻疮　大白菜洗净切碎煎浓汤，每晚睡前洗冻疮患处，连洗数日即可见效。

（5）补钙　食用熟的大白菜汁。

2. 饮食注意事项

大白菜是中国的特色菜，烹调方法多样，可谓百搭蔬菜，特别是同鲜菇、火腿、虾米、肉、栗子等同烧，可以做出很多特色风味的菜肴，故有"百菜"之称，不过也有一些需要注意的事项。如，隔夜的熟白菜和未腌透的大白菜不宜食用，因二者都会产生亚硝酸盐，有致癌的作用。

第二节 小 白 菜

小白菜（*Brassica rapa* ssp. *chinensis* var. *communis*），又称青菜、油菜，是常见的叶菜类蔬菜，在我国和世界范围内栽培广泛，以叶柄和叶片为产品器官，常以鲜食为主，还可腌制和晒干。小白菜品种繁多、栽培容易、生长周期短、可周年供应，从4～5片叶的幼苗到成株均可食用，在人们日常生活中占有重要的地位。小白菜营养丰富，含有芥子油苷等功能成分，部分紫色品种还富含花青素。

一、营养物质

小白菜营养丰富，且成分均衡，在多种营养成分评价体系中均处于较高营养的行列（王正银，2009）。其口感鲜嫩，含水量在90%以上，富含多种维生素和矿物质。小白菜所含维生素包括烟酸[70mg/100g (FW)]、维生素 B_1[0.02mg/100g(FW)]、维生素 B_2[0.09mg/100g(FW)]和维生素 E[0.70mg/100g (FW)]，以及叶酸、泛酸、维生素 C 和维生素 K 等（刘莉，2014）。新鲜小白菜（青柄）中含氮0.48%，磷0.029%，钾0.29%，钠0.076%，钙0.136%，镁0.014%；每100g 新鲜小白菜含锌0.23mg，铁4.42mg（王正银，2009）。

因栽培历史悠久、品种繁多、区域广，小白菜所含营养物质受到基因型、栽培方式和生长环境等多方面因素的影响。小白菜是维生素 C 和有机酸的重要来源之一，但品种间差异较大，如每100g 鲜样中维生素 C 含量在14～120mg 之间，有机酸含量则占到0.2%～3.4%不等。此外，每100g 新鲜小白菜中含碳水化合物 1.6～3.2g，包括葡萄糖和果糖，少量的低聚糖，还有纤维素和淀粉等多糖；蛋白质含量在 1.4～3.0g，总氨基酸含量为 0.6%～2.4%，其中人体必需氨基酸在 0.2%～1.0%之间（曹寿椿和郝秀明，1989；运广荣，2004；王玉刚等，2006；李桂花等，2016；刘莉，2014）。不同梗色、叶色的小白菜品种间营养物质含量也存在一些差异。绿梗深绿叶品种在可溶性糖、维生素 C 和必需氨基酸等物质的含量方面存在一定优势；白梗浅绿叶品种粗灰分的比例在 0.69%～0.95%，普遍低于绿梗深绿叶品种；白梗浅绿叶品种和浅绿梗绿叶品种在粗纤维含量上差异不大，略低于绿梗深绿叶品种；有机酸含量方面，不同白梗浅绿叶品种间变异范围要小于其他两种类型，且含水量相对较高。

二、主要生物活性物质

小白菜作为十字花科芸薹属常见的大众蔬菜，是人体芥子油苷等生物活性物质的主要来源之一，此外还含有的生物活性物质主要包括 β-胡萝卜素、叶黄素等类胡萝卜素和类黄酮化合物，具有抗氧化、抗炎等多种功效。

1. 芥子油苷

目前在小白菜中已经发现至少 8 种芥子油苷，与大白菜类似（表4-2），其中以脂肪类芥子油苷含量最高，吲哚类和芳香类芥子油苷相对较低（宋廷宇等，2008）。小白菜中芥子油苷的合成受到基因型和环境条件的影响，不同小白菜品种间芥子油苷的组分和含量存在一定的差异，并随季节产生变化（王辉等，2011）。相关研究显示，缺硫会显著抑制小白菜植株中芥子油苷的含量；而缺磷时，部分芥子油苷种类和总芥子油苷的含量显著上升，且在较高光照强度下变化更加明显（Yang，2009；Hu，2011）。同时小白菜植株不同器官间芥子油苷的组分和含量也有差异，一般来说叶片的芥子油苷含量略高于叶柄，但也有个别芥子油苷组分与总芥子油苷含量分布情况不一致的情况（刘莉，2014）。此外，采后措施亦会对小白菜中芥子油苷的含量和组分产生影响（杨静，2009；Nugrahedi，2017）。

2. 其他生物活性物质

小白菜中存在多种类胡萝卜素，其中β-胡萝卜素和叶黄素含量相对较高。近年来大量流行病学研究结果认为食用含有类胡萝卜素的食品可以降低慢性疾病的发生率，还可预防心血管疾病、促进骨健康，预防骨质疏松等（孙玉敬等，2012）。小白菜中总类黄酮含量较高，可达 1.16mg/g(FW)（叶春和聂开慧，2000），主要包括槲皮素、山柰黄素等；部分紫色品种中还富含花青素（李长新，2011；刘莉，2014）。

基因型和季节对小白菜中类胡萝卜素等物质含量的影响较大。王萍（2005）研究发现，β-胡萝卜素和叶黄素以及叶绿素等物质含量在不同基因型小白菜间存在显著差异，且普遍存在秋季高于夏季的现象。而光照和温度也会影响小白菜中类黄酮、类胡萝卜素等含量的变化规律（周成波，2017；杨碧云等，2019）。

三、功能性产品开发

将小白菜打汁杀菌，单独或与黄瓜汁等按比例混合后，在主发酵期间加入啤酒，制成蔬菜啤酒。菜汁的加入将其所含养分带入啤酒，有通利肠胃等作用，还可降低或消除麦汁的不良苦味，口感清爽，而且色泽呈现清凉的黄绿色，具有独特的蔬菜风味（王国良，2004）。此外，日常生活中小白菜汁还可加入面粉制成各种面食，亦可干燥打粉后作为日常饮品冲泡饮用。

四、食疗

小白菜在古代和大白菜合称为"菘"，原产我国，栽培历史悠久，春秋已有栽培。"菘"早期多为不结球白菜（小白菜），是我国南方最常食用的蔬菜之一，后培育出结球白菜（大白菜）并扩大至北方区域，具有很高的健康改善价值。中医认为小白菜微寒味甘，具有养胃生津、利尿通便、清热解毒等功能，是补充营养、净化血液、疏通肠胃、预防疾病、促进新陈代谢的佳蔬，适合大众人群食用。

1. 食疗方剂

（1）健胃除燥　将新鲜小白菜洗净切断，豆腐切块备用。取锅加水，加入生姜块或葱段，待水烧开后依次加入豆腐块和小白菜，小火煮 10～15 min，加盐即可。此汤益气中和，生津除燥，有健胃润肠的功效。

（2）补气散寒　将小白菜洗净，根部修削整齐，对切两半，氽水后过凉备用。鹌鹑蛋洗净后入沸水中煮熟，捞出晾凉后去壳备用。炒锅烧热后加油烧至五成热，用葱花、生姜丝焗锅后，加水及小青菜、鹌鹑蛋、盐等，至青菜入味。此菜补益气血，温经散寒，强健筋骨，适用于贫血、慢性胃炎等。

2. 饮食注意事项

小白菜做成的菜肴不宜隔夜食用。小白菜烹饪后容易受到微生物的侵袭，有些微生物会将菜里本身含有的硝酸盐变成有毒的亚硝酸盐。

参考文献

段岩娇，张鲁刚，何琼，等，2012. 紫心大白菜花青素积累特性及相关基因表达分析[J]. 园艺学报，39（11）：2159-2167.

高敏，岳凤丽，郝征红，等，2019.不同温度和包装对橘红心大白菜销售过程的品质影响研究[J]. 中国果菜，39（7）：6-11.

郭长江，徐静，韦京豫，等. 我国常见蔬菜类黄酮物质的含量[J]. 营养学报，2009，31（2）：185-190.

焦云鹏，2016.白菜益生汤的加工工艺及品质研究[J]. 轻工科技，32（1）：1-3.

金同铭，武兴德，刘玲，等，1995. 北京地区大白菜营养品质评价的研究[J]. 北京农业科学，5：33-37.

柯桂兰，2010.中国大白菜育种学[M]. 北京：中国农业出版社：4.

李桂花，谈近强，陈汉才，等，2016. 不同品种小白菜的营养品质比较试验[J]. 广东农业科学，43（9）：26-32.

李娟，张鲁刚，张昱，2007. 橙色大白菜球叶总黄酮的提取与测定方法的研究[J]. 园艺学报，34（4）：923-928.

李长新，2011. 紫色小白菜花青素理化性质研究[D]. 杨凌：西北农林科技大学.

廖永翠，宋明，王辉，等，2011. 大白菜中硫代葡萄糖苷的鉴定及含量分析[J]. 园艺学报，38（5）：963-969.

刘莉，2014. 蔬菜营养学[M]. 天津：天津大学出版社.

宋廷宇，侯喜林，何启伟，等，2008. 薹菜中硫代葡萄糖苷的鉴定与含量分析[J]. 园艺学报，35（8）：1161-1166.

孙丽，李贞霞，王广印，等，2013. 不同品种直筒型大白菜的营养品质分析[J]. 广东农业科学，40（20）：35-37.

孙玉敬，乔丽萍，钟烈洲，等，2012. 类胡萝卜素生物活性的研究进展[J]. 中国食品学报，12（1）：160-166.

王国良，2004. 保健啤酒新产品的开发[J]. 酿酒科技，6：97-98.

王辉，廖永翠，徐东辉，等，2011. 普通白菜叶片中硫代葡萄糖苷的季节性变化[J]. 中国蔬菜（10）：35-40.

王萍，2005. 中国主要芸薹属蔬菜抗氧化能力基因型差异和环境效应的研究[D]. 浙江大学.

王玉刚，徐巍，冯辉，等，2006. 几个不结球白菜品种营养品质比较[J]. 北方园艺，1：15-16.

王正银，2009. 蔬菜营养与品质[M]. 北京：科学出版社.

杨碧云，叶丽萍，钟凤林，等，2019.低温处理对紫色小白菜品质及光合特性的影响[J]. 安徽农业大学学报，46：173-180.

杨静，2009. 营养状态和采后处理对小白菜硫代葡萄糖苷的影响[D]. 浙江大学.

叶春，聂开慧，2000. 对40种新鲜蔬菜中总黄酮含量的测定[J]. 山地农业生物学报，19（2）：121-124.

运广荣，2004. 中国蔬菜实用新技术大全，北方蔬菜卷[M]. 北京：北京科学技术出版社.

张德双，金同铭，徐家炳，等，2000. 几种主要营养成分在大白菜不同叶片及部位中的分布规律[J]. 华北农学报，1：108-111.

张德双，徐家炳，张凤兰，2004. 不同球色大白菜主要营养成分分析[J]. 中国蔬菜，3：38.

张鲁刚，宋胭脂，柯桂兰，1991. 大白菜营养分布特点的研究[J]. 陕西农业科学，5：10-12.

周成波，2017. 光质对小白菜生长及生理特性的影响[D]. 泰安：山东农业大学.

Hu K，Zhu Z，Zang Y，et al，2011. Accumulation of glucosinolates and nutrients in pakchoi（*Brassica campestris*

L. ssp. *chinensis* var. *communis*） two cultivar plants exposed to sulfur deficiency[J]. Hortic Environ Biote，52
（2）：121.

Nugrahedi P Y，Oliviero T，Heising J K，et al，2017. Stir-frying of Chinese cabbage and pakchoi retains health-promoting glucosinolates[J]. Plant Food Hum Nutr，72：439-444.

Yang J，Zhu Z J， Gerendás J，2009. Interactive effects of phosphorus supply and light intensity on glucosinolates in pakchoi（*Brassica campestris* L. ssp. *chinensis* var. *communis*）[J]. Plant and Soil，323：323-333.

第五章
芥菜类

芥菜（*Brassica juncea*）类蔬菜是原产我国的一类十字花科芸薹属蔬菜作物，包括茎用芥菜、叶用芥菜、根用芥菜、薹用芥菜等。这类蔬菜的产品器官除了鲜食外，主要用于加工，其中以茎瘤芥和雪里蕻最为著名，产品不仅畅销国内，还远销东南业等地。芥菜类蔬菜营养价值较高，富含多种氨基酸，钙、铁、磷、锌等微量元素，以及生物活性物质芥子油苷，有特殊的鲜香味，能促进胃肠消化功能，增进食欲，深受消费者喜爱。

第一节 茎 瘤 芥

茎瘤芥（*Brassica juncea* var. *tumida*）是芥菜中的一类，主要食用变态茎。其质地紧密，水分少，膳食纤维多，有强烈的芥辣味，故又叫辣菜。茎瘤芥鲜香脆嫩，营养丰富，冷热均可食用，深受国内外广大消费者喜爱，已经成为蔬菜生产和食品加工行业的一大主要产品。最普遍的食用方法是用盐腌制成咸菜吃，也有的地方将其做成辣菜、辣丝等，具有芥末的刺激性味道。通常把经过整理、脱水、盐腌后熟而成的茎用芥菜腌制品称为"榨菜"。榨菜已成为我国三大出口名菜（榨菜、薇菜、竹笋）之一，与法国酸黄瓜、德国甜酸甘蓝并称世界三大名腌菜。

一、营养物质

榨菜中蛋白质、糖类、钠的含量较高，维生素 B_1、维生素 B_2 含量较低（表 5-1）。从营养学的角度而言，榨菜是低脂、低热量，但缺乏部分有益维生素和矿物质的食物。榨菜成品中含有谷氨酸、天冬氨酸、丙氨酸等多达 17 种氨基酸，而且大多数氨基酸有甜味，其中谷氨酸 1715mg，占氨基酸总量的 25.1%，使得榨菜具有强烈的鲜味，在榨菜的腌制发酵过程中，氨基酸与醇类反应生成芳香酯，赋予榨菜浓郁的鲜香味（赵兴娥，2013）。

二、主要生物活性物质

作为芸薹属蔬菜家族的一员，茎瘤芥含有丰富的芥子油苷，赋予其特殊的风味以及健康改善功效。此外，茎瘤芥含有活性很强的还原性物质，能参与机体重要的氧化还原反应，增加大脑中氧含量，提高大脑对氧的利用率，具有醒脑提神、解除疲劳的作用。茎瘤芥还含有丰富的膳食纤维，能防止便秘、稀释毒素并降低致癌因子浓度，起到解毒防癌的作用。

表 5-1　100g 榨菜可食部分的营养成分表（赵兴娥，2013）

营养成分	含量	营养成分	含量	营养成分	含量
维生素 B$_1$	0.03mg	钙	155mg	磷	41mg
维生素 B$_2$	0.06mg	镁	54mg	硒	1.93μg
烟酸	0.5mg	铁	3.9mg	碳水化合物	4.4g
维生素 C	2mg	锰	0.35mg	膳食纤维	2.1mg
钾	363mg	锌	0.63mg	蛋白质	2.2g
钠	4252.6mg	铜	0.14mg	脂肪	0.3g

1. 芥子油苷

芥子油苷是茎瘤芥中重要的生物活性物质之一。由于芥子油苷的存在，茎瘤芥具有一种特殊的风味，通常称之为芥辣味。茎瘤芥中主要检测到 9 种芥子油苷（表 5-2），其中脂肪类芥子油苷 4 种，吲哚类芥子油苷 4 种，芳香类芥子油苷 1 种。茎瘤芥不同品种及不同器官间芥子油苷含量存在显著差异（何洪巨等，2002；李燕等，2011），瘤状茎中芥子油苷含量低于叶片；根中芳香类芥子油苷含量较高，茎、叶、花蕾中脂肪类芥子油苷含量（特别是 2–丙烯基芥子油苷）占了绝大部分。

表 5-2　茎瘤芥中芥子油苷各组分占总芥子油苷的百分率（李燕等，2011）

类别	芥子油苷种类	芥子油苷各组分占总芥子油苷含量的比例/%			
		根	茎瘤芥	叶	花蕾
脂肪类	2-丙烯基芥子油苷	31.59	90.06	93.20	93.76
	3-丁烯基芥子油苷	0.72	1.76	2.56	2.32
	1-甲基丙基芥子油苷	0.32	1.00	0.32	0.48
	1-甲基丁基芥子油苷	0.84	0.40	0.17	0.25
吲哚类	4-羟基吲哚-3-甲基芥子油苷	0.07	0.84	1.01	0.76
	吲哚-3-甲基芥子油苷	5.83	0.71	1.49	0.86
	4-甲氧基-吲哚-3-甲基芥子油苷	10.42	1.16	0.46	0.35
	1-甲氧基-吲哚-3-甲基芥子油苷	0.68	0.70	0.31	0.73
芳香类	2-苯基乙基芥子油苷	49.54	3.36	0.49	0.50

影响茎瘤芥风味的芥子油苷主要是 2-丙烯基芥子油苷和 3-丁烯基芥子油苷，其中，含量最高的 2-丙烯基芥子油苷降解所形成的丙烯基异硫氰酸酯是辛辣、苦味的主要来源（何洪巨等，2002）。在茎瘤芥主要器官中，3-丁烯基芥子油苷的含量仅次于 2-丙烯基芥子油苷，该物质降解产生的化合物具有较轻的芥辣味。由于瘤状茎除了作为加工原料外，不少地区还作为鲜食蔬菜，可以将低 2-丙烯基芥子油苷含量、高 3-丁烯基芥子油苷含量作为选育鲜食茎瘤芥品种的育种目标之一。

2. 其他生物活性物质

茎瘤芥中还含有类胡萝卜素、类黄酮等生物活性物质。其中，类胡萝卜素、原花青素、类黄酮、总多酚和抗氧化能力均呈现叶柄＞茎皮＞茎肉的趋势（表 5-3）。

表 5-3 茎瘤芥不同食用部位中主要生物活性物质含量（孙勃等，2016） 单位：mg/kg

食用部位	类胡萝卜素	原花青素	类黄酮	总酚
茎肉	6.0 ± 1.5	37.7 ± 17.6	47.1 ± 11.2	322.3 ± 101.3
茎皮	8.3 ± 2.3	76.9 ± 17.4	62.3 ± 15.1	363.8 ± 85.0
叶柄	9.8 ± 1.8	77.9 ± 8.1	80.8 ± 21.8	473.4 ± 134.9

三、功能性产品开发

当前，国内茎瘤芥产品主要以腌菜为主，但是鉴于茎瘤芥富含多种生物活性物质，其功能性产品的开发具有十分广阔的发展空间。以茎瘤芥为主要原料，添加胡萝卜汁，经乳酸发酵后得到的茎瘤芥乳酸菌饮品（徐安书等，2015），具有蔬菜天然色素和营养，且蔬菜中的硝酸盐类在乳酸存在下不能还原成亚硝基，乳酸及活性乳酸菌群还能促进消化，具有较好的健康改善功能。此外，茎瘤芥提取物中的主成分（油脂部分）具有很广的抗菌性，对霉菌、酵母菌有强效，对格兰氏阴性菌也有效。茎瘤芥粉添加到饼干等面类食品中能改善其营养、结构和感官体验（赵红丽等，2008）。

四、食疗

在《本草纲目》中，李时珍称"榨菜性温，有宣肺化痰之功效，可以利膈顺气"。古代医书《食疗本草》记载："榨菜可以去头风、下气、明目，利九窍，对头晕有缓解作用。"晕车主要是人耳朵前庭功能障碍所致，而榨菜能通利九窍，调节内耳不平衡的状态，从源头上阻止晕车。榨菜含有大量的钾和纤维素，从而起到预防高血压等心脑血管疾病、便秘、结肠癌的作用。此外，榨菜中含有维生素 B_1，对神经有安抚作用。

1. 食疗方剂

（1）开胃健脾、补气添精　将榨菜、冬笋、水发黑木耳切丝，鸡脯肉洗净切成丝。锅内加汤烧开，滑入鸡丝，汤沸前打尽浮沫，后加冬笋、木耳，煮约 5min，再放榨菜，调味即可。

（2）保肝减肥　选择新鲜的榨菜洗净，去老皮、筋，切成约 2mm 厚、2cm×3cm 的片，锅中油热后，放入花椒炸，待花椒变色后捞出倒入榨菜片炒，适量加一些水（如果有鸡汤、肉汤更好），放入猪肉片及辅料，炒到榨菜片断生后即成。

（3）缓解晕车　晕车晕船者在口中放一片榨菜咀嚼，会使烦闷情绪得到缓解。

此外，酒后不适或饮酒过量时，吃一点榨菜可以缓解酒醉造成的头昏、胸闷和烦躁感。

2. 饮食注意事项

食用榨菜不可过量，因为榨菜含盐量高，过多食用可使人罹患高血压，加重心脏负担，引发心力衰竭，出现全身浮肿及腹水等症状。

第二节　雪　里　蕻

雪里蕻（*Brassica juncea* Coss. var. *multiceps*），又称雪里红、雪菜，在我国栽培历史悠

久、分布广泛，是冬春两季的重要蔬菜。雪里蕻主食叶柄和叶片，营养丰富，风味鲜美。雪里蕻不仅是重要的鲜食蔬菜，还因其富含风味前体物质芥子油苷，在腌渍加工过程中水解产生异硫氰酸酯，具有特殊的辛辣味和芳香味，从而成为腌制蔬菜的重要原料。随着雪里蕻产业的迅猛发展，其加工产品遍布全国各地，不仅在国内市场久负盛名，大量销往港澳地区，还出口东南亚、澳大利亚、美国、欧盟等地，在国际市场上享有盛誉。

一、营养物质

雪里蕻营养价值很高，每100g雪里蕻可食部分中蛋白质含量为1.9g，经水解后可产生多种氨基酸，其中以谷氨酸（味精的鲜味成分）含量最高，所以吃起来格外鲜嫩，也是腌制雪里蕻鲜香味的主要来源；碳水化合物含量为2.9g，主要包括葡萄糖、果糖和蔗糖等，其中葡萄糖和果糖最易被人体吸收；粗纤维含量为0.8g，是影响其腌制品脆度的重要指标；脂肪含量为0.4g（表5-4）。

表5-4 100g新鲜雪里蕻的营养成分表

营养成分	含量	营养成分	含量	营养成分	含量
维生素 B_1	0.07mg	磷	43～64mg	锰	0.78～0.82mg
维生素 B_2	0.14mg	铁	1.1～3.4mg	钴	0.66mg
烟酸	8mg	镁	13mg	蛋白质	1.9g
维生素 C	31mg	锌	0.7mg	碳水化合物	2.9g
钾	281mg	硒	0.0024mg	粗纤维	0.8g
钙	230mg	铜	0.56mg	脂肪	0.4g

雪里蕻的腌制过程主要是乳酸发酵，其腌制品除含有原料中本就存在的粗纤维、矿物质和维生素之外，还生成了许多有机物。还原糖、有机酸（乳酸、柠檬酸、苹果酸）和氨基酸（谷氨酸最多）含量的增加以及其他发酵产物（人体代谢不可缺少的酶、醛酮类化合物等），不仅使得腌制品口味更加鲜美醇和，也使得雪里蕻的营养价值得到提升。乳酸菌发酵过程中，较高的酸度环境不仅可抑制腐败菌与病原菌的生长，还能分解亚硝酸盐。所以，发酵后期腌菜中的亚硝酸盐含量远未超标（李敏等，2006），消费者可以放心地食用腌制雪菜（徐娟娣和刘东红，2013）。

二、主要生物活性物质

雪里蕻中芥子油苷主要为丙烯基芥子油苷，腌制的成品中则以异硫氰酸烯丙酯为主，另外，腌制过程中的乳酸发酵导致 pH 下降，从而造成了雪里蕻成品中丁烯腈和苯丙腈含量的增加（赵大云等，2004）。这些酯类、腈类，以及芥子油苷的醇醛类等降解产物对雪里蕻的风味有较大影响（赵大云等，2001）。此外，雪里蕻还含有类黄酮化合物等酚类物质，以及多糖、β-谷甾醇、芥子碱、菲丁等。类黄酮是已知的强有力的抗氧化剂和抑菌物质。雪里蕻含有槲皮素和山奈素两种类黄酮化合物，并且春季采收的雪里蕻中槲皮素和山奈素含量高于冬季采收的（表5-5；王萍和朱祝军，2006）。新鲜的雪里蕻中含有的总游离态酚酸、总酚酸，以及总酚类化合物分别为(84.8±0.58)μg/g(DW)，(539±1.36)μg/g(DW)，及

(7.95±0.28)mg/g(DW)。在腌制过程中，游离态酚酸的含量增加，总酚酸和总酚类物质的含量有所下降。但是，发酵 5 周后的雪里蕻腌制品中的总酚类物质保留了 70% 以上，并且，抗氧化能力保留了 65% 以上（Fang 等，2008）。

表5-5 雪里蕻在不同采收季节槲皮素和山柰素含量（王萍和朱祝军，2006）

采收季节	槲皮素/(mg/g)(DW)	山柰素/(mg/g)(DW)
冬季	0.60 ±0.04	0.99 ±0.05
春季	0.77 ±0.04	1.14 ±0.08

三、功能性产品开发

雪里蕻可以通过加工制成梅干菜。梅干菜提取物具有抗菌防腐功效，可被用来开发成天然食品防腐剂，对枯草芽孢杆菌、金黄色葡萄球菌、啤酒酵母有明显的抑制作用（黄师荣等，2009），对土豆、茄子、苹果等蔬菜水果具有良好的防腐作用（关群，2016）。

四、食疗

雪里蕻不但营养价值高，还具有较好的健康改善功效。《名医别录》记载："主除肾邪气，利九窍，明耳目，安中，久服温中。"《本草经疏》记载："其主利九窍，明耳目者，盖言辛散走窜，豁痰引涎，暂用一时，使邪去而正自复，非谓真能利窍明耳目，用者详之。"雪里蕻主要用于胸膈满闷，疮痈肿痛，耳目失聪，牙龈肿痛，便秘等病症。

1.食疗方剂

（1）开胃消食 腌渍后的雪里蕻 500g，大蒜末 30g。锅烧热，加入适量植物油，至七分热时，加入蒜末煸香，下雪里蕻煸炒，炒出香味后略加鲜汤，待汤干，盛到盘中即可食用。具有宽敞开胃之功效，适用于消化不良、习惯性便秘等病症。

（2）解毒消肿 雪里蕻腌菜 300g，鲜百合 200g。锅烧热，下麻油，待油烧至五成热时，放入雪里蕻煸炒，2～3min 后，再加入百合，略加水，旺火烧至百合熟时，即可起锅装盘。具有解毒消肿、清热除烦的功效，适于感染性患者使用大量抗生素后致胃纳呆滞、口味不佳者食用。

（3）解毒清热 雪里蕻 300g，肉、小冬笋各 100g。雪里蕻洗净切丝，入锅中煸干水后，装盘备用。猪肉切细丝，冬笋切丁备用。锅烧热后，加入菜油，油烧至五分热时，下肉丝煸炒断生味。加入小笋丁，煸炒半熟，下雪里蕻同炒。酌加鲜汤，中火煮 3～4min，盛入盘中即可食用。具有明目除烦、解毒清热之功效，适于眼睛红肿热痛者服食，习惯性便秘、食欲不佳、心情烦躁者尤宜食。

（4）开胃醒脾、利尿消肿 雪里蕻 300g，鲜香菇 50g，肉末 100g，水豆腐 1 碗。油锅中加入肉末、鲜香菇煸炒，至五成熟时，下雪里蕻，煸炒 2～3min，倒入水豆腐，烧滚后，酌情加盐，煮 3～4min 后盛入汤碗中即可食用。具有开胃醒脾、利尿消肿之功效，适宜于体虚浮肿、四肢倦怠等病症，是水肿病人的食疗佳品。

2. 饮食注意事项

雪里蕻的腌制时间不宜过短，因菜里的硝酸盐在微生物作用下会产生亚硝酸盐，食用含量高的亚硝酸盐食物会引起中毒，而伴随着腌制时间的延长，亚硝酸盐的含量逐渐减少。故腌制雪里蕻至少需要 20 天，切忌暴腌 1～2 天后便食用。

参考文献

关群，2016. 绍兴莓干菜抗氧化作用研究[J]. 科技展望，29：76-77.

何洪巨，陈杭，Schnitzler W H，2002. 芸薹属蔬菜中硫代葡萄糖苷鉴定与含量分析[J]. 中国农业科学，35（2）：192-197.

黄师荣，唐忠锋，李庆斌，2009. 梅干菜提取物抑菌作用的研究[J]. 食品工业科技，30（8）：106-107.

李敏，2006.榨菜加工中亚硝酸盐含量的动态变化[J]. 重庆工商大学学报（自然科学版），10：281-284.

李燕，王晓艳，王毓洪，等，2011. 茎瘤芥的芥子油苷组分及含量的品种间差异[J]. 园艺学报，38（7）：1356-1364.

孙勃，夏雪，辜金花，等.笋子芥和茎瘤芥生物活性物质与抗氧化能力分析[J]. 核农学报，2016，30（3）：485-492.

王萍，朱祝军，2006. 不同采收季节对叶用芥菜类黄酮物质含量和抗氧化活性的影响[J]. 园艺学报，33（4）：745-750.

徐安书，郭健，殷永玲，2015. 茎瘤芥乳酸菌饮料稳定性研究及工艺条件优化[J]. 食品研究与开发（12）：65-68.

徐娟娣，刘东红，2013. 雪里蕻腌菜腌制过程中主要成分的动态变化研究[J]. 中国食品学报，13（7）：215-221.

赵大云，黄健，汤坚，等，2004. 固相微萃取法检测雪里蕻及其腌菜挥发性风味成分[J]. 上海交通大学学报（农业科学版），22（3）：237-245.

赵大云，汤坚，丁霄霖，2001.雪里蕻腌菜特征风味物质的分离和鉴定[J]. 无锡轻工大学学报，20（3）：291-298.

赵红丽，夏洁如，李一男，等，2008. 榨菜产业发展现状及前景[J]. 中国酿造（20）：11-13.

赵兴娥，2013. 透明包装榨菜品质变化及其控制技术研究[D]. 西南大学.

Fang Z，Hu Y，Liu D，et al，2008. Changes of phenolic acids and antioxidant activities during potherb mustard（*Brassica juncea*，Coss.）pickling[J]. Food Chem，108：811-817.

第六章
根菜类

　　根菜类蔬菜是以肥大的根部为产品器官的蔬菜，多为二年生草本植物，少数为一年生或多年生草本植物，具有明显的阶段发育特性。主要包括十字花科的萝卜、芜菁、芜菁甘蓝；伞形科的胡萝卜、欧防风、根芹菜；菊科的牛蒡；藜科的根甜菜等。根菜类蔬菜种植广泛，营养丰富，不仅富含维生素、矿物质、糖、淀粉等多种营养物质，其产品器官中还含有芥子油苷、花青素、类胡萝卜素、木质素、绿原酸、咖啡酸、菊糖等多种特殊成分，因此这类蔬菜不仅具有食用性，还具有较强的医疗药用价值，用途广泛，能够帮助人体调节机能，维持健康，备受消费者的喜爱。

第一节　萝　卜

　　萝卜（*Raphanus sativus* L.）由于栽培简单，营养丰富，适应性广，适于贮藏运输，一年四季皆可供应市场，目前已成为世界性蔬菜之一，同时也是我国人民主要食用的蔬菜之一。萝卜口感脆嫩，甜辛适宜，品种繁多，食用方法多样化，可视作水果生食，也可熟食，还适于加工。此外，萝卜具有较高的营养价值，对人体的健康有非常重要的作用。

一、营养物质

　　萝卜营养丰富，主要营养成分包括维生素、可溶性糖、蛋白质、粗纤维等（表 6-1），其中，干物质含量直接影响了萝卜的加工品质。粗纤维对人体健康有着积极的作用，可以帮助人体肠胃蠕动，促进消化，对便秘、糖尿病、心血管疾病、憩室病和肥胖症有着良好的疗效。

二、主要生物活性物质

　　萝卜中的主要生物活性物质包括芥子油苷、花青素、木质素等。芥子油苷影响萝卜的风味和药用价值。木质素是植物体内重要的次生代谢物质，作为一种膳食纤维，存在于萝卜的肉质根中，能促进食物的消化吸收，具有药用价值，如抗肿瘤、抗氧化、缓解心脏疾病和降低血压水平等。

表 6-1 100g 萝卜可食用部位中营养成分含量

营养成分	含量	营养成分	含量
维生素 B_1	0.012mg	镁	10mg
维生素 B_2	0.039mg	锰	0.069mg
维生素 B_6	0.071mg	锌	0.28mg
维生素 C	14.8mg	硒	0.60μg
维生素 K	1.3 μg	铜	0.05mg
钾	233mg	碳水化合物	3.40g
钙	25mg	总糖	2.21g
钠	39mg	膳食纤维	1.60g
磷	20mg	蛋白质	0.68g
铁	0.34mg	脂肪	0.10g

1. 芥子油苷

萝卜中可以检测到 9 种芥子油苷，主要为 4-甲基亚磺酰基-丁基芥子油苷、4-甲基亚磺酰基-3-丁烯基芥子油苷（glucoraphenin）和 4-甲硫基-3-丁烯基芥子油苷（glucoraphasatin）等 3 种芥子油苷。其中，4-甲基亚磺酰基-3-丁烯基芥子油苷主要存在于萝卜种子中，占总芥子油苷含量的 70%～95%；而 4-甲硫基-3-丁烯基芥子油苷则是萝卜肉质根中的主要芥子油苷组分，占总芥子油苷含量的 50%～90%（Visentin，1992）。此外，萝卜中也含有少量的吲哚类及其他脂肪类芥子油苷成分（Montaut，2010）。研究表明，不同基因型萝卜中芥子油苷总量相差较大，且不同组织部位中其组分与含量也存在差异（张丽等，2010；2012）。从总芥子油苷含量角度来讲，肉质根中含量最高，分别是萝卜芽和叶片含量的 2.67 倍和 4.27 倍；从相对含量角度来讲，在萝卜芽和肉质根中脂肪类芥子油苷所占质量分数较大，分别达 87.6% 和 79.8%，而叶片中则是吲哚类芥子油苷所占质量分数最大，达 66.5% 左右（李秋云等，2008）。

2. 花青素

花青素是决定大部分组织器官呈色的水溶性类黄酮色素，萝卜肉质根中花青素含量十分丰富。并且，花青素也具有较强的抗氧化活性，在植物防御、抗氧化、抗衰老及预防心血管疾病等方面发挥重要作用（Lim & Li，2016）。萝卜种子萌芽后首先在初生木质部大量合成花青素，生长点等分生组织中花青素合成十分活跃；在衰老和成熟组织中叶绿素含量下降的同时花青素含量上升，而在迅速生长期叶绿素含量与花青素含量同时增长；无论是叶绿素、叶黄素还是花青素，均在萝卜破肚期含量最高。肉质根中花青素合成速率在迅速生长期降至最低，后期迅速升高。红萝卜叶片和有色萝卜品种的根系中花青素含量逐渐增加，并在成熟期含量达到最高（Muleke，2017）。由于花青素积累引起色素沉积差异，不同基因型萝卜呈现多彩的肉质根皮色和肉色。

3. 木质素等其他活性物质

木质素是一种广泛存在于植物体中的无定形的、分子结构中含有氧代苯丙醇或其衍生物结构单元的芳香性高聚物。木质素作为一种膳食纤维，在维持人体健康方面发挥着重要作用，例如调节食物消化、维持体重、抗肿瘤、降血压等（Dhingra，2012）。木质素主要沉积于木质部导管、厚壁组织及韧皮部等类似次生增厚细胞壁中，是许多陆地维管植物细胞壁的主要组分。木质素积累可以增强细胞壁的刚性和韧性，以促进植物正常生长发育和增强植物抗性等，也可以影响萝卜肉质根的营养价值、品质和风味。冯海洋（2016）通过分析 4 个萝卜种质的木质素含量发现，随着萝卜生长发育，叶片中木质素不断积累，在成熟期含量最高，而肉质根中木质素含量变化随着肉质根的膨大有升有降。研究表明，萝卜第二、第三叶位叶片木质素含量随着叶片的生长而增加，木质素含量的变化大于肉质根的各个部位。在肉质根的不同部位中，根皮部的木质素含量低于根上部和根中部，其变化范围为 12.42%～16.07%，而根上部和根中部则为 13.18%～19.86% 和 12.58%～19.36%（李寿田，2000）。

此外，萝卜中还含有植物甾醇类、β-胡萝卜素以及叶黄素和玉米黄质等生物活性物质。植物甾醇类是一类重要的植物激素，其中油菜素内酯是迄今为止在自然界中发现活性最强的一种油菜素甾醇。蔡丛希等（2017）报道每 100g 萝卜芽菜中植物甾醇类含量达 7mg。叶黄素和玉米黄质可帮助改善视力，尤其是在糖尿病视网膜病变中的临床应用（胡博杰等，2010）。

三、功能性产品开发

萝卜可药食两用，其有效成分具有健康改善功效。萝卜所含热量少，膳食纤维多，易产生饱腹感，能诱导人体产生干扰素，增加机体免疫力，抑制癌细胞生长。常吃萝卜可降低血脂，软化血管，稳定血压，预防冠心病、动脉硬化、胆石症等疾病。目前开发的萝卜功能性产品包括萝卜复合性果蔬饮料、萝卜茶、萝卜糖等，但是萝卜药用价值利用不充分，还需对萝卜功能性食品的生产和资源的综合利用等进行探索和研发。

四、食疗

萝卜的鲜根、叶子、成熟种子均可入药。鲜根的药名为莱菔，辛、甘、凉，具抗菌、抗病毒、消化食物、下气、化痰、止血、利尿等功效；叶子的药名为菔叶，可消食理气、清肺利咽、散痰消肿；种子的药名为莱菔子，具有抗病原微生物、解毒、降压、消食、降气化痰等功效。萝卜籽中含有多种不饱和脂肪酸，有健脑益智、预防心血管疾病、抗癌、抗炎症、抗衰老的作用。经常食用萝卜可降低血脂、软化血管、稳定血压，还能预防冠心病、动脉硬化、胆石症等疾病，极具中药价值（许伟等，2014）。常见食疗方剂如下：

（1）清胃健脾　白菜萝卜汤，不但味道鲜美，还可以加速消化，养胃暖身。将大白菜、白萝卜与豆腐洗净，切成大小相似的长条，在沸水中焯一下捞出待用。锅置火上，放入适量油烧至五成热，炒香辣椒酱后倒入清汤，把白萝卜、豆腐一起放入锅中，大火煮开后加入大白菜，再次煮开，用盐调味，撒上香菜即可。

（2）消炎润肺　可以自制"萝卜糖"。把萝卜切成小块状，加入适量的蜂蜜腌制，等萝卜在蜂蜜中浮起后捞出，每次喉咙疼痛、咳嗽多痰时吃上一点，症状可以得到一定的缓解。也可以将萝卜切成薄片，放于碗中，上面放饴糖 2～3 匙，搁置一夜，即有溶成的萝卜糖水，频频服用，对肺有很好的滋养效果。

（3）消渴利尿　猪肉末 60g，新鲜萝卜 60g，粳米 100g，葱花、油各少许，加入适量盐。将炒锅置火上，放入油，油热后，放入葱花炒出香味，放入肉末炒熟备用；将粳米淘洗干净，与洗净切碎的萝卜一同放入锅内，倒入适量的清水，置武火上煮，水沸后，改文火继续煮至米开花汤稠时，放入熟肉末、精盐稍炖即成。每日服，可利尿，治消渴（雷琰，2016）。

（4）醒酒　萝卜醒酒最好是生吃，也可以选择做糖醋萝卜或者是白萝卜生姜汁。糖醋萝卜采用心里美萝卜加糖加醋拌食最佳，而白萝卜生姜汁的做法是将白萝卜汁液和一块生姜的汁液混合后兑一定比例的水饮用。此方不但可醒酒，还能起到一定的温胃养胃的效果（雷琰，2016）。

第二节　胡　萝　卜

胡萝卜（*Daucus carota* var. *sativa*），又名红萝卜、甘荀或丁香萝卜，伞形科胡萝卜属二年生草本植物，以肉质根作为食用部位。胡萝卜原产中亚细亚和亚洲西南部地区，于13世纪传入中国。在我国经过几百年的栽培后，发展成为现在的长根生态型，并培育出了橙、黄、红、白、紫等不同颜色类型。近年来，我国胡萝卜的年产量占全世界胡萝卜总产量的三分之一左右。胡萝卜是一种质脆味美、营养丰富的家常蔬菜，生食、熟食、腌制或酱渍均可。因其独特的营养和健康改善价值，在许多地方素有"小人参""金笋"之称。

一、营养物质

胡萝卜具有很高的营养价值，含有维生素、矿物质和膳食纤维等（表6-2），此外还含果胶、淀粉和多种氨基酸等（陈瑞娟等，2013）。研究证实：每天吃两根胡萝卜，可降低血中胆固醇含量10%～20%；每天吃三根胡萝卜，有助于预防心脏疾病和肿瘤。

表6-2　100g胡萝卜中营养成分含量

营养成分	含量/mg	营养成分	含量/g
维生素 B_1	0.02～0.04	糖类	5.6～10.6
维生素 B_2	0.04～0.05	膳食纤维	1.1～2.4
维生素 C	4.0～16.0	蛋白质	0.6～1.0
钙	19～80	脂肪	0.3
铁	0.4～2.2		

二、主要生物活性物质

1. 类胡萝卜素

胡萝卜的肉质根一般在播种6～7周后开始合成类胡萝卜素，类胡萝卜素的合成不受光的直接调控，温度、干旱等环境因素对类胡萝卜素的合成影响较小。不同颜色胡萝卜中类胡萝卜素的种类和含量差异很大。橙色胡萝卜中胡萝卜素含量最高，主要为α-胡萝卜素和β-胡萝卜素，其中又以β-胡萝卜素含量较高也最有名，约占总胡萝卜素含量的80%。每100g胡萝卜中β-胡萝卜素含量能达到9.8mg左右，居常见蔬菜水果之首（阮婉贞，2007）。红色胡萝卜也是较为常见的胡萝卜品种，其肉质根中含有丰富的番茄红素。黄胡萝卜中叶黄素含量最高，每100g黄胡萝卜中叶黄素含量高达10mg左右（Clotault，2008）。由于不同品种胡萝卜以及同一品种的不同部位的生理代谢机能存在差异，对环境条件以及一些调控因子的感应度存在差异，类胡萝卜素含量也会存在差异。

2. 花青素

紫胡萝卜因其肉质根含有丰富的花青素而呈现紫色或紫黑色，是世界第三大商用花青素原材料。紫胡萝卜中花青素主要成分为矢车菊苷。低温和干旱等胁迫因素会促进紫胡萝卜肉质根中花青素合成。不同类型紫胡萝卜肉质根中花青素含量差异很大：有的品种仅在表皮中合成花青素，如"Cosmic purple"；有的品种则只在表皮和韧皮部合成花青素，如"Purple haze"；还有的品种则在表皮、韧皮部和木质部都合成花青素，如"Deep purple"。个别紫胡萝卜品种每100g新鲜肉质根中花青素含量最高能达到175mg（Miniati & Mazza，1993）。

3. 其他生物活性物质

胡萝卜含有丰富的木质素、槲皮素和山柰酚、琥珀酸钾等成分，能增加冠状动脉的血流量、降低血脂含量、促进肾上腺素的合成和分泌，进而具有降压强心的功效。胡萝卜中含有的糖化酵素，能分解食物中存在的有致癌作用的亚硝胺，有益于提高机体抗癌能力。此外，胡萝卜还含有双歧因子、核酸物质、伞形花内酯、咖啡酸、氯原酸、没食子酸和果胶醋酸等成分（陈静岐，1995）。

三、功能性产品开发

制汁是胡萝卜的主要加工方式之一，可与其他水果汁复配成功能因子富集的复合果蔬汁。此外，胡萝卜粉可作为胡萝卜纯粉产品或与其他物料复配成粉产品，也可添加到米粉、面条、牛奶、奶油等产品中，以丰富其营养成分。随着胡萝卜酸奶、胡萝卜脯、胡萝卜保健酒和胡萝卜奶片等产品投入市场，人们的日常饮食产品日益丰富。从胡萝卜中提取类胡萝卜素或花青素也是胡萝卜综合开发利用的一个重要环节，可制成软胶囊、片剂或添加到各种食品中供人们食用。

四、食疗

中医认为，胡萝卜味甘、性平、无毒、入肺经和脾经，具有健脾消食、润肠通便、杀虫、行气化滞、补肝明目和清热解毒等功效，能治疗食欲不振、腹胀、腹泻、咳喘痰多、视物不明、小儿营养不良、麻疹、夜盲症、便秘、高血压、肠胃不适、饱闷气胀和手脚脱皮干裂等。《本草纲目》记载"胡萝卜下气补中利胸膈肠胃，安五脏，令人健食，有益无损"。膳食中添加胡萝卜，可以补充维生素A，用于治疗夜盲症和皮肤角化等疾病（陈瑞娟等，2013）。

1. 食疗方剂

（1）治疗麻疹 胡萝卜250g，荸荠250g，芫荽100g，加水适量煎汤代茶饮。日分3次服完。

（2）治疗夜盲症 胡萝卜500g，鳝鱼肉200g，均切成丝，加油、盐、酱、醋炒熟食，每日1次，6日为1疗程。

（3）治疗脾胃虚弱、食欲不振、高血压、夜盲症 胡萝卜250g，洗净切片，粳米100g，同放锅内共煮粥，调味。

（4）治疗角膜软化 胡萝卜100g，鸡蛋2个。先将胡萝卜切片放入锅中加清水煮沸。鸡蛋去壳，放入煮熟，食时调味，饮汤吃蛋。每日1次，7日为1疗程。

2. 饮食注意事项

胡萝卜宜炒食，因其富含的类胡萝卜素属于脂溶性物质，溶解在油脂中时，才能更好地被人体吸收。

第三节　牛　蒡

牛蒡（*Arctium lappa*），又名牛菜、东洋萝卜、白肌人参等，为菊科牛蒡属二年生草本植物。牛蒡原产于我国，公元940年前后传入日本，被培育出多个优良品种，并于20世纪80年代从日本引种入我国，主要种植于山东、江苏、安徽、黑龙江等地。牛蒡是我国传统的药食同源植物，具有疏风散热、宣肺透疹、解毒消肿利咽的功效。由于牛蒡风味独特，且具有良好的医疗和健康改善作用，越来越受到人们的青睐。2002年我国卫生部（现国家卫生健康委员会）把牛蒡列入可用于保健食品的名单。

一、营养物质

牛蒡的营养价值很高，有"蔬菜之王"的美称。在根菜类蔬菜中，其蛋白质和钙含量最高。每100g牛蒡根中含蛋白质4.7g，钙242mg。此外，每100g牛蒡根中含维生素B_1 0.02mg，维生素B_2 2.29mg，维生素C 25mg，铁7.6mg，磷61mg，粗纤维2.4g（张晓伟等，2006）。牛蒡富含氨基酸，每100g干牛蒡根中含量达28.71%，其中必需氨基酸含量为3.23%，占总氨基酸含量的11.5%；植物蛋白质第一限制氨基酸——赖氨酸的含量为182.97mg；在测定的17种氨基酸中精氨酸含量最高，达到2135.88mg，天冬氨酸次之，达到1731.79mg，分别占总氨基酸含量的7.44%和6.03%。牛蒡根中还含有大量可以利用的优质膳食纤维，尤其是水溶性膳食纤维，对预防疾病及保障人体健康起着极其重要的作用（时新刚等，2007）。

二、主要生物活性物质

牛蒡具有抗菌、抗病毒、抗氧化、抗肿瘤、抗炎、抗衰老、抗疲劳、降血脂、防治糖尿病、肝保护等多种药理作用，归因于其含有许多生物活性物质。牛蒡根中主要生物活性物质包括多酚类（如绿原酸、咖啡酸等）、菊糖、木质素（牛蒡子苷和牛蒡子苷元）等（陈世雄等，2010）。

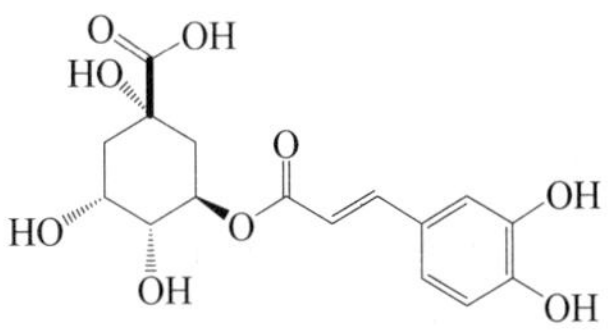

图6-1　绿原酸结构式 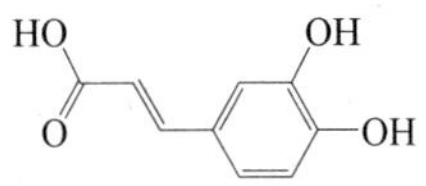　　　　图6-2　咖啡酸结构式 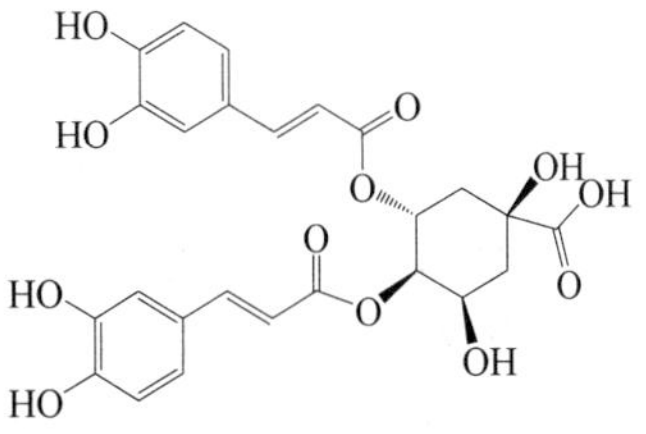　　　　图6-3　异绿原酸结构式

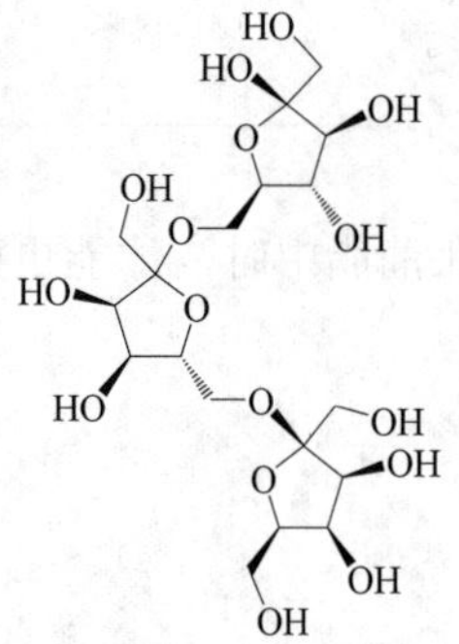

图 6-4　菊糖结构式

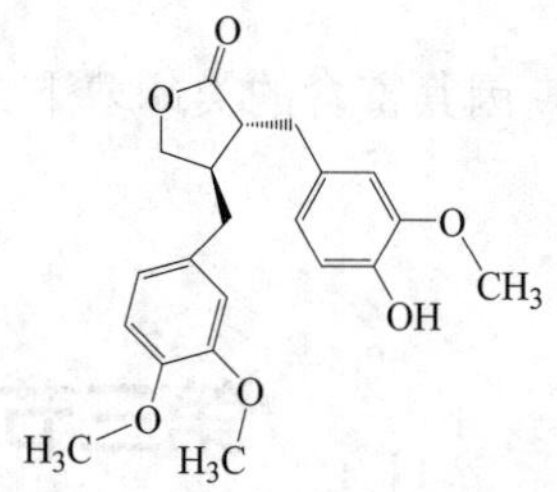

图 6-5　牛蒡子苷元结构式

1. 多酚类

新鲜牛蒡根中含有多种多酚物质，含量达 3.65%，如绿原酸、咖啡酸、异绿原酸等（图6-1～图 6-3）。牛蒡叶中多酚类物质主要以绿原酸为主。牛蒡种子中总酚含量最高，为45.76g/100g(DW)（以没食子酸计），牛蒡叶中总酚含量次之，为 15.32g/100g(DW)，牛蒡根中总酚含量最低，为 2.87g/100g(DW)（Ferracane et al.，2010）。

绿原酸为咖啡酰奎尼酸衍生物，具有利胆、抗菌、抗病毒、降压、增高白血球水平及兴奋中枢神经系统等多种药理作用，是保健品、食品、药品、化妆品等工业的重要原料，可通过降低致癌物的利用率及抑制其在肝脏中的运输来达到防癌、抗癌的效果，对大肠癌、肝癌和喉癌具有显著的抑制作用，被认为是癌症的有效化学防护剂。咖啡酸可在化妆品中安全使用，有较广泛的抑菌和抗病毒活性，可以吸收紫外线，低浓度即具抑制皮肤型发用染料的助剂，有利于增强色泽的强度。异绿原酸可以被用于医药生产合成。研究表明，牛蒡的抗诱变作用与其含有的多酚类物质之间可能存在正相关（刘玲和唐莉莉，1997）。牛蒡根提取物具有良好的清除 1,1-二苯基-2-三硝基苯肼（DPPH）自由基作用，主要组分为绿原酸和咖啡酸。牛蒡根甲醇提取物及其主要成分绿原酸和咖啡酸具有保护低密度脂蛋白氧化和 RAW264.7 巨噬细胞氧化应激作用。且牛蒡中绿原酸主要集中于牛蒡皮中，去皮和热加工均可降低牛蒡清除自由基的能力。牛蒡叶乙酸乙酯、丁醇及水提物中多酚类物质对金黄色葡萄球菌、肺炎链球菌、枯草芽孢杆菌、大肠杆菌 O157：H7、痢疾志贺氏菌和鼠伤寒沙门菌具有抑制效果（Chen，2004）。

2. 菊糖

牛蒡根中最主要的功能成分为牛蒡菊糖（图 6-4），含量一般在 35%～45%（DW）范围内（李群，2007），是由呋喃构型的 D-2 果糖经糖苷键脱水聚合而成的果聚糖，聚合度一般在 2～60，平均分子量为 2104。不同生长环境下牛蒡根中菊糖含量存在差异，如牛蒡根中菊糖含量与年日照量之间存在正相关性，与年降水量和年相对湿度之间存在负相关性（徐孝梁等，2015）。

牛蒡菊糖能降低高血脂大白鼠的血清总胆固醇、低密度脂蛋白和甘油三酯水平，具有明显的降血脂、降胆固醇的健康改善作用（刘奥迪和姜敏，2019）；能够维持正常的肠道生态，对肠道中有益菌双歧杆菌和乳酸杆菌的生长有显著的促进作用（李丹丹，2008）；此外，还在提高机体对运动负荷的适应能力，提高运动耐力和快速消除代谢废物等方面作用突出。牛蒡菊糖可用水浸提法提取，并且水提取菊糖后的牛蒡根残渣含大量优质水溶性膳食纤维，可作为制备膳食纤维的资源之一。

3. 木质素

大量研究表明，牛蒡中的木质素类物质如牛蒡子苷元（图6-5）和牛蒡子苷具有抗肿瘤活性。牛蒡子苷元可以通过诱导结肠直肠癌细胞的凋亡起到抑制结肠直肠癌的作用（Hausott，2003），且在葡萄糖缺失的体外环境中，可以诱导胰腺癌细胞的凋亡，对白血病模型大鼠的抑制活性尤强。鉴于牛蒡的药用价值大，有望对其所含的木质素进行提取、利用，开发出新的抗癌药物。

4. 其他生物活性物质

牛蒡根含有多炔物质，含量达到 0.001%～0.002%，其中 1,11-十三碳二烯-3,5,7,9-四炔占50%，1,3,11-十三碳三烯-5,7,9-三炔占30%，具有抗细菌和真菌作用（王艳奇和秦伟，2011）。此外，牛蒡根含有异黄酮及其衍生物如金雀异黄酮、鹰嘴黄素，能在体外通过激活细胞凋亡信号通路，抑制裸鼠肿瘤细胞的生长。

三、功能性产品开发

牛蒡中的多酚类物质如绿原酸、咖啡酸等已经作为有效成分应用于功能性产品。现有的牛蒡功能性产品包括牛蒡功能性饮料、发酵制品、牛蒡茶、牛蒡酱、牛蒡速溶冲剂等系列产品。以热水为介质，溶解牛蒡中的有效成分，再复配其他辅料，调配成不同风味的保健牛蒡茶；风味多样的以牛蒡、香菇、猪肉为主要原料的牛蒡酱；此外，魏东（2009）研制了芦荟汁牛蒡醋饮料，具有降血脂的功能。牛蒡也可以与其他谷物、水果共同复配得到口感、风味迥异的系列酸奶。目前，我国对以牛蒡为原料的功能性产品的研究开发处于发展阶段，还需要深入开发符合消费者需求的多元化产品。

四、临床报道与食疗

牛蒡子作为一味常用的中药材，味苦、辛，性寒，各种方剂中常作为配伍药，具有清热解毒、疏散风热、宣肺祛痰、利咽、透疹、消肿的功效。用于风热感冒，咳嗽，咽喉肿痛，疮疖肿痛，脚癣，湿疹。牛蒡具有丰富的膳食纤维，对预防和治疗便秘、直肠癌有良好的功效，经常食用能降低血脂，防治口腔溃疡、高血压和糖尿病，并且具有抗衰老和提高人体免疫力的作用（魏东和王连翠，2006）。

1. 临床报道

体外实验和动物实验中发现，牛蒡中丰富的牛蒡子苷元可以显著抑制癌细胞的生长和转移，也明显抑制了高转移性细胞的侵袭和转移能力（Predes，2011）。临床研究中，牛蒡可与其他中药配伍使用，增强其临床疗效。如肺阴不足之上消，在玉液汤基础上可加用牛蒡子，增强滋阴润肺之功效，同时还可控制血糖，维持血糖平稳。在大量活血化瘀、软坚散结中药基础上加牛蒡子，能增强散结之势，抑制肿瘤生长、转移，对于消渴、积聚皆可用（甄妍，2018）。除此之外，郑晓娟（2018）探究加味牛蒡甘橘汤治疗小儿烂乳蛾的临床疗效，发现其能大大提高治疗有效率，缩短临床症状改善时间，有利于机体康复。蔡桂民（2018）研究发现，对急性乳腺炎使用瓜蒌牛蒡汤联合乳腺治疗仪进行治疗，症状恢复时间显著缩短，治疗效果明显，具有较高的临床应用价值。

2. 食疗方剂

牛蒡是一种营养价值很高的食疗佳蔬，可促进人体的新陈代谢，常食可使人肌肉发达，增强体质，提高人体自身的免疫力。在日本、韩国以及一些欧美国家，牛蒡作为一种具有健康改善功能的食品，被广泛食用。

（1）健康五行汤　牛蒡300g，白萝卜100g，胡萝卜100g，萝卜叶四分之一，香菇1枚。牛蒡切成2mm厚的薄片，其他蔬菜连皮切成大块，加水1500g，大火煮沸后慢火熬10~15min即可。具有保养卵巢，延缓衰老，提高人体免疫力，净化人体环境，清除人体垃圾之功效。

（2）补脾益气　牛蒡丝100g，肥猪肚1个，豆豉、葱白各适量。先将猪肚洗净，猪肚与牛蒡丝同时放入开水锅中，煮至猪肚将熟，再加入葱白、豆豉、盐调味，捞出猪肚切成片即成。可以补脾益气，适用于糖尿病。

（3）强肾壮骨　牛蒡100g，鹌鹑3只，杜仲30g，怀山药60g，枸杞子15g，生姜8g，红枣5g，精盐适量。先将洗净的鹌鹑与牛蒡、杜仲、枸杞子、去核红枣、生姜一起放入锅内，加水适量，用武火煮沸，再转用文火烧3h，加盐调味即可。可以补益肝肾，强肾壮骨，适用于中风后遗症。

3. 饮食注意事项

牛蒡有降血压作用，个别低血压者食用后会有头晕的症状，因此，低血压患者最好不要过量食用（杨之曦，2011）。

参考文献

蔡丛希，侯秋梅，汪炳良，等，2017. 油菜素甾醇对萝卜芽菜生物活性物质的影响[J]. 核农学报（7）：1419-1425.

蔡桂民，2018. 瓜蒌牛蒡汤联合乳腺治疗仪对急性乳腺炎患者安全性与有效性分析[J]. 内蒙古中医药，37（12）：61-62.

陈静岐，1995. 临床食疗配方[M]. 天津：天津科学技术出版社：464.

陈瑞娟，毕金峰，陈芹芹，等，2013. 胡萝卜的营养功能、加工及其综合利用研究现状[J]. 食品与发酵工业，39（10）：201-206.

冯海洋，2016. 萝卜木质素生物合成相关基因分离鉴定与表达特征分析[D]. 南京：南京农业大学.

胡博杰，胡雅楠，林松，等，2010. 叶黄素和玉米黄质在糖尿病视网膜病变中的临床应用[J]. 眼科新进展（9）：866-868.

雷琰，2016. 白萝卜的功效及食疗[A]. 中国中西医结合学会营养学专业委员会.

李丹丹，2008. 牛蒡菊糖的制备、对双歧杆菌的增殖及应用研究[D]. 无锡：江南大学.

李秋云，戴绍军，陈思学，等，2008. 萝卜芥子油苷组分及含量的分析[J]. 园艺学报（8）：1205-1208.

李群，2007. 牛蒡无公害高产栽培技术[J]. 中国蔬菜（6）：54-55.

李寿田，周健民，朱世东，等，2001. 萝卜贮藏期间木质素、纤维素和可溶性糖含量变化及其与糠心的关系[J]. 安徽农业大学学报，3：255-258.

刘奥迪，姜敏，2019. 牛蒡菊糖的提取工艺及生物活性的研究进展[J]. 江苏调味副食品（3）：15-17.

刘玲，唐莉莉，1997. 牛蒡抗突变作用的研究[J]. 南京医科大学学报（中文版），17（4）：343-344.

阮婉贞，2007. 胡萝卜的营养成分及保健功能[J]. 中国食物与营养（6）：51-53.

时新刚，张红侠，李赛钰，等，2007. 牛蒡营养成分分析与评价[J]. 食品与药品（12）：39-40.

王艳奇，秦伟，2011. 牛蒡根活性物质的研究进展[J]. 齐齐哈尔医学院学报，32（5）：766-768.

魏东，2009. 芦荟牛蒡醋饮料的研制及其降血脂功能［J］. 食品科学，22：402-405.

魏东，王连翠，2006. 牛蒡根的研究进展[J]. 安徽农业科学，15：3716-3717.

徐孝梁，梁真，崔波，2015. 不同生长环境对牛蒡根中菊糖含量的影响[J]. 中国果菜，35（4）：28-32.

许伟，高品一，杨颀，等，2014. 萝卜药食两用价值及其研究进展[J]. 宁夏农林科技（2）：90-94.

杨之曦，2011. 牛蒡在广州的饮食文化及市场推广[J]. 蔬菜，2：42-45.

张丽，何洪巨，陈静华，等，2010. 不同萝卜品种中硫代葡萄糖苷组分及含量分析[J]. 中国蔬菜，18：43-46.

张丽，何洪巨，赵学志，等，2012. 不同萝卜品种幼苗中硫代葡萄糖苷含量与组分分析[J]. 华北农学报，27
（4）：107-111.

张晓伟，孙爱东，宫玮，2006. 牛蒡的营养价值及其开发现状[J]. 中国食物与营养，1：25-27.

甄妍，2018. 巧用中药牛蒡子配伍发挥降血糖及抗肿瘤功效探讨[J]. 中国药物与临床，18（8）：1392-1393.

郑晓娟，2018. 加味牛蒡甘橘汤治疗小儿烂乳蛾临床疗效观察[J]. 北方药学，15（11）：74-75.

Clotault J，Peltier D，Berruyer R，et al，2008. Expression of carotenoid biosynthesis genes during carrot root
development[J]. J Exp Bot，59（13）：3563.

Dhingra D，Michael M，Rajput H，et al，2012. Dietary fibre in foods：a review[J]. J Food Sci Tech，49（3）：
255-266.

Ferracane R，Graziani G，Gallo M，et al，2010. Metabolic profile of the bioactive compounds of burdock（*Arctium
lappa*）seeds，roots and leaves[J]. J Pharmaceut Biomed，51（2）：399-404.

Hausott B，Greger H，Marian B，2003. Naturally occurring lignans efficiently induce apoptosis in colorectal tumor
cells[J]. J Cancer Res Clin Oncol，129（10）：569-576.

Lim W，Li J，2016. Co-expression of onion chalcone isomerase in Del/Ros1-expressing tomato enhances
anthocyanin and flavonol production[J]. Plant Cell Tiss Org，128（1）：1-12.

Mazza G，Miniati E，1993. Grapes，in Anthocyanins in fruits，vegetables，and grains[M]. Boca Raton，FL：CRC
Press.

Montaut S，Barillari J，Iori R，et al，2010. Glucoraphasatin：chemistry，occurrence，and biological properties[J].
Phytochemistry，71（1）：6-12.

Muleke E M，Fan L，Wang Y，et al，2017. Coordinated regulation of anthocyanin biosynthesis genes confers varied
phenotypic and spatial-temporal anthocyanin accumulation in radish（*Raphanus sativus* L.）[J]. Front Plant Sci，
8：1243.

Predes F S，Ltg R A，Carvalho J E，et al，2011. Antioxidative andin vitroantiproliferative activity ofArctium
lapparoot extracts[J]. BMC Complem Altern M，11（1）：25-25.

Visentin M，Tava A，Iori R，et al，1992. Isolation and identifica-tion of trans - 4-(methylthio)-3-butenyl
glucosinolatefrom radish roots（*Raphanus sativus* L.）[J]. J Agr Food Chem，40：1687-1691.

第七章
瓜　类

　　瓜类蔬菜是指以瓠果为主要食用器官的葫芦科（Cucurbitaceae）一年生或多年生攀援性植物，主要包括南瓜属的南瓜、笋瓜、西葫芦，黄瓜属的黄瓜、甜瓜，西瓜属的西瓜，苦瓜属的苦瓜，丝瓜属的丝瓜，冬瓜属的冬瓜等。瓜类蔬菜中南瓜、黄瓜、甜瓜和西瓜等在世界各国普遍栽培，苦瓜、丝瓜和冬瓜等主要分布在亚洲各地。瓜类蔬菜在中国的栽培历史悠久，种类繁多，营养丰富，含有多糖、多肽、生物碱、皂苷等生物活性物质，具有独特的食疗和健康促进功能。

第一节　南　瓜

　　南瓜是葫芦科南瓜属（Cucurbita）中以果实供食的瓜类蔬菜，菜用南瓜主要包括原产自中美洲的中国南瓜（番瓜和倭瓜）（Cucurbita moschata），原产自南美洲的玻利维亚、智利和阿根廷等地的笋瓜（印度南瓜、栗南瓜）（C. maxima），以及原产自北美南部的美国南瓜（西葫芦）（C. pepo）。南瓜于明代传入中国，现南北各地广泛种植，据李时珍《本草纲目》记载："南瓜种出南番，转入闽浙，今燕京诸处亦有之矣。"南瓜可食用嫩瓜和老熟瓜，可生食、熟食，亦可食用嫩梢和南瓜籽，是我国重要的粮菜兼用作物。南瓜味甜适口，性甘温，主要有补中益气的作用，不仅是营养型蔬菜，更是保健型蔬菜。

一、营养物质

　　南瓜富含多种营养物质，但不同品种营养物质含量差异较大。每100g南瓜鲜果肉中维生素含量分别为维生素C 2.46～25.8mg（中国南瓜）和10.2～20.0mg（印度南瓜），维生素E含量可高达1.4mg。每100g鲜果肉（锌、铬为干样）中矿物质含量为钙8.54～50.67mg、磷60.70mg、镁23.90mg、钾106.8～276.8mg、锌1.35～3.10mg、铬0.57～2.09mg，其中钙、钾含量高，钠含量低，锌、锰、铬等元素含量也较其他瓜类蔬菜高。此外，每100g南瓜鲜果肉中干物质含量为2.83～21.9g（绿皮印度南瓜含量最高，中国南瓜含量偏低），含淀粉0.413～9.37g、可溶性糖2.81～7.52g、膳食纤维0.25～8.09g、蛋白质1.6～1.9g、脂肪0.2g。果肉中含有18种氨基酸，包括苏氨酸、缬氨酸、蛋氨酸、异亮氨酸、苯丙氨酸、赖氨酸和色氨酸等人体必需氨基酸。

南瓜籽油含有丰富的维生素 E 和维生素 K_1，其质量占南瓜籽干重的 35%～50%，最高可达 64.4%。粗脂肪含量 37.9%～59.4%，不饱和脂肪酸 28.4%～80.8%。不饱和脂肪酸主要为亚油酸、油酸和棕榈油酸，其中亚油酸含量达到 43.0%～64.0%。南瓜叶含有 β-香树素、植物醇、α-亚麻酸、α-亚麻酸甲酯、棕榈酸、亚油酸乙酯和棕榈酸乙酯等（孙崇鲁等，2017）。

二、主要生物活性物质

南瓜中含有丰富的生物活性物质，主要为南瓜多糖、生物碱、β-胡萝卜素和黄酮类化合物等。

1. 南瓜多糖

南瓜多糖（pumpkin polysaccharide，PP）不仅是营养物质，而且是重要的生物活性物质。南瓜多糖为杂多糖，含有的单糖主要是 D-葡萄糖、D-半乳糖、L-阿拉伯糖、鼠李糖、木糖、D-葡糖醛酸、甘露糖以及氨基糖。南瓜多糖的理化性质随南瓜的品种和提取方式的不同而存在一定的差异。

（1）种类与结构　以南瓜粉为原料，经过水提取、有机溶剂分步萃取和柱色谱分离纯化，得到一种水溶性多糖（PCE-CGH），由鼠李糖、阿拉伯糖、葡萄糖和半乳糖组成，摩尔比为 4:2:3:5。主链主要是以 β-1→2 糖苷键及 β-1→3 糖苷键连接的半乳糖和阿拉伯糖，还存在一定量的葡萄糖和鼠李糖；侧链主要是以 β-1→4 糖苷键及 β-1→6 糖苷键连接的鼠李糖和葡萄糖（张拥军等，2011）。Li 等（2011）采用气相色谱技术测定了 4 种水溶性南瓜多糖的化学组成，4 种多糖均由 L-阿拉伯糖、L-鼠李糖、D-葡萄糖、D-半乳糖和 D-葡糖糖醛酸组成，其中 4 种单糖的比例分别为 2:7:1:5.6，4.8:7.6:2.7:7.4，4.3:3.2:1.8:2.8 和 5:3:1:2。Song 等（2011）分析确定了南瓜多糖 LGPP-1 的糖链主要是由 1,2,6-α-D-吡喃半乳糖、1,6-α-D-吡喃半乳糖、端基 β-D-吡喃半乳糖、1,4,6-β-D-吡喃葡萄糖、1,3-β-D-吡喃葡萄糖及端基 α-D-吡喃葡糖糖构成，其物质的量之比为 1:1:1:1:2:1:2，糖链主要含有 6 个重复的单元结构。通过 X-衍射分析推断南瓜多糖 LGPP-1 空间结构呈空心螺旋状，每一轮螺旋所含的重复单元数目为 2，各残基与中心轴处于垂直状态，射影长度近于 0（图 7-1）。

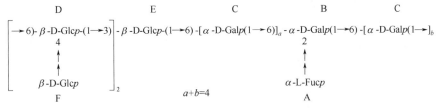

图 7-1　多糖 LGPP-1 的一级结构

水提南瓜酸性多糖中半乳糖醛酸占糖组成的 99.4%，为 α-(1-4)-糖苷键连接聚半乳糖醛酸，是果胶类多糖的同聚半乳糖醛酸结构域（图 7-2）。碱提南瓜酸性多糖具有果胶类多糖的特征结构，其主链既含有同聚半乳糖醛酸结构，又含有 I 型鼠李半乳糖醛酸（RG-I），侧链为 β-(1-4)-D-半乳聚糖和少量的阿拉伯半乳聚糖（赵婧，2014）。

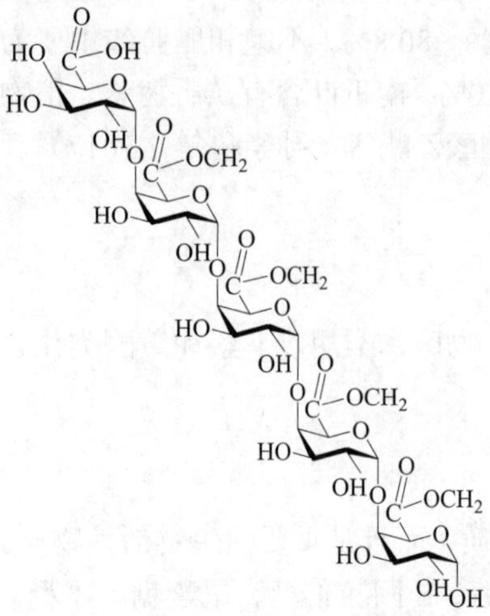

图 7-2 水提南瓜酸性多糖结构特征

（赵婧等，2014）

（2）药理作用 南瓜多糖具有显著的降血糖功效，对糖尿病并发症的预防及治疗具有潜在意义。

南瓜多糖的降血糖功效主要通过抑制小肠上段α-葡萄糖苷酶的活性，延缓或减少葡萄糖在肠道内的吸收，从而有效地降低餐后血糖的峰值，减少高血糖对胰腺的刺激，提高胰岛素敏感性。另一方面，南瓜多糖对α-葡萄糖苷酶具有非竞争性抑制作用，且随多糖浓度的增加，其抑制作用有所增强（于斐和李全宏，2011）。南瓜多糖通过协调胰岛内不同细胞间的功能，使体内降糖及升糖时激素之间达到一定的平衡而发挥作用。体外细胞培养发现南瓜多糖使糖尿病大鼠的胰岛β细胞功能指数和胰岛素分泌指数升高，能够提高胰岛细胞的增殖活性，促进高浓度葡萄糖刺激下的胰岛素分泌，抑制胰岛细胞内钙超载和增加环磷酸腺苷（cAMP）含量（刘颖，2006）。南瓜多糖对糖尿病大鼠的降糖作用与其降低胰岛组织中 Fas、Fas-L 蛋白表达和 *Bal-2* 及 *Bax* 基因表达有关，能够保护受损的胰岛β细胞（朱红艳等，2009）。南瓜多糖能够显著降低四氧嘧啶模型小鼠的高血糖，使胰脏胰岛素和肝糖原恢复至正常水平，并可对抗肾上腺素引起的高血糖，缓解地塞米松诱导的糖耐量低减（张高帆等，2014）。

（3）提取方法 南瓜多糖最传统也最常用的提取方法为水提法，但是多糖的获得率较低；采用复合酶法来提取南瓜多糖色泽较好，蛋白质含量低，不需要进行脱蛋白工艺；利用超声波辅助和微波辅助提取的方法可提高多糖的获得率。热水提取得到的南瓜多糖清除率比超声提取得到的南瓜多糖高。与热水浸提法和超声波浸提法提取的南瓜粗多糖相比，复合酶法提取得到的多糖对羟基自由基和超氧阴离子自由基的清除效果最好（孙婕等，2011）。

2. 生物碱

南瓜中所含的生物碱如南瓜子碱、葫芦巴碱等有效成分能消除和催化分解致癌物质亚硝胺而有效防治癌症（黄黎慧等，2005），加快肾结石、膀胱结石的溶解，有利于消除人体内多余的胆固醇，防止动脉粥样硬化。

葫芦巴碱（trigonelline，TRG）属于非异喹啉类生物碱。南瓜果肉中葫芦巴碱的含量为 $172.5\sim475.5\mu g/g$ 干粉，品种之间差异较大，"黑金刚"中含量最高。葫芦巴碱具有降血糖、降血脂、神经保护、抗抑郁、镇静、改善记忆、抗菌、抗病毒和抗肿瘤活性的功能，并被证明能减少糖尿病听神经病变和血小板聚集。研究发现，葫芦巴碱是通过影响细胞再生、胰岛素分泌、葡萄糖代谢相关酶活性、活性氧、轴突伸长和神经元兴奋性从而发挥功效（Zhou，2012）。南瓜果肉中葫芦巴碱结构式如图 7-3。在 TRG 和烟酸喂养的大鼠的血清中，肝脏甘油三酯水平低于对照，TRG 和烟酸降低了肝脏脂肪酸合成酶活性，并提高了肝脏肉碱棕榈酰胺转移酶的活性。TRG 和烟酸对这些酶活性的调节与抑制甘油三酯积累和糖尿病进展密切相关（Yoshinari，2009）。

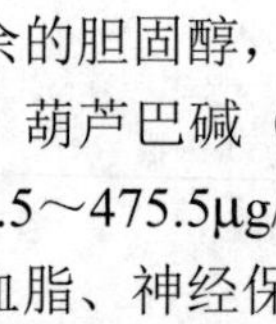

图 7-3 南瓜葫芦巴碱结构式

3. 其他生物活性物质

南瓜中的β-胡萝卜素含量非常高,100g 鲜果肉中β-胡萝卜素含量为

0.1～9.4mg（红皮印度南瓜中含量最高）。Moccia 等（2020）用超临界 CO_2 萃取法从南瓜中得到类胡萝卜素富集提取物，发现该提取物对来源于慢性淋巴细胞白血病的 HG3 细胞具有延迟增殖作用，这种延迟与 p27Kip1 的过表达、蛋白激酶的激活和自噬通量的调节有关。南瓜中含有的环丙基氨基酸可促进胰岛素的分泌，增强胰岛素受体的敏感性，同时可激活葡萄糖酶，加快葡萄糖的转化，降低血糖浓度。南瓜中还含有具保健功能的瓜氨酸，其含量达20.9mg/100g(FW)（张华等，2003）。

南瓜茎、叶和花中含有丰富的黄酮类物质，南瓜花中总黄酮类化合物含量最高为 3.04%，叶和嫩茎中含量分别为 2.51% 和 1.36%（刘清波等，2006），具有维持血管正常的渗透压，防止血管脆化，清除自由基，调整免疫和内分泌等作用。南瓜籽油的功能特性与南瓜籽油中的天然活性物质密切相关。现有研究表明南瓜籽油富含维生素 E、类胡萝卜素、多酚，在抗衰老、抑制肿瘤、预防前列腺疾病等方面起着重要作用，可以清除自由基，减轻急性黄曲霉毒素中毒小鼠的不良反应。

三、功能性产品开发

南瓜可加工成多种理想的降糖保健品或食品添加剂。以南瓜作为辅助原料，坚持低脂低糖低热量和保证产品营养健康的原则，制成的南瓜糕、南瓜馒头、南瓜酸奶和南瓜面包等，不仅保存了南瓜特有的清香味，而且人体能够较好地吸收南瓜所含有的营养物质，具有营养与保健的双重功能。以南瓜为主要原料，加入山药、菠萝和蜂蜜等辅助材料，通过发酵、微波干制等方式制作的加工产品有南瓜酒、南瓜饮料、南瓜果酱和南瓜果脯等，其中，作为新型保健食品，南瓜酒以及南瓜饮料倍受大众的喜爱。以南瓜和芹菜为主要原料的保健饮料具有降压安神之功效。添加 15%南瓜粉的馒头比普通面粉馒头蛋白质含量提高了 42.1%，膳食纤维提高了 2.15 倍，多糖含量提高了 42.9%，说明南瓜馒头比普通馒头更具营养和保健功效。

四、临床报道与食疗

中医认为南瓜性温、味甘，无毒，入脾、胃二经，能润肺益气、化痰排脓、驱虫解毒、治咳止喘、疗肺痈、治便秘等。《本草纲目》记载，南瓜与灵芝一起食用，有"补中、补肝气、益心气、益肺气、益精气"的作用。现代科学研究表明，南瓜具有保护视力、降低胆固醇、防癌抗癌、减少胆结石发生，以及清除重金属等功效；辅助治疗糖尿病、高血压、高血脂、肥胖症等；对胃溃疡、动脉粥样硬化等有良好的保健作用。南瓜籽和南瓜籽提取物对泌尿系统疾病、前列腺炎和前列腺增生具有良好的治疗和预防作用，也具有预防前列腺癌、增强男性性功能等作用。南瓜籽还含有丰富的豆油酸，能滋养脑细胞、清除血管内壁的沉积物而提高脑功能，从而改善脑血循环。

1. 临床报道

石杨等（2003）对南瓜多糖颗粒剂的血糖调控及临床疗效作出评价，发现其对Ⅱ型糖尿病患者的有效率达 87.2 %，明显高于对照组。此外，以南瓜为主要原料的南瓜酥饼具有协同降血糖作用。Ⅱ型糖尿病患者营养治疗配餐中适当使用南瓜籽油对血糖、血脂及营养状况的改善具有一定的作用（袁继红等，2016）。

南瓜籽油含植物雌激素，对绝经后妇女有一定的益处，食用南瓜籽油的妇女高密度脂蛋白胆固醇浓度显著增加，更年期症状也有显著改善，潮热的严重程度降低，头痛和关节疼痛减轻（Gossell-Williams，2011）。

2. 食疗方剂

（1）健脾益气　排骨 500g 炖八分熟，南瓜 500g 切块，栗子 200g 去皮加入，用文火炖熟。用于脾胃虚寒、中气不足引起的体虚乏力及放疗、化疗引起的全身虚弱等症。

（2）健脾利湿　生薏米 100g，绿豆 100g 泡半日，然后煮粥至熟，南瓜 200g 切块、大枣少许加入，用文火炖熟即可。用于因脾虚引起的水湿内停、痰饮不化、食少胀满和少尿水肿等症。

（3）治顽固性咳嗽　南瓜 250g，蒸熟后捣成泥状，放凉，加入蜂蜜 15 g，拌匀，放冰箱里备用。每天早晚吃饭前取出来，空腹吃 50g。

（4）治前列腺肥大　南瓜子 30g，炒熟，去壳嚼服，每日 2～3 次，服后可饮水，28 天为一个疗程，可治疗前列腺肥大。

（5）治呃逆　南瓜蒂 4 个，水煎服，连服 3～5 剂，主治胃中寒冷型呃逆。

（6）治小儿蛲虫　生南瓜籽 120g，去皮研碎，开水调服，每日 2 次，每次半汤匙，连服 2 日。

（7）治风火痢　南瓜叶，味甘、微苦和性凉，主要有清热、解暑、止血功效。《闽东本草》记载南瓜叶（去叶柄）7～8 片，水煎，加食盐少许服之，5～6 次即可。

3. 饮食注意事项

糖尿病患者不宜食用过甜的南瓜。

第二节　黄　瓜

黄瓜（*Cucumis sativus*），又名胡瓜、青瓜，起源于喜马拉雅山南麓地区。黄瓜以其适应性强、产量高等特点而在全世界广泛种植。其果实质地脆嫩，汁多味甘，营养丰富，风味独特，深受消费者喜爱。黄瓜具有延缓衰老、美容护肤的作用，因而在女性美容保健方面具有广阔的市场前景。黄瓜富含维生素、矿物质，经常食用可补充人体必需微量元素，对炎症等具有食疗作用，其提取物能预防癌症等病症发生。

一、营养物质

黄瓜果实富含可溶性糖、维生素、矿物质等营养成分，不同成熟度黄瓜果实中营养物质含量具有一定差异，商品期的幼嫩果实与转色期泛黄的老黄瓜果实的营养成分分析见表 7-1。黄瓜果实中的可溶性糖、维生素、矿物质等含量是评价其营养品质的重要指标。黄瓜中有机酸主要为乳酸和草酸。贮藏期间黄瓜可滴定酸含量的变化可反映黄瓜的新鲜程度，也会影响鲜食和加工产品的风味。

表 7-1　100g 黄瓜中的营养成分含量（张洋婷等，2016）

营养成分	幼嫩黄瓜中含量	老黄瓜中含量	营养成分	幼嫩黄瓜中含量	老黄瓜中含量
维生素 C	9mg	6mg	铁	0.5mg	3.2mg
维生素 B_1	0.02mg	0.02mg	锌	0.18mg	0.61mg
维生素 B_2	0.03mg	0.03mg	铜	0.05mg	0.04mg
钾	102mg	246mg	还原糖	2.9g	2.3g
钙	24mg	23mg	粗纤维	0.5g	0.6g
镁	15mg	11mg	粗蛋白	0.8g	0.8g
钠	4.9mg	3mg	粗脂肪	0.2g	0.2g

黄瓜中可溶性糖含量是决定其风味品质的重要指标之一。黄瓜中可溶性糖主要包括蔗糖、棉子糖、果糖、葡萄糖、鼠李糖、半乳糖、甘露糖、木糖等。水苏糖和棉子糖为主要的转运光合产物，进入果实的糖主要为蔗糖、果糖、葡萄糖。黄瓜果实可溶性糖是一种渗透调节物质，含量为 1.13%～2.12%，受多种因素的影响，逆境胁迫、温度、灌水量、追肥量以及弱光均能影响黄瓜中可溶性糖的含量。黄瓜中富含维生素 B_1、维生素 B_2、维生素 C 和维生素 E 等多种维生素，其中维生素 C 含量为 8～9mg/100g。黄瓜果实发育过程中维生素 C 含量逐渐增加，且参与调控细胞壁伸展、促进果实伸长和软化。黄瓜中含有磷、镁、钙、铁、锌等多种人体所必需的矿物质元素，而黄瓜籽中矿物质含量比果肉高。对沈阳和天津两地黄瓜籽中的矿物质元素进行分析与比较，发现两地黄瓜籽中都含有无机常量必需元素钙、镁、钾、铁、钠和微量必需元素铜、锌、硒、铬、钴、锰，无机常量必需元素中钾、镁、钙含量较高，微量必需元素中锌的含量居首位，其次为铜、锰。亚油酸是一种功能性多不饱和脂肪酸，能降低血脂血压、软化血管，对心血管疾病和肥胖等病症有良好的预防和治疗效果。黄瓜籽中含有丰富的亚油酸，约占脂肪酸总量的 22.29%，所以黄瓜籽可作为防治心血管疾病的保健食品。

二、主要生物活性物质

黄瓜中的生物活性物质十分丰富，主要包括多糖、多酚、多肽、萜类化合物，以及亚油酸和甾醇类等。

1. 多糖

黄瓜多糖具有抗菌、抗病毒、抗寄生虫、抗肿瘤、抗辐射、抗衰老、抗炎、降低血脂及改善动物生产性能等一系列作用，且毒副作用小、使用安全。黄瓜果实富含多糖，其含量约为 32.8mg/g（FW），主要由 D-甘露糖、L-鼠李糖、D-葡萄糖醛酸、D-半乳糖醛酸、D-葡萄糖、D-木糖、D-半乳糖和 L-阿拉伯糖 8 种单糖组成，形成酸性杂多糖。黄瓜多糖抗氧化活性明显：当其质量浓度为 20mg/mL 时，对 DPPH 自由基、•O_2^-、•OH 的清除率分别为 92.31%、83.57% 和 77.59%（许平，2009；何念武等，2011）。此外，研究人员从发酵黄瓜中分离出了戊糖片球菌 CRAG3 代谢的新型葡聚糖，通过体外细胞毒性分析发现其对宫颈癌和结肠癌细胞具有一定的抗性（Shukla & Goyal，2013）。

2. 多酚

黄瓜中的多酚含量为 (9.05±0.83)mg/100g(FW)，在果肉中含量较高，是果皮和果汁中的两倍以上，果汁中含量最低（Sotiroudis，2010）。黄瓜中的酚类化合物种类丰富，主要包括：咖啡酸、芦丁、没食子酸、芹菜素和对香豆酸等常见酚类化合物，以及柚皮素 7-O-葡萄糖苷、山柰酚 3-O-桑布双糖苷和香叶木素-芹菜糖苷等在黄瓜中首次发现的酚类物质，这些发现突出了葫芦科家族作为天然生物活性抗氧化剂来源的重要性（Abureidah，2012）。

3. 类黄酮化合物

黄瓜中类黄酮化合物具有良好的抗氧化能力，可作为抗衰老保健品辅料或功能因子。漆黄素（3,7,3,4-四羟基黄酮）是黄瓜中常见的黄酮醇化合物，通过调节一组独特的上游激酶、转录因子和后调控因子，可作用于细胞内信号通路的多种成分，包括细胞存活和凋亡的调节因子，肿瘤血管生成和转移的开关，从而具有抑制或延缓各种培养物中的癌细胞和体内植入肿瘤生长的功能，并能在一定程度调控细胞的衰老和凋亡（Rengarajan & Yaacob，2016）。

4. 多肽

小分子多肽具有抗氧化、降血脂血压、增强机体免疫力和抗菌等作用，在机体生命活动中起着至关重要的作用，不仅可用作保健食品，亦可用作药品。中医有黄瓜"籽可接骨"的说法，现代研究发现黄瓜籽多肽可使新生大鼠成骨细胞矿化，骨结节数量增多并增殖，同时可明显提高大鼠血清中雌二醇、转化生长因子 TGF-β1 的含量，增加骨密度，说明黄瓜中低分子量的黄瓜籽多肽可作为一种增加骨密度、防治中老年骨质疏松症的保健品。另外，将长效胰高血糖素样肽-1 融合基因导入黄瓜中表达出的融合蛋白可显著降低糖尿病大鼠的血糖水平，为预防和治疗糖尿病提供了一个新方法（Zhao，2009）。

5. 萜类化合物

黄瓜葫芦素是一类重要的次级代谢产物，属于四环三萜化合物，主要有葫芦素 B 和葫芦素 C。黄瓜葫芦素 B 具有抗肿瘤、增强免疫力和保肝作用，能够有效抑制前列腺癌细胞生长，可作为未来抗前列腺癌药物的主要化合物，同时它还具有一定的抑菌作用，可用于开发抗葡萄球菌和抗 I 型单纯疱疹病毒（HSV-1）药物。葫芦素 C 目前仅在黄瓜中发现，在嫩叶中含量最高，与葫芦素 B 结构相似，具有杀灭二斑叶螨及抑制致病疫霉生长的作用（Balkemaboomstra，2003），也有助于防治食道癌。此外，黄瓜提取物中还存在葫芦素 D 和23,24-二氢葫芦素 D，对酪氨酸酶和黑色素合成具有一定抑制作用。

6. 甾醇类

植物甾醇具有和胆固醇相似的化学结构，在人体小肠内能够抑制胆固醇的吸收，降低血液中的胆固醇浓度，从而起到防治心血管疾病的作用。黄瓜籽中含有多种植物甾醇类物质，如松藻甾醇、25（27）-去氧多孔甾醇、赪桐甾醇、异岩藻甾醇、豆甾醇、菜油甾醇、谷甾醇、24-乙基胆甾-7,22,25-三烯醇、24-乙基-胆甾二烯醇、燕麦甾醇、菠菜甾醇和二氢菠菜甾醇等。

三、功能性产品开发

黄瓜清香可口，营养丰富，深受消费者喜爱。目前黄瓜仍以鲜食为主，但因其含有多种活性物质，开发前景广阔。现今对黄瓜加工产品的开发研究日趋增加，主要包括黄瓜茶、黄瓜酒、黄瓜低糖饮料、黄瓜醋、黄瓜营养粉、黄瓜片剂、黄瓜胶囊和黄瓜罐头等。

1. 粉、片剂和胶囊类产品

黄瓜籽粉、钙含片和补钙胶囊产品等，利用组合配方优势，能提高钙沉积，具有增强人体免疫力、强健骨骼的功效，同时能润肠、缓解大便干燥、调节内分泌。

2. 饮料、茶、醋和酒类产品

新型黄瓜保健功能饮品、乳酸菌发酵黄瓜籽饮料、黄瓜醋解酒用饮料和黄瓜籽补钙蜂蜜酒等，以黄瓜为原料，能生津止渴、清热解毒，具有降血糖、降血脂、解酒毒、抗衰老、健脑安神和美容养颜作用。

3. 美容护肤品

近几个世纪以来，黄瓜果肉在世界范围内被用来清洁肌肤。黄瓜果实和种子被广泛推荐用来制备应对皱纹、晒伤等皮肤问题的美容产品。当下，含有黄瓜提取物的各类护肤产品层出不穷，具有促进皮肤新陈代谢、改善皮肤弹性、减缓衰老、美白祛痘和保湿抗皱等功效。

4. 其他

新型黄瓜籽补钙营养粉丝、酸黄瓜罐头等，含钙、磷、维生素、矿物质和蛋白质等营养物质，能使人体营养均衡，促进食欲，增强消化能力，极具食用价值。此外，研究者通过枯草芽孢杆菌液体发酵成功生产了一种特异的黄瓜种子肽（CSP），并与钙（Ca）进行螯合，形成 CSP-Ca 螯合物，可以起到补钙作用（Wang，2017）。

四、食疗

《本草纲目》记载，黄瓜味甘、性凉，能清血除热，具解毒消炎、解渴、利水、除湿、滑肠之功效。黄瓜的肉、皮、秧、籽、根、藤、瓤、蒂、头均可入药。黄瓜皮可利尿，秧可清热，籽可接骨，根可解毒，瓤可滑肠镇痛，蒂可降血压，藤有良好的降压和降低胆固醇的作用，黄瓜头有消炎镇痛和抗菌作用。现代医药研究表明黄瓜富含多种生物活性物质，在抗氧化、抗衰老、抑菌、降血糖、降血脂、抗溃疡等方面都有一定的应用。

1. 食疗方剂

（1）抗衰老、美容　将黄瓜洗净，去皮去心切成薄片，大米淘洗干净，生姜洗净拍碎。锅内加水约 1000mL，置火上，下大米、生姜，大火烧开后，改用文火慢慢煮。至米烂时下入黄瓜片，再煮至汤稠，入精盐调味即可。一日两次温服，可润泽皮肤、祛斑，同时有减肥功效。

（2）抗肿瘤、保肝、抗炎　黄瓜葫芦素有抗肿瘤、保肝、抗炎作用，黄瓜把儿含有较多的葫芦素 C，鲜食或凉拌具有苦味的黄瓜鲜果和把儿效果最佳。

（3）降血糖　鲜食或凉拌黄瓜。黄瓜籽粉、苦瓜粉、黑南瓜籽粉和黑芝麻籽粉，混合冲服。

（4）减肥　黄瓜和木耳凉拌鲜食，排毒、减肥功效较好。

（5）补血、健脑　黄瓜籽粉、大枣粉、核桃粉和黑芝麻粉混合冲服。

（6）治前列腺炎　黄瓜籽粉、黑南瓜籽粉和茴香籽粉混合冲服。

（7）补钙、治骨质增生　黄瓜籽粉、黑芝麻籽粉和生菜籽粉混合冲服。

（8）治口腔溃疡、脱发　新鲜黄瓜简单用糖腌一下，或直接加冷开水并榨汁，每天一杯黄瓜汁。

2. 饮食注意事项

黄瓜含有丰富的营养和生物活性物质，但其偏寒，所以脾胃虚寒、久病体虚者宜少食，易致腹痛吐泻。

第三节　甜　瓜

甜瓜（*Cucumis melo*），又称甘瓜、香瓜等，在我国有 4700 多年的种植历史，一般以成熟的果实为产品器官。甜瓜的衍生品种极其丰富，目前世界上有 300 多个品种，按生态学特性，我国通常把甜瓜分为厚皮甜瓜与薄皮甜瓜两种类型。人们根据其特点和用途加以利用，甜度高的品种，作为鲜食水果；甜度较低的变种如菜瓜、越瓜等，可以作为蔬菜食用或酱渍；香气浓郁、外观美观的甜瓜品种还可用作观赏。甜瓜含有丰富的香气成分、维生素、矿物质、糖分、有机酸和氨基酸等，还含有类胡萝卜素和葫芦素等活性物质，在世界各地栽培广泛，受到消费者的欢迎，有巨大的消费市场和深加工潜力。夏天吃甜瓜能解暑，利于人体心脏和肝脏以及肠道系统的活动，强化内分泌和造血机能。

一、营养物质

甜瓜果肉多汁，营养丰富，可消暑清热、生津解渴。甜瓜果实中含有大量各类维生素、丰富的矿物质和糖类等营养物质，具体物质的含量见表 7-2。另外，甜瓜籽仁提取物中含有高达 44.5% 的脂肪油，其中亚油酸等不饱和脂肪酸具有降低人体血液中胆固醇和血脂的作用。甜瓜品种众多，不同品种之间营养物质含量差别较大，在厚皮甜瓜中，光皮型品种的营养品质优于其他类型；薄皮甜瓜的糖酸比显著低于厚皮甜瓜（潜宗伟等，2009）。

表 7-2　100g 甜瓜中营养成分的含量

营养成分	含量	营养成分	含量
维生素 C	12～15mg	锌	0.09～0.13mg
维生素 E	0.5mg	铜	0.01～0.04mg
烟酸	0.3～0.6mg	锰	0.01～0.04mg
维生素 B_1	0.01～0.02mg	硒	0.4～1.1μg
维生素 B_2	0.01～0.03mg	蔗糖	4.3～7.9g
钾	139～190mg	果糖	0.7～3.3g
钙	14～24mg	总糖	5.3～14.0g
磷	13～19mg	葡萄糖	0.5～2.6g
钠	10～22mg	蛋白质	0.4～0.6g
镁	11～19mg	脂肪	0.1g
铁	0.7～0.9mg	水分	91～93.2g

二、主要生物活性物质

甜瓜除含有丰富的营养物质外,还含有萜类化合物葫芦素及类胡萝卜素等生物活性物质。

1. 葫芦素

(1)种类与结构 葫芦素是一类高度氧化的四环三萜类化合物,其基本结构为[19-(10-9β)-abeo-10α-lanost-5-en],按照其不同位置含氧官能团的不同,葫芦素被分为A～T共12种。甜瓜中主要含有葫芦素B,葫芦烷型三萜化合物和葫芦素B的基本结构如图7-4和图7-5。

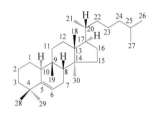

图7-4 葫芦烷型三萜化合物基本结构

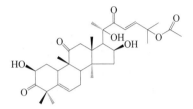

图7-5 葫芦素B的基本结构

(2)分布与含量 葫芦素B在甜瓜不同品种及不同组织中含量不同。罗飞(2020)对"玉美人"和"红到边"两个甜瓜品种不同组织中的葫芦素B进行测定,发现葫芦素B在根中积累最多,果实、卷须次之,茎叶及花中较少,子叶中未检测到。并且,果实中葫芦素B含量在花后7天(幼果期)达到最高,花后14天骤减,成熟时期葫芦素B含量较低或消失。"玉美人"各组织葫芦素B含量是"红到边"的2～3倍。在果实发育的7～21天,瓜瓤中葫芦素B含量最高,蒂果肉、中果肉、脐果肉、瓜皮依次降低。在花后28及35天(果实发育后期),葫芦素B在瓜瓤中显著降低,主要积累于果实的蒂果肉和瓜皮。

(3)影响因素与调控措施 除遗传因素外,环境条件、嫁接及生长调节剂的使用均影响甜瓜中葫芦素B的含量和积累。李麒(2020)研究表明,甜瓜果实授粉后10天进行低温处理,蒂果肉和靠近瓜瓤的内侧果肉葫芦素B含量显著升高。较高浓度(20mg/L)的植物生长调节剂N-(2-氯-4吡啶基)-N'-苯基脲(CPPU)处理的"玉美人"果实在所有发育时期葫芦素B含量显著高于人工授粉的及其他低浓度处理的果实,且20mg/L CPPU处理后的成熟果实出现苦味瓜比例高达76.25%(罗飞,2020)。因此,在薄皮甜瓜栽培过程中,建议不要加大CPPU使用浓度,在高温等环境条件下应注意配制合理的CPPU浓度,果实膨大前期尽量避免低温;嫁接栽培注意选择合适的砧木,尽量选择共砧。

(4)药理作用 葫芦素B和葫芦素E为市场用药的主要成分,用于湿热毒盛所导致的肝炎和慢性肝炎的治疗,对原发性肝癌的辅助治疗有重要作用(唐岚等,2012)。葫芦素对多种癌细胞有较强的杀伤作用,在一定浓度下,对人的宫颈癌细胞、人鼻咽癌细胞和非小细胞肺癌细胞等有抗增殖作用和细胞毒性,同时对骨髓造血细胞和肝肾细胞无明显影响,而且还具有增强机体免疫力的作用。

2. 其他生物活性物质

果肉为橙色的甜瓜中含有丰富的类胡萝卜素,类胡萝卜素的含量和组成与甜瓜果肉颜色密切相关。对80多个甜瓜品种的测定结果表明,厚皮甜瓜果肉颜色与色素的含量和组成有密切关系：白色果肉品种中类胡萝卜素含量最少；绿色果肉中除含少量类胡萝卜素外，还含有叶绿素；而橙色果肉中类胡萝卜素含量较高且主要为β-胡萝卜素。

三、功能性产品开发

甜瓜可直接被进一步深加工制成甜瓜果汁、果酒和甜瓜乳酸菌饮料等，食品工业和香料工业上还根据甜瓜中发现的几种主要酯类、醛类、醇类香气成分的类别及含量，调配制成甜瓜香精，作为食品添加剂以及空气清新剂的增香剂加以利用。

四、食疗

甜瓜的功效主要在于清热解暑、除烦止渴，主治暑热所致的胸膈满闷不舒、食欲不振、烦热口渴、热结膀胱、小便不利等症。《食疗本草》记载："上渴，益气，除烦热，利小便，通三焦壅塞气。"我国民间应用甜瓜蒂治疗疾病最早载于《神农本草经》，谓："主治大水，身面四肢浮肿，下水，杀蛊（腹水）等。"甜瓜全种子及去皮种子的水、乙醇或乙醚提取液和种子脂肪油均表现有驱杀蛔虫、丝虫等作用；《中国药典》中收录了甜瓜籽，认为甜瓜籽具有清肺、润肠、化瘀、排脓以及疗伤止痛的作用，可用于肺热咳嗽、便秘、肺痈、肠痈、跌打损伤和筋骨折伤的临床应用。甜瓜蒂中葫芦素 B、葫芦素 E 等结晶性苦，能刺激胃黏膜，内服适量，可致呕吐。甜瓜茎是一种凉性食物，可降肝火，润肺通肠。

1. 食疗方剂

（1）治暑热烦渴、小便赤短、大便秘结　甜瓜用水洗净，食瓤一个/次，2～3 次/日。可生津清暑，润肠止渴。

（2）治肺热咳嗽　甜瓜去皮和瓤，切块，入冰糖、水 300mL，隔水蒸熟。分 1～2 次食瓜喝汤，可润肺除烦。

2. 饮食注意事项

甜瓜含有丰富的糖分，食用可使体内的糖分增高，加重糖尿病的病情，故糖尿病患者不宜食用。

第四节　西　瓜

西瓜（*Citrullus lanatus*）起源于非洲，以成熟的果实为产品器官。其果肉色泽鲜艳，汁多味甜，食而爽口，是世界范围内深受消费者喜爱的夏令消暑解渴之佳品，素有"夏果之王"的美誉。西瓜含有的主要营养物质为糖，含糖量的高低是西瓜最基本的品质指标，另外，西瓜还含有丰富的维生素、矿物质、瓜氨酸、类胡萝卜素、纤维素等营养物质和生物活性物质，不仅营养丰富，而且具有较高的医药价值。西瓜除鲜食外，还可加工成各种冷饮和食品。西瓜皮还可以切片、切丝用于做菜。西瓜籽经加工食用，也具有利肺、润肠、止血、健胃和降压等功效。

一、营养物质

1. 西瓜果实营养物质

西瓜果肉含有丰富的营养物质（表 7-3），包括多种氨基酸（瓜氨酸、谷氨酸、丙氨酸）。西瓜果肉中的糖分约占全部干物质的 90%，商业种果实可溶性固形物含量一般在 8%～11%，优良品种可达 12%～14%。西瓜果实中的糖主要有蔗糖、果糖和葡萄糖，在成熟的西瓜果实中，蔗糖占总糖量的 40%～50%，果糖占 30%～40%，葡萄糖占 20%～25%。根据这三种糖分含量不同可将栽培西瓜分为蔗糖积累型和果糖积累型。我国主栽西瓜品种仍以蔗糖积累型为主。

表 7-3　100g 西瓜果肉中营养成分的含量

营养成分	含量	营养成分	含量
维生素 C	3mg	磷	10mg
烟酸	0.2mg	镁	8.4mg
维生素 B_1	0.05mg	钙	6mg
维生素 B_2	0.05mg	总糖	4.2～7.0g
铁	200mg	蛋白质	1.2g
钾	120mg	粗纤维	0.3g

不同品种的西瓜中，营养成分差异较大。根据瓤色可将西瓜分为红瓤、黄瓤和白瓤等类型。维生素 C 在黄瓤和白瓤西瓜中的含量显著高于红瓤西瓜（高美玲等，2012）。程志强等（2008）发现三倍体和四倍体西瓜中维生素 C 的含量显著高于二倍体西瓜。小果型西瓜含糖量通常比中大果型高。

2. 西瓜籽营养物质

除了西瓜果实，作为大众休闲消费的西瓜籽也含有丰富的营养物质。其脂类和蛋白质含量可达 60% 以上，并且脂类以不饱和脂肪酸为主，其中亚油酸含量最高（王妍等，2009）。另外，西瓜籽还含有人类必需的 18 种氨基酸以及维生素 B_1、维生素 B_2、维生素 B_5 和维生素 E 等丰富的维生素成分。

二、主要生物活性物质

西瓜中的生物活性物质主要包括番茄红素、L-瓜氨酸等成分。番茄红素是红瓤西瓜的主要色素成分，有研究表明红瓤西瓜中的番茄红素高于番茄，并且发现西瓜中的番茄红素可以被人体直接吸收。西瓜果实中瓜氨酸含量丰富，鲜食即可被人体直接吸收，是人体获得瓜氨酸的重要途径。

1. 番茄红素

早期国内外关于番茄红素的提取均以番茄为主，但美国农业部研究发现，与等重的新鲜番茄相比，西瓜红瓤中番茄红素含量比番茄高40%左右，并且西瓜中的番茄红素可直接产生生理效应（Perkins-Veazie，2002）。

（1）影响因素

① 种类和品种。西瓜番茄红素的含量受品种影响较大，瓤色为深红色的西瓜品种番茄红素含量显著高于浅红色品种。红瓤西瓜的番茄红素在1.22～7.74mg/100g之间，其他瓤色的西瓜基本不含番茄红素（Davis，2003；孙利祥等，2006）。

② 栽培环境因子。西瓜中番茄红素还受栽培技术的影响，如嫁接降低了"万福来"和"极品春玉王"两个品种西瓜的番茄红素含量（施先锋等，2012），增施钾肥可显著提高西瓜中番茄红素的含量（何楠等，2008）。西瓜贮藏过程中番茄红素含量也会随着贮藏时间的延长而降低，因此，食用新鲜的西瓜有利于提高番茄红素的利用效率。

（2）药理作用 番茄红素的保健功能与其具有的抗氧化能力密切相关，研究表明，西瓜中番茄红素对DPPH自由基的清除能力显著高于番茄中的番茄红素，从而表现出较强的抗炎活性（Kim，2014）。

（3）萃取工艺 与番茄相比，西瓜的含水量相对较高，因此关于西瓜中番茄红素提取的研究和利用相对较少。采用超临界CO_2萃取法发现随着萃取温度的升高，西瓜番茄红素的萃取效率降低，并且冷冻干燥西瓜粉的提取效率显著低于西瓜果肉（Katherine，2008）。Oberoi等（2017）采用反应曲面分类研究法优化了西瓜番茄红素的提取方法，提取量达到59.17mg/100g(FW)，可以用于工业化提取。

2. 瓜氨酸

瓜氨酸是首先从西瓜汁中发现的人体非蛋白氨基酸，它和大多数氨基酸构象一样为L型，所以又称为L-瓜氨酸（图7-6）。

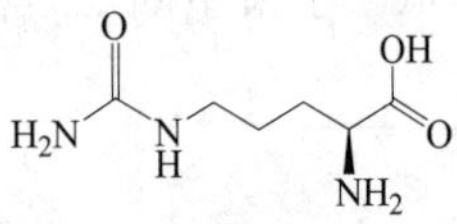

图7-6 L-瓜氨酸的结构式

西瓜中的瓜氨酸含量在0.6～3.6mg/g，并且三倍体西瓜瓜氨酸含量稍高于二倍体（Rimando & Perkins-Veazie，2005）。西瓜瓜氨酸含量在品种间差异较大，李蒙蒙等（2017）通过对195份不同来源的西瓜种质资源所含瓜氨酸进行分析，发现西瓜瓜氨酸含量与西瓜瓤色及类型关系密切：黄瓤、粉瓤和红瓤西瓜瓜氨酸含量显著高于白瓤西瓜；地方品种、选育品种、从国外引进的固定品种瓜氨酸含量显著高于野生西瓜、黏籽西瓜和籽瓜；西瓜中部瓜氨酸含量高于近皮部，并且贮藏可以提高瓜氨酸含量，尤其以中部提高的幅度更大（万学闪等，2010）。西瓜瓜氨酸含量还受栽培生态条件的影响，如同一品种的西瓜在新疆种植，其瓜氨酸含量显著高于在海南种植（李蒙蒙等，2016）。

3. 其他生物活性物质

除了番茄红素和瓜氨酸，西瓜果实中还含有*β*-胡萝卜素等生物活性物质，除此之外，还含有丙氨酸、谷氨酸、精氨酸、苹果酸等多种氨基酸和有机酸以及果胶等活性物质，这些成分水溶性较好，容易被人体吸收，具有较强的保健功能。尤其是精氨酸具有和瓜氨酸类似的功能，它有帮助改善免疫系统健康和抵御疾病的作用，在身体受伤的情况下，可以加快身体疗伤速度。

三、功能性产品开发

1. 医药制品

西瓜霜，又名西瓜硝，是新鲜的西瓜成熟果实与皮硝经加工制成。西瓜霜味咸，性寒，归肺经、胃经、大肠经。具有清热泻火、消肿止痛的功效。用于治疗咽喉肿痛、喉痹和口疮，西瓜霜对慢性结肠炎也有显著疗效（秦霞，2012）。

2. 西瓜饮料

西瓜饮料分为西瓜发酵饮料和西瓜调配饮料，用西瓜瓤和西瓜皮榨汁生产乳酸发酵饮料，不仅产品风味独特、营养丰富，而且口感、色泽和组织状态都受消费者欢迎。西瓜调配饮料是以西瓜原浆为主，配以糖、柠檬酸和其他辅助成分，调配后进行均质处理和杀菌处理，制成具有典型风味和天然外观色泽的饮料。

四、临床报道与食疗

西瓜具有多种功效。中医认为西瓜有解暑除烦、止渴生津、清热利尿功效，是治疗痊夏、中暑、高血压、肾炎、泌尿系统感染、口疮等病的良药。关于西瓜的药用性能，《本草纲目》等医学典籍多有论述，李时珍谓其有"消烦解渴，宽中下气，利小水，解酒毒"等诸多功效。

1. 临床报道

西瓜中含有瓜氨酸，可以显著缓解运动员的肌肉酸痛（司景梅和刘静，2017），具有降低血压、改善血管的功能（Fiquroa，2017）。Lum 等（2019）研究发现食用西瓜可以调控食欲反应、饭后血糖和胰岛素代谢，从而在减肥和降血压方面具有良好的功效。Shanely 等（2020）研究表明，食用西瓜可以降低绝经后肥胖妇女体内血清可溶性细胞间黏附分子，在维持血管健康方面发挥重要的作用。此外，食用西瓜具有较好的利尿功效，显著降低尿路结石的发生率（Siddiqui，2018）。

2. 食疗方剂

（1）治慢性支气管炎　西瓜 500g，雪梨 150g，荸荠 100g。将生雪梨、荸荠洗净去皮，同西瓜瓤一起捣碎取汁作饮料饮用。连续饮用 7 天。

（2）治高血压　成熟西瓜 2000g，番茄 6 个，白糖 100g，冰水或凉开水适量。将西瓜剖开，取瓤去籽，以洁净纱布绞取汁液。番茄用沸水冲烫，剥皮去籽，再用洁净纱布绞取汁液，然后与西瓜汁合并，加入少许冰水即成。经常饮用不仅可预防治疗高血压，而且对风热感冒和急性肾炎均有一定疗效。

（3）治冠心病　红瓤西瓜 50g，百合 50g，白糖 50g，蜂蜜 50g。将百合洗净，放入碗中，加 10g 水及白糖笼上蒸熟。锅中加入 100g 水，将蒸百合的原汤倒入，放入蜂蜜，见糖汁熬稠时再加入百合、西瓜瓤，收汁出锅，当点心食用。

（4）治泌尿系统感染　西瓜瓤 150g，绿豆 10g，粳米 120g。将绿豆淘洗干净，用清水泡

4h。西瓜瓤切成小丁。将粳米淘洗干净，放入砂锅中，加泡好的绿豆和适量水，大火煮沸后改用小火煮至绿豆熟烂，拌入西瓜瓤小丁，再用小火煮沸即成。早晚餐分食。

（5）治慢性肾炎　西瓜 300g，包心菜 150g。将西瓜洗净，切开去籽；包心菜洗净，与西瓜同放入搅拌器中搅取汁。经常饮用。

（6）治慢性前列腺炎　西瓜皮 10g，蒲公英、紫花地丁各 12g。将西瓜皮、蒲公英和紫花地丁放入砂锅，加适量水，煎汤取汁。每日一剂，代茶饮。

3. 饮食注意事项

西瓜营养丰富，是夏季的最佳水果，但食用时也需注意西瓜含糖量较高，糖尿病患者不宜多食西瓜。此外体虚胃寒、大便稀溏、消化不良者应少食西瓜。

第五节　苦　瓜

苦瓜（*Momordica charantia*），食之味苦，因而得名，又称凉瓜、癞瓜、锦荔枝、癞葡萄和菩提瓜。苦瓜未成熟时，青色果皮布满瘤状突起，待成熟后，色由青转黄，继而呈现黄红色，自然裂开，瓜瓤呈全红色。苦瓜营养价值高，富含维生素、氨基酸、不饱和脂肪酸等营养物质，以及苦瓜多糖、苦瓜蛋白、苦瓜皂苷等生物活性物质，具有较好的健康促进功效。

一、营养物质

苦瓜未成熟的果实是主要食用部位，具有很高的营养价值。其特点是苦瓜中维生素 C 和维生素 B 的含量比一般蔬菜高，尤其是每 100g 嫩苦瓜中维生素 C 的含量是冬瓜的 5 倍、丝瓜的 10 倍、黄瓜的 14 倍、南瓜的 21 倍，居瓜类之首（表 7-4）。另外，苦瓜中含有 16 种氨基酸，如谷氨酸、丙氨酸、苯丙氨酸、脯氨酸等，氨基酸总含量高达 11.15mg/100g，高于野山参及西洋参，其中 8 种必需氨基酸含量达氨基酸总量的 38%。苦瓜中不饱和脂肪酸含量比例也比较高，其中，单不饱和脂肪酸含量在总脂肪酸含量中的比例约为 20.1%，多不饱和脂肪酸含量的比例约为 64.3%。目前已从苦瓜中提取出 9 种不饱和脂肪酸。

表 7-4　100g 苦瓜中营养成分的含量

营养成分	含量	营养成分	含量
维生素 C	56mg	铁	0.7mg
维生素 E	0.85mg	锌	0.36mg
烟酸	0.4mg	锰	0.16mg
维生素 B_1	0.03mg	铜	0.06mg
维生素 B_2	0.03mg	硒	0.36μg
钾	256mg	碳水化合物	4.9g
磷	35mg	蛋白质	1.0g
镁	18mg	脂肪	0.1g
钙	14mg	水分	93.4g
钠	2.5mg		

二、主要生物活性物质

目前，已从苦瓜植株中成功分离出苦瓜多糖、苦瓜素、植物胰岛素、苦瓜皂苷、黄酮类化合物和生物碱等生物活性成分，这些成分为苦瓜辅助降血糖、降血脂、抗氧化、增强免疫力及预防肥胖等保健功能的研究提供了有利的依据。

1. 苦瓜多糖

（1）种类与结构　苦瓜多糖是苦瓜中重要的生物活性成分之一。在苦瓜干粉中，苦瓜多糖的含量约为 6%，属于杂多糖，其组成成分主要为半乳糖、葡萄糖、阿拉伯糖、鼠李糖和甘露糖等。

（2）药理作用　苦瓜多糖具有降血糖、降血脂、抗肿瘤和提高人体免疫力的功效。

① 降血糖。研究发现苦瓜多糖能抑制糖尿病模型小鼠脾脏细胞 Th1 型细胞因子 IFN-γ的分泌，促进 Th2 型细胞因子 IL-4 的分泌，推断苦瓜多糖通过调节 Th1 和 Th2 细胞亚群之间的平衡，改善糖尿病模型小鼠 Th1 和 Th2 细胞亚群之间严重的失衡状态，减轻或阻止自身免疫性反应，保护胰岛β细胞，促进病变胰岛组织的恢复和胰岛素的分泌，从而起到降血糖作用（崔旻，2003）。

② 抗氧化、抗炎作用。董加宝和李芳（2008）对苦瓜多糖的生物学活性研究表明，苦瓜多糖具有抗氧化活性，在浓度为 15.0g/L 时清除 H_2O_2 的能力达到 100%，其还原能力也显著高于抗坏血酸。苦瓜多糖在体外对活性氧自由基均有清除作用，从而能够清除体内产生的过多的氧自由基，阻断体内自由基反应链的作用，并在抗氧化及防衰老方面具有一定功效（单斌等，2009）。6 种苦瓜多糖均有一定的抗氧化活性，并随着浓度的增加，抗氧化活性增强。其中苦瓜粗多糖的总还原能力、对 1,1-二苯基-2-三硝基苯肼自由基的清除作用、Fe^{2+} 诱发的脂质过氧化反应的抑制作用强于其他 5 种苦瓜多糖。硫酸化后的苦瓜多糖对羟自由基、超氧阴离子自由基的清除作用较硫酸化前有所提高，并呈量效关系（谢佳和张静，2010）。试验结果表明，苦瓜粗多糖、经分离纯化得到的组分、硫酸化苦瓜多糖均有抗氧化活性。

2. 苦瓜蛋白

（1）种类与结构　苦瓜蛋白中研究较多的是核糖体失活蛋白（ribosome inactivating protein，RIP），它是一类能够使核糖体失活从而抑制蛋白质合成的碱性糖蛋白，分为Ⅰ型和Ⅱ型。目前已从苦瓜中分离出 α-苦瓜素、β-苦瓜素、γ-苦瓜素、δ-苦瓜素等。

植物胰岛素是从天然植物中提取的一类具有类似胰岛素作用的多肽类物质，最早被确认的植物胰岛素来自印度苦瓜中的一种苦瓜多肽。此外，苦瓜中含有一种蛋白质，具有刺激和增强动物体内免疫细胞吞食癌细胞的能力，它可同生物碱中的奎宁一起在体内发挥抗癌作用（陈敬鑫等，2012）。

（2）药理作用　从苦瓜及其种子中提纯出的蛋白质具有抗人类免疫缺陷病毒（HIV）和单纯疱疹病毒（HSV）的作用。α-苦瓜素和β-苦瓜素对小鼠 S-180 实体瘤具有明显的抑制作用。苦瓜调节免疫作用主要与 α-苦瓜素和凝集素等活性成分有关。α-苦瓜素可影响单核细胞产生免疫抑制作用。单核细胞可浸润到肿瘤组织中，演变成肿瘤相关巨噬细胞，促进肿瘤的发生发展。α-苦瓜素对单核细胞的选择性细胞毒及其对单核细胞因子释放的调控作用，可能是其抗肿瘤的机制之一。

3. 苦瓜皂苷

（1）种类及分布　皂苷（saponin）是植物糖苷的一种，由三萜（triterpene）或甾体（steroid）形式的苷元（aglycone）加上 1 个或多个糖链构成，其中无糖基的苷元部分也叫作皂苷元（sapogenin）。现已从苦瓜中分离出 40 多种皂苷类成分，其中包含葫芦素烷型、齐墩果烷型、乌苏烷型、豆甾醇类、胆甾醇类及谷甾醇类皂苷等。苦瓜的根、茎、叶及果实中均含有皂苷，且以三萜皂苷为主。实验表明，苦瓜籽中总皂苷的含量约为 0.432‰。从苦瓜植株和果实中提取的葫芦烷型三萜化合物主要包括苦瓜皂苷及苷元，从苦瓜中提取的绝大多数皂苷元为葫芦烷型三萜苷元，其化学结构骨架主要有Ⅰ和Ⅱ两类（图 7-7）。其中，Ⅰ类骨架的主要特征是在 C-5 和 C-6 之间不饱和，形成双键，该类结构还普遍存在于葫芦科其他植物中。Ⅱ类骨架的主要特征是在 C-5 和 C-19 之间由环氧基连接，且一般情况下在 C-6 和 C-7 之间不饱和，形成双键，该类结构目前只在苦瓜属植物中发现。与其他绝大多数葫芦素（cucurbitacin）化学结构相比，苦瓜的葫芦烷型三萜化合物在 C-11 处没有被氧化。从苦瓜中提取的葫芦烷型三萜化合物的命名通常由苦瓜的拉丁文学名或别名加上化合物结构特征及其被发现的先后顺序编号而构成，一般将含糖基的化合物以"-oside"或"-saponin"为后缀，不含糖基的以"-in"或"-ine"为后缀进行命名。依据皂苷元是否发生糖基化，可以将从苦瓜中提取的葫芦烷型三萜化合物划分为无糖基化的苦瓜皂苷元和被糖基化的苦瓜皂苷两类。对于苦瓜皂苷元和苦瓜皂苷，不管是Ⅰ类还是Ⅱ类骨架的化合物，配基的修饰主要发生在 C-3、C-7、C-9、C-23 和 C-25 位点处，修饰基团主要含有羟基、糖基、酮基、甲基和甲酰基等（表 7-5）。苦瓜皂苷元和苦瓜皂苷化学结构的主要差异是苦瓜皂苷必含有糖基，而不含有酮基；苦瓜皂苷元含有或不含酮基。它们也有相似之处，例如在Ⅰ类结构中两者在 C-9 处往往均由甲酰基（—OCH）和羟基（—OH）修饰。

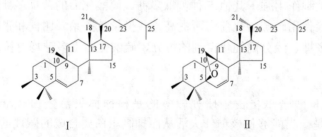

图 7-7　苦瓜中葫芦烷型三萜化合物的两种基本三萜骨架

表 7-5　苦瓜皂苷与苦瓜皂苷元修饰位点及修饰基团的一般特征（崔俊杰等，2015）

修饰位点	苦瓜皂苷	苦瓜皂苷元
C-3	—OH, -OGlc, -OAll	＝O, —OH
C-7	—OMe, -OGlc, —OH, —OEt	＝O, —OH
C-9*	—COH, —CH₂OH	—COH
C-23	—OH, -OGlc, -OAll, —OEt, -3-Keto-Glc	＝O, —OH
C-25	—OH, —OMe, —OEt	—OH, —OMe

注：-3-Keto-Glc: -β-D-3-酮基吡喃葡萄糖基；-OGlc: -O-β-D-吡喃葡萄糖基；-OAll: -O-β-D-吡喃糖苷；—OMe: 甲氧基；—OEt: 乙氧基。*表示只存在于三萜骨架类型Ⅰ中。

（2）药理作用

① 降低血糖。研究发现苦瓜皂苷纯化物对四氧嘧啶糖尿病小鼠具有明显的降血糖作用，与高血糖对照组相比，差异显著（李健等，2007）。苦瓜皂苷纯化物可能有减弱四氧嘧啶对胰岛β细胞的损伤或改善受损伤细胞的功能，有益于缓解糖尿病小鼠的症状。柴瑞华等（2008）研究苦瓜总皂苷对肾上腺素性高血糖小鼠血糖的影响，发现苦瓜总皂苷对肾上腺素性高血糖小鼠血糖值有明显降低作用。在提取物研究的基础上，研究人员进一步对苦瓜中的化学成分的降血糖作用进行了深入研究，发现甾体和三萜类化合物等均具有明显的降血糖活性。

② 抗癌症、肿瘤。尤玲玲等（2013）发现苦瓜皂苷可使 MCF-7 细胞发生凋亡。苦瓜皂苷作用于 MCF-7 细胞后，S 期细胞数量明显增多，进入 DNA 合成期的细胞数增加，细胞分裂进程加快，细胞周期缩短，从而说明细胞周期阻滞于 S 期可能是苦瓜皂苷抑制乳腺癌细胞生长的作用机制之一。

③ 抗氧化。曹亚军等（2008）研究苦瓜皂苷对实验性衰老小鼠的抗氧化作用发现苦瓜皂苷能显著提高衰老小鼠血清、肝脏和脑组织中的超氧化物歧化酶、谷胱甘肽过氧化物酶的活性，降低衰老小鼠血清、肝脏和脑组织中的丙二醛含量。

4. 类黄酮化合物

类黄酮化合物具有多酚结构，在苦瓜中的存在形式有两种，即游离的苷元和与糖等结合的苷。多项研究表明：苦瓜黄酮能够清除四氧嘧啶产生的超氧自由基，维持胰岛素的正常水平，同时具有清除羟基、超氧阴离子等自由基的作用。从苦瓜果实中提取的浓度为 1mg/mL 的苦瓜总黄酮具抗氧化性，对 DPPH 自由基的清除能力与维生素 C 相当，清除率达到 93.1%。

另外，苦瓜中还含有金鸡纳霜，能兴奋体温平衡中枢而有解热作用，治疗疟疾有特效。

三、功能性产品开发

苦瓜营养丰富，含维生素、矿物质、蛋白质、多种氨基酸、粗纤维等多种成分，其中维生素 C 含量居于瓜类蔬菜之首。而且苦瓜含糖和脂肪较低，是肥胖者的理想食品。因此，作为一种药食兼用的保健食品，苦瓜有极高的深加工开发价值。

1. 苦瓜酸豆奶

将苦瓜汁、豆浆、奶粉、糖以一定的比例进行混合，发酵可得苦瓜酸豆奶，产品凝固状态好，表面光滑细腻，有苦瓜特有的清香味，口感酸甜适中，无苦涩味，具有营养和保健的双重效果（陈小梅等，2003）。

2. 苦瓜汁保健饮品

在制取苦瓜原汁的基础上，加入用白砂糖等风味物质制成的果味糖浆，研制出的苦瓜汁保健饮品，含有的苦瓜有效成分较多，口感、风味独特，适口性强（朱珠，2001）。

3. 苦瓜啤酒

新鲜苦瓜经预处理，榨汁，加热酶解，过滤后得苦瓜基汁。将苦瓜基汁加入发酵后的啤酒中制得苦瓜啤酒。本品酒味甘苦适宜，风味独特，且酒中含有丰富的氨基酸、苦瓜皂苷，具有促进食欲，清凉解毒，泄热通便，预防感冒、咳嗽等作用（袁祖华，2006）。

4. 苦瓜茶

精选成熟度适中的苦瓜，清洗去瓤，切成薄片，干燥烘烤后包装即成。产品呈黑褐色，味道芳醇并有香气，类似一般的饮用茶，有降血压降血糖之功效，是高血压和糖尿病患者理想的饮用茶。健康人夏天冲泡当茶饮用，清热解暑，甘苦适中，清爽可口（吴周和等，2003）。

四、临床报道与食疗

苦瓜味苦，生则性寒，热则性温。苦瓜全身是宝，各地都有其根、茎、叶、花、果及种子药用的记载。《本草纲目》称苦瓜"苦寒、无毒、除邪热、解劳乏、清心明目、益气壮阳"。《滇南草本》称苦瓜"泄六经实火、清暑、益气、止渴""治丹火毒气、疗恶疮结毒"；《泉州本草》载"主治烦热消渴引饮、风热赤眼、中暑下痢"。国内外学者也报道过苦瓜具有降血糖、抗菌、消炎、抗病毒和提高机体免疫力等作用，尤其是近年来对苦瓜的抗突变、抗肿瘤及抗艾滋病的作用的报道日渐增多，已引起人们的普遍关注。

1. 临床报道

从苦瓜中提取有效成分制备而成的苦瓜降糖胶囊，对服用此胶囊的老年人Ⅱ型糖尿病患者进行疗效观察，证明苦瓜降糖胶囊能有效地控制和降低非胰岛素依赖型糖尿病病人的血糖含量，无毒副作用（施云星等，2004）。食用苦瓜果肉干粉对Ⅱ型糖尿病患者也有一定的降糖效果。饮用苦瓜果汁结合中速步行能显著改善糖尿病患者的糖、脂代谢。

2. 食疗方剂

（1）防治粉刺　将苦瓜渣加入 1 汤匙燕麦粉调匀，敷于面部，20min 洗去，每周两次，适用于黑头粉刺较多者。

（2）降血糖、降血压　每天将 250g 苦瓜洗净后去籽切碎，放入砂锅内，加水煎半个小时后分成两杯，午饭和晚饭前各服 1 杯。

（3）防治痢疾　将新鲜苦瓜榨汁，用开水冲服，适用于防治痢疾和烦热口渴。

（4）防治口腔溃疡　将苦瓜洗净去瓤，切成薄片，放少许盐腌制 10min，将腌过的苦瓜挤去水分后，加味精和香油搅拌，当凉菜吃。

（5）治肝火上炎、目赤疼痛　鲜苦瓜 500g，先将苦瓜洗净切片，入锅中加水 250mL，煮 10min 左右，瓜熟即可，食瓜饮汁。

（6）治肾虚、便秘　新鲜苦瓜 500g，鸡翅 250g。苦瓜去瓤切片，鸡翅斩块，加入姜汁、酒、酱油、白糖、精盐，入热油锅中炒焖至将熟时，加入少许生葱段和少量清水焖熟佐膳。

（7）治心胸烦热、夜卧不安、失眠易醒　新鲜苦瓜 500g，猪排骨 500g，咸菜 90g。先将苦瓜去瓤，洗净，切块；猪排骨洗净，斩块；咸菜洗净。然后把全部用料放入锅内，加清水适量，文火煲 2h，调味佐膳。

除了以上几个食疗方剂，苦瓜与其他食品的搭配食用也有非常好的食疗效果。苦瓜与瘦肉搭配食用，可以增强体力、促进发育，因为苦瓜中的维生素 C 与瘦肉中的铁搭配食用，可以促进人体对铁的吸收，使脸色红润、体力增强，促进生长发育。苦瓜与鸡蛋是"明星搭档"，一起食用可以提供全面的营养，发挥互补作用。

3. 饮食注意事项

苦瓜含有较多的草酸，草酸与食物中的钙结合，会影响钙的吸收。长期大量食用苦瓜，会患钙质缺乏症。因此，苦瓜不宜食用过多。最好在烹调前，将苦瓜在沸水中浸泡一下，除去部分草酸，副作用就会减少。贫血的患者慎服苦瓜，过量食用苦瓜会导致贫血的问题加重，甚至还有可能出现头晕、眼花的情况。

第六节　丝　　瓜

丝瓜（*Luffa cylindrica*），又名天丝瓜、天络瓜、蛮瓜、天罗、绵瓜和布瓜等，为一年生攀缘性草本植物。丝瓜原产印度，大约在唐末宋初传入我国，如今广泛种植在亚洲、澳洲、南美洲和非洲等地。由于它产量高、品质好，既可作蔬菜食用又可作药用，我国南北各地普遍种植。丝瓜营养丰富，其各种维生素、钙、磷、铁、淀粉及蛋白质含量较高。丝瓜伤流液中富含皂苷、类黄酮以及多种矿物质和有机酸等成分。夏季常食丝瓜，能消暑除烦，生津止渴。

一、营养物质

丝瓜中含有的营养物质含量见表7-6。丝瓜是典型的高钾低钠食品，对于预防高血压有很好的作用。丝瓜蛋白质中的氨基酸种类丰富，其中有谷氨酸、天冬氨酸、精氨酸、赖氨酸和丙氨酸等人体所必需的氨基酸。这些氨基酸对调节人体各项机能平衡，促进营养素在体内的吸收，促进生长发育具有重要的作用。其中，赖氨酸具有促进大脑发育，促进脂肪代谢，调节松果腺、乳腺、黄体及卵巢，防止细胞退化的作用。丝瓜的果实、种子中含有的脂肪酸主要为亚油酸、棕榈酸、硬脂酸和油酸等，大部分为不饱和脂肪酸，易被人体吸收。丝瓜中所含有的磷脂，具有防治动脉硬化的作用。

表7-6　100g丝瓜中营养成分的含量

营养成分	含量	营养成分	含量
维生素C	5mg	钠	2.6mg
烟酸	0.4mg	铁	0.4mg
维生素E	0.22mg	锌	0.21mg
维生素B_1	0.02mg	锰	0.06mg
维生素B_2	0.04mg	硒	0.86μg
钾	115mg	碳水化合物	4.2g
磷	29mg	蛋白质	1.0g
铜	29mg	脂肪	0.2g
钙	14mg	水分	94.3g
镁	11mg		

二、主要生物活性物质

丝瓜中含有丰富的丝瓜皂苷（lucyosides）、类黄酮化合物等生物活性物质。

1. 丝瓜皂苷

（1）种类与结构　目前已从普通丝瓜果实及汁液中分离出人参皂苷 Rg1 和 Re，从丝瓜叶和果实中分离得到丝瓜皂苷 A～M 等 18 种齐墩果烷型皂苷，地上部分鉴定出齐墩果酸、常春藤皂苷元、丝瓜皂苷 A～G 和 I。丝瓜种子中分离出丝瓜皂苷 N、丝瓜皂苷 O、丝瓜皂苷 P、丝瓜皂苷 Q、丝瓜皂苷 R、丝瓜皂苷 I 和丝瓜皂苷 G。从盖型丝瓜果实中分离出 8 种达玛烷型 A～H 和 4 种齐墩果烷型皂苷 I、齐墩果烷型皂苷 J、齐墩果烷型皂苷 K、齐墩果烷型皂苷 L（李磊，2006）。

丝瓜皂苷母体结构基本相同，只是在糖苷配基或糖基上有一定的差异。如图 7-8～图 7-11 所示。

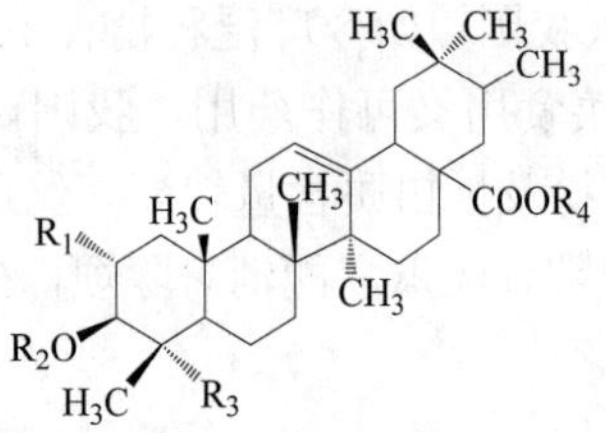

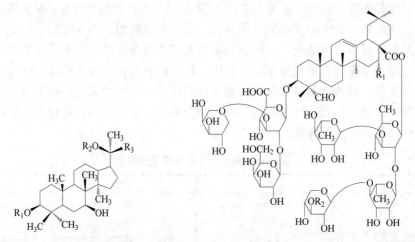

图 7-8　丝瓜皂苷的母体结构 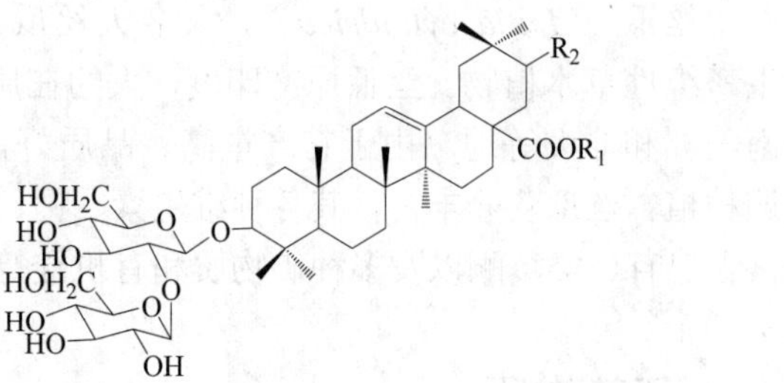　　　图 7-9　粤丝瓜中的齐墩果烷型三萜皂苷的前皂配基结构

图 7-10　盖形丝瓜中的达玛烷型皂苷的母体结构　图 7-11　盖形丝瓜中的齐墩果烷型皂苷的母体结构

（2）影响因子　丝瓜皂苷的含量因产地和产品器官部位而有差异。杨静等（2017）对不同产地的丝瓜叶及茎水煎煮提取，D101 大孔树脂分离纯化，石油醚、正丁醇萃取，得总皂苷。将总皂苷用硅胶 H 多次柱色谱分离，得单个皂苷。结果表明，平顶山产丝瓜叶总皂苷产率最高，濮阳产丝瓜茎总皂苷产率最高；从丝瓜茎叶中分离提取得化合物最后鉴定为人参皂苷 Rg1 和 Re。李文权等（2015）研究发现不同产地棱角丝瓜中总皂苷的含量差别较大。广东产棱角丝瓜中总皂苷的含量最高，为 8.24mg/g(生药)；江西产棱角丝瓜中总皂苷的含量最低，为 2.25mg/g(生药)。

（3）药理作用　丝瓜皂苷具有滋补壮阳、增强记忆、镇咳、利尿、抗氧化及防治因使用泼尼松等类固醇药物所产生的副作用，还有滋润皮肤和治疗烫伤的作用。有关丝瓜皂苷的药理作用目前研究较少，主要有提高应激反应和增强免疫作用：

① 提高应激反应。丝瓜皂苷具有促进生长作用，对小鼠遭受高温、缺氧、疲劳和核辐射情况下的刺激都有明显的保护作用（何光星等，1997）。能抑制大剂量氢化可的松引起的小鼠"耗竭"现象发生，即对氢化可的松所致巨噬功能抑制小鼠，丝瓜皂苷可恢复抑制状态巨噬细胞功能，较正常状态时增强更明显。其次，丝瓜皂苷对防止肾皮质激素致大鼠肾萎缩和血浆皮质溶胶量减少有显著作用（李磊和杜琪珍，2005）。

② 增强免疫作用。何光星等（1997）研究表明：丝瓜皂苷能提高小鼠腹腔巨噬细胞吞噬功能，且对肾阳虚小鼠显示更强作用，同时也能促进正常小鼠循环抗体溶血素（IgM）的形成，表明丝瓜皂苷既有非特异免疫功能，又有促进体液免疫功能，有较强的免疫增强功能。

2. 类黄酮化合物

（1）种类与结构　丝瓜中的类黄酮化合物主要为芹菜素-7-*O*-葡萄糖苷、木犀草素-7-*O*-葡萄糖苷、金圣草素-7-*O*-葡萄糖苷等。潘永勤等（2008）实验证明丝瓜含有丰富的多酚类物质，且丝瓜皮多酚类物质含量高于丝瓜肉。丝瓜比棱角丝瓜具有更强的抗氧化性。利用丙酮浸提法，乙酸乙酯萃取及凝胶树脂柱层析等生化技术，可获得初步纯化的丝瓜多酚类物质，经初步鉴定为多酚类物质家族中的类黄酮物质。刁全平等（2017）确定丝瓜皮中黄酮的最佳提取条件为：70%的乙醇超声提取 20 min、料液比 1∶12，在此条件下黄酮得率为 2.01%。抗氧化试验结果表明，丝瓜皮提取物对羟基自由基和超氧离子自由基具有较强的清除作用，且均有较好的量效关系。

（2）药理作用　丝瓜中的类黄酮具有增强人体的耐受性、减少毛细血管的渗透性，对心绞痛及心功能异常有改善作用，对血液中的胆固醇、甘油三酯含量有明显的降低作用，对血垢、陈血细胞、血液中的垃圾有显著的净化作用。有关丝瓜类黄酮物质的药理作用目前研究不多，仅有的研究表明其具有降血脂作用。潘永勤等（2008）研究丝瓜多酚的抗氧化作用及丝瓜对实验性高脂血症小鼠的影响，发现丝瓜多酚具有较强的抗氧化作用，丝瓜能明显降低高脂血症小鼠的体重、肝指数及血脂水平。

三、功能性产品开发

1. 丝瓜食品

日本学者有地滋将丝瓜皂苷和绞股蓝皂苷合用，制成与朝鲜人参有相同成分与功能的食品，有强身、强精、延年益寿的功效，还可抑制肾皮质激素副作用，又可有效地控制肥胖，此配方比人参成本低，容易入口。此外，丝瓜及其叶、藤、籽、汁均含丝瓜皂苷，可做成多种形态食品，如散剂、颗粒、清凉、饮料、主食、副食、点心和茶等。

2. 丝瓜饮料

丝瓜鲜榨汁是很受人们喜爱的解暑饮料。利用乳酸进行发酵可制成营养丰富的保健饮料，乳酸发酵丝瓜饮料营养丰富，口感良好，有清热解毒、生津止渴之功效，配以蜂蜜效果更佳。丝瓜与枸杞、芦荟、莲子等进行复配，获得风味独特、酸甜适口的复合饮品。这种复配饮品不仅营养丰富，保健作用也非常突出（齐凤元，2004）。

3. 丝瓜美容护肤品

丝瓜中含有皂苷类物质、丝瓜苦味质、黏液质、木胶、瓜氨酸和木聚糖等特殊物质，还富含维生素 B 和维生素 C，可用于防止皮肤老化、消除斑块，使皮肤洁白、细嫩，是不可多得的美容佳品。在此基础上，近几年人们将丝瓜提取物做成多种化妆品：取丝瓜萃取物和其他物质相伴做成抗炎化妆品，对皮肤显示持久的抗炎作用，用于治疗晒斑，做成皮肤增湿剂、皮肤收敛剂，可防止汗水和皮脂过分外溢；制成洗发剂，可以防治头皮屑。

四、临床报道与食疗

丝瓜性凉，味甘，是一种很好的食物药物。《本草纲目》载："煮食，除热利肠。老者烧存性服，祛风化痰、凉血解毒、杀虫、通筋络、行血脉、下乳汁。治大小便下血、痔漏崩中、黄积、疝痛卵肿、血气作痛、痈疽疮肿、痘疹胎毒。"现代医学研究表明，丝瓜中含有皂苷类物质，具有一定的强心作用。丝瓜中的苦味物质及黏液汁具有化痰作用。丝瓜中还含有干扰素诱生剂，能刺激人体产生干扰素，增强人体的免疫功能。此外，丝瓜还具有养颜、护肤和防皱的美容作用。丝瓜籽和丝瓜藤也可入药，分别有止血、止痛和止咳祛痰功效。

1. 临床报道

目前，关于丝瓜的临床试验报道多集中于中医验方，如，丝瓜根组方在治疗慢性鼻炎患者（包括部分慢性鼻窦炎及慢性鼻炎合并副鼻窦炎患者）方面取得良好效果。

2. 食疗方剂

（1）治湿热凉血、热痢、血淋、热盛未溃 取鲜嫩丝瓜 1 条，洗净切成粗段；大米 50g，淘洗干净。共入锅如常法煮粥，米粒熟烂时，将丝瓜取出，加入白糖适量即成。可作早餐食用。

（2）治痘疮 可用老丝瓜近蒂 10cm 处，连皮烧存性（烧黑但不烧焦），研为末，白糖水送服。

（3）治咳喘 丝瓜 250g，素油、精盐、味精各适量。将丝瓜去皮洗净切片，炒锅上火入素油烧热，下入丝瓜片煸炒，待丝瓜熟时加入精盐、味精，出锅装盘。

（4）防治高血压 丝瓜 500g，白芝麻 50g，花生仁 100g，辣椒油、花椒、精盐各适量。丝瓜去皮切成筷子粗的条，放入沸水中煮熟捞出，沥干水分，加入辣椒油、味精拌匀。白芝麻洗净，花生仁去衣，分别文火炒熟，然后放在一起研成末，加入辣椒油、花椒、精盐拌匀后放入小碟中，或直接撒在丝瓜上即可。

（5）治妇女产后乳汁不下，乳房胀痛 丝瓜 800g，水发香菇 50g，姜汁适量。先将水发香菇去蒂洗净，丝瓜去皮洗净切片，锅烧热，加入生油，用姜汁烹，再加丝瓜片、香菇、料酒、精盐、味精，煮沸至香菇、丝瓜入味，用湿生粉勾芡，淋入芝麻油，调匀即成。

（6）治暑热烦闷，口渴咽干 丝瓜 1 条，番茄 2 个，葱花适量。先将番茄洗净，切成薄片，丝瓜去皮洗净切片；锅中放入熟猪油烧至六成熟，加入鲜汤 500mL 烧开，放入丝瓜片、番茄片，待熟时，加胡椒粉、精盐、味精、葱花调匀起锅。

除了以上几个食疗方剂，丝瓜与其他食品的搭配食用也有很多功效：如丝瓜与鸡蛋搭配在一起，可以滋肺、补肾，还可以使肌肤润泽健美；丝瓜与毛豆一起食用，可以清热祛痰，防治便秘、口臭等。

第七节　冬　瓜

冬瓜（*Benincasa hispida*），又称白瓜、枕瓜、濮瓜、水芝和地芝等，原产于我国南方和印度，是我国传统重要的菜药兼用型蔬菜品种，现广泛分布于亚洲的热带、亚热带和温带地区。冬瓜耐贮藏运输、耐热性强、肉质洁白、脆爽多汁，是适于现代化农产品加工的良好原料，越来越多地应用于各类新型食品及保健品的加工。冬瓜营养丰富并含有多种生物活性成分，是典型的高钾低钠蔬菜。它还具有利尿、清热、化痰、消肿等功效，是动脉硬化、冠心病、糖尿病及高血压患者的理想蔬菜。

一、营养物质

冬瓜含有丰富的维生素、矿物质、碳水化合物以及蛋白质等营养成分（表7-7）。其中，含钾量显著高于含钠量，属典型的高钾低钠型蔬菜，对需进食低钠盐食物的高血压、浮肿病患者大有益处。冬瓜中所含的微量元素硒，具有很强的抗癌效应，其以谷胱甘肽过氧化酶的形式发挥抗氧化作用，能够保护细胞膜，加强维生素E的抗氧化作用。冬瓜中富含鸟氨酸、γ-氨基丁酸、天冬氨酸、谷氨酸、精氨酸，它们是人体中解除游离氨毒害的不可缺少的氨基酸，也是利尿消肿功效的物质基础。冬瓜中的粗纤维，能刺激肠道蠕动，有利于排泄肠道里积存的致癌物质。冬瓜含有脂肪酸及脂类，所含主要脂肪酸为亚油酸（linoleic acid）、油酸（oleic acid）、硬脂酸（stearic acid）、棕榈酸（palmitic acid）以及十八碳三烯酸（octadecatrienoic acid）等。冬瓜子中含有磷脂酰胆碱（phosphatidylcholine）、磷脂酰乙醇胺（phosphatidyl ethanolamine）、磷脂酰丝氨酸、磷脂酰肌醇（phosphatityl inositol）、神经鞘磷脂（sphingomyelin）、脑苷脂（cerebroside）等脂类物质。冬瓜子含油14%，其中亚油酸占总脂肪酸的67.37%，具有抑制体内黑色素沉积的活性，是良好的润肤美容成分。现代医学研究表明亚油酸、油酸等不饱和脂肪酸可降低血中胆固醇、甘油三酯水平，对防治冠心病、动脉硬化、高血脂症都有一定的作用，故可抗老防衰（杨静等，2014）。

表7-7　100g冬瓜中各营养成分含量

营养成分	含量	营养成分	含量
维生素C	18mg	钠	1.8mg
烟酸	0.3mg	铁	0.2mg
维生素E	0.08mg	锌	0.07mg
维生素B$_1$	0.01mg	硒	0.22μg
维生素B$_2$	0.01mg	碳水化合物	2.6g
钾	78mg	粗纤维	0.7g
钙	19mg	粗蛋白	0.4g
磷	12mg	粗脂肪	0.2g
镁	8mg	水分	96.6g

二、主要生物活性物质

冬瓜中含有较多具有显著生理活性的成分。瓜肉、瓜皮和瓜瓤中含有葫芦巴碱、丙醇二酸（tartronic acid）等多种生物活性物质。高云涛等（2008）用丙醇-硫酸铵双水相体系及超声耦合技术从冬瓜籽中提取出了酚类、皂苷、有机酸等，冬瓜籽表现出较好的抗氧化能力。

1. 葫芦巴碱

葫芦巴碱是尼克酸甲基化的产物，是植物体内代谢或转化而产生的。葫芦巴碱的结构式见图 7-3。葫芦巴碱主要存在于冬瓜瓤和种子中。董芳等（2010）采用石油醚进行超声处理除去油脂，用甲醇提取溶剂 60mL，回流提取 1h，提取的葫芦巴碱最充分。使用上述方法对 10 批冬瓜籽样品（其中 4 批为单边，6 批为双边）进行测定。单边样品的葫芦巴碱的平均含量为 0.004875%，双边样品的葫芦巴碱的平均含量为 0.005483%，略高于单边样品的平均含量。葫芦巴碱有助于人体新陈代谢，抑制糖类转化为脂肪，也是冬瓜中的减肥降脂功能因子之一。吴璟等（2019）研究发现葫芦巴碱能够明显减轻热应激对小鼠睾丸的损伤程度，具有一定的保护作用。刘永巧等（2018）实验表明葫芦巴碱能通过促进肝癌细胞摄取葡萄糖发挥降血糖作用，可在一定程度上改善胰岛素抵抗，缓解Ⅱ型糖尿病症状，可以作为治疗糖尿病的潜在药物。

2. 其他生物活性物质

丙醇二酸是一种小分子有机酸，主要存在于冬瓜的果肉、果皮和果瓤中。经研究发现，冬瓜中富含丙醇二酸，它能有效控制体内的糖类转化为脂肪，防止体内脂肪堆积，能将多余的脂肪消耗掉，对防治高血压、动脉粥样硬化有良好的效果，有调脂减肥之功效。冬瓜的美容功效与它含有大量丙醇二酸也有很大关系（邹宇晓等，2006）。此外，冬瓜子中提取出的甾醇类、三萜类（见表 7-8），以及冬瓜皮中含有的酚类和黄酮等活性成分，在降糖、降脂及预防心脑血管疾病方面发挥作用。

表 7-8　冬瓜子中主要甾醇类、三萜类化合物（杨静等，2014）

化合物类别	化学成分	分子式
甾醇类	β-谷甾醇(β-sitosterol)	$C_{29}H_{50}O$
	豆甾醇(stigmasterol)	$C_{29}H_{48}O$
	菜油甾醇(campesterol)	$C_{28}H_{48}O$
	24-乙基胆甾-7-烯醇(24-ethylcholesta-7-enol)	$C_{29}H_{50}O$
	24-乙基胆甾-7,25-二烯醇(24-ethylcholesta-7,25-dienol)	$C_{29}H_{48}O$
	24-乙基胆甾-7,22,25-三烯醇(24-ethylcholesta-7，22,25-trienol)	$C_{29}H_{46}O$
	24-乙基胆甾-7,22-二烯醇(24-ethylcholesta-7,22-dienol)	$C_{29}H_{48}O$
	24 α-乙基-5 α-胆甾-8,22-二烯醇(24 α-ethyl-5α-cholesta-8,22-dienol)	$C_{29}H_{48}O$
	24β-乙基-5 α-胆甾-8,25-二烯醇(24β-ethyl-5α-cholesta-8,25-dienol)	$C_{29}H_{48}O$
	24β-乙基-5α-胆甾-8,22,25-三烯醇(24β-ethyl-5α-cholesta-8,22,25-trienol)	$C_{29}H_{46}O$
	豆甾-5-烯-3β醇(stigmast-5-ene-3β-ol)	$C_{29}H_{50}O$
三萜类	黏霉烯醇(glutinol)	$C_{30}H_{50}O$
	西米杜鹃醇(simiarenol)	$C_{30}H_{50}O$
	葫芦素 B(cucurbitacin B)	$C_{32}H_{46}O_8$
	羽扇豆醇(lupeol)	$C_{30}H_{50}O$
	异多化独尾草烯醇(isomultiflorenol)	$C_{30}H_{50}O$
	5,24-葫芦二烯醇(cucurbita-5,24-dienol)	$C_{30}H_{46}O$

三、功能性产品开发

利用冬瓜皮、果肉及瓤、籽进行饮料生产，不仅可以有效地发挥冬瓜含有的活性物质，还可大大提高冬瓜的利用率。以冬瓜银耳为原料加工而成的保健饮料，具有降血脂、降血压、防止动脉硬化的效果，还可抑制肿瘤，增强机体免疫功能，延缓衰老，且有护肤之功效。根据冬瓜、绿豆的营养价值，研究开发出营养丰富、风味独特的冬瓜绿豆乳饮料，具消暑、清热解毒之功效（吴晓菊等，2011）。在分析菠菜和冬瓜理化性质的基础上，利用二者营养上的特点，研制出具有保健功能的菠菜冬瓜汁复合饮料，具有降压消脂开胃健脾功能（凌芝，2008）。以冬瓜汁为原料可以制作风味独特、有保健功能的冬瓜乳酸发酵型饮料（邓开野和许成铷，2007）。根据闽南传统验方研究开发的茅根冬瓜茶具清热解暑、利尿解酒之功效，用于治疗夏季中暑，也可用于饮酒过量、肾炎水肿、咽痛、小儿麻疹等病症的辅助治疗（罗友华等，2004）。

四、临床报道与食疗

《本草纲目》载，冬瓜能"清热、镇咳、和五脏、涤肠胃、利尿息肿、除烦愦恶气"，适于治疗暑热、咳嗽有痰、肠胃不适、小便不利、水肿等。《神农本草经》也记载了经常食用冬瓜"令人悦泽好颜色，益气不饥，久服轻身耐劳"。

1. 临床报道

膜性肾病属于中医学水肿、虚劳等范畴，基本病机为水液代谢障碍，与肺、脾、肾三脏功能失调密切相关。鲫鱼冬瓜汤对膜性肾病有良好的临床辅助疗效，其能利尿消肿，补充人体必需蛋白质，降低血脂，促进血液循环，对水肿和低白蛋白血症有明显的辅助疗效。冬瓜果皮新鲜提取物具有较强的抗氧化和抑制血管紧张素转换酶的能力，可能对心血管疾病和癌症有防治作用（Huang et al.，2004）。

2. 食疗方剂

（1）美容护肤　将适量的新鲜冬瓜去皮切块，入锅加黄酒和清水炖煮至膏状，晾凉后放入冰箱保存，每晚取适量搽皮肤，1h后洗去，天天如此，数月后皮肤渐白。

（2）祛斑润肤　将冬瓜仁捣烂与蜂蜜调匀，常用它来涂擦面部，不仅可以滋润皮肤，而且能使雀斑颜色减淡，甚至消退。

（3）防治肥胖　将冬瓜250g连皮煎汤饮服，具有利水消肿和减肥轻身的功效。

（4）治水肿　冬瓜皮100g、玉米须30g、白茅根30g，水煎，每日3次服用；或冬瓜1000g、赤小豆100g，炖烂服，每日2次。

（5）治暑天四肢困倦者　冬瓜500g、虾米20g。将冬瓜洗净切块，虾米清水洗净。起油锅放入冬瓜稍炒后，放虾米，加清水适量煲熟后，调味食用。

除了以上几个食疗方剂，冬瓜与鸡肉搭配在一起，既可以补中益气、清热利尿、消肿减肥，又可以排毒养颜、润泽肌肤；冬瓜与口蘑搭配同食，不仅可以利尿消肿、清热解毒，还可以养胃、补脾，极大地增强人体机能，改善体质。

参考文献

曹亚军, 陈虹, 杨光, 等, 2008.薯蓣皂苷对亚急性衰老小鼠的抗氧化作用研究[J]. 中药药理与临床（3）：19-21.

柴瑞华, 肖春莹, 关健, 等, 2008.苦瓜总皂苷降血糖作用的研究[J]. 中草药, 39（5）：746-751.

陈敬鑫, 张子沛, 罗金凤, 等, 2012. 苦瓜保健功能的研究进展[J]. 食品科学, 33（1）：271-275.

陈小梅, 张迅捷, 罗建玲, 等, 2003. 苦瓜酸豆奶的研制[J]. 福建轻纺（4）：8-11.

程志强, 刘文革, 刘志敏, 等, 2008. 不同倍性西瓜果实维生素 C 含量比较研究[J]. 果树学报, 25（5）：760-763.

崔竣杰, 李波, 程蛟文, 等.苦瓜苦味物质及其生物合成研究进展.园艺学报, 2015, 42（9）：1707–1718.

崔旻, 2003. 苦瓜多糖和芦荟多糖的降血糖作用及其机理的研究[D]. 济南：山东师范大学.

邓开野, 许成钿, 2007.冬瓜汁乳酸发酵饮料的工艺研究[J]. 现代食品科技, 23（12）：59-62, 82.

刁全平, 侯冬岩, 郭华, 等, 2017.丝瓜皮黄酮的提取及抗氧化性分析[J]. 鞍山师范学院学报, 19（2）：36-40.

董芳, 万丽, 吕芳, 等, 2010.冬瓜子中胡芦巴碱的含量测定[J]. 中药与临床, 1（2）：20-22.

董加宝, 李芳, 2008.苦瓜多糖的制备及其抗氧化性质研究[J]. 湖南科技学院学报, 29（8）：51-54.

高美玲, 袁成志, 魏晓明, 等, 2012. 不同瓤色西瓜功能成分比较[J]. 北方园艺, 24：9-11.

高云涛, 戴建辉, 王雪梅, 等, 2008.双水相分离与超声提取耦合从冬瓜籽中提取抗氧化活性物质[J]. 食品与发酵工业, 34（11）：180-184.

何光星, 刘云, 齐尚斌, 1997.丝瓜皂苷的部分药效学研究[J]. 华西药学杂志（2）：76-78.

何楠, 赵胜杰, 刘文革, 等, 2008. 施用钾肥对西瓜番茄红素的影响研究[J]. 长江蔬菜, 12：21-22.

何念武, 杨兴斌, 田灵敏, 等, 2011. 黄瓜多糖的体外抗氧化活性[J]. 食品科学, 32（19）：70-74.

黄黎慧, 黄群, 于美娟, 2005. 南瓜的营养保健价值及产品开发[J]. 现代食品科技（3）：176-179.

李健, 张令文, 黄艳, 等, 2007.苦瓜总皂苷降血糖及抗氧化作用的研究[J].食品科学, 7（9）：518-520.

李磊, 2006. 丝瓜中苷类化合物的分离及其生物活性研究[D]. 杭州：浙江工商大学.

李磊, 杜琪珍, 2005. 丝瓜中的皂苷及其生物活性[J]. 食品与机械, 21（2）：68-73.

李蒙蒙, 路绪强, 赵胜杰, 等, 2016. 不同生态条件下西瓜果实瓜氨酸含量比较研究[J]. 中国瓜菜, 29（10）：16-18, 27.

李蒙蒙, 路绪强, 赵胜杰, 等, 2017. 西瓜种质资源的瓜氨酸含量分析及评价[J]. 果树学报, 34（4）：482-494.

李麒, 2020.低温处理对薄皮甜瓜苦味物质葫芦素 B 积累的影响[D]. 沈阳：沈阳农业大学.

李文权, 唐云, 梅光泉, 2015. 不同产地棱角丝瓜中总皂苷的含量测定[J]. 宜春学院学报, 37（9）：21-22.

凌芝, 2008. 菠菜冬瓜汁复合饮料的研制[J]. 饲料工业, 11（10）：4-6.

刘清波, 李文芳, 李加莲, 等, 2006. 南瓜茎·叶·花中黄酮类化合物含量的初步研究[J]. 安徽农业科学, 34（13）：3182-3183.

刘颖, 2006. 南瓜多糖对 1 型糖尿病大鼠的降糖作用及其机制探讨[D]. 北京：军事医学科学院.

刘永巧, 魏颖, 高佳琪, 等, 2018.葫芦巴碱对 HepG2 细胞胰岛素抵抗的影响[J]. 中医药导报, 24（4）：7-10.

罗飞, 2020.不同浓度 CPPU 对薄皮甜瓜苦味物质葫芦素 B 合成的影响[D]. 沈阳：沈阳农业大学.

罗友华, 杨辉, 黄亦奇, 2004. 茅根冬瓜茶制备工艺及水浸出率研究[J]. 海峡药学, 16（6）：19-21.

潘永勤, 李菁, 朱伟杰, 等, 2008. 丝瓜降血脂及抗氧化作用的实验研究[J]. 中国病理生理杂志（5）：873-877.

齐凤元, 刘世民, 毕海燕, 2004. 丝瓜的营养价值及其保健饮品的开发[J]. 食品研究与开发, 25（2）：102-104.

潜宗伟, 唐晓伟, 吴震, 等, 2009. 甜瓜不同品种类型芳香物质和营养品质的比较分析[J]. 中国农学通报, 25（12）：165-171.

秦霞, 2012. 西瓜霜喷剂联合西药治疗慢性结肠炎疗效观察[J]. 中国临床医生, 40（5）：62-63.

青华，2010. 巧用竹荪做药膳[J]. 农产品加工，12：27.

单斌，张卫国，赵强，等，2009.苦瓜多糖抗氧化活性的研究[J]. 安徽农业科学，37（1）：182-183，229.

施先锋，曾红霞，李煜华，等，2012. 嫁接对西瓜果实发育过程中番茄红素积累的影响[J]. 江苏农业科学，
    40（4）：169-171.

施云星，杨延莉，黄小琴，等，2004. 苦瓜降糖胶囊对老年 2 型糖尿病患者血糖、血脂的影响[J]. 中国组织
    工程研究，8（27）：5994-5995.

司景梅，刘静，2017. 西瓜汁作为一种潜在功能性饮料在缓解运动员肌肉酸痛中的作用[J]. 河北体育学院学
    报，31（1）：60-66.

孙崇鲁，吴浩，俞松林，2017. 南瓜叶化学成分的研究[J]. 中成药，39（4）：761-764.

孙婕，申丽娟，吕灵娟，等，2011.3 种提取方法对南瓜多糖得率及抗氧化性质的影响[J]. 农产品加工·学刊，
    （8）：38-40.

孙利祥，丁淑丽，2006.8 个西瓜品种番茄红素含量的比较分析[J]. 上海农业学报，22（1）：66-68.

唐岚，赵亚，单海峰，等，2012. 甜瓜蒂中葫芦素类成分分离及体外抗癌活性研究[J]. 浙江工业大学学报，
    40（4）：388-391.

万学闪，刘文革，阎志红，等，2010. 无籽西瓜果实不同部位瓜氨酸含量测定[J]. 中国瓜菜，23（6）：11-14.

王妍，王立新，连松刚，2009. 宁夏野西瓜籽油脂肪酸成分分析[J]，粮食与油脂，8：23.

吴璟，郑婕，金学琴，等，2019. 葫芦巴碱对热应激致小鼠睾丸损伤的保护作用 [J].中国比较医学杂志，
    29（7）：47-52.

吴晓菊，谢亚利，程伟，2011. 冬瓜绿豆乳饮料的研制[J]，食品研究与开发，32（9）：90-92.

吴周和，邹沛，徐燕，2003. 苦瓜和苦丁茶的抑菌作用及其袋泡茶的研制[J]，饮料工业，6（5）：11-13.

谢佳，张静，2010.不同苦瓜多糖的体外抗氧化活性研究[J]. 广州化工，38（5）：87-90.

许平，2009. 黄瓜多糖抗氧化活性研究[J]. 重庆工商大学学报（自然科学版），26（1）：54-56.

杨静，梁洪海，常小强，等，2017.丝瓜茎叶有效成分提取及分析[J]. 河南科学，35（11）：1768-1772.

杨静，郑艳青，刘静，等，2014. 冬瓜子的研究进展[J]，中药材，37（9）：1696-1698.

尤玲玲，武毅，何庆峰，等.苦瓜皂苷对人乳腺癌 MCF-7 细胞增殖作用的影响. 时珍国医国药，2013,24（2）：
    358-360.

于斐，李全宏，2011. 南瓜多糖主要成分对 α-葡萄糖苷酶的抑制作用[J]，食品科技，36（9）：202-206.

袁继红，于晓明，孟俊华，等，2016. 含南瓜籽油膳食对 2 型糖尿病患者糖脂代谢及营养状况的影响[J]，海
    南医学，27（4）：531-534.

袁祖华，粟建文，胡新军，等，2006. 苦瓜的营养化学成分及保健功能研究进展[J]，湖南农业科学（5）：
    48-50.

张高帆，苏东洋，张拥军，等，2014. 南瓜多糖对不同糖尿病模型小鼠的降糖作用[J]. 中国食品学报（2）：
    23-27.

张华，王静，王晴，2003. 南瓜中 γ-氨基丁酸及 18 种氨基酸的测定[J]，食品研究与开发（3）：108-109.

张洋婷，郗艳丽，葛红娟，等，2016. 老黄瓜的营养成分分析[J]. 吉林医药学院学报，37（2）：84-85.

张拥军，李佳，蒋家新，等，2011. 南瓜多糖 PCE-CGH 的制备和结构表征[J]. 食品研究与开发，32（3）：
    84-87.

赵婧，袁驰，周春丽，等，2014. 南瓜多糖降血糖作用研究进展[J]. 食品研究与开发，35（7）：108-110.

朱红艳，徐济良，朱清，2009. 南瓜多糖对糖尿病大鼠胰岛 Fas、Fas-L、Bcl-2 及 Bax 表达的影响[J]，中国
    药理学通报，25（2）：248-251.

朱珠，2001. 苦瓜汁保健饮品研制[J]，食品科技，4：43-44.

邹宇晓，徐玉娟，廖森泰，等，2006. 冬瓜的营养价值及其综合利用研究进展[J]，中国果菜，5：46-47.

Abureidah I M，Arráezromán D，Quirantespiné R，et al，2012. HPLC–ESI-Q-TOF-MS for a comprehensive characterization of bioactive phenolic compounds in cucumber whole fruit extract[J]. Food Res Int，46（1）：108-117.

Balkemaboomstra A G，Zijlstra S，Verstappen F W，et al，2003. Role of cucurbitacin C in resistance to spider mite （Tetranychus urticae） in cucumber（Cucumis sativus L.）[J]，J Chem Ecol，29（1）：225-235.

Davis A R，Fish W W，Perkins-Veazie P A，2003. Rapid hexane-free method for analyzing lycopene content in watermelon[J]. J Food Sci，68（1）：328-332.

Fiquroa A，Wong A，Jaime S J，et al，2017. Influence of L-citrulline and watermelon supplementation on vascular function and exercise performance[J]. Curr Opin Clin Nutr Metab Care，20（1）：92-98.

Gossell-Williams M，Hyde C，Hunter T，et al，2011. Improvement in HDL cholesterol in postmenopausal women supplemented with pumpkin seed oil：pilot study[J]. Climacteric，14：558-564.

Huang H，Huang J，Tso T K，et al，2004. Antioxidant and angiotension-converting enzyme inhibition capacities of various parts of Benincasa hispida（wax gourd）[J]. Nahrung，48（3）：230-233.

Katherine L S V，Edgar C C，Jerry W K，et al，2008. Extraction conditions affecting supercritical fluid extraction （SFE） of lycopene from watermelon[J]，Bioresour Technol，99：7835-7841.

Kim C H，Park M K，Kim S K，et al，2014. Antioxidant capacity and anti-inflammatory activity of lycopene in watermelon[J]，Int J Food Sci Tech，49：2083-2091.

Li W L，Luo Q Y，Wu L Q，2011. Two new prenylated isoflavones from Sedum aizoon L.[J]. Fitoterapia，82（3）：405-407.

Lum T，Connolly M，Marx A，et al，2019. Effects of fresh watermelon comsumption on the acute satiety response and cardiometabolic risk factors in overweight and obese adults[J]. Nutrients，11：595.

Moccia S，Russo M，Durante M，et al，2020. A carotenoid-enriched extract from pumpkin delays cell proliferation in a 2 human chronic lymphocytic leukemia cell line through the modulation of 3 autophagic flux[J]. Curr Res Biotech，11（2）：74-82.

Oberoi D P S，Sogi D S，2017. Utilization of watermelon pulp for lycopene extraction by response surface methodology[J]. Food Chem，232：316-321.

Perkins-Veazie P，Collins J K，Pair S D，2002. Watermelon packs a powerful lycopene punch[J]，Agricultural Research，USDA，6：12-13.

Rengarajan T，Yaacob N S，2016. The flavonoid fisetin as an anticancer agent targeting the growth signaling pathways[J]，Eur J Pharmacol，789：8.

Rimando A M，Perkins-Veazie P M，2005. Determination of citrulline in watermelon rind[J]. J Chromatogr A，1078 （1/2）：196-200.

Shanely R A，Zwetsloot J J，Jurrissen T J，et al，2020. Daily watermelon consumption decreases plasma sVCAM-1 levels in overweight and obese postmenopausal women[J]. Nutr Res，76：9-19.

Shukla R，Goyal A，2013. Novel dextran from Pediococcus pentosaceus CRAG3 isolated from fermented cucumber with anti-cancer properties[J]. Int J Biol Macromol，62（11）：352.

Siddiqui WA，Shahzad M，Shabbir A，et al，2018. Evaluation of anti-urolithiatic and diuretic activities of watermelon（Citrullus lanatus） using in vivo and in vitro experiments[J]. Biomed Pharmacother，97：1212-1221.

Song Y，Li J，Hu X S，et al，2011. Structural characterization of a polysaccharide isolated from lady Godiva pumpkins （Cucurbita pepo lady godiva）[J]. Macromol Res，19（11）：1172- 1178.

Sotiroudis G，Melliou Sotiroudis E，Chinou I，2010. Chemical analysis，antioxidant and antimicrobial activity of three Greek cucumber（*Cucumis sativus*） cultivars[J]，J Food Biochem，34：61-78.

Wang X，Gao A，Chen Y，et al，2017. Preparation of cucumber seed peptide-calcium chelate by liquid state fermentation and its characterization[J]，Food Chem，229：487-494.

Yoshinari O，Sato H，Igarshi K，2009. Anti-diabetic effects of pumpkin and its components，trigonelline and nicotinic acid，on Goto-Kakizaki rats[J]. Biosci Biotech Bioch，73（5）：1033-1041.

Zhao L，Liao F，Wang C Y，et al，2009. Generation of transgenic cucumbers with expression of a ten-tandem repeat long-acting GLP-1 analogue and their biological function on diabetic rats[J]，Chinese Sci Bull，54（24）：4658-4663.

Zhou J，Chan L，Zhou S，2012. Trigonelline：a plant alkaloid with therapeutic potential for diabetes and central nervous system disease[J]. Curr Med Chem，19（21）：3523-3531.

第八章

葱蒜类

　　葱蒜类蔬菜，属百合科葱属（*Allium*），二年生或多年生草本植物，具有特殊的香辛气味，种类繁多。中国栽培的主要有大蒜、洋葱、大葱、韭菜、薤头、韭葱、细香葱等，其中系我国原产的有大葱、韭菜、薤头等。葱蒜类以鳞茎、假茎、嫩叶及花薹为产品器官，在形态上都是叶或叶的变态器官。葱蒜类蔬菜营养丰富，含有维生素、矿物质（硫、磷、铁、锗、硒等）、糖类和蛋白质等，还含有硫化丙烯类化合物等功能成分，具有医疗价值。除鲜食外，葱蒜类蔬菜还可腌渍或脱水加工等，产品丰富多样。

第一节　大　　蒜

　　大蒜（*Allium sativum*），又名胡蒜、蒜，属百合科葱属一、二年生草本植物。大蒜原产于欧洲南部、中亚及我国新疆，现世界各地均有栽培。中国栽培大蒜已有 2000 多年历史，年播种面积超过 70 万公顷，今已成为种植面积及产量最大的国家，大蒜出口量占世界贸易量的70%以上，连续多年成为我国出口额第一的农产品。大蒜是人类日常生活中不可缺少的调味品，其嫩苗、蒜薹和鳞茎又是营养丰富的新鲜蔬菜，具有特殊的香辛气味，能增进食欲、促进消化，具有良好的保健作用和药用价值。

一、营养物质

　　大蒜营养丰富（表 8-1），包括维生素 B_1、维生素 B_2、维生素 C、烟酸、磷、铁、碳水化合物、粗纤维、蛋白质和脂肪等。大蒜中含有 17 种氨基酸，包括 8 种人体必需氨基酸，其中，精氨酸含量最高，占氨基酸总量的 20.4%，其次是谷氨酸，占氨基酸总量的 19.75%。

表 8-1　100g 新鲜大蒜中营养成分含量

营养成分	含量	营养成分	含量
维生素 B_1	0.24mg	铁	2.1mg
维生素 B_2	0.03mg	碳水化合物	23.6g
维生素 C	3mg	粗纤维	0.7g
烟酸	0.9mg	蛋白质	4.4g
磷	195mg	脂肪	0.2g

大蒜还含有微量元素硒、锌、锗等。硒是一种比较稀有的元素，也是人体必需的微量元素，被世界卫生组织称为"抗癌之王"（黄木兰，2001）。大蒜是天然的富硒植物。新鲜蒜头的含硒量在蔬菜中最高，达 0.276µg/g，而一般蔬菜平均含硒量为 0.01µg/g。硒赋予大蒜抗菌、抗病毒、降血压、抗血小板聚集、降血脂、抗动脉粥样硬化以及较强的抗衰老功能。大蒜可以作为硒，特别是有机硒的载体，因此有望作为一种理想的补硒天然食物。大蒜中锗的含量极为丰富，因产地不同，锗的含量为 60~754µg/g，远远超过了富锗食品朝鲜人参以及绿茶、红茶等（徐志祥和高绘菊，2003）。有机锗除作为抗肿瘤药和抗病毒药以外，也大量用于食品饮料中，还可以作为化妆品、洗发香波抗氧化、杀菌的添加剂，甚至还可以添加至化肥中，生产含锗的保健蔬菜和禽蛋。

不同品种及不同生态条件下生产的大蒜，营养成分的含量差异很大。例如，每100g 可食部分中钙的含量，白皮蒜为39mg，而紫皮蒜只有 10mg。比较北京、陕西、福建、上海等地不同生态条件下大蒜的维生素含量，其中陕西蒜维生素 C 的含量最低，含量为 0；上海蒜含量最高，达到 67mg/100g。

二、主要生物活性物质

大蒜是药食同源的食品，含有多种生物活性物质，具有特殊的保健功能。大蒜中主要的生物活性物质是大蒜素、大蒜多糖等杀菌抗氧化成分，具有广谱抗菌与抗病毒作用，能增强免疫系统功能。

1. 大蒜素

大蒜素（allicin）是从大蒜的球形鳞茎中提取的挥发性油状物，是大蒜中主要生物活性成分，有多种生物学功能，具有抗菌谱广、抗肿瘤、降胆固醇、抗血小板聚集、护肝、预防心血管疾病和降血压等生理学作用。因在人和动物体内无残留、不易产生耐药性、不造成环境污染且价格低廉等优点，备受国内外研究者的关注。

（1）理化特性　新鲜的大蒜中并不含大蒜素，只有它的前体物质——蒜氨酸（Alliin）。蒜氨酸以稳定无臭的形式存在于大蒜中，在组织破碎时与液泡中的蒜氨酶接触而发生酶促反应，生成具有辛辣味、有药效的大蒜素（图 8-1）。辛辣气味的物质二烯丙基硫代亚磺酸酯，常称为大蒜辣素。这种含硫化合物不仅具有明显的辛辣味，且化学性质十分不稳定，在常温下极易脱去氧和硫原子，形成二烯丙基二硫化物（diallyl disulfide，DADS）、二烯丙基三硫化物（diallyl trisulfide，DATS）及二烯丙基硫化物（diallyl sulfide，DAS），这也是破碎大蒜组织中的活性成分。这些低碳硫醚化合物能够进一步聚合成为链式或杂环化合物，即阿霍烯和二噻烯。

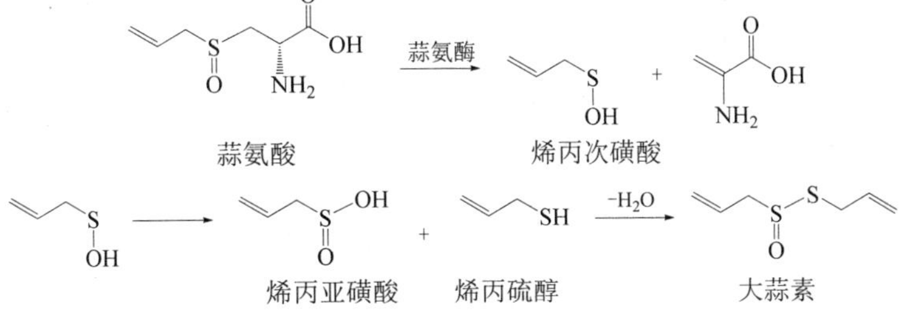

图 8-1　大蒜素合成过程

大蒜有效成分中的大蒜辣素、大蒜新素及多种烯丙基和甲基组成的硫醚化合物总称为大蒜精油。大蒜精油易挥发，微溶于水，具有浓烈气味，是大蒜中最重要的生物活性成分，但化学性质不稳定，在常温空气中数小时即分解变质。对皮肤有刺激性，对许多革兰氏阳性和阴性细菌及真菌具有很强的抑制作用。

（2）影响因素

① pH 值。常温下大蒜素水溶液在偏酸性条件下较为稳定；而在碱性条件下大蒜素水溶液的稳定性很差，且碱性越强大蒜素含量下降越快。原因是：碱性条件会加速大蒜素的水解反应，引起大蒜素分子中二硫键断裂，进而发生一系列化学反应，生成二烯丙基二硫化物和二氧化硫等产物。

② 温度和溶剂。将 pH 均为 6 的一系列大蒜素水溶液，分别置于不同的温度下，结果表明：随着时间的延长，大蒜素含量均呈下降趋势，温度越高大蒜素含量下降越快。在温度低于或等于 80℃时，15min 内大蒜素含量下降较缓慢，当温度高于 80℃时，大蒜素被破坏的速率大大加快。大蒜素在高温下的热不稳定性，可能是由于大蒜素分子很容易发生β消除反应，引起二硫键断裂，进而发生分解反应，生成含硫化合物。

大蒜素在水溶液中很不稳定，而在无水乙醚、95%乙醇和调和油中稳定性很好，大蒜素含量随时间延长呈缓慢下降趋势。大蒜素在有机溶剂和植物油中的良好稳定性可能是由于大蒜素为酯类化合物，易溶于和分散于非极性溶剂（植物油）中，并借助两者之间的范德华力而稳定，大蒜素分子中的二硫键也因此不易断裂。

③ 糖类物质。蔗糖、阿拉伯胶、可溶性淀粉和β-环糊精对大蒜素均有稳定作用，尤以β-环糊精和可溶性淀粉对大蒜素的稳定性作用为佳，而蔗糖对水溶液中大蒜素的保护作用很小。β-环糊精对大蒜素能起稳定作用的原因是：β-环糊精分子可利用其中空结构包含大蒜素分子，并借助氢键和范德华力稳定大蒜素分子中的二硫键。阿拉伯胶、可溶性淀粉对大蒜素的稳定作用则可能是由于可溶性淀粉和阿拉伯胶均为高分子聚合物，溶于水后可形成一定的网络结构，吸附大蒜素分子，稳定其二硫键。

（3）药理作用

① 杀菌防病功能。大蒜素被誉为天然广谱抗生素药物，能抑制多种细菌。大蒜素中的二硫醚、三硫醚具有杀菌、抑菌作用，其机理为：它们能穿过致病菌的细胞膜而进入细胞质中，使细菌缺乏半胱氨酸不能进行生物氧化作用，从而破坏致病菌的正常新陈代谢，使细菌巯基失活而抑制细菌的生长繁殖。闻平等（2006）在检测大蒜素及临床常用的 5 种抗生素对 197 株解脲脲原体的最低抑菌浓度（MIC）和最小杀菌浓度（MBC）时，发现大蒜素对解脲脲原体有较强的抑杀作用，其 MIC50 和 MIC90 分别为 210mg/L 和 410mg/L，与临床常用的大环内酯类和氟喹诺酮类抗生素相仿。

② 对心脑血管系统的作用。a. 降血压与降血脂。随着对大蒜素研究的深入，有关大蒜素降低高血压和扩张血管的药理作用报道也越来越多。将香菇嘌呤与大蒜素在 pH 为 5 的条件下制成混合物，以其制成的制剂在较小剂量下即可降低高血压。大蒜素在此过程中作为香菇嘌呤的载体而本身并不发挥降血压作用，该制剂对药无不良反应发生，在日本已应用于临床。聂晓敏等（2006）发现大蒜素可增强一氧化氮合酶（iNOS）活性，提高体内一氧化氮（NO）水平，并认为大蒜素舒张血管的效应正是通过激活 iNOS 及提高 NO 水平而实现。体内研究也表明，大蒜素的舒血管作用与提高 NO 水平有关。

高胆固醇饲养的大鼠服用蒜氨酸，发现蒜氨酸能有效逆转高血脂、动脉粥样硬化、脂质过氧化物的升高，且使谷胱甘肽分解水平、超氧化物歧化酶和过氧化物酶活性显著性降低。张庭廷等（2007）探讨了大蒜素的降血脂作用及其机制，结果显示，大蒜素可明显降低喂以高脂饲料小鼠的血清三酰甘油（TG）、总胆固醇（TC）和低密度脂蛋白胆固醇（LDL-C）水平及提高高密度脂蛋白胆固醇（HDL-C）含量，其作用与剂量呈正相关；大蒜素可在不同程度上提高血清卵磷脂胆固醇脂酰基转移酶（LCAT）、心肌脂蛋白脂酶（LPL）和肝脂酶（HL）的活性，并在一定程度上降低肝脏 3-羟基-3-甲基戊二酰辅酶 A（HMG-CoA）还原酶活性；体外实验中，大蒜素可抑制胆固醇微胶粒的形成，表明其具有显著的降血脂效应，这可能是由于促进了脂蛋白之间的代谢与转化，也可能是因为抑制了肠道胆固醇的吸收，减少了肝脏胆固醇的合成或促进了血清和肝脏三酰甘油的分解。

b. 降低缺血心肌耗氧，保护心肌。心肌缺血后处于缺氧代谢状态，降低心肌耗氧有助于保护缺血心肌。史春志等（2006）对培养乳鼠心肌细胞缺氧/复氧（A/R）损伤模型进行的实验显示，与 A/R 模型组比较，大蒜素预处理组和缺氧预处理组乳鼠的乳酸脱氢酶（LDH）和丙二醛（MDA）水平降低，超氧化物歧化酶（SOD）水平则明显提高，表明大蒜素具有抗心肌细胞凋亡作用，可减轻心肌细胞损伤。

③ 对肝脏的作用。朱兰香等（2004）通过建立的大鼠肝纤维化模型验证大蒜素为强效抗氧化剂，对肝细胞具有保护作用，并认为大蒜素可能是通过抑制转化生长因子β₁和肿瘤坏死因子，而抑制星状细胞转化成肌纤维细胞，从而拮抗肝纤维化的发生。朱兰香等（2004）还采用二甲基亚硝胺（DMN）诱发大鼠肝纤维化模型，发现大蒜素能明显降低实验性肝纤维化大鼠的血清丙氨酸转氨酶（ALT）和谷草转氨酶（AST）水平，表明大蒜素对 DMN 所致肝损伤具有保护作用。

④ 对糖代谢的作用。如何逆转糖尿病的高血糖状态一直是国内外学者研究的焦点，胰岛素在调节机体血糖水平中起着非常重要的作用，而大蒜素的降血糖作用主要是通过提高胰岛素水平来实现。病理学观察证实，大蒜素可促进胰腺泡心细胞转化、胰岛细胞和 R 细胞增殖，使内源性胰岛素分泌增加而发挥降血糖作用。刘浩等（2006）报道，大蒜素能降低糖尿病大鼠的血糖，其效果以 60mg/（kg·d）剂量为最佳；后来在研究大蒜素对Ⅱ型糖尿病大鼠血糖的影响及高血脂对糖代谢的影响时，采用链脲佐菌素作为诱导剂，通过多次小剂量注射加特殊膳食诱导获得Ⅱ型糖尿病模型，实验表明：大蒜素有降血糖作用，其效果与剂量呈正相关，而高血脂造成胰岛素抵抗，影响血糖代谢。

⑤ 抗肿瘤活性。大蒜素的有效成分烯丙基硫化物有良好的抗癌防癌作用。近年来国内外的流行病学调查和试验研究表明，大蒜素对胃癌、结肠癌、肝癌和肺癌等多种癌症均有明显的抑制作用。大蒜素可明显拮抗苯巴比妥的促癌作用，许多促癌剂或致癌剂可在细胞及组织诱导产生氧自由基，而已证实氧自由基参与了小鼠肝癌的促进作用，在加入大蒜素后，氧自由基对细胞的毒害作用可被大蒜素对抗，表明大蒜素对肝细胞有一定的保护作用。

⑥ 抗氧化活性。大蒜匀浆油层的抗氧化活性较强，其中 3 种主要含硫化合物为大蒜素、二烯丙基二硫醚、二烯丙基三硫醚。Helen 等（1999）对已被尼古丁导致的脂质过氧化作用的小鼠进行试验，发现服用大蒜油的小鼠能明显增加抵抗尼古丁脂质过氧化作用。这是因为小鼠服用大蒜油后，抗氧化物酶活性增强，且谷胱甘肽得到积累。

2. 大蒜多糖

大蒜多糖是一种植物多糖，具有抗氧化、抗癌等生物活性，是一种潜在的保健和医疗成分。

（1）含量　大蒜中的碳水化合物主要为菊糖类多糖，大蒜中的菊糖含量为15%～25%，是良好的菊糖资源植物。菊糖既可通过微生物发酵制取，也可以由天然植物中提取。目前的商品菊糖一般多从菊芋（又名洋姜、鬼子姜等）中提取，还未见以大蒜为原料提取菊糖的报道。由于大蒜中菊糖含量丰富，故可以考虑以新鲜大蒜、大蒜干制品或生产大蒜精油的废弃物等为原料提取菊糖，以扩大其来源、范围和产量。

（2）结构和理化性质　对于大蒜多糖的结构和理化性质，不同的研究者依据不同的材料，获得的研究结果有很大差异。一般认为，大蒜多糖主要是果聚杂多糖。有的研究结果有认为大蒜多糖是含有硒或与蒜氨酸结合在一起的复合多糖。杨铭和邹彤彤（1992）以湖北恩施大蒜为样品，经葡聚糖凝胶色谱柱（G25和G200）多次分离、精制，得到一含硒的大蒜多糖纯品，通过高效液相色谱测定其组成为与硒有键合状态的甘露聚糖。Baumgartner等（2000）报道大蒜多糖为果聚糖（含少量的葡萄糖），分子量9000～10000，分支度为9。

（3）药理作用

① 类菊糖作用。大蒜多糖属于菊糖类的果聚糖，也应当与菊糖一样，具有控制血脂、降低血糖、调节人体免疫力、促进矿物质吸收、防治便秘、治疗肥胖症等多方面的生理功能，更重要的是，菊糖可选择性地增殖双歧杆菌，被双歧杆菌代谢后会产生乳酸及醋酸，使肠道呈酸性，抑制微生物的增殖，促进肠道的蠕动。

② 增强免疫力作用。大蒜多糖具有增强免疫系统活力的生理功能，对T淋巴细胞、B淋巴细胞和巨噬细胞的活力都有增强作用，有望代替珍贵的牛膝多糖用于医药。

③ 对肝损伤有良好的保护作用。从大蒜鳞茎中提取有效成分大蒜多糖，并测定口服给服半数致死量（LD_{50}）及急性限量以观察其毒性；采用四氯化碳（CCl_4）灌肠建立小鼠实验性肝损伤模型，测定小鼠血清和肝组织结果表明大蒜多糖安全无毒并能使CCl_4肝损伤小鼠血清有关的酶活性降低（郑敏等，2003）。

④ 对紫外线诱发的晶状体损伤的抑制作用。从富硒大蒜中经提取、除蛋白及凝胶色谱法分离提纯得到的大蒜硒多糖能够阻止高分子蛋白质的形成，在预防紫外照射对晶状体的氧化方面有重要的保护作用，且其抗氧化作用比维生素C强100倍。

⑤ 抗氧化和抗病毒作用。杨铭和邹彤彤（1992）的生物活性实验表明，硒大蒜多糖有清除活性氧自由基的能力，对SiO_2所引起的细胞损伤有保护作用；在细胞特异性病变抑制实验中显示出较好的结果；对人巨细胞病毒所形成的空斑抑制率为38.6%。

三、功能性产品开发

利用大蒜特殊的保健功能，近年来人们把大蒜的药理作用和食品加工结合起来，开发了许多种大蒜食品，如腌制蒜米、大蒜脱水制品（主要指蒜片、蒜粉、蒜粒等）、调味蒜泥、蒜汁、大蒜复合营养饮料、大蒜发酵保健饮料及蒜素酒、速冻蒜米等，也有把大蒜作为食品添加剂和质量改进剂生产大蒜香肠、大蒜面包、大蒜火腿和大蒜蛋糕等。

大蒜油、大蒜SOD、大蒜多糖具有很高的应用价值和发展潜力，是大蒜深加工的主要产品。但是，由于它们不稳定，常将其制成胶囊或丸（片）剂以保持生理活性（李昌文，2010）。国内近几年也相继开发出大蒜肠溶片、大蒜素注射液等药制品，但大多数是人工合成的大蒜素，并且多集中于大蒜素的抑菌杀菌与促生长方面。

四、临床报道与食疗

在古代，大蒜首先被用作药物。第一次世界大战期间，大蒜被广泛用作防腐和抗菌药，防止坏疽等传染病。我国应用大蒜防治疾病的历史很悠久，《名医别录》就有大蒜入药的记载。从宋代的《本草衍义》到明代的《本草纲目》等古药志，对大蒜的性味、功用、主治等也都有详细记述。中医认为：大蒜性味辛温，入脾、胃、肺经，有行滞气、暖脾胃、消症积、解毒杀虫等功效，可治饮食积滞、脘腹冷痛、水肿胀满、泄泻、疟疾、痈疽肿毒（王利华，2006）。维吾尔医古籍记载：大蒜能去黏稠痰液质，用于治疗气血瘀阻、咽喉炎、中风、偏瘫、惊厥、关节和筋骨酸痛等多种疾病。这与近代大蒜在防治心脑血管疾病方面的研究十分相似。

1. 临床报道

大量科学研究报道了大蒜及其制品在降血压，预防动脉粥样硬化，降低血清胆固醇和甘油三酯，抑制血小板聚集，以及增加纤溶活性等心血管疾病防治方面具有重要的作用。在针对 47 名高血压患者的研究中发现，与安慰剂相比，大蒜可以显著降低平均收缩压和平均仰卧舒张压，幅度分别为 12mmHg 和 9mmHg（Auer，1990）。大蒜的这种抗高血压活性，归因于其具有类似前列腺素的效应，可以降低外周血管阻力。大蒜对动脉粥样硬化的预防效果主要是由于它能减少动脉膜的脂含量，而陈蒜提取物中的大蒜素和 S-烯丙基半胱氨酸，以及大蒜油中的二烯丙基二硫醚是发挥功能的主要活性物质。此外，大蒜具有抗癌功效，可能的机制包括增强解毒作用和排泄作用，以及保护 DNA 免受激活的致癌物的损伤。大蒜含有的大蒜素可以减小肿瘤规模，减少肿瘤中有丝分裂细胞的数目。虽然大量实验证明大蒜具有明确的降血糖作用，但是，其对人类血液葡萄糖的作用还存在争议。

2. 食疗方剂

（1）健脾开胃，化积利咽　老陈醋加糖熬开放凉，鲜蒜剥皮晾 1～2 天，放入醋内封口，放阴凉处 10～15 天即可食用。

（2）清热解毒，利水消肿　取绿茶约 3～4g 加水 400mL 烧开，加糖少许放凉，将大蒜 4～5 瓣捣泥兑入混匀，频频下咽，分次于当日喝完。

（3）温胃驱寒，理气降逆　鸡蛋 4 个煮熟去皮，加入花椒、大料、桂皮、干姜，文火慢煮约 1h，取出捣碎放凉。大蒜 6～8 瓣加盐捣烂成泥，与鸡蛋混匀，当菜吃。

3. 饮食注意事项

空腹食用大蒜，可能损伤胃黏膜，引起急性胃炎、胃溃疡和十二指肠溃疡。大蒜中含有能使结肠变硬的物质，长期大量食用会使肠蠕动功能减弱，引起便秘。

第二节　洋　　葱

洋葱（*Allium cepa*）别名球葱、圆葱、玉葱、葱头、荷兰葱、皮牙子等，百合科葱属二年生草本植物。洋葱富含硫醇、柠檬酸、苹果酸、维生素 B_1 和维生素 C 等多种营养成分，在营养食疗上被推崇为多功能营养保健食品，享有"菜中皇后"的美称。洋葱除含有常规营养物质外，还含有具杀菌、利尿、降脂、降压和抗癌等功能的生物活性物质，是一种集营养、医疗和保健于一身的特色蔬菜。

一、营养物质

新鲜洋葱含维生素 B_1、维生素 B_2、维生素 C、维生素 E、钾、钠、钙及硒、锌、铜、铁、镁等多种微量元素，还含有碳水化合物、粗纤维、蛋白质和脂肪等（表 8-2）。其肥大的鳞茎中含糖 8.5%、干物质 9.2% 以及 18 种氨基酸（韩江和董智芳，2013）。另外，洋葱中还含有微量元素硒。硒能刺激人体免疫反应和环腺苷酸的积累，抑制癌细胞的分裂和增长。同时，硒还是一种抗氧化剂，它的特殊作用是能使人体产生大量谷胱甘肽，谷胱甘肽的生理作用是输送氧气供细胞呼吸，人体内硒含量增加，癌症发生率就会大大下降。

表 8-2　100g 新鲜洋葱中营养成分含量

营养成分	含量	营养成分	含量
维生素 B_1	0.03mg	钙	40mg
维生素 B_2	0.02mg	碳水化合物	8.1g
维生素 C	8mg	粗纤维	0.9g
维生素 E	0.14mg	蛋白质	1.1g
钾	147mg	脂肪	0.2g
钠	4.4mg		

二、主要生物活性物质

1. 含硫化合物

洋葱中的含硫化合物多存在于挥发油中，已鉴定到 60 多种，其中主要成分有 16 种，分别为硫醚类（R-S_n-R）、硫醇类（R-SH）、硫代亚磺酸酯类 [R-S-S(O)-R]、硫代磺酸酯类 [R-S(O_2)-S-R] 和噻吩类等杂环化合物，其中 R 基为甲基、丙烯基和烯丙基等，以二硫化物和三硫化物为主（Jirovetz，1992；Kumud & Mathew，1995），二硫化丙烷含硫量占洋葱总含硫量的 80%～93%，是洋葱香味的主要来源（王强等，2001）。洋葱的独特风味是由蒜氨酸酶水解 S-烯烃基或烷烃基半胱氨酸亚砜产生的。在此过程中，由于反应中间体极其不稳定，会以不同的方式生成一系列具有挥发性和生化活性的含硫化合物。这些含硫化合物由于其化学键和结构上的特异性及其极高活性，自身具有抗菌消炎、缓解糖尿病、抗哮喘、降血脂、降血糖及抑制血小板增生的功效。

2. 类黄酮化合物

类黄酮化合物主要存在于鳞茎中，在叶和皮中少量存在，主要包括黄酮类、黄酮醇类和花色素类等。黄酮类主要有 5,7,4'三羟黄酮、3,5,7,3',4',5'六羟黄酮以及黄酮糖苷等（刘银燕等，2000）。黄酮醇类有山奈酚、槲皮素及与葡萄糖组成的单糖苷、二糖苷和多糖苷（Sachiko et al，1998）。槲皮素具有对抗自由基，直接抑制癌细胞和对抗致癌、促癌因子等作用，有效发挥抗癌、防癌作用。槲皮素对缺血心肌有保护作用，还有降低血压、增加冠状动脉血流量等作用。此外，槲皮素还能抑制血小板聚集。在不同测痛模型上，槲皮素有效镇痛剂量为 60～

100mg/kg。

洋葱有紫皮、黄皮、白皮等类型。紫皮洋葱多呈扁圆形，表面呈紫色或紫红色，果肉多为白中带紫。黄皮和白皮的品种除了皮色稍有区别外，果肉均为白色。不同颜色的洋葱所含类黄酮化合物也有差异。白皮洋葱花青素含量极低且没有黄酮存在，在紫皮和黄皮洋葱中各类糖苷所占的相对比例存在明显差异。矢车菊素-3,5-双葡萄糖苷在紫皮洋葱中的含量是黄皮洋葱的87.44倍；而矢车菊素-3-(6,丙二酸基)-吡喃葡萄糖苷在黄皮洋葱中却没有被发现（张仕林，2016）。

3. 甾体皂苷类化合物

甾体皂苷类化合物绝大部分存在于洋葱的鳞茎中，主要包括螺甾烷醇、呋甾烷醇与 D-葡萄糖、L-鼠李糖等组成的单糖苷至多糖苷（刘丽娟等，2000）。一般在配基的C_3位羟基成苷。从红洋葱中分离出多种以呋甾烷醇为主体的皂苷，可以用来做镇静剂。胆甾糖苷由日本学者从产于中亚的洋葱中分离出来，为 22（S)-羟基胆甾醇的单糖链至三糖链糖苷，其中单糖链皆在C_{16}—OH上成苷，有少数双糖链及三糖链还在C_1及C_3—OH上成苷。近十年来，国内外学者从该属植物中分离得到132个甾体皂苷类化合物，其中螺甾烷型73个，有42个为新化合物；呋甾烷型58个，有40个新化合物。葱属植物中富含的甾体皂苷类化合物具有抗真菌、抗肿瘤、降血糖和降血脂等多种生物活性。

4. 其他化合物

洋葱含有前列腺素（prostaglandin，PG），它是一类具有很强生物活性的激素类化合物。前列腺素类主要含有前列腺素 A1（PGA_1）、PGA_2、PGB_1、PGE_1 和 $PGF_{1\alpha}$等。鳞茎和叶中含有多糖和少量的胡萝卜素（冯长根等，2003）。苯丙素酚类化合物主要存在于洋葱的鳞茎中，根和叶中微量存在，主要有咖啡酸、阿魏酸、芥子酸、邻羟基桂皮酸、对羟基桂皮酸等单体及其衍生物。含氮化合物主要包括含硫氨基酸（如 S-甲基半胱氨酸亚砜、S-烯丙基半胱氨酸亚砜和 S-丙基半胱氨酸亚砜等）、蛋白氨基酸、生物碱以及核苷酸等（Sheela & Augusti，1992）。

三、功能性产品开发

洋葱具有降血脂、降血压、防止血栓形成、抗动脉硬化及心肌梗死等作用，而洋葱油可抑制肿瘤细胞增殖。近几年，已相继开发出洋葱黄酮胶囊、洋葱方便面等产品。国内对洋葱活性成分（如含硫化合物、洋葱黄酮及洋葱多糖）的研究也比较多（徐飞等，2008）。目前，洋葱的粗加工主要有：脱水洋葱片、洋葱酱、洋葱醋、洋葱弹力香肠、洋葱酸奶的制作，洋葱功能饮料的开发，洋葱多糖钙的制备；深加工主要以洋葱黄酮、多糖和洋葱精油的提取为基础。

1. 特色食品

（1）洋葱片、风味洋葱片、葱姜蒜复合调味料和洋葱香精　风味洋葱片就是在洋葱片制作基础上加入各种调味品制作而成，这样进一步提高了洋葱的附加值。葱姜蒜复合调味品和洋葱香精都是基于洋葱片而出现的衍生产品。

（2）洋葱酱　洋葱经过清洗、切碎、胶磨后调整 pH 值，加热再进行酶解，调整可溶性固形物含量后进行第二次胶磨，最后浓缩杀菌即可装罐成型。制作的洋葱酱可以用来改善食品风味，也可以作为其他酱料的原料。

（3）洋葱醋、洋葱保健酒和洋葱功能性饮料　洋葱醋的制作可以利用乙醇发酵和醋酸发酵，两种发酵方法的最佳条件存在着一定的区别。在乙醇发酵过程中要防止醋酸菌等杂菌的影响，利用醋酸发酵还可以提高产物中氮的含量。洋葱保健酒的制作是在将糯米处理好后加入酒曲的同时加入些许洋葱，后与糯米一起发酵处理得到的酒制品。该酒制品除了具有一般糯米酒的口感和色泽外，还具有特殊的洋葱风味，充分利用了洋葱药食两用的特点。也有在葡萄酒中加入洋葱的酒制品，原理大致相同。洋葱功能性饮料通常是将洋葱汁与其他水果汁按照一定比例混合，再加入调味剂使得口感更佳，其中为了保持饮料的质量，通常要加入环糊精来防止其产生沉淀，这对产品的稳定性具有一定的影响。

2. 保健品

（1）硬胶囊　吴悠报道采用适当方法从新鲜洋葱中提取洋葱素，将洋葱素与其他辅料一起装入大小适宜的胶囊中即可。人体一天只能摄入 20～40mg 洋葱素，洋葱素通常与其他植物有效成分一起制作成为硬胶囊，服用方便快速，作为保健品是不错的选择。

（2）肠溶制剂　洋葱肠溶胶囊是以洋葱粉作为原料，按照处方量称取辅料，均匀混合后填装胶囊制成的。

（3）微胶囊　目前常利用微胶囊技术对洋葱总黄酮和精油进行包埋，并探索其最佳工艺条件。黄酮难溶于水且不稳定，精油不稳定易挥发还可能对人体黏膜有一定刺激性，利用微胶囊技术可以有效解决这些问题，同时还可以掩盖洋葱的不良刺激性气味。

四、食疗

洋葱味甘微辛辣，性温，有平肝、润肺、健胃、解毒杀菌的功能，早在古埃及、希腊和罗马时代，洋葱在民间医药中已占有重要地位。现代医学已证明，洋葱具有抗炎抑菌、预防慢性支气管炎、治疗浮肿和腹泻、祛痰、利尿、预防心血管疾病、降血脂、降血压、降血糖、减少血栓、抗动脉硬化等作用。另外，食用洋葱还可降低癌症发病率。

（1）治风热感冒　大白菜根、洋葱各 2 个，均切成片，水煎服。每日 1 剂，连服 3 剂。

（2）治肝硬化　鲜黑鱼 250g，冬瓜 500g，赤小豆 100g，洋葱 3 个。鲜黑鱼去鳞、去肠杂洗净，冬瓜、洋葱切片，放入锅中加水炖熟即可。

（3）防治痤疮　红萝卜（中等大小）1 个，芹菜 150g，洋葱 1 个，洗净后放入搅汁机中搅汁饮用，每日 1 次。

（4）治高血压、高血脂　洋葱 120g，切成细丝，食油适量，旺火煎热，再放入洋葱丝翻炒，加盐、酱油和少许醋、白糖拌炒后食用。

（5）治消化不良　洋葱适量，每头切成 2～6 瓣，放入泡菜坛腌浸 2～4 日（夏天 1～2 日即可），待其味酸甜而略辛辣时即可食用。

（6）治神经衰弱　红枣 20 枚洗净，洋葱 20g，一同放入锅内，加适量清水煎煮 20min，吃枣喝汤。

第三节 大 葱

大葱（*Allium fistulosum* var.*gigantum*）又名葱、和事草，属百合科二年生草本植物，以嫩叶和叶鞘组成的肥大假茎为食用器官。大葱由野生葱在中国经驯化和选择而来，起源于前苏联西伯利亚和中国西部。大葱在中国种植历史悠久，汉代《四民月令》中就有"三月，别小葱。六月，别大葱"的记载。我国大葱以山东、河南、河北为主产区。大葱营养物质丰富，是人们日常生活中不可缺少的调味蔬菜，而且具有发汗解毒、通阳利尿、抑菌、抗炎、抗癌和抗氧化等功效。

一、营养物质

大葱营养物质丰富，每 100g 鲜葱含维生素 B$_2$ 0.03mg，维生素 C 17mg，维生素 E 0.3mg，碳水化合物 5.2g，膳食纤维 13g，蛋白质 1.7g，脂肪 0.3g。此外，大葱还含有磷、钾、钙、铜、镁、铁、锰等多种矿物质。

不同类型及不同品种大葱的主要营养成分存在显著差异。分蘖大葱的丙酮酸含量低，但维生素 C、蛋白质、糖和干物质含量均较高，是最佳的生食大葱类型；日本大葱丙酮酸含量较高，但含糖量较低，则适宜熟食；棒状大葱粗纤维含量少、游离氨基酸含量较高，鸡腿大葱的含糖量和丙酮酸含量均较高，二者生熟食皆宜。

二、主要生物活性物质

大葱不仅是一种风味独特的蔬菜，经常被用作调味品，还能起到改善健康的保健作用。大葱中的主要生物活性物质包括大葱挥发油和槲皮素等非挥发性成分。

1. 大葱挥发油

除了含有大量营养物质，大葱中还含有挥发油，挥发油的主要成分为葱辣素、二烯丙基二硫化物、烯丙基二硫化物。从食用角度分析，挥发油特殊的气味能祛除腥膻；从保健角度分析，挥发油可以刺激消化液的分泌，增进食欲，且具有高效止血、抑菌抗癌、降低血脂、防治冠心病的药用功能（田晓庆等，2016）。尤其在抗癌方面，大葱油可降低人胃癌移植瘤细胞 DNA 指数和平均 DNA 质量（表 8-3），且对肿瘤生长抑制率可达到 36.07%。

表 8-3　大葱油对移植瘤 DNA 指数及平均 DNA 质量的作用

组别	DNA 指数	平均 DNA 质量
对照组	3.20±1.10	24.65±1.04
实验组	1.42±0.78	8.91±0.74

大葱挥发油的提取工艺主要包括蒸汽蒸馏法、有机溶剂浸取法、超临界 CO_2 萃取等。水蒸气蒸馏法是工业化应用较普遍的提取方法之一，该法的优点是稳定性好、设备简单、成本

低，缺点是蒸馏耗能较大且获得的有效成分含量低。有机溶剂浸取法是将大葱粉碎，选用正己烷、乙醚、石油醚、二氯甲烷其中一种作为有机溶剂进行浸提。不同溶剂类型、抽提温度及浸提时间是影响提取的三个关键因素。该法的优点是挥发油提取率比水蒸气蒸馏法稍高，且不需蒸汽产生设备，缺点是有机溶剂成本较高，且存在溶剂残留量和含量偏高的其他可溶性物质。超临界 CO_2 萃取法的优点是操作温度低、提取收率高、大葱挥发油品质好，缺点是投资大、操作条件苛刻、设备复杂。此外，大葱油的提取率受原材料的处理方式影响，未经干燥的大葱的大葱油提取率显著高于干燥处理的大葱。

2. 槲皮素等非挥发性物质

大葱非挥发性化学成分包括槲皮素、山柰酚、芦丁、胡萝卜苷、β-谷甾醇和黄芩苷等。不同大葱品种、不同组织和不同贮藏期均显著影响槲皮素含量。葱叶、葱白、葱白最内层组织、葱白外层组织中的槲皮素含量依次降低。同一品种的大葱在刚收获、贮藏 1 个月和贮藏 2 个月时的槲皮素含量基本呈先升高再降低的趋势。

槲皮素的生物学作用较为广泛，在抗氧化和心血管保护方面效果显著。已有研究证实，通过清除活性氧、抑制黄嘌呤脱氢酶/黄嘌呤氧化酶系统、减弱脂质过氧化，槲皮素可减少病理条件下氧化损伤（Boots，2008；Zhu，2004）。通过抑制内皮素 1 及其诱导的蛋白激酶 C 活性，槲皮素可改善内皮功能和防治高血压（Romero，2009）。在抗过敏、抗菌及抗病毒方面，槲皮素药理作用的相关研究也取得了一定进展。槲皮素可阻断过敏相关物质，能够作为肥大细胞分泌的抑制剂，导致类胰蛋白酶、白细胞介素-6 和单核细胞趋化蛋白-1 的释放减少，并下调人肥大细胞组氨酸脱羧酶 mRNA，从而起到抗过敏的作用（Shaik，2006）。已有研究证实，槲皮素可强烈抑制人类免疫缺陷病毒逆转录酶和 DNA 多聚酶β，且能降低对流感病毒的易感性（Ono，1990；Neznanov，2008）。在豚鼠上的研究表明，槲皮素能减少胃黏膜幽门螺杆菌的感染（González-Segovia，2008）。在抗肿瘤方面，槲皮素能抑制 DNA 和染色体损伤，还能降低 DNA 单链断裂的发生率；槲皮素使前列腺癌细胞及结肠腺癌细胞表面的死亡受体重新分布，增强了凋亡诱导配体的治疗效果。槲皮素还可降低雄激素受体功能或减少前列腺癌细胞的雄激素受体数量，而有效防治前列腺癌。此外，槲皮素可作用于血小板，起到抗血小板的作用（Dell'Agli，2008），且槲皮素可通过抑制晶状体醛糖还原酶，达到预防糖尿病性白内障的目的。

槲皮素的提取有乙醇浸提、微波萃取、超声波和甲醇联合提取、酶解和乙醇联合提取 4 种方法。乙醇浸提法以 80%乙醇浸提 24h 时的槲皮素提取率最高；微波萃取的工艺条件为：水分含量为 25%，粒度 60～90 目，萃取时间为 10min，功率为 100W；超声波和甲醇联合提取的重要技术参数是：时间为 30～70min，甲醇的浓度 50%～95%，温度 45～75℃；酶解和乙醇联合提取的工艺条件为：液固比 20:1，酶解浓度 0.5mg/mL，酶解 pH5.5，酶解温度 45℃，酶解时间 2h，乙醇浓度 60%，提取时间为 1.5h，提取温度为 65℃。

三、功能性产品开发

干燥是主要的大葱初加工方式。随着方便面、方便汤料等方便食品的广泛推行，作为方便的调料品，经干燥加工的大葱在国内外都具有广阔的市场。大葱挥发油及槲皮素等相关活性物质的提取及应用是主要的大葱深加工方式，且已开发出槲皮素胶囊片剂。大葱功能性产品的开发尚在起步阶段，具有较大的潜力，如大葱挥发油可用于调味香精的研制等领域，因此大葱功能性产品的开发需结合市场需求，进一步探索。

四、食疗

作为集营养、保健与调味于一体的食品，大葱广泛应用于生活和医药。

大葱含有的挥发油等有效成分能起到解热祛痰作用，所含硫化物具有明显的抗菌抗毒作用。大葱在抗炎方面也具重要作用，其治疗鼻窦炎的良好效果已被证实（李万春，2002）。大葱还具有抑制胃癌细胞生长增殖的作用（常丽丽等，2006），且大葱含有硒，可降低胃内的亚硝酸盐含量，从而对胃癌及多种癌症具有一定的预防作用（李炳焕等，2007）。

1. 食疗方剂

（1）治伤风感冒　生姜 3 片，葱白 3～5 段，水煎，趁热饮服。

（2）治急性鼻炎、鼻窦炎　于夜间以淡盐水洗净鼻腔后，葱白倒捣烂绞汁，用棉球蘸葱汁塞丁鼻腔，左右交替。

（3）治产后乳腺管阻塞　葱全株，切碎，取 50g，适量柑皮，煲水后外洗，2～3 次/日。

（4）治风湿疼痛　生葱适量，香油 20g，水煎，川芎 6g，郁金 6g，和匀服用。

（5）治痔疮出血　葱白 100 个，水煎后，熏洗患处。

（6）治蛲虫病　葱白适量，微火煎煮后，于傍晚前取汁灌肠。

2. 饮食注意事项

大葱的食用应掌握适度、因地、因人及因时的原则。胃溃疡病患者，不宜吃大葱。多汗、表虚者忌食大葱。此外，服用六味地黄丸期间，不宜吃大葱，以免降低药效。

第四节　韭　菜

韭菜（*Allium tuberosum*）又名丰本、草钟乳、起阳草、懒人菜、长生韭、壮阳草、扁菜等，为多年生宿根植物，原产中国。韭菜可分为叶用、花用和花叶兼用三种。叶用韭菜的叶片较宽而柔软，抽薹少，以食叶为主；花韭的叶片短小而硬，抽花薹较多，以采花茎为主；花叶兼用的花叶均佳，我国栽培的以此类占多数。韭菜营养丰富，富含多种维生素，钙、磷、铁等矿物质，粗纤维和蛋白质。韭菜叶片下表皮含有挥发性的硫化物为主的芳香物质，俗称"韭菜油"，能促进食欲。韭菜除作为一种蔬菜外，还是一种良好的医疗药材，能增进食欲、促进新陈代谢和肠胃蠕动。

一、营养物质

韭菜的营养价值很高（表 8-4），含有维生素 B_2、维生素 C、烟酸、钙、磷、铁、碳水化合物、纤维素、蛋白质、脂肪等营养物质。韭菜含有较多的膳食纤维，能增进胃肠蠕动，可有效预防习惯性便秘和肠癌。

表 8-4　100g 新鲜韭菜中营养成分含量

营养成分	含量	营养成分	含量
维生素 B_2	0.05～0.8mg	铁	0.6～2.4g
维生素 C	10～62.8mg	碳水化合物	2.4～6g
烟酸	0.3～1mg	纤维素	0.6～3.2g
磷	9～51mg	蛋白质	2～2.85g
钙	10～86mg	脂肪	0.2～0.5g

二、主要生物活性物质

韭菜是一种药食兼用的蔬菜，含有的生物活性物质主要有硫化物、甾体皂苷和类黄酮化合物等。

1. 含硫化合物

国内外学者从韭菜的种子、根茎、叶片和花中提取挥发性组分，并鉴定出其挥发性组分中主要的化学成分——含硫化合物是韭菜具有特征性芳香气味的主要原因。韭菜茎叶内的硫化物对一些害虫和霉菌具有杀伤作用。迄今已从韭菜中分离鉴定出了 20 多种含硫化合物，主要是二甲基二硫醚、二甲基四硫醚、甲基烯丙基二硫醚、1-丙基三硫醚、甲基丙基二硫醚等二硫化物和三硫化物（刘建涛等，2006）。

2. 甾体皂苷

已从韭菜的种子中分离得到 Tf-1 等多种皂苷，经检测分析推断 Tf-1 的结构为双糖链的呋甾烷醇皂苷，苷元为知母皂苷元。有学者从韭菜种子中分离出 2 个新的呋甾烷型寡糖苷和 1 个新的孕甾烷型寡糖苷。通过溶剂提取和硅胶柱分离，根据化合物理化性质和光谱数据鉴定，从韭菜种子中分离鉴定出烟草苷 C 和 1-O-α-L-鼠李糖（22S）-胆甾-5-烯-1β, 3β, 16β, 22-四羟基-16-O-β-D-葡萄糖苷等几种甾体皂苷，分离到具有逆转录酶抑制活性和抗真菌活性的物质 ascalin 多肽。

3. 类黄酮化合物

类黄酮化合物的保健作用越来越受到人们的重视。韭菜中含有丰富的类黄酮物质，达 2.14mg/g。早在 1980 年就有学者从韭菜叶中分离出 9 种乙酰化的黄酮醇。对采自不同地方的太白韭、卵叶韭和宽叶韭的叶进行类黄酮化合物的薄层层析研究，发现生态环境多样性对韭菜所含类黄酮化合物有明显影响（李莎莉，2018）。

三、临床报道及食疗

韭菜具有良好的药用价值。韭菜籽有补肝肾，暖腰膝，壮肾阳的功用；其根味辛，入肝经，温中，行气，散瘀；叶味甘辛咸，性温，入胃、肝、肾经，温中行气，散瘀，补肝肾，暖腰膝，壮阳固精。《本草纲目》中记载："韭籽补肝及命门，治小便频数，遗尿。"民间常用韭菜治疗身体虚弱，肺结核盗汗，噎嗝反胃，妇女产后血晕，吐清水及跌打刀伤肿痛，神经性和过敏性皮炎，新生小儿硬皮症等。韭菜对痢疾杆菌、伤寒杆菌、大肠杆菌和葡萄球菌均有抑制作用。患有皮肤白斑症的女性，常吃韭菜可以达到祛斑、减肥的双重效果。韭菜中的含硫化合物具有降血脂及扩张血脉的作用，适用于治疗心脑血管疾病和高血压。

1. 临床报道

临床试验表明，韭菜对人体健康具有多种功效。鲜韭菜治疗脚癣效果明显。生韭菜汁治疗呃逆也具有良好的效果（栾菲菲，2009）。此外，韭菜汁滴耳治疗外耳道炎效果显著（陈佩玲，2013）。

2. 食疗方剂

（1）补肾壮阳，健脾固精　韭菜籽 15g，粳米 50g。把韭菜籽和粳米洗净入锅，加水煮成浓稠粥时，再把韭菜切碎放入粥里煮，再加盐调味。

（2）治男性早泄，尿急尿频　韭菜籽 10g，枸杞 10g。把韭菜籽碾成粉，和枸杞一起放入开水里浸泡，当茶喝，每天饮两次。

第五节　薤　头

薤头（*Allium chinensis*），又名薤，为百合科葱属植物，形状如卵状颗粒，略带尖形，与蒜头相仿，但辛辣臭味较弱。薤头主产于长江流域及其以南各省，是中药薤白的主要来源。薤头营养丰富，是一种能够降脂消炎、预防心血管类疾病的保健菜。薤头中所含的主要有效成分是一种有机硫化物，类似于同属植物大蒜中的活性成分——大蒜素。薤头既可食用又能入药，具有多种药理作用和保健功效，是当前农产品中为数不多的复合型功能性食品。在中国民间有很长的食用和医用历史，经年累月的应用和良好效果让薤头赢得了"菜中灵芝"的美誉。采用不同的加工方法可以将薤头加工成各种食用保健佳品，包括咸薤头、甜酸薤头、酱薤头、薤头醋等。

一、营养物质

成熟的薤头个大肥厚，洁白晶莹，辛香嫩糯，营养丰富（表 8-5），含有维生素 B_1、维生素 B_2、维生素 C、钙、镁、铁、铜、锰、锌等（夏新奎等，2010；Wang，2012；吴素珍等，2007）。对比中药薤白炮制前后无机元素含量的变化，发现钙、镁、锶有不同程度的减少，而铁、铜、锰、锌四种元素均有不同程度的增加（杨晓虹等，1997）。此外，每 100g 新鲜薤头中碳水化合物含量约 13.2g，主要有半乳糖、葡萄糖、果糖、木糖和鼠李糖等；蛋白质含量约 2.2g，包含多种人体必需氨基酸；脂类含量约 0.3g，含有多种不饱和脂肪酸，特别是人体必需的亚麻酸。

表 8-5　100g 新鲜薤头中营养成分含量

营养成分	含量	营养成分	含量
维生素 B$_1$	10.02mg	铜	0.6mg
维生素 B$_2$	0.12mg	锰	3.1mg
维生素 C	14mg	锌	7.6mg
钙	337.3mg	碳水化合物	13.2g
镁	31.5mg	蛋白质	2.2g
铁	9.8mg	脂肪	0.3g

二、主要生物活性物质

薤头具有较好的药用功效，其含有的主要功能成分包括含硫化合物、含氮化合物、皂苷类化合物，以及长链脂肪酸等（周向荣等，2006）。

1. 含硫化合物

（1）种类与结构　薤头中含硫化合物主要存在于挥发油中，占挥发油的 50% 以上，目前已鉴定得到的有 27 种不同的硫化物，主要为二甲基二硫、甲基烯丙基三硫、甲基正丙基三硫、乙烯基二甲基硫、甲基 1-丙烯基二硫、甲基烯丙基二硫及二丙基三硫化合物（柏建山等，2004）。薤头挥发油的主要成分是甲基烯丙基二硫化物和二甲基三硫化物，分别占总挥发油的 23.06% 和 19.82%。在日本产薤头挥发油成分中，共鉴定了 11 种含硫化合物，主要成分是二丙基二硫化物，占总挥发油的 30.6%。

（2）分布与含量　刘华等（2012）采用分光光度法分别检测了薤头鳞茎、须、叶中硫代亚磺酸酯的含量，结果显示鳞茎、须、叶中均有较高的硫代亚磺酸酯含量，其中须和叶中含量分别为 3.46mmol/100g 和 3.65mmol/100g，均高于鳞茎中的含量 2.31mmol/100g。

（3）影响因素　在薤头加工过程中，将粉碎后的鳞茎、须、叶分别保存在 4℃、15℃、30℃ 温度条件下，结果显示薤头各部位硫代亚磺酸酯含量随保存时间的延长均迅速减少，4h 后各部位硫代亚磺酸酯含量均降至 30% 左右，而储存温度对各部位硫代亚磺酸酯保留率的影响不显著（刘华等，2012）。刘华等（2012）采用微波真空干燥方法干燥薤头，研究了干燥时间和功率对薤头中硫代亚磺酸酯保留率的影响。结果表明，在薤头微波真空干燥过程中，随着干燥功率增大、时间延长，硫代亚磺酸酯保留率逐渐下降，为了最大程度保留薤头中的硫代亚磺酸酯，其干燥时间不宜超过 14min，干燥工作电流不宜超过 125mA。

（4）药理作用

① 抗菌消炎。柏建山等（2004）测定了薤头的抗菌谱，发现薤头对革兰氏阳性菌和革兰氏阴性菌都有很强的抑菌活性，对白色念球菌等真菌的作用比葡萄球菌属的细菌抗菌活性强，并分析其抗菌成分可能是甲基丙烯基二硫化物。在此基础上，孟松 等（2005）从薤头中分离了抗菌活性物质，其主要成分是甲基丙烯基硫化物，发现其对多种细菌和真菌的生长有抑制作用，其中对白色念珠菌（*Candida albicans*）有很好的抑制效果。

② 抗血小板凝聚。薤头的挥发性成分中含有甲基烯丙基二硫、甲基烯丙基三硫等含硫化合物，该类化合物对血小板聚集有强烈的抑制作用。与阳性对照药阿司匹林比较，某些对称的三硫化合物显示出更强的血小板聚集抑制活性（姚新生，2003）。

③ 抗肿瘤。薤头提取物中含有的主要成分是含硫化合物，且以二甲基三硫化物和甲基丙烯基二硫化物为主，这些硫化物前体物质是 S-丙烯基-L-半胱氨酸亚砜。薤头被搅碎后，在蒜氨酸酶的作用下形成丙烯基次磺酸，而这种物质不稳定，容易降解成多种小分子含硫化合物，这些含硫化合物对细胞生长具有强烈的抑制作用（柏建山等，2004）。甲基丙烯基二硫化物同时具有双键基团和硫基团，与百合科植物中的二烯丙基二硫化物（DADS）结构相似。百合科植物所含有的 DADS，对实验动物的结肠癌、皮肤癌、肝癌、乳腺癌和肺癌等都具有明显的抑制作用。薤头挥发油不仅对体外培养的小鼠肉瘤、肝癌细胞有直接的细胞解毒作用，能明显抑制肿瘤细胞的生长，而且具有明显的体内抗肿瘤作用，表明薤头的挥发油具有抗肿瘤活性，其作用机制可能是直接杀伤瘤细胞。

④ 改善脂质代谢。甲基烯丙基三硫化物具有较强的降血脂作用，其机理可能是甲基烯丙基三硫化物抑制血中脂质过氧化物酶，降低血清中脂质过氧化物水平，脂质过氧化物可选择性抑制前列环素（PGI2）合成。PGI2 具有明显抑制血小板凝集作用，控制动脉壁胆固醇的蓄积和增加纤溶活性作用，以及促进平滑肌细胞内酸性胆固醇酯水解作用，从而促进胆固醇酯的水解和转运。

2. 含氮化合物

（1）种类与结构　薤头中的含氮活性物质主要有腺苷、各种氨基酸及其衍生物等。腺苷是薤头含氮化合物中抑制血小板活性最强的化学成分，且被作为一种治疗心律不齐的药物应用于临床。由于腺苷在薤头中的含量较高，且活性强于阿司匹林，故有学者推测腺苷可能是薤头含氮化合物中治疗心血管系统疾病的有效成分之一（刘巍，2011）。此外，从薤头中还可分离得到能显著抑制血小板聚集的苯丙素酚类含氮化合物，如 N-对香豆酰酪胺、N-反阿魏酰酪胺等活性成分（Kameoka，1984）。

（2）影响因素　刘岱琳和刘爱玲（2000）利用高效液相色谱法测定不同采收期、不同部位、不同加工方法的薤头中腺苷的含量，结果表明：春秋两季采收的薤头，其腺苷的含量相对比较高，最佳采收期为 9 月份；开花期营养成分主要向花序转移，花序中腺苷含量大幅度增加，鳞茎、根、茎秆中含量较少，采收期鳞茎中腺苷含量较高；对于同一采收期的薤头分别采用蒸法和煮法加工后，蒸法加工后样品中腺苷的含量高于煮法。

（3）药理作用　薤头对二磷酸腺苷（ADP）诱导的血小板聚集有抑制作用，其活性成分是腺苷、N-对香豆酰酪胺、N-反阿魏酰酪胺。其抑制机理可能有两种：①通过对血小板膜的某种作用从而抑制一次聚集或促进解离，或对血小板分泌过程的作用，从而抑制二次聚集；N-对香豆酰酪胺对于第一相聚集有效，N-反阿魏酰酪胺对于第一相和第二相均显示了较强的抑制作用。②通过干扰花生四烯酸的代谢，阻断了血栓素 A2（thromboxane A2，TXA2）的合成，增加了前列环素（PGI2）的含量。

3. 皂苷化合物

（1）种类与结构　皂苷是天然产物中一类结构复杂的活性苷类物质。皂苷由苷元和糖组成，分子中含有的羟基较多，故具有较大的极性。薤头的皂苷化合物结构类型多样，经鉴定后命名为皂苷 A～L，主要包括甾体皂苷、螺甾皂苷和呋甾皂苷等。苷元主要有提果皂苷配基、菝葜配基、拉克索皂苷配基、撒尔沙配基及吉托皂苷配基。其中，皂苷 A、皂苷 E、皂苷 F、皂苷 G 对体外二磷酸腺苷（ADP）诱导的血小板聚集均有很强的抑制活性，被鉴定为挥发油中含硫化合物以外的有效单体成分。从薤头鳞茎的抗凝和抗癌活性部位中，分离得到了 6 个甾体皂苷化合物，与中药栝蒌薤白汤中分离得到的皂苷化合物相类似（He，2002）。一般认为经浸煮和干燥加工后，薤头中的含硫化合物由于挥发性强，在干燥药材中已残留不多，因此很难说薤头中含硫化合物是发挥保健作用的主要活性成分，相反，薤头鳞茎中存在的大量甾体皂苷类物质相对稳定且其抗血小板聚集活性较高，故在抗凝作用方面应是起着最重要的作用。

（2）药理作用

① 清除亚硝酸盐。N-亚硝基化合物是一种对动物有强致癌性的化合物，目前研究过的 300 多种亚硝基化合物中，90%以上都具有不同程度的致癌作用。亚硝胺是目前所知的最强的化学致癌物质之一，能诱发包括人在内的各种实验动物多种组织器官包括胃、肝脏等的恶性肿瘤。一般情况下，人类直接从食物中摄入的亚硝胺很少，但形成亚硝胺的前体物质亚硝酸盐在食物中却是普遍存在的，包括在霉变的食物和各种蔬菜以及肉类中。人体内的细菌也会生成一部分亚硝酸盐类物质。因此，在体内清除亚硝酸盐和阻断亚硝胺的合成是预防癌症的有效途径之一。近年来国内外对大蒜和大葱等葱属类植物清除亚硝酸盐能力进行了大量的研究，结果表明葱属植物提取物能显著清除亚硝酸盐。

② 抗血小板凝聚。大多数皂苷能破坏红细胞而呈现出溶血性能，皂苷的溶血作用主要是因为皂苷能够与红细胞膜上的胆甾醇结合，生成一种不溶于水的复合物，这个结合过程打破了红细胞的正常渗透压平衡，使细胞内的渗透压增高导致细胞吸水膨胀破裂，从而发生溶血现象。研究认为，皂苷溶血现象的有无与皂苷元的结构有密切关系；溶血作用的强弱则与其结合的糖有关。研究认为单糖链皂苷的溶血能力一般较强，而双糖链以及苷元为中性三萜类的皂苷其溶血的作用较弱或没有溶血功能，酸性皂苷溶血性能介于二者之间。

③ 抗氧化。近年来的实验研究表明，皂苷作为天然产物具有明显的抗氧化活性。研究表明皂甘对氧自由基影响较小，而是通过提高体内抗氧化酶的活性而达到增强机体抗氧化能力的，防止产生过多的氧自由基对机体造成损害。用过量白酒造成大鼠氧应激态，发现薤头的五种不同提取物中，只有其原汁能显著提高大鼠血清超氧化物歧化酶活性，抑制血清过氧化脂质 LPO 的形成，增加 T 淋巴细胞比例，对反应产生的羟自由基（•OH）有清除作用（李向红和顾丽负，1994）。为探讨薤头抗氧化的作用机制，李向红和段绍瑾（1995）将血清发光应用于薤头的抗氧化研究，结果显示薤头鲜汁相似于抗氧化剂谷胱甘肽，能使血清抗坏血酸自由基自旋浓度降低，和经自由基剂甘露醇能改变血清发光特征的作用机制相似，从而进一步证实了薤头的抗氧化作用。

④ 抗肿瘤。研究发现皂苷具有良好的抗肿瘤作用，有多种皂苷已经应用于临床治疗肿瘤，如人参皂苷、绞股蓝总苷、雷公藤皂苷以及柴胡皂苷等。皂苷抗肿瘤的作用机制多样，主要通过抑制癌细胞转移、抗癌增效剂作用、耐药逆转作用、抑制癌细胞 DNA 和 RNA 的合成、抑制癌细胞的细胞分裂、抑制癌基因的表达、诱导癌细胞凋亡、直接破坏癌细胞微结构以及调节细胞因子作用等。

三、功能性产品开发

现已开发出的薤头功能性产品主要有薤头醋、瓜蒌薤白药和瓜蒌薤白酒。利用盐渍薤头生产中的下脚料——薤头皮，经过脱盐、压榨、补糖、酒精发酵和醋酸发酵制得薤头醋，其不挥发酸含量高，酸味柔和。"瓜蒌-薤白"药记载于《金匮要略》治疗胸痹的瓜蒌薤白白酒汤等方中，两药配伍使痹阻得通，胸阳得宣，是我国用于治疗胸痹症的代表方剂之一。其中，瓜蒌来自于葫芦科植物栝楼或双边栝楼的干燥成熟果实，薤白来自于百合科植物小根蒜或薤头的干燥鳞茎。近几年的研究证明瓜蒌薤白药对心血管系统疾病的治愈效果比其单味药更好，并且现在广泛用于治疗胸痹、心痛、心肌缺血等疾病。瓜蒌薤白药的药用价值较高，且既可药用又可食用。

四、临床报道与食疗

作为一种药食同源的珍品，薤头具有"增食欲、助消化、解疫气、健脾胃"等功能。薤头可以帮助抑制胆固醇合成和降低血压，从而预防动脉硬化症和心血管疾病。对中医而言，薤头所含的许多成分对冠心病、心绞痛、胃神经官能症、肠胃炎、干呕、慢性支气管炎、喘息、咳嗽、胸痛引背、久痢冷泻等症也有很好的治疗或辅助治疗作用。

1. 临床报道

薤头中的功能成分可改善冠心病和心绞痛的治疗效果。对冠心病和心绞痛患者采用瓜蒌薤白半夏汤加减治疗发现，心绞痛治疗有效率为 93.3%，高于采用地奥心血康胶囊治疗的 80.6% 的有效率（刘彦龙，2012）。采用对照治疗方式治疗慢性充血性心力衰竭的患者，发现瓜蒌薤白半夏汤药治疗法显效率 61.5%，总有效率 97%，西医常规治疗法显效率 46.7%，总有效率 95%（孙漫原等，2009）。将瓜蒌薤白半夏汤药用于慢性肺源性心脏病患者 50 例，治愈率为 64%（赵映云，2003）。此外，瓜蒌、薤白、桂枝、汤加味药对治疗慢性心功能不全者效果明显（杨旭，2000）。

2. 食疗方剂

（1）治气滞胃脘痛　薤头 10g，大米 50g，煮粥食，经常服用。
（2）治心绞痛、脘肚胀痛　薤头 100g，捣烂，冲入热水，浸取汁液内服。
（3）治少吃羸瘦、饮食不消　猪肚 1 具，薤头 150g，薏米仁 300g，混合装入猪肚里，用绳扎住，加水和适量的佐料，炖熟服食。
（4）治赤白痢疾　薤头 50g，粳米适量，葱白 3 枚，煮粥吃。
（5）其他　将瓜蒌和薤白 2 味药，加入白酒和适量水，以文火煎煮，去渣饮服，有扩张血管、抗缺氧、保护缺血心肌、抑制血小板聚集、降低血液黏度、改善脂质代谢和调整前列腺素及环核苷酸代谢平衡等作用。

参考文献

柏建山，吴玉杰，夏立秋，2004. 薤头中抗菌活性成分的气相色谱-质谱分析及其机理的研究[J]. 食品科学，25（1）：146-149.

常丽丽，高富贵，任锡玲，等，2006. 大葱精提物作用于人胃癌细胞 MGC803 后形态学观察[J]. 中国综合临床，22（11）：961-963.

陈佩玲，2013. 韭菜汁滴耳治疗外耳道炎[J]. 中国民间疗法，21（9）：42-42.

冯长根，吴悟贤，刘霞，等，2003. 洋葱的化学成分及药理作用研究进展[J]. 上海中医药杂志，37（7）：63-65.

韩江，董智芳，2013.菜中皇后——洋葱的营养保健[J]. 临床与医疗，19：481，490.

黄木兰，2001.1%大蒜浸出液治疗慢性结肠炎 68 例[J]. 福建中医药，5（32）：47.

李炳焕，张朋朋，赵馨，2007. 大葱消除蔬菜中亚硝酸盐的研究[J]. 微量元素与健康研究，24（2）：33-34.

李昌文，2010. 大蒜综合利用及深加工技术[J]. 北方园艺（4）：188-189.

李莎莉，2018. 韭菜有效成分的提取及生物活性研究[D]. 武汉：武汉工程大学.

李万春，2002. 大葱治鼻窦炎[C]. 2002 全国土家族苗族医药学术会议论文专辑.

刘岱琳，刘爱玲，2000. 不同产地，不同采收期的薤白中腺苷含量测定[J]. 沈阳药科大学学报，17（3）：184-187.

刘浩，崔美芝，李春艳，2006. 大蒜素对 2 型糖尿病大鼠血糖的干预效应[J]. 中国临床康复，10（31）：73-75.

刘华，赵利，苏伟，等，2012. 保存时间及温度对藠头不同部位中硫代亚磺酸酯含量的影响[J]. 食品工业科技（1）：100-102.

刘建涛，赵莉，苏伟，等，2006. 韭菜中生物活性成分及其分子生物学的研究进展[J]. 食品科技，31（8）：67-70.

刘丽娟，刘银燕，杨晓红，2000. 葱属植物甾体化合物及黄酮类化合物的研究进展[J]. 中国药学杂志，35（6）：367-369.

刘巍，2011. 藠头活性物质的提取工艺优化及其抗菌抑癌作用的研究[D]. 长沙：湖南师范大学.

刘彦龙，2012. 瓜蒌薤白半夏汤加减治疗冠心病心绞痛体会[J]. 中国医疗前沿，8（11）：16-19.

刘银燕，刘丽娟，杨晓红，2000. 分蘖葱头化学成分的研究[J]. 中草药，31（5）：333-334.

栾菲菲，隋小静，2009. 韭菜汁治呃逆[J]. 中国民间疗法（4）：64-64.

孟松，胡胜标，谢伟岸，等，2005. 藠头中活性物质对白色念珠菌的抑制作用及其机理研究[J]. 食品科学，26（9）：119-123.

聂晓敏，周玉杰，谢英，等，2006. 二烯丙基三硫化物涂层支架对冠状动脉损伤后血管壁内 iNOS 蛋白表达及 NO 水平的影响[J]. 第四军医大学学报（11）：975-977.

史春志，谷翔，冯义柏，等，2006. 大蒜素对培养乳鼠心肌细胞缺氧/复氧损伤细胞凋亡的影响[J]. 江苏医药，32（1）：54-56.

孙漫原，成凯，王捷虹，2009. 瓜蒌薤白半夏汤配合西药治疗慢性心力衰竭 34 例[J]. 陕西中医，30（10）：1288.

田晓庆，于法常，王瑞，等，2016. 大葱现代药理药效研究[J]. 中国果菜，36（10）：29-33.

王利华，2006. 大蒜的营养保健功能及加工利用[J]，中国食物与营养，4：25-27.

王强，曹爱丽，王苹，等，2001.洋葱油的提取价值及其技术研究[J]，食品科学，22（8）：56-58.

闻平，郭月芳，陈蕾，2006. 大蒜素对解脲脲原体的体外抗菌作用[J]. 中国中西医结合皮肤性病学杂志，5（2）：99-100.

吴素珍，李加林，李银保，2007. 薤白微量元素的测定[J]. 时珍国医国药，18（11）：2654-2655.

夏新奎，杨海霞，李纯，等，2010. 薤白多糖的分离纯化及组成分析[J]. 食品工业科技，1：244-247.

徐飞，张爱君，朱红等，2008.香脆洋葱片生产工艺研究[J]，安徽农业科学，36（13）：5374-5375.

徐志祥，高绘菊，2003. 大蒜营养保健功能及综合开发利用[J]，中国调味品，6：2-7.

杨铭，邹彤彤，1992. 天然补硒剂的探索——大蒜含硒多糖的结构及生物活性研究[J]. 中国药学（英文版），1（1）：28-32.

杨晓虹，刘银燕，赵然，等，1997. 中药薤白炮制前后无机元素与氨基酸的含量分析[J]. 吉林大学学报（医学版），5：472-474.

杨旭，2000. 瓜蒌薤白桂枝汤加味治疗慢性心功能不全 128 例[J]. 四川中医，18（12）：19-20.

姚新生，2003. 中药天然药物活性成分的研究方法[J]. 药学服务与研究，3（4）：205-209.

张仕林，2016. 洋葱鳞茎类黄酮类化合物含量及其转录组分析[D]. 南京农业大学.

张庭廷，童希琼，刘锡云，2007. 大蒜素降血脂作用及其机理研究[J]. 中国实验方剂学杂志，13（2）：32-35.

赵映云，2003. 瓜蒌薤白半夏汤加减治疗肺心病 50 例. 现代中西医结合杂志，12（3）：273-273.

郑敏，潘世培，姜友定，等，2003. 大蒜多糖对肝损伤小鼠血清和肝组织 ALT，AST 的影响及其急性毒性实验[J]. 咸宁学院学报（医学版），17（2）：85-87.

周向荣，夏延斌，周跃斌，等，2006. 薤头的主要功能成分及其作用的研究进展[J]，食品与机械，22（3）：73-75.

朱兰香，陈卫昌，许春芳，等，2004. 大蒜素对二甲基亚硝胺诱发的肝纤维化大鼠的保护作用[J]. 中草药，35（12）：1384-1387.

Auer W，Eiber A，Hertkorn E，et al，1990. Hypertension and hyperlipidaemia: garlic helps in mild cases[J]. Br J Clin Pract Suppl，69：3-6.

Boots A W，Haenen G R M M，Bast A，2008. Health effects of quercetin: from antioxidant to nutraceutical[J]. Eur J Pharmacol，585（2/3）：325-337.

Dell'Agli M，Maschi O，Galli G V，et al，2008. Inhibition of platelet aggregation by olive oil phenols via cAMP-phosphodiesterase[J]. Brit J Nutr，99（5）：945-951.

Fossen T，Andersen D M，Ovstedal D O，et al，1996. Charateristic anthocyanin pattern from onions and other *Allium spp.*[J]，J Food Sci，61（4）：703.

González-Segovia R，Quintanar J L，Salinas E，et al，2008. Effect of the flavonoid quercetin on inflammation and lipid peroxidation induced by *Helicobacter pylori* in gastric mucosa of guinea pig[J]. J Gastroenterol，43（6）：441.

He X，Qiu F，Shoyama Y，et al，2002. Two new steroidal saponins from "Gualou-xiebai-baijiu-tang" consisting of *Fructus trichosanth* is and *Bulbusalliim acrostemi*[J]. ChemInform，50（5）：653-655.

Helen A，Rajasree C R，Krishnakumar K，et al，1999. Antioxidant role of oils isolated from garlic （*Allium sativum* Linn） and onion（*Allium cepa* Linn）on nicotine-induced lipid peroxidation[J]. Vet Hum Toxicol，41（5）：316-319.

Jirovetz L，Koch H P，Jager W，et al，1992. Investigations of German onion oil by GC-MS and GC-FTIR[J]，Pharmazie，47（6）：455-456.

Kameoka H，Iida H，Hamhimoto S，1984. Sulphides and furanones from steam volatile oils of *Allium fistulosum* and *Allium chinense*[J]. Phytochemistry，23（1）：155-156.

Kumud K，Mathew B J，1995. Antidliabetic and hypolipidemic effect of smethyl cysteine sulfoxide isolated from *Allium cepa* Linn[J]. Indian J Biochem Bio，32：49-54.

Neznanov N，Kondratova A，Chumakov K M，et al，2008. Quercetinase pirin makes poliovirus replication resistant to flavonoid quercetin[J]. DNA cell biol，27（4）：191-198.

Ono K，Nakane H，Fukushima M，et al，1990. Differential inhibitory effects of various flavonoids on the activities of reverse transcriptase and cellular DNA and RNA polymerases[J]. Eur J Biochem，190（3）：469-476.

Romero M，Jiménez R，Sánchez M，et al，2009. Quercetin inhibits vascular superoxide production induced by endothelin-1: role of NADPH oxidase，uncoupled eNOS and PKC[J]. Atherosclerosis，202（1）：58-67.

Sachiko H，Taeko S，Umeo U，1998. Tissue and spatial distribution of flavonol and peroxidase in onion bulbs and stability of flavonol glucosides during boiling of the scales[J]，J Agr Food Chem，46：3497-3502.

Shaik Y B，Castellani M L，Perrella A，et al，2006. Role of quercetin （a natural herbal compound） in allergy and inflammation[J]. J Biol Reg Homeos Ag，20（3/4）：47-52.

Sheela C G，Augusti K T，1992. Antidliabetic effects of S-allyl cystenine suiphoxide isolated from garlic and onion[J]，Indian J Exp Biol，30（6）：523-526.

Wang F，Bah A A，Huang Z H，2012. Phyto-characteristics，cultivation and medicinal prospects of Chinese Jiaotou （Allium chinense）[J]. Int J Agric Biol，14：650-657.

Zhu J X，Wang Y，Kong L D，et al，2004. Effects of Biota orientalis extract and its flavonoid constituents，quercetin and rutin on serum uric acid levels in oxonate-induced mice and xanthine dehydrogenase and xanthine oxidase activities in mouse liver[J]. J Ethnopharmacol，93（1）：133-140.

第九章
绿叶蔬菜

绿叶蔬菜是指以柔嫩的绿叶、叶柄和嫩茎为主要食用器官的速生蔬菜。这类蔬菜种类极多，生长期短，适应性广，在蔬菜周年均衡供应方面具有不可替代的重要地位。我国栽培的绿叶蔬菜种类很多，包含13科30多种，常见的绿叶蔬菜主要包括莴苣、芹菜、菠菜、茼蒿、苋菜、芫荽、蕹菜、落葵和冰菜等。绿叶蔬菜产品不仅风味各异，还富含维生素、矿物质等营养物质，以及类黄酮化合物、萜类化合物、植物精油和植物甾醇等多种重要生物活性物质，广受消费者喜爱。

第一节 莴 苣

莴苣（*Lactuca sativa*）为菊科莴苣属一年或二年生草本植物，原产地中海沿岸，现于我国各地广泛栽培。莴苣分为叶用和茎用两类。叶用莴苣俗称生菜，按叶片色泽分为绿生菜和紫生菜两种，按叶的生长状态又分为散叶生菜和结球生菜两种；茎用莴苣又名莴笋，是由叶用莴苣经长期人工选育而成，食用部分主要是花茎，其茎肥如笋，肉质细嫩。莴苣是人们日常生活中重要的蔬菜之一，具有丰富的营养价值和食疗功效，在中国古代被冠以"千金菜"之美名。宋代陶谷在《清异录》中写道："呙国使者来汉，有人求得菜种，酬之甚厚，故因名'千金菜'，今莴苣也。"其中叶用莴苣作为营养丰富的世界性鲜食绿叶蔬菜日益受到消费者青睐，其需求量不断增加。

一、营养物质

莴苣富含多种维生素、矿物质等营养成分，具体种类及含量见表9-1。莴苣中维生素种类丰富多样，新鲜叶用莴苣富含维生素 B_1、维生素 B_2、维生素 B_6、维生素C、维生素E和烟酸等多种营养物质。莴苣中还富含钾、磷、镁、钙、钠、铁等多种大量元素及锰、铜、碘、硼等重要微量元素。叶用莴苣含糖量偏低，每100g新鲜叶用莴苣仅含糖1.4g。此外，每100g新鲜叶用莴苣中含蛋白质1.3g、脂肪0.3g、膳食纤维0.7g。

表 9-1　100g 新鲜莴苣中营养成分含量

营养成分	含量/mg	营养成分	含量/mg
维生素 B_1	0.04	钠	147
维生素 B_2	0.06	镁	28
维生素 B_6	0.05	磷	24
维生素 C	27	铁	1.3
维生素 E	1.02	碳水化合物	1400
烟酸	0.4	膳食纤维	700
钾	250	蛋白质	1300
钙	36	脂肪	300

二、主要生物活性物质

莴苣中主要活性物质包括类黄酮化合物和萜类化合物等，这些物质能够有效地清除细胞代谢过程中产生的过剩自由基，提高人的抗氧化能力，具有明显的抗癌和抗心血管疾病等健康改善价值，并对糖尿病的治疗具有积极的作用（杨晓等，2015）。

1. 类黄酮化合物

莴苣中含有丰富的黄酮类化合物和花青素等类黄酮化合物，其中黄酮类化合物主要由山奈酚-3-*O*-葡糖苷酸、槲皮素-3-*O*-葡萄糖苷、槲皮素、异鼠李素-3-*O*-葡萄糖苷酸等构成，在绿叶生菜中的含量分别为 162.28μg/g（FW）、97.87μg/g（FW）、74.39μg/g（FW）和 46.79μg/g（FW）。研究人员通过对 5 个品种叶片分析，发现红叶生菜中的黄酮类化合物含量高于绿叶生菜，其中含量最高的为红叶品种"lollo rosso"，达到 2.8mg/g（FW），而含量最低的为绿叶品种"iceberg"，仅为 0.01mg/g（FW）。此外，生菜叶片上颜色不同的部位其黄酮类化合物含量也各不相同，"lollo rosso"品种叶片上的红色部位的黄酮类化合物含量最高，其次是绿色部位，白色部位最低，不足红色部位的 3%。莴苣中的黄酮类化合物能有效清除羟自由基，抑制肝脏组织中脂质过氧产物丙二醛的产生，作为天然抗氧化剂具有很好的开发潜力，在食品、医疗领域具有很好的应用前景。

花青素属于类黄酮化合物，在生菜中主要由矢车菊素-3-*O*-葡萄糖苷、芍药素-3-*O*-葡萄糖苷和飞燕草素-3-*O*-葡萄糖苷组成，且在不同品种中含量差异较大。紫叶生菜的花青素含量高于红叶生菜，其中紫叶生菜"奶油紫翠"花青素含量高达 84.87μg/g（FW），而绿叶生菜中几乎不含花青素。此外，温度和光质等栽培环境条件对花青素的积累也有明显影响，如相对低温（日均温 20℃，夜均温 13℃）有利于花青素的积累；LED 光依 505nm、455nm、470nm、535nm 波长的顺序，花青素含量逐渐减低，紫外线处理能显著诱导生菜花青素的积累（Samuolienė et al.，2012）。花青素是纯天然的抗衰老的营养补充剂，除了具备很强的抗氧化能力、能够预防高血压、减缓肝功能障碍，对改善视力、预防眼部疲劳等方面也有较大的功效。

2. 倍半萜类

倍半萜类化合物也是莴苣的主要生物活性成分，其中愈创木内酯类占主导地位。Araruna 等（2010）从生菜中发现 3,14-二羟基-11,13-二氢木香烯内酯和 8-巴豆酰-15-去氧山莴苣素两个倍半萜内酯类化合物（图 9-1），这两个化合物均展示出较强的抑制脂氧合酶活性，其半抑制浓度（IC_{50}）值分别达到了 59μmol/L 和 14μmol/L；并在 5mg/kg 和 10mg/kg 水平下能够显著减轻小鼠注射试验中角叉菜胶引发的水肿。

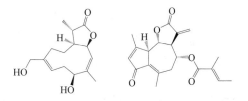

图 9-1　3,14-二羟基-11,13-二氢木香烯内酯（左）和 8-巴豆酰-15-去氧山
莴苣素（右）基本结构（Araruna，2010）

3. 类胡萝卜素

莴苣中类胡萝卜素主要由叶黄素和 β-胡萝卜素组成，其含量分别为 6.24～38.24mg/kg 和 18.8～53.56mg/kg（FW）；此外，莴苣中还含有新黄质、紫黄质、玉米黄质、莴苣黄素和隐黄质等多种类胡萝卜素（Cruz et al.，2014；Durazzo et al.，2014）。莴苣的类胡萝卜素含量随类型和品种的不同而变化，如长叶莴苣的叶黄素和 β-胡萝卜素含量明显高于皱叶莴苣。此外，蓝光处理可提高莴苣类胡萝卜素含量，而远红光照射会导致类胡萝卜素生物合成受阻（杨晓等，2015）。

4. 其他生物活性物质

叶用莴苣茎叶中含有莴苣素，具有镇痛催眠、降低胆固醇、辅助治疗神经衰弱等功效；莴苣含有甘露醇等有效成分，有利尿和促进血液循环的作用；含有倍半萜内酯类化合物，具有细胞毒活性，可作为抗肿瘤草药使用；含有"干扰素诱生剂"，可刺激人体正常细胞产生干扰素，从而产生一种"抗病毒蛋白"抑制病毒。

三、功能性产品开发

莴苣提取液中的奎宁酸类衍生物和类黄酮化合物均可有效降低乙型肝炎病毒 DNA 水平，抑制成熟的乙型肝炎病毒的释放。莴苣提取液也可以作为利尿剂，能够增进食欲，在临床上可用于治疗便秘、咳嗽、泌尿系统疾病和用作治疗眼睛炎症的洗涤剂等。用莴苣油涂抹皮肤，可以活血化淤、行气止痛、抗菌消炎、增强皮肤抵抗力，莴苣籽提取物还具有很强的降压及抗多种实验性心律失常的作用。莴苣茎叶中含有莴苣素，味苦，能增强胃液消化功能、刺激消化、增进食欲，并具有镇痛和催眠的作用，达到药食同源的效果，可用于功能性饮料和蛋糕等的制作，具有较广的市场应用前景（蔡健等，2005；杨刚，2011）。莴苣精华具有卓越的补水效果，让肌肤重新焕发活力，常用于补水系列的爽肤水、乳液和精华液。莴苣中含有丰富的抗氧化物质，其抗氧化活性很高，可用于加工成天然防腐剂。

四、食疗

中医认为，莴苣味苦，性凉，入肠、胃经，具有利五脏、通经脉、清胃热、清热利尿等功效，主治小便不利、高血压、慢性肾炎、乳汁不通等病症。莴苣中含有天然的叶酸，孕妇在妊娠期多吃莴苣等叶酸丰富的食物，有助于胎儿脊髓的正常形成，并可使婴儿患神经管畸形的危险减少 50%～70%；此外，生菜中含有多种化学成分和有益物质，对于抗肿瘤、利尿、扩张血管、治疗便秘等都有一定的作用（白意晓等，2013）。

（1）治热咳、痰多　生菜100g，蘑菇100g，菌菇含有丰富的易于人体吸收的蛋白质，并具有补脾益气、润燥化痰以及较强的滋补功效，与生菜搭配食用，对热咳、痰多、胸闷、吐泻等有一定的食疗作用。

（2）镇痛催眠　生菜250g，大蒜适量，调味品适量。具有镇痛催眠、降低胆固醇、辅助治疗神经衰弱、利尿、促进血液循环、抗病毒、杀菌、消炎和降血糖的作用，甚至还可以补脑。

（3）清热利水　生菜30g，黄豆60g。先将黄豆用清水浸泡至软，洗净；生菜择洗干净，切末。再将泡好的黄豆、生菜末一同倒入全自动豆浆机，加入适量水煮成豆浆即可。具有清热利水、减肥健美和增白皮肤的作用。

（4）消脂、减肥　生菜200g，大蒜2颗，蚝油两勺，调味品适量。具有消脂、减肥、镇痛、催眠、驱寒、利尿、抑制病毒的作用。

第二节　芹　菜

芹菜（*Apium graveolens*），又名旱芹或药芹，在全国和世界各地广泛栽培，以叶片和叶柄为食用部位，是广受人们喜爱的蔬菜作物之一。芹菜可分为本芹（中国芹菜）和西芹（又称西洋芹菜、洋芹）两大类型。本芹与西芹在营养价值和药用功效上基本相同，但在形状和味道上各有特色。本芹通常植株较为矮小，叶柄细长，株形松散，香味浓郁；西芹通常植株株形较为紧凑，植株高大，叶柄宽厚、实心，纤维少，口味较淡。芹菜除了含有丰富的维生素、蛋白质、纤维素等多种营养成分外，其茎、叶和种子中还含有多种类黄酮化合物、挥发油、不饱和脂肪酸等具有生物活性的物质，不仅具有清新香味，能够促进食欲，还对高血压、高血脂、心血管疾病、泌尿系统感染等多种疾病有辅助治疗作用。随着人们生活水平的提高和健康意识的增强，芹菜的潜在功效被不断挖掘和开发，逐渐成为一种具有广阔利用前景的蔬菜。

一、营养物质

芹菜含有的基础营养物质十分丰富，其主要营养成分见表9-2。芹菜中维生素的种类多样，每100g新鲜芹菜中含有维生素C 31mg，维生素B_1 0.02mg，维生素B_2 0.06mg，烟酸0.4mg。芹菜不同组织中均含有人体所需的多种矿物元素，以钠、钾、钙含量居多。每100g新鲜芹菜中含蛋白质1.8g，氨基酸种类多样，其中包括7种人体必需氨基酸（半胱氨酸未被检出）（李爱民等，1997）；芹菜中脂肪含量低，约为0.3g，含高度不饱和脂肪酸，以十八碳烯酸甲酯和亚油酸为主（张捷莉等，2004）；芹菜中膳食纤维含量约为2.1g，较一般瓜果蔬菜中含量高，主要以纤维素、半纤维素和木质素等为主。

另有研究发现，芹菜不同品种和不同组织中营养成分含量差异较大，许多营养成分以叶片中含量居多，包括蛋白质、脂肪、维生素C及多种大量元素和微量元素。人们食用芹菜习惯只吃叶柄、丢弃叶片，这种传统的吃法并不科学。

表 9-2　100g 新鲜芹菜中营养成分含量

营养成分	含量	营养成分	含量
维生素 B_1	0.02mg	镁	10mg
维生素 B_2	0.06mg	锌	0.46mg
烟酸	0.4mg	硒	0.6μg
维生素 C	31mg	磷	50mg
维生素 E	2.21mg	铁	0.8mg
叶酸	29mg	碳水化合物	3.9g
钾	154mg	膳食纤维	2.1g
钙	152mg	蛋白质	1.8g
钠	517mg	脂肪	0.3g

二、主要生物活性物质

目前芹菜中分离的具有生物活性的物质主要包括类黄酮化合物、挥发油、苯丙素类化合物等多种成分。类黄酮化合物是芹菜中最重要的次生代谢产物，大多以糖苷形式存在。目前从芹菜中分离出了多种类黄酮物质，包括芹菜素、木犀草素、山奈酚、异鼠李素、槲皮素等，尤其是芹菜素，相比于其他物种芹菜中含量较高。

1. 芹菜素

芹菜素（apigenin）又称芹黄素，其化学结构为 4,5,7-三羟基黄酮，是天然存在的一种类黄酮化合物，广泛存在于多种蔬菜、水果、豆类和茶等植物中，以芹菜中含量居多。芹菜不同部位的芹菜素含量差异较大，每 100g 新鲜芹菜叶片中芹菜素含量为 76.8mg，约是叶柄的 24 倍、根的 11 倍左右。故食用芹菜时将叶片丢弃是一种很大的营养浪费。研究表明，温度会影响芹菜中芹菜素的积累。此外，不同地域、不同种类的芹菜中芹菜素含量也各不相同（隋璐等，2016）。

芹菜素具有广泛的药理作用，在抗菌消炎、抗氧化、肿瘤预防和中枢神经的保护等方面有疗效。多项体外和动物实验表明芹菜素对血管收缩有显著的舒张作用和降压作用；芹菜素可以通过螯合作用降低金属离子参与的自由基反应，减少自由基的生成，并且可以降低脂类过氧化强度；对芹菜素的研究还证实其对多种癌细胞都有抑制生长和促使凋亡的作用，如 $20\sim160\mu mol/L$ 的芹菜素能抑制人卵巢癌 CAOV3 细胞增殖，且呈明显的时间、剂量依存性关系；芹菜素还可通过抑制 Akt 激酶活性而诱导胃癌细胞凋零。虽然目前对芹菜素的药理研究大多还处于体外和动物实验中，较少应用在临床中，但为相关药物开发提供了一定的指导作用。

芹菜素几乎不溶于水，易溶于甲醇、乙醇和二甲基亚砜，纯品显浅黄色。对芹菜中芹菜素的提取大多使用传统醇提法，以乙醇和乙酸乙酯作为溶剂，此外还有酸解法、微波萃取法、酶解法、高效液相色谱法等辅助提取方法。目前，仅依靠从植物中提取芹菜素已无法满足科学研究和临床应用上的需求，芹菜素的半合成和全合成技术也发展得较为成熟，在生物、食品和医药行业应用广泛。

2. 芹菜甲素

芹菜甲素化学结构为 3-丁基-1（3H）-异苯并呋喃酮（3-butyl-1（3H）-isobenzofuranone），

简称丁基苯酞（3-*n*-butylphathlide，NBP），是芹菜籽提取物中的有效成分之一，也存在于伞形科和菊科等其他植物中。采用以 R134a 与丁烷为溶剂的亚临界提取法提取芹菜籽油，液相色谱检测 1g 芹菜籽油中芹菜甲素的平均提取量为 51.9mg。

芹菜甲素具有改善脑缺血、抗惊厥、抗衰老等生理功能。动物实验显示芹菜甲素能有效地对抗 D-半乳糖所致的小鼠多项衰老指标的出现，且能抑制背海马和齿状回内 β-APP 阳性神经元的生成，有效改善老年性痴呆；芹菜甲素能解除鼠、兔等动物模型由各种原因引起的惊厥反应。此外，芹菜甲素对急性缺血性脑卒中患者的中枢神经功能的损伤有改善作用，其口服药恩必普是我国脑血管治疗领域的第一个拥有自主知识产权的国家一类新药。

芹菜甲素常温下为一种淡黄色或无色黏稠的油状液体，有天然香气，是芹菜挥发油的主要成分。对芹菜中芹菜甲素的提取工艺较多，可采用有机溶剂提取法、索氏提取法、水蒸气蒸馏法三大常规方法及亚临界和超临界提取法来提取。此外，芹菜甲素的人工合成方法也非常成熟，人工合成的（±）-芹菜甲素表现出比天然芹菜甲素更强的药理活性。另外，芹菜甲素具有天然香蕉芬芳气味，还可应用于食品工业。

3. 香豆素

香豆素是一类苯丙素类化合物，即 1,2-苯丙 α 吡喃酮。香豆素具有芳香气味，广泛存在于伞形科、芸香科、菊科、瑞香科等高等植物中。目前对植物中香豆素提取的研究报道了采用回流法、渗漉法、超声波辅助提取法、微波辐射法等方法进行提取。芹菜植株、种子均能够提取香豆素，采用微波辐射法从芹菜中提取香豆素，所得香豆素的产率为 0.65%，采用超声波辅助提取芹菜香豆素提取率为 0.73%（于金慧等，2019）。

研究表明，香豆素具有抗菌消炎、抗 HIV、降压和抗心律失常等生物学活性。体外实验表明香豆素对腐生镰孢、番茄棘壳孢菌、绿色木霉、根串珠霉和大丽花轮枝孢菌等菌株具有抗真菌活性；动物实验表明香豆素可以抑制钙离子经钙通道进入细胞从而发挥降压、抗心律失常等作用。

三、功能性产品开发

1. 功能性食品开发

将芹菜汁添加于酸奶和豆奶中制作具有芹菜风味的奶制品；将芹菜与其他水果、蔬菜合理搭配后制成各类复合饮料，营养成分和健康改善功能倍增，且携带方便、食用快捷，极大地满足了现代人对营养和效率的双重追求。芹菜籽油脂含量丰富，还可用来制造食用油脂。根据《食品安全国家标准　食品添加剂使用标准》（GB 2760—2014），我国已批准芹菜花油、芹菜籽油、芹菜叶油、芹菜籽提取物为食品用天然香料。芹菜全株均可萃取精油，法国、荷兰、匈牙利和印度等国为芹菜精油的主要生产国，芹菜精油不仅应用于酱油、肉类、调味品等食品中，在西方国家还作为膳食补充剂和功能性食品。

2. 化妆品开发

芹菜具有特殊的香味，其提取物被广泛用于调配香水、化妆品、香皂香精等。芹菜提取物对亚硝酸钠、DPPH 自由基有较强的清除能力，是一种天然的抗氧化剂，澳洲 Aesop 公司利用芹菜抗氧化的特性开发了富含芹菜籽精油的系列护肤品。

3. 精华片和精华胶囊

澳洲、新西兰和美国等公司开发了一些以芹菜籽油为主要成分的精华片、精华胶囊等产品，主要针对患有关节疼痛、痛风等症状的人群。

四、临床报道与食疗

芹菜是药食同源的蔬菜，长期被人们冠以"药芹"的美誉。中医认为芹菜性凉，具有平肝凉血、清热利湿的功效。现代医药分析和药理实验发现芹菜对高血压、高血脂、泌尿系统感染、尿血等多种疾病具有辅助治疗作用。

1. 临床报道

芹菜在我国最早用于药用植物栽培，古籍《实用本草》《本草推陈》《本草纲目》中均有关于芹菜药用功能的记载，认为芹菜有降压、降血脂、开胃、利尿等功效。临床上采用芹菜的提取物对原发性高血压患者进行观察治疗，结果表明，芹菜提取物对轻、中度高血压疗效好，有效率可达96%以上，对重度高血压患者有效率为50%（程国龙，2007）。

2. 食疗方剂

（1）降血压　鲜芹菜250g，切细绞取汁液，每次服1茶杯，每日2次。或芹菜150g，粳米100g，加水煮成芹菜粥，供早晚餐食用。

（2）治疗便秘　芹菜300g切段，少许香油炒熟后，加入核桃仁50g，稍炒即起锅，佐膳食用。治疗产后便秘和老年高血压伴便秘者效果较好。

（3）保肝补血　鲜芹菜（下段茎）100g，大枣 50g，煲汤分次服用。可作为肝炎患者的日常饮料，有保肝、补血的作用。

（4）安神镇静　芹菜（带根）100g，鲜马蹄10个，炖水饮用，可消食化痰，有利于安定情绪，消除烦躁。

3. 饮食注意事项

芹菜性凉质滑，体质虚寒、脾胃虚弱的患者不可食用，以免加剧病情。芹菜中含有的粗纤维较多，会对肠胃造成较大的负担，患有肠胃炎、肠胃溃疡的患者不可食用芹菜。芹菜有降血压作用，血压较低的人应该注意避免食用。此外，芹菜还是欧洲国家最常见的过敏性食物之一，芹菜中的过敏原会引起其食用者或接触者出现不同的过敏症状，故易过敏体质者最好少食或不食。

第三节　菠　　菜

菠菜（*Spinacia oleracea*），又名波斯菜、赤根菜、鹦鹉菜等，属藜科菠菜属一二年生草本蔬菜，原产波斯，唐朝时传入中国，现各地均有栽培，分为尖叶和圆叶两种类型，是一种常年供应的绿叶蔬菜，也是我国主要出口蔬菜之一。菠菜主要食用部位为叶片及嫩茎，茎叶柔软滑嫩、味美色鲜，含有丰富的维生素 C、类胡萝卜素、矿物质、蛋白质，有"营养脑黄金"的雅称。

一、营养物质

菠菜富含维生素、矿物质、蛋白质、膳食纤维等多种营养素，有"营养模范生"之称（表9-3）。100g 菠菜含有的维生素 C 可以满足一个人一天的需求，菠菜中还含有大量的 B 族维生素。菠菜中富含叶酸，能够有效预防和治疗夜盲症及贫血，孕妇多吃菠菜有利于胎儿大脑神经的发育，防止畸胎。菠菜中的矿物质及微量元素也十分丰富，含有丰富的铁，菠菜所含的维生素 C 能够提高对铁的吸收率，对缺铁性贫血有改善作用。菠菜中蛋白质包含 17 种氨基酸，其中必需氨基酸含量占总氨基酸的 49.0%。

表 9-3　100g 新鲜菠菜中营养成分含量

营养成分	含量/mg	营养成分	含量/mg
维生素 B_1	0.04	铁	2.9
维生素 B_2	0.11	锌	0.85
维生素 B_6	0.6	锰	0.66
维生素 C	32	铜	0.1
维生素 E	1.74	磷	47
叶酸	0.246	碳水化合物	2800
钾	311	膳食纤维	1700
钠	85.2	蛋白质	2600
钙	66	脂肪	300
镁	58		

二、主要生物活性物质

菠菜中有丰富的化学成分，具有较强的药理活性，且含有一类天然抗氧化物质体系，主要包括类黄酮化合物，可防止脂质过氧化；还含有甾体类、类胡萝卜素等多种生物活性物质。

1. 类黄酮化合物

类黄酮化合物是菠菜中主要的活性物质，其含量在新鲜菠菜叶片中高达 1.0～1.2mg/g。研究人员从韩国冬菠菜中鉴定到 20 种类黄酮化合物，包括 7 种万寿菊素、1 种鼠李素、8 种菠叶素、1 种棕鳞矢车菊黄酮素等物质。栽培环境对菠菜中类黄酮化合物的组分与含量存在明显影响，如在韩国全南、庆南和庆北三个产地的冬菠菜叶片中，20 种类黄酮化合物中的 7 种存在显著差异，可以作为区分这三个产地的差异代谢标记物。此外，菠菜提取物中的抗氧化成分能减弱小鼠体内过氧化氢酶的活性，增强超氧化物歧化酶的活性，有效预防阿霉素导致的心脏损伤。

2. 甾体类

甾体类化合物是菠菜中另一种主要的活性物质，主要包括植物甾醇类、昆虫蜕皮激素等。目前从菠菜中分离出了五种甾醇，分别为 α-菠菜甾醇、Δ7-豆甾烯醇、β-谷甾醇、胆固醇和豆甾醇，其中 α-菠菜甾醇含量最高，对动物角叉菜胶和热烫性足肿胀、巴豆油气囊肿肉芽组织增生均有明显抑制作用（吴开莉等，2016）。

3. 类胡萝卜素与叶绿素

菠菜中还含有大量的色素，主要有 β-胡萝卜素、脱镁叶绿素、叶绿素 a、叶绿素 b、叶黄素等。每 100g 菠菜中含类胡萝卜素 2.92mg，成人和小儿食用试验证明，菠菜中类胡萝卜素的利用率比油菜、胡萝卜中的高。此外，菠菜中还含有紫黄素、玉米黄质等色素物质。光质处理对菠菜类胡萝卜素积累具有明显影响，红蓝光处理后菠菜叶片中的 β-胡萝卜素含量显著下降。

三、功能性产品开发

1. 功能性食品

菠菜营养丰富，在功能性食品与饮料的开发利用方面前景广阔。将菠菜加工制成蔬菜颗粒食品，既能保留其营养和健康功能品质，又能延长食用期，特别适宜老人、糖尿病及肥胖病患者食用（纵伟和何俊，2006）；将菠菜制成菠菜婴幼儿米粉，具有清热解毒、营养丰富、冲调性好、更易消化吸收等优点，弥补了传统婴幼儿米粉营养不足的问题；将菠菜制成菠菜彩色营养豆腐，具有补血、活血、养阴、润燥、泻火、下气、健脑之功效，大大提高了传统豆腐的营养价值（张秀凤等，2013）；以菠菜汁为主要原料生产的乳饮料，不仅风味可口，还对人们的身体具有一定的健康改善价值；菠菜籽油兼具药食两用功能，脂肪酸种类特别丰富，若将其加入普通食用植物油中，可以增加食用油中必需脂肪酸的含量，有利于人体健康。目前还兴起一种新型的蔬菜制品——菠菜纸片食品，成为近些年专家研究的热门食品。

2. 食品添加剂

在食品添加剂方面，菠菜叶蛋白可以作为食品添加剂来增加食品的营养价值，也可作为绿色蔬菜缺乏地区的人们的重要营养来源之一（梁丽琴和段江燕，2012）。在食品色素应用方面，由于菠菜中含有 β-胡萝卜素、叶黄素和叶绿素等色素，因此可作为天然的食品色素和食品营养剂。菠菜还具有明显的抗氧化、抗衰老和抗突变等生物活性，可广泛用于食品、制药及日用化工等行业。

3. 其他

在其他应用方面，菠菜嫩叶与维生素 C、小麦和大豆蛋白混合，可使血液中的尼古丁和一氧化碳浓度降低，因此可制成戒烟糖，也可制成治疗酒精中毒的制剂。

四、临床报道与食疗

菠菜不但营养丰富，而且还有很好的药用价值。中医认为，菠菜味甘、性凉，入肠胃二经，利五脏、通肠胃、解酒毒、通血脉、开胸膈、下气调中、止咳润燥。现代医学也常把菠菜作为滑肠药，主治习惯性便秘及痔漏等，并有促进胰腺分泌，帮助消化的作用。最新药理研究表明，菠菜叶中含一种类胰岛素物质，其作用与胰岛素非常相似，故糖尿病人（尤其 II 型糖尿病人）宜经常食用菠菜。

1. 临床报道

研究表明，中老年人每周吃 2～4 次菠菜，可降低视网膜退化的危险。菠菜保护视力的关键是其中的类胡萝卜素可以防止太阳光对视网膜的损害。菠菜中富含亚硝酸盐，可通过增加一氧化氮水平，增强血管内皮功能，降低收缩压，在治疗高血压方面有良好的效果（Bondonno，2012）。

2. 食疗方剂

（1）治糖尿病　鲜菠菜根150g洗净切碎，鸡内金10g，加水适量，煎煮30min，加入淘净的大米适量煮烂，1日内分数次食用。

（2）治咳嗽气喘　菠菜籽300g，炒黄，研成细末，炼蜜丸，每日服2次，每次服9g。

（3）治风湿性关节炎　菠菜50g，蘑菇200g，水煎服，每日2次。

（4）调理肠胃，治疗便秘　①单拌菠菜根：菠菜根放入开水中煮三四分钟捞出，加香油拌吃。②菠菜拌姜丝：菠菜250g，生姜丝25g。菠菜沸水中烫2min左右，捞出切段与生姜丝同放盘中，用精盐、醋拌匀，淋上麻油，腌渍片刻即成，分1～2次食用。

（5）养肝明目，治疗视物模糊　①菠菜羊肝汤：菠菜切段，羊肝切片。水烧沸，入羊肝稍滚后再入菠菜，然后放调料再滚一下，连汤一起吃。②菠菜拌藕片：菠菜、藕各200g。菠菜择净入沸水焯一下，藕去皮洗净，切片，入沸水汆一下断生，加精盐、白糖、麻油拌匀。

（6）养阴生血，用于缺铁性贫血　①菠菜猪肝汤：猪肝切片煮熟，入烫熟的菠菜，加调料拌匀即可食用。②猪血菠菜汤：菠菜、熟猪血各500g。猪血切片，入锅煸炒，烹入料酒至水干时加盐、胡椒粉、菠菜和高汤，煮沸。

3. 饮食注意事项

菠菜不宜与牛奶、豆腐等钙质含量高的食物同食。菠菜富含草酸，草酸根离子在肠道内与钙结合后易形成草酸钙沉淀，不仅阻碍人体对钙的吸收，还容易形成结石。另外小孩及中老年人在服用钙片前后2h内应尽量避免食用菠菜等含草酸较多的食物。

第四节　茼　蒿

茼蒿（*Chrysanthemum coronarium*），又名蓬蒿、蒿菜、蒿子秆、菊花菜等，是菊科茼蒿属一年生或二年生草本植物。茼蒿在中国已有1000多年的栽培历史，全国各地种植广泛，于16世纪中传入日本，现在日本栽培日益增多；茼蒿在欧美各国少有种植，常用作花坛花卉。茼蒿茎叶嫩时可作为蔬菜食用，晒干亦可入药，是一种常见的药食两用植物。茼蒿富含维生素、矿物质、碳水化合物、蛋白质、脂肪等多种营养成分，且具有特殊的香气。

一、营养物质

茼蒿营养丰富（表9-4），含有维生素B_1、维生素B_2、维生素C和维生素E等多种维生素。茼蒿含有的矿物质元素主要有钾、钠、钙、磷、镁、铁、锌、锰等，其中钾、钠含量较高；其钙含量约为冬瓜、黄瓜含量的3～4倍，为番茄含量的7～9倍；铁含量可与菠菜媲美；还含有少量硒元素。此外，茼蒿中还含有多种氨基酸，如丝氨酸、天门冬素、苏氨酸、丙氨酸和谷氨酸等（阮海星等，2008）。

表 9-4　100g 新鲜茼蒿中营养成分含量

营养成分	含量/mg	营养成分	含量/mg
维生素 B$_1$	0.04	铁	2.5
维生素 B$_2$	0.09	锌	0.35
维生素 C	18	锰	0.28
维生素 E	0.9	磷	36
烟酸	0.6	碳水化合物	2700
钾	220	膳食纤维	1200
钠	161	蛋白质	1900
钙	73	脂肪	300
镁	20		

二、主要生物活性物质

茼蒿中主要含有烯烃类、类黄酮、酚酸类、植物甾醇、生物碱、萜类和甘油二酯糖苷类化合物等活性物质，其中类黄酮和酚酸类化合物是茼蒿提取物中的主要成分，也是茼蒿发挥植物抗氧化作用和化感作用的主要物质基础（万春鹏等，2014）。

1. 烯烃类化合物

茼蒿中含有丰富的挥发性物质，其主要成分是烯烃类。研究人员采用 GC/MS 分析了 25 个茼蒿品种的挥发性物质，发现其主要成分包括蒎烯（38.6%）、罗勒烯（19.3%）、2-己烯醛（9.0%）、1,6,10-十五碳三烯（6.4%）、乙酸冰片酯（4.3%）、大根香叶烯（2.7%）和金合欢烯（1.1%）等。此外，对韩国出产的茼蒿提取的精油分析发现，其主要成分为月桂烯（31.9%）、α-红没药醇（16.5%）、(E,E)-α-金合欢烯（11.0%）和（E）-β-金合欢烯（8.4%），对咳嗽痰多、脾胃不和、记忆力减退和习惯性便秘等均有裨益（胡锦瑶等，2014）。

2. 类黄酮化合物

类黄酮化合物为茼蒿的主要活性成分。茼蒿地上部位含有槲皮素、槲皮苷、山奈酚、阿福豆苷、木犀草素、木犀草素-7-O-葡萄糖苷、芹黄素、芹菜素-7-O-葡萄糖苷和柚皮素-7-O-葡萄糖苷等九种类黄酮化合物（Ibrahim et al.，2007）；茼蒿籽中含有 11 种类黄酮化合物，且茼蒿籽黄酮可作为一种较好的天然自由基清除剂（张禄捷，2016）。茼蒿中黄酮类成分的提取可采用超临界流体萃取、超声波辅助提取和微波辅助等方法。研究表明，采用超声波辅助提取工艺，在料液比 1:31、乙醇体积分数 63%、提取时间 60min 和提取温度 53℃条件下，茼蒿中黄酮提取率最高（张金凤等，2012）。研究发现茼蒿中的黄酮类化合物具有降血糖、降血脂、抗氧化、抗肿瘤和增强机体免疫力等药用价值。茼蒿总黄酮对脊髓灰质炎病毒和 7 型腺病毒有一定的抗性，并对羟自由基具有较好的清除作用（胡锦瑶等，2014）。

3. 酚酸类

酚酸是广泛存在于茼蒿中的另一类生物活性成分。目前发现茼蒿中存在异阿魏酸、阿魏酸甲酯、对羟基苯甲酸甲酯、绿原酸、异绿原酸和 3,5-二咖啡酰基奎宁酸等酚酸类化合物。这些成分在茼蒿的嫩叶中含量最高，茎中含量较低，如"kiwame-chuba"品种嫩叶中的异绿原酸含量高达 39.2mg/g（DW），但其茎中仅为 7.3mg/g（DW），两者相差超过 4 倍，此外，各酚酸类化合物在不同品种间也存在明显差异（万春鹏等，2014）。酚酸的主要生物活性表现为抗氧化和植物化感作用。

4. 其他生物活性物质

茼蒿含有丰富的类胡萝卜素，每 100g 鲜茼蒿中含有类胡萝卜素 1.51mg，其含量超过一般蔬菜，为黄瓜、茄子含量的 15～30 倍。茼蒿地上部含有植物甾醇——菜油甾醇、豆甾醇、β-谷甾醇等，植物甾醇可降低胆固醇，减少心血管疾病风险，还可以抑制肿瘤血管形成从而发挥抗肿瘤的作用（万春鹏等，2014）。茼蒿中还含有喹啉类、吲哚类、甾体类生物碱，其中喹啉生物碱具有抗心动过速、抗肿瘤化疗引起的白细胞减少、抗癌等多种活性；吲哚类生物碱具催吐、祛痰、发汗等功效；而甾体类生物碱具有降压、强心等作用。另外，从茼蒿中分离检测出 1-棕榈酰-2-亚麻酰-3-葡萄糖甘油酯和 1,2-二亚麻酰-3-半乳糖糖甘油酯两种甘油二酯糖苷类化合物，具有很好的抗炎活性（Song，2009）。

三、功能性产品开发

目前，已开发出以茼蒿汁为主要原料的具有健康改善价值的功能饮料，其营养丰富且口味独特，对痰饮咳嗽、痰多、脾胃不和等症状有较好的疗效。

四、食疗

茼蒿不仅是一种佳蔬，也是一味良药。据《中药大辞典》记载，茼蒿性味甘、辛、平，无毒，其根、茎、叶、花都可入药治病，有"和脾胃、消痰饮、安心神"之功效，主治脾胃不和，二便不通，咳嗽痰多，烦躁不安等症。

（1）治痰热咳嗽　茼蒿 120g，煎汤取汁，加入蜂蜜饮服。可治痰热咳嗽，或肺燥咳嗽痰液浓稠。

（2）治高血压　鲜茼蒿 120g，切碎绞汁，每次 2 汤匙，每日 2 次，温开水冲服，亦可加白糖少许调味。可治高血压、肝热、头昏目眩、心烦不安。

（3）治食欲不振　茼蒿菜 250g，放沸水中焯过，切细，加香油、食盐、酱油、醋适量拌食。用于脾胃不和，食欲不振，少食呕逆。

（4）治头晕脑胀　茼蒿 200g，洗净切碎，捣汁取汁，每天早晚用温开水各冲服 2 匙，或与菊花 60g 水煎服，可治高血压头晕脑胀。

（5）治睡眠不安　鲜茼蒿、菊花嫩苗各 100g，水煎，一日分 2 次饮服，可治烦热头晕、睡眠不安。

（6）治口臭、便秘　茼蒿 250g，每天煮食，可治口臭、便秘。

（7）治疝气　茼蒿 100g，水煎，食菜饮汤，日服 2 次，可治疝气偏坠、小便不利。

第五节　苋　　菜

苋菜（*Amaranthus tricolor*），又名红苋、紫苋、雁来红，为苋科苋属一年生草本植物，以幼嫩茎叶为主要食用部分，是夏季的主要蔬菜之一。苋菜原产中国、印度及东南亚等地，作为蔬菜栽培则以中国与印度居多，而中国自古就将其作为野菜食用。苋菜可入蔬、入药，其种子为古代一种粮食，是一种难得的粮、蔬、药兼用之品。苋菜按其叶片颜色的不同可分为绿苋、红苋和彩苋。菜身软滑而菜味浓，入口甘香，有润肠胃、清热功效。苋菜富含多种营养物质和生物活性物质。此外，苋菜叶的色素含量较高，是一种良好的天然色素原材料。

一、营养物质

苋菜含有丰富的维生素、矿物质、蛋白质等营养成分（表9-5）（赵秀玲，2010）。苋菜叶富含易被人体吸收的钙质，其含量在蔬菜中仅次于芥菜，比菠菜高3倍；铁含量比菠菜高近1倍。富含膳食纤维，常食可以减肥轻身，促进排毒，防止便秘。苋菜籽中的蛋白质含量比常见植物种子中的含量都高，叶里含有高浓度赖氨酸，可补充谷物氨基酸组成的缺陷，很适宜婴幼儿和青少年食用，尤对用牛奶、奶粉等代乳品哺喂的婴儿有益。据报道，用苋菜种子、小麦和玉米磨制的混合粉所含蛋白质成分已接近世界卫生组织所推荐的人类最适营养标准。此外，苋菜籽中50%的脂肪酸为不饱和脂肪酸，其中50%为亚油酸。

表9-5　100g新鲜苋菜中营养成分含量

营养成分	含量/mg	营养成分	含量/mg
维生素 B_1	0.04	镁	87.7
维生素 B_2	0.13～0.16	铁	3.4～4.8
维生素 C	28～38	氯	160
维生素 E	1.54	磷	46
烟酸	0.3～1.1	碳水化合物	3300～5400
钾	577	膳食纤维	800
钠	23	蛋白质	1800
钙	180	脂肪	300

二、主要生物活性物质

红苋菜的根、茎、叶中富含苋菜红素，该色素是一种由酮类和醌类衍生的次生代谢产物，属于甜菜素类中甜菜红素（betacyanins）亚型的生物色素。苋菜红素是苋菜中最主要的活性成分物质，含量可达 12.5g/100g（DW），其为玫瑰红色，颜色鲜艳，具有预防心血管疾病及某些癌症、抗氧化、清热解毒、抗菌消炎等功效（张瑞等，2013）。但苋菜红素对光、热敏感，为提高其对光照、温度的稳定性，可对苋菜红素进行微胶囊化处理。光质对于苋菜红素的积累具有显著影响，研究表明蓝色、黄色和白色薄膜覆盖下，苋菜红素含量显著提高，而黑色薄膜与对照无明显差异，绿色薄膜下，苋菜红素含量显著下降。

除苋菜红素外，苋菜中还含有甜菜黄素。研究发现，当提取温度为56℃，超声强度为86W，提取时间为39min，固液比为1:14（g/mL）时，苋菜中的甜菜黄素提取效率最高，含量可达4.45mg/g（FW）。

三、功能性产品开发

1. 功能性食品

优质的苋菜如红米苋等可作为原料生产天然植物健康功能饮料，也可与玉米、大豆等组合搭配研制其他类型的营养健康功能饮料。苋菜籽含有丰富的淀粉，在国外被广泛加工使用，用来做全麦苋菜面粉、薄脆无蛋空心粉、无面筋面包、松饼和曲奇（Pisarikova，2005）；也有食品和营养学家利用苋菜面粉创造了高营养的无谷蛋白面包和饼干。

2. 优质饲料

苋菜除了可以供应美味的蔬菜和谷物，还可以加工成高营养品质的动物饲料。由于苋菜叶肥汁多而粗纤维含量（14.4%）较少，因此以苋菜为原料制成的饲料适口性好，营养丰富，消化利用率高，粗蛋白质消化率达89%，粗纤维消化率可达62%，用于猪饲喂有助于提高繁殖率，蛋鸡饲喂能提高产蛋率。

四、食疗

苋菜作为药用，最早见于《神农本草经》，被列为上品。作为药材，以红、紫苋为好。中医认为苋菜性凉味甘，入大小肠经，具有清热解毒、收敛止血、消炎退肿、散瘀利胆等作用。苋菜的茎叶、果实和根均可药用，能够治疗多种疾病，可谓周身是宝。苋菜茎叶有清热解毒、收敛止泻、利窍助产之功，可治赤白痢疾、二便不通等疾病。另外，苋菜茎叶还可外敷用于皮肤溃疡、烫火伤以及毒虫咬伤等疾患。还有清肝明目，通利二便的作用，主治青盲内障、目雾不明、乳糜血尿、二便不利。根可凉血解毒，止痢，可用于细菌性痢疾、肠炎、红崩白带和痔疮等的治疗。

（1）治便秘　苋菜400g，摘取嫩尖洗净。锅内下麻油，烧热，放入苋菜，旺火炒片刻，再添入高汤，文火煨熟，放盐调味，起锅装碗。

（2）治赤白痢疾　苋菜250g，洗净切段，放入开水中烫一下；蒜瓣适量，去膜捣成泥。炒锅置旺火上，下调和油，烧至八成热，先放蒜泥爆香，再放入苋菜翻炒几下，下精盐炒匀，单食或用于佐餐。

（3）治小便不利　苋菜、蕹菜各100g，清水800mL，煮熟后去渣取汁，当茶饮，适用于湿热水肿，小便不利。

（4）治咽喉肿痛、扁桃体炎　苋菜100g，洗净切段，加清水500mL，煮熟后取汁，分2次调蜂蜜服下。

（5）治慢性尿路感染　苋菜200g，择洗干净；猪瘦肉100g，洗净切片；大蒜适量。锅置旺火上，倒入花生油，烧至七成热，下大蒜爆香，注入清水400mL，烧开后放肉片和盐，煮至半熟时，再放入苋菜，煮至熟，调味即成。

（6）治肺结核　红苋菜、鲫鱼各250g，分别处理干净后，一起清炖食用。

第六节　芫　荽

芫荽（*Coriandrum sativum*），又名香菜、胡荽、香荽等，为伞形科芫荽属一、二年生蔬菜，原产地中海沿岸及中亚地区，约在公元前一世纪的西汉时期由中亚沿丝绸之路传入中国，现全国各地均有栽培。芫荽叶小且嫩，茎纤细，味郁香，能祛除食材中的腥膻味，有增加食欲的功效，是人类历史上最早的用于调味的芳香蔬菜之一。同时，芫荽也是常用的药用植物之一，其根茎叶和果实均可以入药。

一、营养物质

芫荽营养丰富，含多种维生素，尤其是维生素 K 和叶酸等含量远远高于其他蔬菜。同时芫荽还富含矿物质和微量元素，其中，铁、钙含量远高于其他蔬菜（表 9-6）。

表 9-6　100g 新鲜芫荽中营养成分含量（美国农业部营养数据库，2019）

营养成分	含量	营养成分	含量
维生素 B_1	0.067mg	锰	0.426mg
维生素 B_2	0.162mg	锌	0.5mg
维生素 C	27mg	硒	0.9μg
维生素 E	2.5mg	磷	48mg
维生素 K	0.31mg	钠	46mg
烟酸	1.114mg	铁	1.77mg
泛酸	0.57mg	铜	0.225mg
吡哆醇	0.149mg	碳水化合物	3.67g
叶酸	0.062mg	膳食纤维	2.8g
钾	521mg	蛋白质	2.13g
钙	67mg	脂肪	0.52g
镁	26mg		

二、主要生物活性物质

芫荽的主要食用部位是芫荽叶，此外芫荽籽也可以作调料使用。研究表明，芫荽鲜叶富含挥发油成分和多酚类化合物，而芫荽籽中也含有多种活性成分，包括挥发油成分、甾醇类、脂肪酸和母育酚等。

1. 芳樟醇

芫荽中含量最高的功能成分是芳樟醇。Pedro 等（2008）从芫荽挥发油中鉴定出 35 个主要的易挥发成分，而芳樟醇占 71.21%。不同品种的芫荽挥发油的主要成分都是芳樟醇，相对含量在 76.63%～93.50% 之间。芳樟醇具有杀菌、抗病毒、镇痛、抗失眠和焦虑等作用，并且是合成乙酸芳樟酯、柠檬醛的重要单体香料。芳樟醇含量的高低是评价芫荽精油品质的重要指标之一。

2. 其他生物活性物质

此外，芫荽籽中还含有萜类、香豆素、β-谷甾醇、甘露醇等，具有增进食欲，促进消化，促进毛发生长和抗氧化的作用。

三、食疗

芫荽中含有多种天然活性成分，是人类历史上用于调味和药用的最古老的芳香蔬菜之一。

研究表明，芫荽精油不仅具有抗氧化、抗过敏、杀菌消炎、抗血栓及血管舒张等功能，还具有清除自由基、治疗神经性厌食症和增进记忆力等作用。芫荽的根、茎、叶和果实全株都可用于提取精油。

（1）治麻疹　芫荽连须3株，荸荠3个，紫草茸3g，加水大半碗，煎15min后滤汁，分2次服，隔4h服一次，在将要出疹时服，可防止并发症。

（2）治胃寒痛　芫荽叶1000g，葡萄酒500mL，将芫荽浸入，3日后去叶饮酒，痛时服15mL。

（3）治消化不良、食欲不振　芫荽种子6g，陈皮、六曲各9g，生姜3片，水煎服。

（4）治高血压　芫荽鲜叶10g，葛根10g，水煎服，早晚各1次，每次服50mL，服10天为1个疗程，对治疗高血压有辅助疗效。

（5）治胸膈满闷　芫荽种子研末，每次3g，开水吞服。

（6）治呕吐与反胃　芫荽鲜叶适量捣汁一匙，甘蔗汁二匙，加温服，一日2次。

（7）治眼角膜生翳　芫荽种子1～2粒，洗净，纳入眼眦内，闭目少顷，种子湿胀了，粘连目搜而出。

（8）治伤风感冒　芫荽30g，饴糖15g，加米汤半碗，糖蒸溶化后服。

第七节　蕹　菜

蕹菜（*Ipomoea aquatica*），又称瓮菜、藤藤菜、空心菜和通菜等，因其梗中空而得名，为旋花科甘薯属一年或多年生草本植物。蕹菜原产我国南方，栽培历史悠久，现在全国各地皆有种植。蕹菜既可作叶菜食用，也可作药用，深受广大人民的喜爱。菜叶性凉，夏季常食可防暑解热、凉血排毒、防治痢疾。蕹菜营养丰富，富含维生素 B_2、维生素C、钙、糖、蛋白质等。

一、营养物质

蕹菜营养丰富（表 9-7），含有多种维生素、矿物质，特别是其钙含量高，达到番茄的12倍。此外，蕹菜中含有8种人体必需氨基酸。蕹菜中粗纤维素含量丰富，经常食用可以促进肠道蠕动，通便解毒，加速体内有毒物质排泄（郭本功，2003）。

表9-7　100g 新鲜蕹菜中营养成分含量

营养成分	含量/mg	营养成分	含量/mg
维生素 B_1	0.06	镁	40
维生素 B_2	0.24	铁	4
维生素C	28	磷	37
烟酸	1.0	碳水化合物	3000
钾	600	蛋白质	2300
钠	9	脂肪	300
钙	100		

二、主要生物活性物质

蕹菜中的生物活性物质类黄酮化合物和类胡萝卜素等是蕹菜提取物的主要成分，也是蕹菜发挥植物抗氧化作用和充当植物色素的主要物质基础（巩江等，2010）。

1. 类黄酮化合物

水蕹菜的总黄酮含量高达 29.7mg/g（黄德娟等，2008），从其甲醇提取物中分离得到类黄酮化合物 7-O-β-D-吡喃葡萄糖基二氢槲皮素-3-O-α-D-吡喃葡糖苷（7-O-β-D-glucopyra-nosyl-dihydroquercetin-3-O-α-D-glucopyranoside），脂质体模型系统测试表明其 EC_{50} 值为 72.2mg/mL，具有较强的抗脂质过氧化活性（Prasad et al.，2005）。

2. 类胡萝卜素

HPLC 分析发现蕹菜中含有 10 种类胡萝卜素，分别为β-胡萝卜素、ε-胡萝卜素、玉米黄质、叶黄素、花药黄质、毛茛黄素、金黄质、黄黄质、紫黄质和新黄质。蕹菜中总类胡萝卜素含量约为 10.7mg/g（FW），其中含量最高的为叶黄素和紫黄质，分别占总类胡萝卜素含量的 24%和 23%，其次为新黄质和β-胡萝卜素，分别占总类胡萝卜素含量的 15%和 14%，其余种类含量均较低。

三、食疗

蕹菜作为一种药食兼用的食品，自古就有药用的记载，认为蕹菜味甘性平，有清热凉血、解暑和利尿等功效，解毒尤佳，可用于妇科疾病及龋牙痛的治疗。蕹菜含有丰富的纤维素，能加速肠蠕动，促进体内毒素和有毒物质的排泄。蕹菜中的叶绿素有"绿色精灵"的雅称，有健美皮肤、洁齿防龋之功效。此外，蕹菜对夏季出现的暑热烦渴、便结尿黄以及炎热产生的痔疮、衄血、尿血等热证都有食疗作用。药理实验表明，蕹菜具有预防糖尿病和癌症、抗氧化及减肥等功效（许丽环和张福平，2005；巩江等，2010）。

1. 食疗方剂

（1）治痢疾　蕹菜根 200g 洗净切碎，水煎取汁，冲入白酒，拉痢疾前服用，连服 3 日。

（2）治鼻出血　蕹菜根捣烂与红糖开水冲服。

（3）治湿疹　蕹菜 30g、玉米须 15g、荸荠 10 只，煎汤服用。

（4）治风火牙痛　蕹菜根 100～150g，醋和水各半煎水，含漱。

（5）清胃健脾　油锅烧热，放入干辣椒和花椒后，迅速爆炒，加盐炒至色转深时，淋清水少许，加盖煮开即可起锅食用。

（6）利尿除湿化浊　蕹菜 250g 加鸡蛋 2 个，鲜木槿花 60g，调料，作成汤（郭本功，2003）。

2. 饮食注意事项

蕹菜性寒凉，脾虚泄泻、体温不足和体质虚弱者服后易引起小腿抽筋。该菜具有解毒功能，服药时不宜食用。蕹菜中的草酸含量高，与牛奶或者虾同食会影响其中钙的吸收。

第八节　落　葵

落葵（*Basella alba*），又名豆腐菜、软浆叶、天葵、藤葵、紫草等，因其叶片肥厚，风味独特，口感滑嫩似木耳，故又名木耳菜，是落葵科落葵属的蔓生蔬菜，外形可塑，极具观赏价值。落葵原产于我国南部及中印度，现在我国南北各地均有分布。落葵以嫩茎叶为食用部位，营养价值很高，含有丰富的蛋白质和多种维生素，经常食用有强身健体、清热解毒的功效，作为一种夏季供应的健康功能性绿叶蔬菜，广受人们喜爱。

一、营养物质

落葵营养丰富，其营养特点是含有丰富的维生素 C 和钙元素（表 9-8）。落葵中含有 9种人体必需氨基酸，且脂肪含量低。在不同的发育阶段，落葵的营养成分含量有所变化，其中维生素 C 含量为苗期＞初花期＞盛花期＞果期，野生落葵维生素 C 含量比栽培型落葵高（张书霞和肖生鸿，2006）。

表 9-8　100g 新鲜落葵中营养成分含量

营养成分	含量/mg	营养成分	含量/mg
维生素 B_2	1.23	锰	0.27
维生素 C	102	锌	0.099
烟酸	1.0	碳水化合物	3100
钙	205	膳食纤维	700
镁	114	蛋白质	1700
铁	2.7	脂肪	200
磷	29		

二、主要生物活性物质

1. 落葵色素

落葵中含有色泽鲜艳且着色力强的天然色素，即落葵色素。落葵色素，又名落葵红，暗紫色粉末，其主要成分为甜菜红素，另外含有少量的甜菜苷（图 9-2）。落葵色素主要存在于成熟浆果的果皮和果汁中，落葵果浆液展开或以水稀释时呈鲜艳紫红色，一颗浆果的液汁足以使50mL 水染成漂亮的紫红色。落葵色素在 pH 为 3～7 时比较稳定，适宜于弱酸性和中性条件下使用；落葵色素的耐光、耐热性较差，应低温下避光贮藏，生产过程中的浓缩温度应控制在 50℃以下；氧化剂、还原剂、柠檬酸对该色素的稳定性有一定的影响；Fe^{3+}、Cu^{2+} 对该色素的影响较大，其他金属离子基本上对其稳定性没有影响。研究发现落葵色素能够抑制脂多糖诱导的一氧化氮的产生，并降低前列腺素 E_2（PGE_2）和白细胞介素 1β（IL-1β）分泌，同时对 iNOS，环氧化酶-2（COX-2），IL-1β，TNF-α 和 IL-6 编码的炎症基因表达存在转录抑制，表明落葵色素能够作为有效的抗氧化剂和炎症抑制剂。

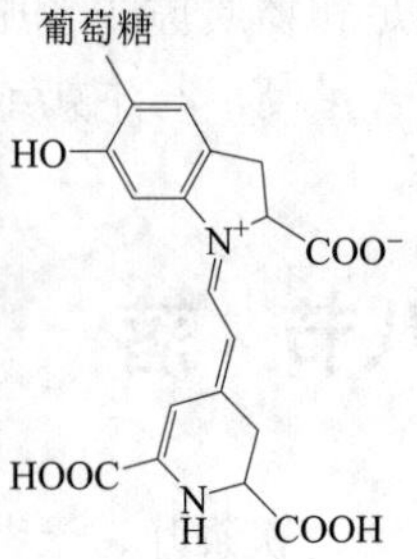

图 9-2　甜菜苷结构式

2. 多糖

落葵地上部中鉴定到 4 种酸性多糖，分别为 BRP-1、BRP-2、BRP-3 和 BRP-4。当超声功率 160W，时间 120min 时落葵多糖的提取率可达 17.02%，显著高于热水浸提法（4.0%），表明超声提取法是一种有效的落葵多糖提取方法。落葵多糖具有一定的抗肿瘤作用，对荷瘤小鼠的肿瘤抑制率可达 48.16%，并能明显提高荷瘤小鼠的红细胞免疫功能。此外，落葵多糖可提高小鼠体内抗氧化酶的活性，加速过氧自由基的清除，具有抗疲劳作用。

3. 类胡萝卜素

落葵还含丰富的 β-胡萝卜素等类胡萝卜素，其类胡萝卜素含量随个体的生长发育呈上升趋势，苗期含量为 17.67mg/kg（FW），但初花期、盛花期和果期可分别达到 20.11mg/kg（FW）、21.49mg/kg（FW）、21.00mg/kg（FW）。此外，野生落葵中类胡萝卜素含量比栽培落葵低（张书霞和肖生鸿，2006）。

4. 皂苷

落葵还含有丰富的皂苷，其总含量为 14.9%（林爱琴，2010）。许多中草药如人参、远志、桔梗、甘草、知母和柴胡等的主要有效成分都含有皂苷，具有抗菌、解热、镇静、抗肿瘤等作用，还可以抑制血栓形成，保护缺血性心肌细胞损伤，降低血压，在治疗心脑血管疾病方面疗效显著（赵思佳等，2011）。

三、功能性产品开发

落葵的色素含量高，提取工艺简单，色素安全无毒，可用作食品和化妆品等的着色剂。GB/T 2760—2007 规定落葵可用于糖果、碳酸饮料、糕点、果冻等，最大的使用量为 0.15g/kg。但因其不耐强酸，所以只适用于弱酸性食品（王建华和李长城，1999）。落葵色素不仅可以改变食品颜色，还有抑菌保鲜作用（李维一等，2003）。

四、食疗

落葵全株均可入药，是药食两用蔬菜。其热量低，味甘，性寒，具有滑肠、凉血、解毒等功效，可以用于治疗胸肠积热、小便短涩、痢疾、便血、阑尾炎、膀胱炎、斑疹、疔疮烧烫伤、手脚关节痛、骨折及跌打损伤等，还可以滋补健体，降低胆固醇。

1. 食疗方剂

（1）清热解毒　①落葵茶：鲜落葵叶 100g，洗净、切碎、水煎，取滤液代茶饮，有清热解毒疗效，可用于治疗小便短涩、大便干燥。②素炒落葵：落葵洗净，切段加调料炒熟，佐餐，治便秘、小便短涩等。

（2）凉血止血，治疗水肿　老母鸡 1 只，除去内脏，去头足，洗净切块，加佐料炖煮，快熟时加落葵 50g，白肉豆根 50g，再炖 20min 即可，吃肉喝汤。

（3）治手足关节疼痛、腰膝酸软　猪蹄 1 只，洗净，老母鸡 1 只（去头足、内脏，切块），落葵叶 50g，水、酒各半，用文火炖熟，吃肉喝汤。

（4）治痢疾、阑尾炎、疔肿　鲜落葵 100g，水煎，滤汁服，每日 2 次，连服数日。

2. 饮食注意事项

野生落葵的硝酸盐含量较低，人工栽培落葵硝酸盐含量比野生落葵高出近 1 倍。硝酸盐在人体内可被还原成有毒的亚硝酸盐，继而与血红蛋白反应，造成高铁血红蛋白症。亚硝酸盐还可间接与次级胺结合成致癌物质亚硝胺，诱导消化系统癌变。参照硝酸盐含量标准，人工栽培落葵应属于三级蔬菜，须经煮熟后方可安全食用。

第九节　冰　　菜

冰菜（*Mesembryanthemum crystallinum*），又名冰草、冰叶日中花等，是番杏科日中花属一二年生草本植物，原产于非洲、南欧、北美及澳大利亚等地。其茎、叶表面带有一层结晶状颗粒，为盐囊细胞，在阳光下如冰一样，故而得名冰菜。冰菜以嫩叶和嫩茎为可食用部分，口感鲜嫩清脆，含有丰富的氨基酸、矿物质等营养成分及多种对人体健康有利的生物活性物质，受到消费者的青睐。冰菜的种植和研究起步较晚，目前在日本、韩国以及我国云南、四川、山东等地已开始商业化种植，是一种新型的健康功能性蔬菜。

一、营养物质

冰菜的基本营养成分见表 9-9（焦云鹏，2019）。冰菜营养较为丰富，除了含有维生素、碳水化合物、纤维素、氨基酸等营养成分外，还含有多种矿物质元素，以钾和钠含量最高，每 100g 新鲜冰菜中分别为 2965mg 和 1825mg，远超其他蔬菜；冰菜中含有大量的盐分为天然植物盐，是一类对人体微量元素平衡和机能调节具有促进作用的平衡盐类。冰菜中共检测出 17 种氨基酸，以谷氨酸含量最高，每 100g 鲜样中达 130mg，谷氨酸不仅鲜味最强，还参与机体生化反应，具有促进体内蛋白合成、提高自身免疫力等多种功能。此外，冰菜是具有景天酸代谢途径的植物，其成熟叶片中苹果酸和柠檬酸含量较高，故冰菜在食用时略有酸味。苹果酸和柠檬酸是生物体内部循环的重要中间产物，易被人体吸收，可增强体内代谢，酸味也可促进食欲。

表 9-9　100g 新鲜冰菜中营养成分含量

营养成分	含量	营养成分	含量
维生素 C	20.8mg	磷	22.12mg
叶酸	31μg	钠	2965mg
泛酸	0.63μg	铁	17.6mg
钾	1825mg	铜	0.4mg
钙	288mg	碳水化合物	1.7g
镁	137mg	膳食纤维	0.52g
锰	1.4mg	蛋白质	1.53g
锌	33.9mg	谷氨酸	130mg
硒	0.29mg	脂肪	239mg

二、主要生物活性物质

冰菜的茎和叶中含有多元醇（松醇、芒柄醇和肌醇）、大量的多酚类化合物，对人体有多种健康改善功效（Loconsole，2019）。

1. 多元醇

冰菜富含多种多元醇物质，如松醇、芒柄醇和肌醇等。以 D-松醇含量最高，每 1g 新鲜冰菜中最高浓度能达到 3.6～4mg（Kang，2016）。环境胁迫如温度、水分和盐胁迫还可促进冰菜中 D-松醇的积累。D-松醇可降低血糖中的葡萄糖含量，预防脂肪性肝病，并具有抗炎抗水肿等生理活性。在日本，对冰菜中松醇的医学研究已陆续开展，并认为冰菜是防治糖尿病的天然植物药。此外，每 1g 新鲜冰菜中分离出的手性肌醇和肌肉肌醇含量分别约为 2.82mg 和 0.25mg（Kang，2016）。肌醇可以促进脂肪代谢，并降低胆固醇含量，医学上常用作抗脂肪肝药物。松醇和肌醇在其他蔬菜中含量较低，在冰菜中含量较高，因此，冰菜有望改善代谢相关的综合征，因此成为备受青睐的功能性蔬菜。

2. 其他生物活性物质

冰菜被认为是具有良好开发前景的天然抗氧化剂。对冰菜提取物成分进行提纯，从中萃取出的总多酚和类黄酮化合物含量分别为 23.89μg/mg 和 4.85μg/mg（Hanen，2009）。采用 HPLC 对冰菜的多酚类化合物进行检测，共鉴定出了 12 种酚类：广寄生苷、金丝桃苷、异槲皮素、异鼠李糖苷、山柰酚、根皮素、槲皮素、槲皮苷、芦丁、根皮素-木糖苷、绿原酸和香豆酰基奎宁酸。多酚在抗菌消炎、抗氧化方面发挥重要的生理功能。目前对冰菜提取物的生物活性开展了一些研究，发现冰菜的提取物具有较强的 DPPH 自由基、超氧阴离子自由基及羟自由基清除能力，且能显著抑制脂质过氧化反应，并对多种病原菌具有良好的抑菌效果（Ibtissem，2012）。

三、功能性产品开发

1. 天然抗氧化剂

利用冰菜中天然的 Na、K 含量高的特点，制作成运动功能性饮料，不需要额外添加钾盐、钠盐就可以补充身体需要的电解质。冰菜具有较强的抗氧化功能，可用作食品中的天然抗氧化剂。

2. 化妆品开发

冰菜提取物在《国际化妆品原料字典和手册（第十二版）》中作为化妆品原料收录，具有抗氧化、保湿的作用。德国 Dr.Hauschka 公司、韩国 Vitabrid 公司以及日本一些化妆品公司已经开发了一些以冰菜提取物为功能因子的化妆品。此外，冰菜具有抗菌消炎的特性，还被开发为肥皂使用。

四、食疗

冰菜含有天然植物盐分，可作为抗水肿和利尿剂；冰菜的汁液可用来舒缓呼吸黏膜及泌尿系统的炎症。非洲突尼斯等国民间有采用冰菜叶提取物治疗眼部、咽喉、口腔等的感染及治疗蚊虫叮咬。对冰菜提取物松醇和肌醇的抗糖尿病和抗肥胖效应进行试验，结果表明冰菜提取物能够抑制脂肪细胞分化、降低脂质积累、降低血糖含量（Lee，2014；Drira，

2015）。故冰菜具有作为抗糖尿病和抗肥胖剂有效成分的潜力，但目前临床上还未有相关的详细报道。

利尿、降压：冰菜300g，大蒜4瓣，醋和芝麻油适量，盐少量或不放。具有利尿、降血压的作用，尤其适合中老年人和高血压患者食用。

参考文献

白意晓，谭静，王翔，等，2013. 莴苣属化学成分及药理活性研究进展[J]. 新乡医学院学报，30（2）：149-151.

蔡健，岑文君，吕品艳，等，2005. 莴苣保健蛋糕的研制[J]. 食品工业科技，26（10）：107-108.

程国龙，2007. 芹菜提取物治疗原发性高血压82例[J]. 中国医药导报，4（24）：50-51.

巩江，倪士峰，赵婷，等，2010. 空心菜药用及保健价值研究概况[J]. 安徽农业科学，38（21）：11124-11125.

郭本功，2003. 蔬中佳品有蕹菜[J]. 蔬菜（11）：34.

胡锦瑶，孙丹蕾，贾小怀，等，2014. 茼蒿的养生价值浅谈[J]. 安徽农业科学，42（3）：709-710，712.

黄德娟，黄德超，陈毅峰，2008. 水蕹菜总黄酮含量的测定[J]. 食品科技，33（11）：219-221.

焦云鹏，2019. 水晶冰菜的营养分析及评价[J]. 食品研究与开发，40（9）：181-185.

李爱民，王玉兰，赵淑兰，等，1997. 几种野生芹菜营养成分分析[J]. 特产研究（3）：18-19.

李维一，罗中杰，许泽宏，等，2003. 胭脂豆天然食用色素的提取及其理化性质的研究[J]. 西南民族大学学报（自然科学版），29（2）：167-170.

梁丽琴，段江燕，2012. 木瓜蛋白酶对菠菜叶蛋白的改性研究[J]. 食品研究与开发，33（6）：54-57.

林爱琴，2010. 落葵多糖的提取及抗氧化活性的研究[J]. 应用化工，39（7）：990-992.

阮海星，俞红，殷忠，等，2008. 茼蒿营养成分分析及评价[J]. 微量元素与健康研究，25（2）：38-39.

隋璐，刘维信，杨建明，等，2016. 不同品种芹菜品质指标测定及其聚类分析[J]. 北方园艺（23）：14-18.

万春鹏，刘琼，张新龙，等，2014. 药食两用植物茼蒿化学成分及生物活性研究进展[J]. 现代食品科技，30（10）：282-288.

王建华，李长城，1999. 落葵果红色素的制备工艺[J]. 食品研究与开发（3）：35-36.

吴开莉，吕华伟，颜继忠，2016. 菠菜中化学成分及药理活性研究进展[J]，食品与药品，3：222-227.

许丽环，张福平，2005. 蕹菜的营养成分分析及保健功能[J]，食品与药品，7（2）：63-64.

杨刚，2011. 莴苣饮料的制作[J]，农产品加工，5：19.

杨晓，余志，高丽伟，等，2015. 叶用莴苣抗氧化物及其生物活性研究进展[J]，中国蔬菜，2：17-24.

于金慧，尤升波，高建伟，等，2019. 芹菜功能性成分及生物活性研究进展[J]，江苏农业科学，47（7）：5-10.

张捷莉，李铁纯，王君，等，2004. 两种不同的芹菜籽油中脂肪酸的GC/MS分析[J]，中国油脂，29（6）：70-71.

张金凤，袁会领，刘希斌，等，2012. 响应面法优化茼蒿中黄酮类物质的提取工艺[J]，农业机械，3：128-131.

张禄捷，2016. 茼蒿黄酮的化学成分及抗氧化活性研究 [D]，天津：天津商业大学：44.

张瑞，邢军，毛居代·亚尔买买提，等，2013. 红苋菜天然红色素的提取及其稳定性[J]，食品与发酵工业，39（1）：208-214.

张书霞，肖生鸿，2006. 落葵中硝酸盐、维生素C及胡萝卜素含量的研究[J]，光谱实验室，23（2）：228-230.

张秀凤，王军，李云芳，2013. 菠菜彩色营养豆腐的制作[J]，农产品加工（8）：41.

赵思佳，王榕，焦维丽，等，2011. 木耳菜药学研究概况[J]，安徽农业科学，39（33）：20393.

赵秀玲，2010. 苋菜的营养成分与保健功能[J]，食品工业科技，31（8）：391-393.

纵伟，何俊，2006. 菠菜颗粒食品的研制[J]. 农产品加工（9）：21-22.

Araruna K，Carlos B，2010. Anti-inflammatory activities of triterpene lactones from Lactuca sativa[J]. Phytopharmacology，1：1-6.

Bondonno C P，Yang X，Croft K D，et al，2012. Flavonoid-rich apples and nitrate-rich spinach augment nitric oxide status and improve endothelial function in healthy men and women：a randomized controlled trial[J]，Free Radic Biol Med，52（1）：95-102.

Cruz R，Gomes T，Ferreira A，et al，2014. Antioxidant activity and bioactive compounds of lettuce improved by espresso coffee residues[J]. Food Chem，145：95-101.

Dong Y R，Cheng S J，Qi G H，et al，2017. Antimicrobial and antioxidant activities of *Flammulina velutipes* polysacchrides and polysacchride-iron（Ⅲ）complex[J]. Carbohydr Polym，161：26-32.

Drira R，Matsumoto T，Agawa M，et al，2015. Ice plant（*Mesembryanthemum crystallinum*）extract promotes lipolysis in mouse 3T3-L1 adipocytes through extracellular signal-regulated kinase activation[J]. J Med Food，19（3）：274-280.

Durazzo A，Azzini E，Lazzé M C，et al，2014. Antioxidants in Italian head lettuce（*Lactuca sativa* var. *capitata* L.）grown in organic and conventional systems under greenhouse conditions[J]，J Food Biochem，38（1）：56-61.

Hanen F，Riadh K，Samia O，et al，2009. Interspecific variability of antioxidant activities and phenolic composition in *Mesembryanthemum* genus[J]. Food Chem Toxicol，47（9）：2308-2313.

Ibrahim L F，El-Senousy W M，Hawas U W，2007. NMR spectral analysis of flavonoids from *Chrysanthemum coronarium*[J]. Chem Nat Compd+，43（6）：659-662.

Ibtissem B，Abdelly C，Sfar S，2012. Antioxidant and antibacterial properties of Mesembryanthemum crystallinum and *Carpobrotus edulis* extracts[J]. Adv Chem Eng Sci，02（3）：359-365.

Kang S，Kim S，Ha S，et al，2016. Biochemical components and physiologica activities of ice plant（*Mesembryanthemum crystallinum*）[J]. J Korean Soc Food Sci Nutr，45（12）：1732-1739.

Lee B H，Lee C C，Wu S C，2014. Ice plant（*Mesembryanthemum crystallinum*）improves hyperglycaemia and memory impairments in a Wistar rat model of streptozotocin-induced diabetes[J]. J Sci Food Agr，94（1）：2266-2273.

Loconsole D，Murillo-Amador B，Cristiano G，et al，2019.Halophyte common ice plants：a future solution to arable land salinization[J]. Sustainability，11（21）：6076.

Pisarikova B，Zraly Z S，Trckova M，et al，2005. Nutritional value of amaranth（genus *Amaranthus* L.）grain in diets for broiler chickens[J]，Czech J Anim Sci，50（12）：568-573.

Prasad K N，Divakar S，Shivamurthy G R，et al，2005. Isolation of a free radical-scavenging antioxidant from water spinach（*Ipomoea aquatica* Forsk.）[J]，J Sci Food Agr，85（9）：1461-1468.

Samuolienė G，Sirtautas R，Brazaitytė A，et al，2012. LED lighting and seasonality effects antioxidant properties of baby leaf lettuce[J]，Food Chem，134（3）：1494-1499.

Song M C，Yang H J，Lee D G，et al，2009. Glycosyldiglycerides from the aerial parts of garland（*Chrysanthemum coronarium*）[J]，J Korean Soc Appl Bi，52（1）：88-91.

第十章
薯芋类

薯芋类蔬菜是指以肥大多肉的块根、块茎为主要食用器官的一类蔬菜，包括马铃薯、山药、芋艿、姜、甘薯、菊芋等。薯芋类蔬菜可食用部位中碳水化合物、矿物质、维生素含量比较丰富，并且含有多种生物活性物质，如多糖、皂苷、姜酚、黄酮类等。此外，薯芋类最与众不同的营养特点是含有较多淀粉，含量为 10%～25%，可代替粮食，提供热量。鉴于薯芋类蔬菜具有较高的营养和健康改善价值，不仅可作蔬菜、杂粮、饲料等，还可作轻工、食品、医药等工业原料，应用非常广泛。

第一节 马 铃 薯

马铃薯（*Solanum tuberosum*）属茄科茄属多年生草本植物，块茎可供食用，是全球第四大重要的粮食作物，仅次于小麦、稻谷和玉米。马铃薯在我国是重要的粮菜兼用型作物，同时也是重要的加工原料。2015 年，我国启动马铃薯主粮化战略，推进把马铃薯加工成馒头、面条、米粉等主食，因此，马铃薯将成为我国继稻米、小麦、玉米外的又一主粮。

近年来，薯肉与薯皮颜色呈粉红、红、蓝、金黄、黑、紫等的彩色马铃薯，具有特别的营养、健康改善和医疗价值，成为新的研究热点。

一、营养物质

马铃薯的营养价值丰富，块茎中含有碳水化合物、维生素、矿物质、蛋白质、脂肪和膳食纤维等人类生命活动所需的基本营养物质。

新鲜马铃薯的水分含量较高，可达 69.0～79.8g/100g，其碳水化合物、维生素、矿物质及蛋白质含量均高于水稻、小麦和玉米。块茎中淀粉含量在 8%～23%，干物质在 24%左右，其中淀粉占干物质的 70%～80%。马铃薯块茎中蛋白质的含量很高，易于人体消化吸收，接近动物性蛋白，优于大豆蛋白。块茎中还含有 8 种必需氨基酸、多种维生素和无机矿质养分。

由于马铃薯的营养成分与品种、栽培条件等密切相关，尽管有许多报道描述了马铃薯营养成分与其他食物的比较，但彼此之间存在一些差异。屈冬玉和谢开云（2008）根据食品营养成分查询网（http://www.swcfcx.cn/）的资料整理出马铃薯鲜薯和全粉与其他食品的营养成分比较表（见表 10-1）。

表 10-1　每 100g 马铃薯和其他食品营养成分含量比较表（屈冬玉和谢开云，2008）

营养成分	鲜马铃薯块茎	马铃薯全粉	小麦标准粉	白玉米面	小米面
维生素 B_1/mg	0.08	0.08	0.28	0.34	0.13
维生素 B_2/mg	0.04	0.06	0.08	0.06	0.08
维生素 B_5/mg	1.1	5.1	2	3	2.5
维生素 C/mg	27	0	0	0	0
α-E/mg	0.08	0.28	1.59	0.94	0
$(\beta\text{-}\gamma)$-E/mg	0.1	0	0	5.76	0
δE/mg	0.16	0	0.21	0.19	0
维生素 T/mg	0.34	0.28	1.8	6.89	0
钙/mg	8	171	31	12	40
磷/mg	40	123	188	187	159
钾/mg	342	1075	190	276	129
钠/mg	2.7	4.7	3.1	0.5	6.2
镁/mg	23	27	50	111	57
铁/mg	0.8	10.7	3.5	1.3	6.1
锌/mg	0.37	1.22	1.64	1.22	1.18
硒/mg	0.78	1.58	5.36	1.58	2.82
铜/mg	0.12	1.06	0.42	0.23	0.32
锰/mg	0.14	0.37	1.56	0.4	0.55
碘/mg	1.2	0	0	0	0
碳水化合物/g	17.2	77.4	73.6	73.1	77.7
膳食纤维/g	0.7	1.4	2.1	6.2	0.7
可食部分/g	94	100	100	100	100
蛋白质/g	2	7.2	11.2	8	7.2
脂肪/g	0.2	0.5	1.5	4.5	2.1
能量/kJ	318	1410	1439	1423	1490
水分/g	79.8	12	12.7	13.4	11.8
灰分/g	0.8	2.9	1	1	1.2

从表中可以看出，马铃薯有较高的维生素 C 含量，这也是我国高寒地区人们在冬季长期食用马铃薯而缺乏蔬菜水果的情况下，仍能保证身体健康的重要原因。由于马铃薯营养齐全、易为人体消化吸收，因此，在欧美国家享有"第二面包"的称号。在法国，马铃薯被称作"地下苹果"。在前苏联、保加利亚、厄瓜多尔等国著名的长寿之乡，人们的主食就是马铃薯。因此，《中国居民膳食指南 2016》建议，我国居民应适当增加薯类的摄入，每周吃 5 次左右，每次 50～100g。

1. 糖类

马铃薯块茎中的糖分可分为单糖（还原糖，包括葡萄糖和果糖等）和多糖（主要为淀粉和蔗糖，其中淀粉包括直链淀粉和支链淀粉），一般含量为 13.9%～21.9%，其中淀粉约占85%。还原糖在油炸时容易发褐，故其含量是马铃薯油炸加工专用品种的一个重要指标。直链淀粉和支链淀粉的比例不仅影响马铃薯块茎的食用品质，而且是淀粉产品的一个重要指标。此外，淀粉是马铃薯主要的能量来源，在生马铃薯中淀粉的消化率极低，但煮熟和加工过的马铃薯中则有显著的提高。总体而言，马铃薯是低能量食物，平均能量低于其他植物块茎和生的谷类，对肥胖人群来说，食用马铃薯加工的食物是非常有利的。

马铃薯块茎中的糖含量在贮藏期间增加，主要是蔗糖、葡萄糖和果糖的含量增多，同时，这些糖的磷酸酯在块茎中也有较多的积累。糖在块茎中分布不均，一般是块茎基部的含糖量比顶部高出 15%～20%。

2. 维生素

马铃薯是人体重要的维生素来源，其块茎比一般食品含有更多种类、更高含量的维生素，可与蔬菜、水果媲美，包括维生素 B_1、维生素 B_2、维生素 B_3、维生素 B_5、维生素 B_6、维生素 C、维生素 K，其中以维生素 C 含量最丰富，一般每 100g 鲜块茎中可达 20～40mg，B 族维生素更是苹果的 4 倍，维生素 B_1 的含量居常用蔬菜之冠。彩色马铃薯含有比白肉和黄肉普通马铃薯高两倍以上的维生素 C。

3. 矿物质

马铃薯块茎中含有较多的钾、钙、磷、铁等成分，还含有镁、硫、氯、硅、钠、硼、锰、锌和铜等人和动物必需的营养元素，其中马铃薯块茎中的钾占每日推荐摄食量的 18%，铁、磷占 6%，钙和锌占 2%（曾凡逵，2015）。马铃薯可以说是一个矿物质宝库，各种矿物质含量是苹果的几倍至几十倍不等，500g 马铃薯的营养价值大约相当于 1750g 的苹果。研究表明：马铃薯带皮煮熟后，其大多数的矿物质含量依旧很高，因此是一个很好的保留矿物质的烹饪方法。

4. 蛋白质

与其他食物相比，新鲜马铃薯块茎中蛋白质含量比较低，一般为 1.6%～2.1%，主要由盐溶性蛋白组成，占块茎蛋白质总量的 70%～80%。马铃薯蛋白质与动物蛋白相似，可与鸡蛋媲美，并且可消化成分高，能很好地被人体所吸收。刘素稳等（2008）研究表明，马铃薯蛋白质的营养价值不亚于酪蛋白，是一种天然的优良蛋白质。但在块茎中没有发现水溶性蛋白或醇溶性蛋白。在欧美国家，马铃薯人均消费量大，对人体的蛋白质需求做出了贡献。比如在英国，马铃薯贡献了人体大约 4.3% 的蛋白质摄入量，其他食物如鸡蛋、鱼和奶酪分别贡献了 4.6%、4.8% 和 5.8%。

马铃薯蛋白具有较高的营养，不仅含有人体必需的八种氨基酸，而且氨基酸种类多、含量高。从表 10-2 可以看出，赖氨酸含量高达 6.7%～10%，色氨酸含量在 1% 左右。但是，马铃薯蛋白质不足之处是可溶性蛋白质的营养价值受到含硫氨基酸的限制，其蛋氨酸和半胱氨基酸含量较低，其中半胱氨基酸的低含量则不利于马铃薯加工为面条和馒头等适合中国人的主食，因而将马铃薯与小麦等谷类蛋白混合，二者有很好的互补作用。

表 10-2　马铃薯块茎蛋白质的氨基酸组成（曾凡逵，2005）

氨基酸	含量/%	氨基酸	含量/%
丙氨酸	4.62～5.32	赖氨酸	6.70～10.10
精氨酸	4.74～5.70	蛋氨酸	1.20～2.15
天冬氨酸	11.90～13.90	苯丙氨酸	4.80～6.53
半胱氨酸	0.20～1.25	脯氨酸	4.70～4.83
甘氨酸	10.20～1.80	丝氨酸	4.90～5.92
谷氨酸	4.30～6.05	苏氨酸	4.60～6.50
组氨酸	2.10～2.50	色氨酸	0.30～1.85
异亮氨酸	3.73～5.80	酪氨酸	4.88～7.40
亮氨酸	9.70～10.30	缬氨酸	4.88～7.40

5. 脂肪

马铃薯块茎的脂肪含量极低，低于大米、小麦及玉米等主粮类食物，是典型的低脂肪食品。根据《中国食物成分表》数据，马铃薯鲜薯脂肪含量仅 0.2g/100g，而马铃薯全粉中也仅为 0.5g/100g，但是大米、小麦及玉米中脂肪含量分别达到 0.8g/100g、1.2g/100g 和 3.8g/100g。

6. 膳食纤维

马铃薯块茎的膳食纤维含量为鲜薯的 1%～2%，是米面的 10 倍左右，其主要成分为淀粉和细胞壁多糖组成的果胶与纤维素。未去皮的马铃薯中含有的膳食纤维量高于去皮的或者熟的马铃薯。纤维素能够吸水，可以防止形成溃疡和平衡血液中葡萄糖的含量。木质素在肠道内作为阳离子交换体，能够与胆酸结合，降低血清中胆固醇的含量，防止大肠癌的发生；半纤维素能够与有害的重金属离子结合，还能防止体重过度增加。果胶能够降低胆固醇含量，防止胆结石。

二、主要生物活性物质

马铃薯含有多种生物活性物质，是人类饮食中抗氧化剂和多种生物活性物质的重要来源，对人体预防和治疗癌症、高血压、糖尿病、肥胖等多种疾病都具有非常重要的作用。下面主要介绍酚酸类物质、类黄酮化合物、生物碱和 Patatin 蛋白质等四大类生物活性物质。

1. 酚酸类物质

（1）种类与结构　马铃薯中含有多种酚酸类化合物，是马铃薯的次生代谢产物，包括棓酸、原儿茶酸、对羟基苯甲酸、龙胆酸、咖啡酸、香草酸、绿原酸、丁香酸、水杨酸、阿魏酸、反-肉桂酸等 12 种酚酸。在马铃薯块茎中绿原酸和咖啡酸含量最高，其中绿原酸是咖啡酸的酯化物，也是苹果和马铃薯等植物酶促氧化褐变的主要底物。各类酚酸类物质的化学结构见图 10-1。

（2）分布与含量　马铃薯的茎、叶、果和块茎中均含有酚酸类物质，但块茎中含量最高。一般马铃薯块茎中酚酸含量为 7.9～52mg/100g，而彩色马铃薯可高达 500mg/100g。在 12 种酚酸中，绿原酸含量最高，为 1.0～2.2mg/g，占总酚酸的 65% 以上，其次为原儿茶酸和咖啡酸等。

（3）影响因素与调控措施

① 品种差异。对 5 个马铃薯株系评价发现，墨西哥野生种 *S.pinnatisectum* 有最高的总酚和绿原酸含量及抗氧化活性，并对结肠癌和肝癌细胞增殖有显著抑制作用。紫色和红色马铃薯中最主要的酚酸是绿原酸及其异构体，约占总酚的 43%。

② 烹饪影响。一般认为马铃薯经过蒸、煮、微波、烘焙、炸等烹饪方式处理后，总酚含量均增加。但也有研究表明，煮、烘焙、微波处理降低了马铃薯总酚含量，并且煮的影响最大，这是因为水溶性酚类物质在烹饪过程中会随水流失且遇热分解。在工业化过程中，常用的预处理、热烫和切碎等加工工艺使得酚酸类物质大量损失。总之，较低温度、较短时间的烹饪方式（如蒸、微波）和选用大小适中的马铃薯是保留酚类化合物较好的方法（赖灯妮等，2017）。

（4）药理作用　酚类物质有调节免疫系统、清除自由基和抗脂质过氧化的作用，可防止由食品添加剂、工业原料及农药等化学物质诱发的多种疾病。特别是马铃薯皮提取物（potato peel extract，PPE）中的酚类化合物，在体内和体外均有较强的抗氧化活性，具有抗菌、抗病毒、抗癌、降血糖及预防心血管疾病等多种功效。

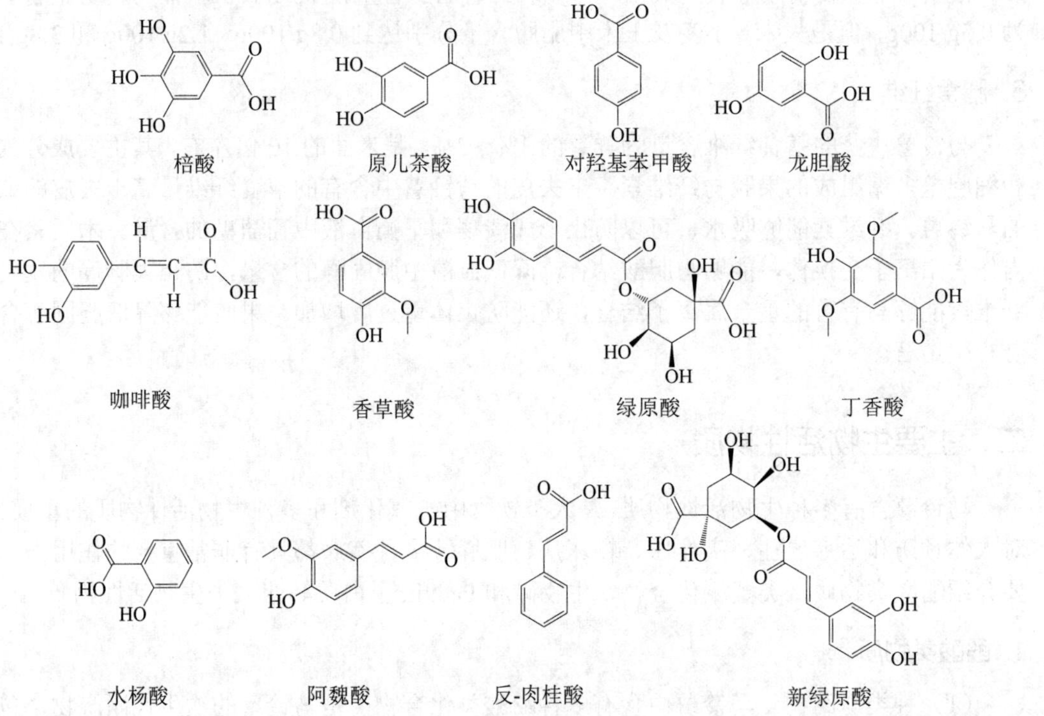

图 10-1　马铃薯中酚酸类物质化学结构（郭永福等，2018）

（图中各结构名称：棓酸、原儿茶酸、对羟基苯甲酸、龙胆酸、咖啡酸、香草酸、绿原酸、丁香酸、水杨酸、阿魏酸、反-肉桂酸、新绿原酸）

研究发现酚酸含量较高的紫肉马铃薯抗氧化活性最强，根据块茎水溶性提取物的 1,1-二苯基-2-三硝基苯肼自由基清除能力与酚酸相关性，推断出绿原酸是起抗氧化作用的主要酚酸。小鼠试验证明：多酚化合物可减少由 H_2O_2 引起的红细胞形态及结构的变化，防止抗坏血酸亚铁对红细胞膜蛋白的氧化损伤，同时，PPE 中的多酚化合物还具有较强的保肝作用。

2. 类黄酮化合物

（1）种类与结构　马铃薯中含有的类黄酮化合物主要有槲皮苷、山奈酚、儿茶素、槲皮素、槲皮素-二甲醚、芦丁、花色苷类等。其中含量较高的类黄酮化合物是槲皮苷、槲皮素、山奈酚，其次是儿茶素和芦丁。此外，紫色马铃薯中花色苷类含量较高，主要成分包括矮牵牛素-3-O-咖啡酰芸香糖苷-5-O-葡萄糖苷、天竺葵素-3-O-芸香糖苷-5-O-葡萄糖苷、锦葵素-3-O-芸香糖苷-5-O-葡萄糖苷、矮牵牛素-3-O-对香豆酰芸香糖苷-7-O-葡萄糖苷、芍药素-3-O-芸香糖苷-5-O-葡萄糖苷、飞燕草素-3-O-对香豆酰芸香糖苷-5-O-葡萄糖苷、矮牵牛素-3-O-芸香糖苷-5-O-葡萄糖苷、锦葵素-3-O-对香豆酰芸香糖苷-5-O-葡萄糖苷、矢车菊素-3-O-对香豆酰芸香糖苷-5-O-葡萄糖苷、矮牵牛素-3-O-对香豆酰芸香糖苷-5-O-葡萄糖苷、芍药素-3-O-阿魏酰芸香糖苷-5-O-葡萄糖苷、矮牵牛素-3-O-阿魏酰芸香糖苷-5-O-葡萄糖苷、芍药素-3-O-对香豆酰芸香糖苷-5-O-葡萄糖苷、锦葵素-3-O-阿魏酰芸香糖苷-5-O-葡萄糖苷等（郭永福等，2018）。各种类黄酮化合物化学结构如图 10-2 所示。

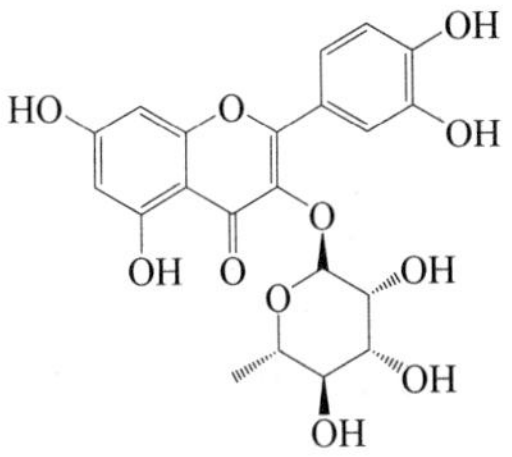

槲皮苷 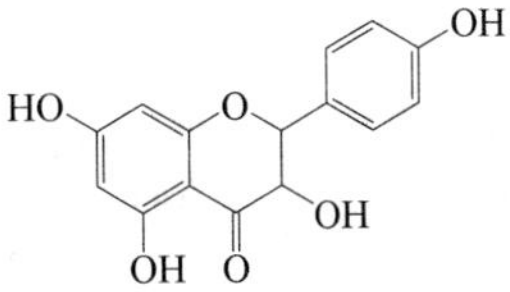　　　　　　　　山奈酚 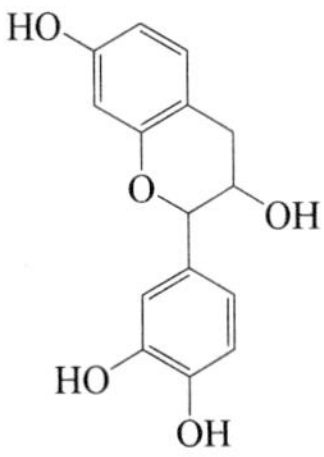　　　　　　　　儿茶素

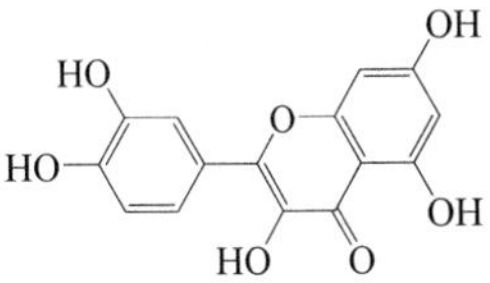

槲皮素 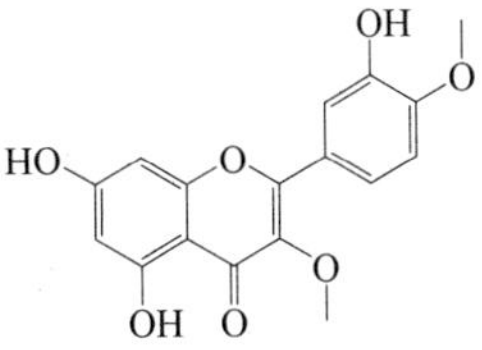　　　　　　槲皮素-二甲醚 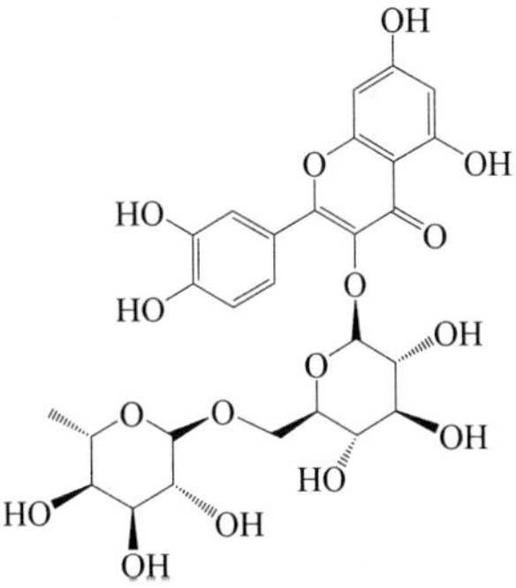　　　　　　　芦丁

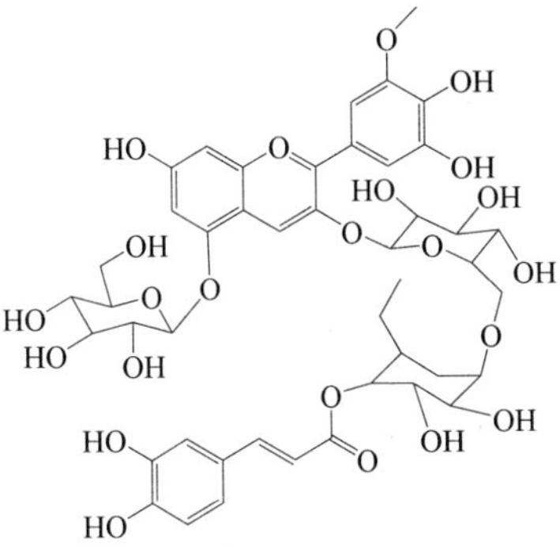

矮牵牛素-3-_O_-咖啡酰芸香糖苷-5-_O_-葡萄糖苷 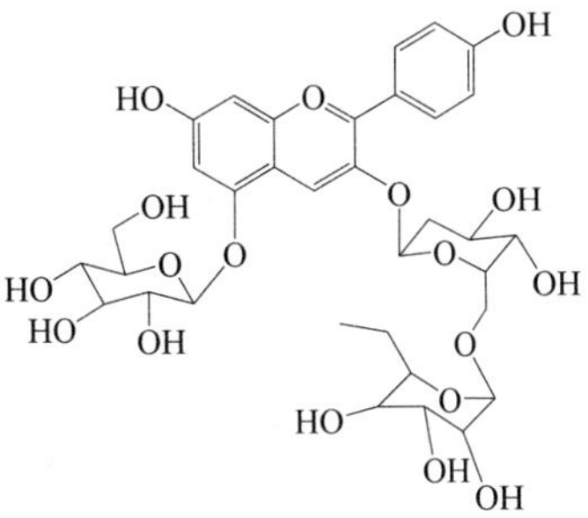　　　　　天竺葵素-3-_O_-芸香糖苷-5-_O_-葡萄糖苷

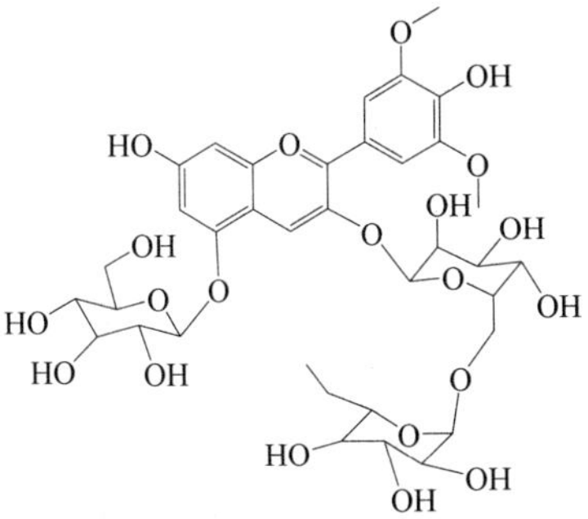

锦葵素-3-_O_-芸香糖苷-5-_O_-葡萄糖苷 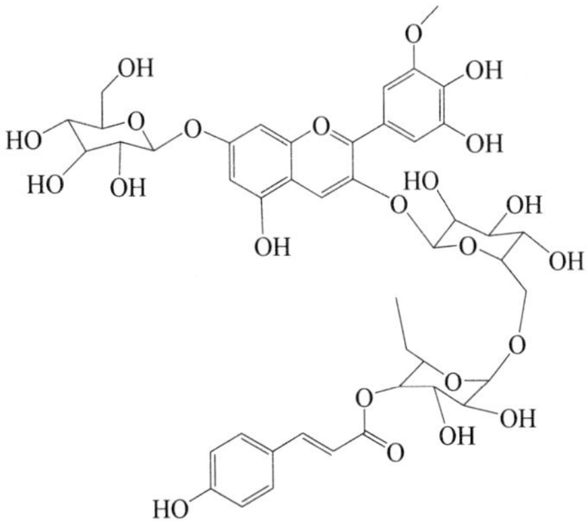　　　　矮牵牛素-3-_O_-对香豆酰芸香糖苷-7-_O_-葡萄糖苷

图 10-2

芍药素-3-*O*-芸香糖苷-5-*O*-葡萄糖苷

飞燕草素-3-*O*-对香豆酰芸香糖苷-5-*O*-葡萄糖苷

矮牵牛素-3-*O*-芸香糖苷-5-*O*-葡萄糖苷

锦葵素-3-*O*-对香豆酰芸香糖苷-5-*O*-葡萄糖苷

矢车菊素-3-*O*-对香豆酰芸香糖苷-5-*O*-葡萄糖苷

矮牵牛素-3-*O*-对香豆酰芸香糖苷-5-*O*-葡萄糖苷

芍药素-3-*O*-阿魏酰芸香糖苷-5-*O*-葡萄糖苷

矮牵牛素-3-*O*-阿魏酰芸香糖糖苷

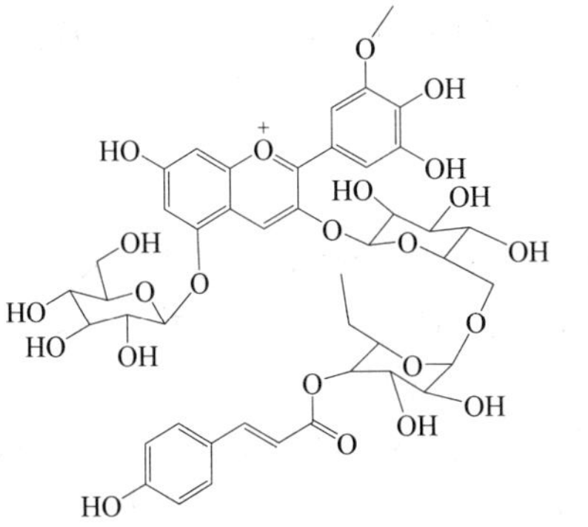

芍药素-3-O-对香豆酰芸香糖苷-5-O-葡萄糖苷 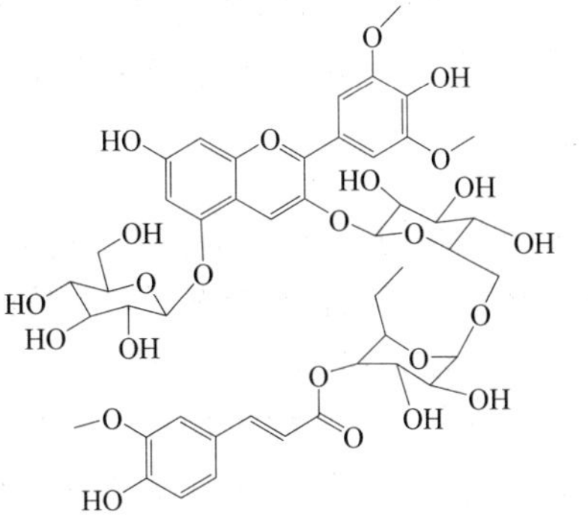   锦葵素-3-O-阿魏酰芸香糖苷-5-O-葡萄糖苷

图 10-2 马铃薯中类黄酮化合物的化学结构（郭永福等，2018）

（2）分布与含量 马铃薯中最丰富的类黄酮化合物是槲皮素苷、槲皮素、山奈酚苷、山奈酚，其次是儿茶素和芦丁，一般马铃薯块茎中总黄酮含量在 33～107mg/100g。

马铃薯花色苷是近十多年来马铃薯类黄酮化合物中的研究热点。马铃薯花色苷在根、茎、叶、花和块茎（薯皮和薯肉）中均有分布，其分布存在组织差异。一般在块茎中的含量高于其他组织。紫色马铃薯中总花色苷的含量最高，范围是 14～16.330μg/g，尽管薯皮中花色苷含量较薯肉高 0.9～1.6 倍，但薯皮对花色苷的贡献只有整个块茎的 20%左右，因此，紫色马铃薯的花色苷主要来自薯肉。在细胞水平，马铃薯花色苷主要集中在细胞的液泡中。

由六种花色素衍生而来的花色苷使彩色马铃薯的薯皮或薯肉呈现红色、紫色、蓝色或橙色。其中，紫色马铃薯花色苷主要有锦葵苷、天竺葵苷、矢车菊苷、飞燕草苷、芍药苷和牵牛苷；红色马铃薯以天竺葵苷为主；紫红色马铃薯以飞燕草花色苷为主；黑色和蓝色以牵牛苷为主。而白色、黄色或橘黄色的薯皮或薯肉则是由于类胡萝卜素。

（3）影响因素

① 品种影响。不同品种间的花色苷含量和组分种类存在差异。其中，彩色马铃薯块茎的花青素含量比白肉马铃薯高出 3～4 倍，同时抗氧化活性高出 2.5～3 倍。

② 栽培影响。不同栽培环境和条件对马铃薯中花色苷含量有较大影响。研究表明，甘肃、山东和贵州三地的紫色马铃薯中总花色苷组分种类相同，但甘肃薯肉和薯皮中总花色苷含量比贵州增加了 60%～110%（于振等，2016）。

③ 烹饪影响。烹饪过程中加热时间对花色苷稳定性有显著的影响。在煮、微波和烘焙后，马铃薯的总花色苷含量显著下降。与 100℃的煮或蒸比较，由于热降解作用，170℃工业油炸方式使紫色马铃薯中花色苷损失了 38%～70%，延长烹饪时间几乎使其完全降解。在工业生产中，常用的浸泡和热烫等前处理增大了花色苷的流失（赖灯妮等，2017）。

（4）药理作用 马铃薯花色苷的抗氧化能力是由花色苷结构的三个因素，即羟基化程度、酰基和糖普基类型共同决定的。一般情况下，马铃薯块茎的颜色越深，花色苷含量就越高，但其抗氧化活性不一定越强。白粉娥等（2018）研究表明，不同花色苷成分具有不同的抗氧化活性，其中天竺葵苷的抗氧化能力强于矮牵牛苷。研究还发现马铃薯抗氧化能力不仅与花色苷含量呈正相关，还与总酚含量呈正相关。

马铃薯花色苷可以抑制人类红细胞白血病细胞的增长，抑制前列腺癌细胞的增殖和提高细胞周期依赖性蛋白激酶抑制剂的水平，还能诱导胃癌细胞凋亡从而抑制其增殖。此外，薯皮花色苷对前列腺癌细胞的抑制作用显著大于薯肉花色苷提取物（吕英奇等，2017）。

3. 生物碱

（1）种类与结构　马铃薯中的生物碱主要为糖苷生物碱（totalglycoalkaloids，TGA），其中主要成分为α-茄碱和α-查茄碱，占马铃薯中糖苷生物碱的90%以上，并且后者含量偏高，占据了总糖生物碱的60%。马铃薯中的各类糖苷生物碱的结构与成分见图10-3和表10-3。此外，马铃薯中还含有另一种生物碱——多羟基莨菪烷类生物碱，目前发现有10余种，主要为打碗花精 A_3 和打碗花精 B_2，其余的打碗花精 B_1、打碗花精 B_3、打碗花精 B_4 等含量较少。各种打碗花精的化学结构见图10-4。

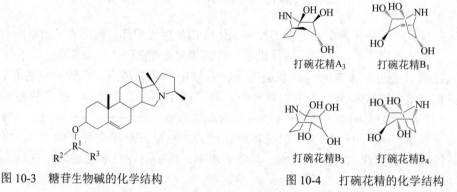

图 10-3　糖苷生物碱的化学结构　　　　图 10-4　打碗花精的化学结构

打碗花精A_3　　　打碗花精B_1

打碗花精B_3　　　打碗花精B_4

表 10-3　马铃薯中的糖苷生物碱成分（郭永福等，2018）

序号	马铃薯糖苷生物碱	R^1	R^2	R^3
1	α-茄碱（$C_{45}H_{73}O_{15}N$）	半乳糖	葡萄糖	鼠李糖
2	β-吡茄碱（$C_{39}H_{63}O_{11}N$）	半乳糖	葡萄糖	—
3	γ-甲茄碱（$C_{33}H_{53}O_6N$）	半乳糖	—	—
4	α-甲卡茄碱（$C_{45}H_{73}O_{14}N$）	半乳糖	葡萄糖	鼠李糖
5	β-吡卡茄碱（$C_{39}H_{63}O_{10}N$）	半乳糖	葡萄糖	—
6	γ-吡卡茄碱（$C_{33}H_{53}O_6N$）	半乳糖	—	—
7	β-茄碱（$C_{39}H_{63}O_{11}N$）	葡萄糖	鼠李糖	—
8	γ-茄碱（$C_{33}H_{53}O_6N$）	葡萄糖	—	—
9	α-查茄碱（$C_{45}H_{73}O_{14}N$）	葡萄糖	鼠李糖	鼠李糖
10	β-查茄碱（$C_{39}H_{63}O_{10}N$）	葡萄糖	鼠李糖	—
11	γ-查茄碱（$C_{33}H_{53}O_6N$）	葡萄糖	—	—

（2）分布与含量　糖苷生物碱主要分布在马铃薯块茎的表皮中。在正常遮光贮藏条件下，一般每100g马铃薯含有的糖苷生物碱龙葵素只有10mg左右，但是发芽或皮下变绿的马铃薯龙葵素的含量可高达500mg。糖苷生物碱对人类有毒，样品致死浓度为＞330mg/kg。

（3）影响因素与调控措施

① 贮藏。糖苷生物碱的产生与贮藏条件密切相关。在见光条件下，薯皮变绿或发芽部位的糖苷生物碱含量最高。

② 烹饪。剥皮和热烫工艺可使马铃薯中的糖苷生物碱分别减少 70%和 29%，烹饪过后的马铃薯中大部分的生物碱都失活。因此，合理的烹饪方式可以使马铃薯中的糖苷生物碱降低甚至消失，从而防止人们因勿食发芽的马铃薯而中毒。

（4）药理作用　马铃薯中的糖苷生物碱除了是一种天然毒素和抗营养物质外，还具有多种生物活性，可能具有抗病原微生物、抗肿瘤、降低血浆低密度脂蛋白胆固醇、抗疟疾、抗炎、强心、消肿、止痛等功效（木泰华和李鹏高，2016）。研究发现：马铃薯中的糖苷生物碱可通过下调细胞黏附因子（ICAM-A、E-Selectin）水平，来改善化疗性静脉炎的病理损伤。其中，α-茄碱（龙葵素）通过线粒体途径诱导 Du145 和 LNCaP 两种细胞的凋亡，能显著抑制雄激素依赖型人前列腺癌 LNCaP 细胞及雄激素非依赖型人前列腺癌 Du145 细胞的增殖。

打碗花精类化合物结构与糖类化合物相似，其减肥和预防 II 型糖尿病的机理可能为：通过与糖类的代谢酶发生相互作用，起到干扰膳食糖类的吸收。研究发现打碗花精 A_3 和打碗花精 B_2 是高选择性糖苷酶抑制剂，均能在肠道内和酶的活性位点结合，从而有助于预防由于过多摄入高碳水化合物后引起的血糖升高过快，有利于控制糖尿病患者病情，也有助于预防摄入过多能量导致的肥胖及有关疾病。

4. 马铃薯 Patatin 蛋白质

（1）分布与含量　Patatin 蛋白是特异性地存在于马铃薯块茎中的一组糖蛋白。Patatin 蛋白占马铃薯块茎可溶性蛋白的 40%左右，是马铃薯的贮藏蛋白，并具有脂肪酶活性，可以将脂肪酸从细胞膜的脂质上切割下来。

（2）药理作用　研究发现：Patatin 蛋白对 DPPH（1,1-二苯基-2-三硝基苯肼）自由基和超氧自由基具有很强的清除能力，并具有显著的还原能力，对羟自由基导致的 DNA 损伤具有明显的保护作用，对脂质过氧化也有显著抑制作用，其抗氧化活性和自由基清除能力与含有的半胱氨酸残基和色氨酸残基有关。说明 Patatin 蛋白是一种较好的天然抗氧化物质（木泰华和李鹏高，2016）。

三、功能性产品开发

马铃薯营养丰富，富含淀粉、蛋白质、有机酸以及钙、磷、铁、钾等矿物质元素和维生素 B、维生素 C 等多种维生素，素有"地下苹果"和"第二面包"之称，是重要的粮菜兼用和工业原料作物，因此，以马铃薯为原料，形成了大量而丰富的食品。然而在功能性产品方面，只有比较初级的马铃薯泥和马铃薯汁等产品，才具有比较好的营养、保健和治疗效果。

对于将马铃薯含有的生物活性成分提取纯化出来，加工成功能性产品方面，目前还非常鲜见。尤其是针对彩色马铃薯含有丰富的花色苷和多酚等生物活性成分，可以加工成马铃薯果汁饮料、口服液、咀嚼片等产品，满足不同需要。

四、食疗

我国传统医学认为，马铃薯具有和胃、健脾、益气的功效，适宜脾胃虚弱、消化不良等症状，可以预防和治疗胃、十二指肠溃疡、慢性胃炎、习惯性便秘和皮肤湿疹等疾病，还有解毒、消炎之功效。每天空腹食用马铃薯泥可有效地缓解胃溃疡患者的病情（屈冬玉和谢开云，2008；许海泉等，2015）。

1. 食疗方剂

（1）补气健胃　新鲜马铃薯 250g 加水适量捣烂绞汁，入锅煮沸，早晚各 1 杯（约 180mL），连服 1 个月。

（2）缓解贫血所引起的头晕目眩、四肢乏力、手足冰冷等症　洗净去皮马铃薯 150g，再加苹果和樱桃各 50g 共同绞汁饮用。

（3）缓解胃痛、恶心反胃　马铃薯洗净去皮，生姜 8g 洗净，橘子肉 15g，共榨汁去渣饮用。

（4）缓解慢性长期性便秘　新鲜马铃薯洗净去皮，取约 300g 打汁，于每天早晨或午饭前各服 120mL。

（5）缓解胃溃疡、十二指肠溃疡　新鲜马铃薯 600g 洗净、去皮、打汁、去渣，将汁液以文火熬至黏稠时，加入 1200mL 蜂蜜，再煎熬至更黏稠后冷却，以广口瓶装放入冰箱储存，早晚空腹各服一汤匙。

（6）缓解高血压、贫血　将新鲜马铃薯洗净后，带皮切成圆片放入锅中，加入 1L 水，煮开后撇去浮沫。不再出现浮沫时，改小火煮 1h，再用滤纸过滤煮好的土豆汁，早晚各饮用 1 茶杯（约 280mL）。除了高血压患者，贫血和肠胃不好的人也可以服用。注意：肾病患者不宜喝熬土豆汁。

2. 饮食注意事项

马铃薯贮藏时如果见光，薯块表皮会部分变绿色或者发芽，产生有毒生物碱——龙葵素（solanine），大量摄入可引起中毒。龙葵素通常多集中在马铃薯皮中，因此食用时一定要去皮，特别是要削净已变绿的皮。发了芽的马铃薯龙葵素含量升高，毒性增大，食用时一定要把芽和芽根挖掉，并放入清水中浸泡，炖煮时宜大火。一般经过 170℃ 的高温烹调，有毒物质就会分解。此外，烹调时加些醋，可破坏残余的毒素。

第二节　山　药

山药（*Rhizoma dioscorea*）是薯蓣科薯蓣属植物薯蓣的根茎，主产于河南、河北、山东、山西等省。山药既是滋补食品，又是补气中药，为药食两用之品。传统中医认为山药具有补益强壮，补脾养胃，生津益肺，补肾涩精，治疗消渴之功效。山药含有人体需要的多种营养成分，包括山药多糖、糖蛋白、山药素、多酚、尿囊素、皂苷、植酸、甾体类化合物、丰富的无机盐和维生素，以及人体不可缺少的微量元素，此外，还有黄酮、多巴胺、胆碱等极易被人体吸收利用的药用成分，具有一定的药理作用。

一、营养物质

山药中含有丰富的碳水化合物、矿物质、维生素、蛋白质等营养成分（见表 10-4）。不同山药品种营养成分差异较大，周玥等（2011）研究表明，新鲜铁棍怀山药的固形物含量、总氮量、总灰分、淀粉、黏性多糖分别为 28.67%、0.616%、2.03%、15.29%、1.59%，均远高于普通淮山药的 13.86%、0.154%、1.36%、6.57%、1.47%。

表 10-4 100g 山药主要营养成分含量

营养成分	含量	营养成分	含量
维生素 C	4mg	钠	15mg
维生素 B_1、维生素 B_2	0.02mg	氯	37mg
烟酸	0.3mg	铁	0.3mg
钙	41mg	碳水化合物	14g
磷	42mg	蛋白质	1.5g
钾	290mg	粗纤维	0.9g
镁	15mg		

二、主要生物活性物质

山药含有的多糖（包括黏液质及糖蛋白）、尿囊素、淀粉酶、胆碱、3,4-二羟基苯乙胺、胆甾醇、麦角甾醇、油菜甾醇、β-谷甾醇、多酚氧化酶等多种活性成分，是其营养价值和活性作用的物质基础（杨自旺，2010）。

1. 山药多糖

（1）种类与结构　于海芬（2019）从铁棍山药粗多糖（CCYP）中分离得到三种多糖组分 CYP-A、CYP-B 和 CYP-C，对含量较多的 CYP-A 组分的研究表明 CYP-A 为不含核酸和蛋白质的均一多糖组分，其分子质量为 1.87×10^3 kDa。组分分析 CYP-A 的糖含量为 92.59%，糖醛酸含量为 6.67%，是由鼠李糖、阿拉伯糖、甘露糖、葡萄糖、半乳糖和半乳糖醛酸构成的酸性多糖，其摩尔比为 3.08:4.11:25.59:8.72:3.44:8.08:1，且其糖链中含 α 和 β 糖苷构型。CYP-A 含有 $1\rightarrow2$、$1\rightarrow3$、$1\rightarrow4$、$1\rightarrow6$ 和 $1\rightarrow3,6$ 型的糖苷键。电子显微镜和原子力显微镜的微观形态呈链状分布，I2-KⅠ实验证明 CYP-A 是具有多分支或侧链的大分子，刚果红和圆二色谱实验显示 CYP-A 存在多股螺旋构象。

（2）分布与含量　山药多糖是山药主要的生物活性成分之一，不同品种山药之间多糖含量差异很大。谢彩侠（2002）对不同品种山药品质的研究结果表明，不同山药品种根茎中多糖含量存在极显著差异，由高到低依次为铁棍山药>花籽山药>白玉山药>山西太谷山药。华树妹等（2014）采用硫酸-苯酚法测定 61 份福建山药种质资源多糖含量，结果表明，61 份福建山药种质资源中，多糖含量为 0.7288%～8.6377%，平均含量为 2.447%，极差为 7.9089。

（3）影响因素　山药多糖含量受地域影响，宋瑞丽（2011）采用分光光度法、冷浸法测定来自河南、山西、河北三省份 30 份山药中多糖含量，结果表明，以河南地区含量整体最高，山西次之，河北含量较低，说明山药成分含量不同与地域环境有密切的关系。其次，山药多糖含量受土壤肥效和栽培模式的影响，路翠红等（2018）以怀山药 1 号（铁棍山药）为试验材料，连续三年研究氮磷钾的不同配比施用对山药产量及商品性的影响，结果表明，在怀庆府焦作辖区，种植怀山药 1 号（铁棍山药）最佳的配方为每亩施纯 N 为 23.0kg、纯 P 为 18.7kg、纯 K 为 46.3kg，N:P:K 为 1.00:0.81:2.00 时，山药产量最高，商品性最好。李心昊（2017）通过 5 种不同栽培模式（农民高产栽培模式、减氮增钾模式、减肥肥料后移模式、减密模式、减密减氮增钾模式），研究对山药多糖含量的影响，结果表明，不同栽培模式对佛手山药粗多糖含量影响显著，2015 年减肥肥料后移模式的块茎粗多糖含量显著高于减氮增钾模式和减密减氮增钾模式，在 2016 年一垄四行比一垄双行模式更有利于粗多糖的积累。

（4）提取　山药多糖的提取方法主要有 3 种：浸提法、超声波法和酶法。周垠辉等（2009）以多糖得率为考察指标，对山药预处理时间、料液比、提取温度、提取时间等进行优化，得出山药多糖提取的最优工艺：预处理 4h，料液比 1:20，提取温度 60℃，提取时间 2h，且仅浸提一次即可获得较高产率的山药多糖。魏涛等（2010）研究发现，超声波提取山药多糖的最佳工艺：超声波功率 800W，提取温度 60℃，料液比 1:30，超声波时间 30min；在此工艺条件下山药多糖的提取率可达 4.6%。近年来，酶法在山药多糖提取方面也得到广泛应用。王安良等（2007）采用 α-淀粉酶联合超声法提取山药多糖，结果表明，α-淀粉酶最佳作用条件为：55℃，pH5.5，加酶量 10mg，反应时间 1.0h；并在酶辅助浸提结束的基础上，对体系进行超声波处理 5min，其多糖得率高达 6.79%。由于植物细胞壁含有大量的纤维素、半纤维素、果胶质，利用纤维素酶的分解作用极易实现细胞壁分解，促进多糖溶出。

（5）药理作用　研究表明，山药多糖具有多种药理活性，包括降血脂、降血糖，抗氧化、抗衰老，调节免疫和抗肿瘤等作用。

① 降血糖、降血脂。大量研究表明山药多糖具有显著降血糖和降血脂作用。金蕊等（2016）研究山药粗多糖（rhizomes dioscoreese polysaccharide，RDP）对链眠佐菌素（streptozotocin，STZ）诱导的 I 型糖尿病大鼠的血糖血脂、口服葡萄糖耐受量以及肝脏、肾脏氧化应激损伤的影响，与糖尿病模型对照组相比，糖尿病给药组在连续灌胃 RDP（80，240mg・kg・d^{-1}）4 周后，大鼠血糖、血脂、血清糖化血红蛋白以及肝脏脂质过氧化物丙二醛（MDA）水平均有显著降低，而血清高密度脂蛋白以及肾脏谷胱甘肽过氧化物酶活性显著增加，且呈现剂量依赖性。此外，RDP 能够提高糖尿病大鼠口服葡萄糖耐受能力。有关研究对山药多糖降血糖作用机制进行探讨，发现该作用可能与山药多糖具有调整脂质代谢紊乱、抑制氧化应激反应、提高糖代谢关键酶活性等有关（植飞等，2017；杨宏莉等，2010）。

② 抗氧化、抗衰老。山药多糖的抗氧化作用不局限于体外实验，同样适用于各种损伤因素作用下的体内环境。钟灵等（2015）在研究山药多糖对老年性痴呆小鼠抗氧化能力的影响中发现，山药多糖使老年性痴呆小鼠超氧化物歧化酶和过氧化氢酶活力提升、丙二醛含量降低，从而发挥抗氧化作用。张丽梅等（2017）通过研究紫山药多糖对 D-半乳糖所致衰老模型大鼠的抗衰老作用及其作用机理证实，紫山药多糖可显著提高 D-半乳糖衰老模型大鼠肝、脑总抗氧化能力、GSH-Px 活力和 GSH 含量，降低过氧化产物 MDA 含量，抑制衰老基因 p53、p21 的蛋白表达，即紫山药多糖具有显著的抗大鼠肝、脑衰老损伤的作用，作用机理可能与 p53/p21 信号通路有关。

③ 增强免疫力。山药多糖能通过增强机体的非特异性免疫和特异性免疫能力来保护机体。张红英等（2010）将山药多糖与猪繁殖与呼吸综合征病毒灭活苗共同注入仔猪体内，通过指标检测发现，仔猪体内猪繁殖与呼吸综合征病毒抗体的产生显著增高，同时分化簇 CD3$^+$T 细胞、CD4$^+$T 细胞、CD8$^+$T 细胞的数量明显增加，表明山药多糖能够增加仔猪的体液免疫和细胞免疫能力。徐新等（2014）在研究中发现，纳米山药多糖靶向制剂能够增强小鼠的非特异性免疫和特异性免疫，检测可知山药多糖可以使巨噬细胞吞噬能力增强，促进 T 淋巴细胞的增殖，增强细胞免疫。

④ 抗肿瘤。石亿心（2016）在研究纳米山药多糖对 4 种肿瘤细胞的作用时发现，纳米山药多糖能够抑制人肝癌 HepG2 细胞、人胃癌 SGC7901 细胞、人宫颈癌 Hela 细胞、人前列腺

癌 DU145 细胞生长，根据所测指标得出其机制可能为促进肿瘤细胞凋亡蛋白 caspase-3 和 caspase-8 蛋白酶原的活化，酶原降解增多，抑制肿瘤细胞生长，促进肿瘤细胞凋亡，降低细胞划痕愈合率，具有抗肿瘤活性。

2. 皂苷

（1）含量　山药块茎富含三萜类皂苷类成分，且不同基因型山药品种含量差异显著。刘影等（2010）通过测定浙江不同地区紫山药薯蓣皂苷元的含量发现，江山峡口镇紫山药薯蓣皂苷元总量平均达 2.25%，台州椒江紫山药达 2.03%，均高于黄山药的薯蓣皂苷元的含量（1.20%）。唐忠厚等（2011）采用香草醛-高氯酸法比色法测定山药总皂苷含量，不同基因型山药品种总皂苷含量差异显著（$P<0.01$），变化范围 0.285～1.563mg/g（MF），平均为 0.834mg/g（MF），变异系数达 51.4%。

（2）提取　山药皂苷有多种提取方法，有盐酸回流-石油醚浸提法、超声处理乙醇提取、超声萃取技术等。吴祥庭等（2013）用超声法提取山药皂苷，采用均匀设计法考察料液比、浸提温度、乙醇体积分数、浸提时间等 4 个因素对山药皂苷提取率的影响，所得最佳提取工艺条件：料液比 1:7，浸提温度 80℃，乙醇体积分数 100mL/L，提取时间 2h。此时皂苷的最大提取率为 0.2401%。杨喜华等（2019）通过单因素试验和正交试验，研究提取温度、提取时间、乙醇浓度和料液比等因素对山药皮皂苷提取效果的影响。结果表明，最佳提取条件为：提取温度 45℃、提取时间 3h、乙醇体积分数 70%和料液比 1：20，皂苷提取率为 0.251%。

（3）药理作用　药理研究表明，山药薯蓣皂苷元具有改善心肌缺血、抗氧化、抗肿瘤等作用。胡长鹰和于文喜（2011）从山药中分离得到含有 5 个糖基的双糖链水溶性甾体皂苷，该成分对大鼠离体缺血再灌注损伤的心脏具有显著的保护和修复作用。曹亚军等（2008）通过研究山药薯蓣皂苷对实验性衰老小鼠的抗氧化作用发现，山药薯蓣皂苷对衰老小鼠具有提高抗氧化酶活性、清除自由基、减少过氧化脂质生成作用。王晓荣（2014）研究薯蓣皂苷元抑制人肝癌细胞株 SMMC-7721 增殖及其机制表明，薯蓣皂苷元可能通过上调细胞自噬相关蛋白 p21 和 p27 表达，抑制 PI3K-Akt 诱导人肝癌 SMMC-7721 细胞发生周期阻滞，抑制人肝癌 SMMC-7721 细胞增殖；并且可能活化 Caspase-8 通过外源性凋亡途径诱导 SMMC-7721 细胞凋亡。

3. 尿囊素

尿囊素（allantoinum）是尿酸衍生物，属咪唑类杂环化合物，其化学成分为 1-脲基间二氮杂戊烷-2,4-二酮，是山药的重要活性成分之一。

（1）含量及影响因素　尿囊素在山药不同部位和不同品种之间含量有差异，乔宇等（2014）研究了三个山药品种的山药粉和山药皮尿囊素含量，结果显示 3 个品种中有 2 个品种山药皮尿囊素含量（2.41%～5.39%）高于山药粉（2.01%～3.01%）。吕航等（2020）研究发现不同产地山药药材的含尿囊素量存在显著差异，含量在 1.41～8.69mg/g 之间，湖北黄冈的佛手含山药尿囊素量最高，其次为四川的攀枝花山药以及陕西的华山山药。陈华龙（2015）通过对不同生长期山药中尿囊素含量研究表明，粤北产山药中尿囊素含量在生长期第 1～8 个月内逐渐升高，并于第 8～10 个月时达到峰值。因此，最佳采收期为生长到第 8～10 个月之间。

（2）提取　山药尿囊素因含量较低、提取技术复杂，其研究报道也相对较少。王海波和蔡宝昌（2004）研究表明，超声条件下 20%乙醇对尿囊素提取效果最佳，并且与文献报道的其他方法相比，超声方法更为简便可靠。

（3）药理作用　山药中的尿囊素具有抗炎及心肌保护作用。王胜超等（2020）探讨山药中尿囊素对脂多糖（lipopolysaccharide，LPS）诱导脓毒症心肌病大鼠模型的影响，结果发现与对照相比，给药组（尿囊素组，50mg/kg）可显著升高模型鼠左室射血分数（LVEF）、左室短轴缩短率（LVFS）、血清中血清肌酸激酶（CK）、乳酸脱氢酶（LDH）、肌钙蛋白（cTnI）、B型尿钠肽（BNP）水平；显著降低H9c2细胞线粒体肿胀度，升高膜电位（MMP），降低活性氧（ROS）水平，实验结果表明山药尿囊素是改善脓毒症心肌病的物质基础之一，其对脓毒症心肌病的治疗作用，可能通过抑制氧化应激途径保护心肌细胞，降低ROS的聚积，修复线粒体膜功能。目前，尿囊素正作为外用制剂广泛用于皮肤科临床，为手足皲裂、鱼鳞病、银屑病、多种角化性皮肤病及消化性溃疡的治疗提供了新的制剂。

4. 糖蛋白

山药糖蛋白一般是由带分支的寡糖与肽链共价连接而成的一类结合蛋白质，是生物体内重要的生物大分子之一。山药中蛋白质含量约为1.5%，其水提醇沉物中可得糖蛋白，糖蛋白水解得赖氨酸、组氨酸、精氨酸、天冬氨酸等十余种氨基酸。研究发现，植物中的糖蛋白具有调节免疫、抑制肿瘤、降血糖、降血脂、抗氧化和抗疲劳等显著的保健功能。李金忠（2005）通过研究山药糖蛋白对小鼠免疫功能的影响，发现低、高剂量组和对照组之间，小鼠胸腺器官及吞噬指数两项功能检测均为阳性，根据卫生部发布的《保健食品功能学评价程序和检验方法》的结果判定原则，认为山药糖蛋白具有一定的免疫调节功能。

5. 其他活性物质

山药中除含有黏性多糖、皂苷、糖蛋白、尿囊素等功能成分外，还含有酚类、酯类、胆碱、植酸等有效成分，均具有很强的保健作用。研究表明，淮山药中含有丰富的黄酮，其总黄酮提取物对羟基自由基具有很好的清除作用。

三、功能性产品开发

山药是营养价值很高的药食同源食品，目前，山药产品的功能性产品开发主要有主食类产品，饮料和保健茶，以及发酵型山药产品。

1. 紫薯山药保健面包

周家鹏等（2018）将烘干的紫薯片、肾形山药片磨成粉末，并过60目筛网，获得无团块的粉末；称量一定量的面包粉、紫薯粉、"肾形"山药粉、白砂糖、面包改良剂、食盐、活性干酵母、鸡蛋清、黄油、奶粉；将除了黄油和食盐之外的所有原料混合在一起，进行揉面，直到面团触感柔软，加入黄油和食盐，直到表面光滑；将面团取出并静置45min；进行切块、整形，以适宜的温度（40℃）、湿度（65%）和时间发酵；发酵后以适宜的温度烘烤25min，再将温度升至215℃烘烤5min即为紫薯山药保健面包。这种面包不仅具有紫薯和山药的风味，还含有紫薯和肾形山药的营养成分，能够达到保健的效果。

2. 山药保健酸奶

杨鹏华和张庆（2010）以奶粉和山药为原料，将新鲜山药洗净去皮→切片→护色→榨汁→糊化→过筛→加奶粉白砂糖调配→杀菌→接种→保温发酵→冷却后熟→成品，同时研究出了山药保健酸奶制作的最佳优化配方为：山药汁 12%，白砂糖 8%，接种量 4%，发酵时间 4h。用此配方所制得的保健酸奶营养丰富，易于消化吸收，并能调节肠道菌群平衡，是具有营养和保健功能于一体的天然乳制品。

3. 山药茶多酚复合保健饮料

蒋长兴等（2013）利用山药、茶多酚、梨为原料制备山药保健饮料，工艺流程如下：山药和梨→预处理→茶多酚制浆→与菊花提取液、酸味剂、甜味剂、稳定剂混合→调 pH 值→精磨→均质→脱气→杀菌→灌装封口→检验→成品。山药茶多酚复合保健饮料的最佳优化配方为：山药、梨与茶多酚的质量比为 5:3:2，菊花提取液添加量为 0.5%，海藻酸钠和羧甲基纤维素钠质量比为 0.15:0.45，柠檬酸、苹果酸与乳酸质量比为 0.15:0.1:0.1，糖酸比为 8:0.35。此产品营养丰富、口感优良、风味独特。

四、临床报道与食疗

据《本草纲目》记载，山药性味平、甘，无毒，有益肾气、强筋骨、健脾胃、止泻痢、化痰涎、润皮毛、治泄精健忘等功效，是一种上等的保健食品及中药材。现代医学研究发现，山药不但含有丰富的淀粉、蛋白质、无机盐和多种维生素、类胡萝卜素等营养成分，还含有多种纤维素，以及胆碱、皂苷、黏液蛋白等。能预防心血管系统脂肪沉积，保持血管弹性，防止动脉粥样硬化过早发生，还可减少皮下脂肪沉积，避免出现肥胖等症状。

1. 临床报道

（1）治疗糖尿病肠病　马立新等（2007）探讨山药对糖尿病患者空腹血糖、餐后 2h 血糖、空腹血清胰岛素、SP、血管活性肠肽（vasoactive intestinal polypeptide，VIP）浓度变化的影响。方法是将糖尿病肠病患者 60 人随机分为胰岛素组、胰岛素+山药组，观察两组干预前后空腹血糖、餐后血糖、空腹血清胰岛素的变化。以 30 名正常人、30 名糖尿病肠病发作期患者为对照进行空腹血清 SP、VIP 浓度的检测。结果表明膳食摄入山药与胰岛素联合应用明显降低空腹血糖浓度、餐后 2h 血糖浓度，优于单纯胰岛素控制措施；糖尿病肠病患者血液 SP 浓度、VIP 浓度，接近于正常水平。结论：山药可调节糖尿病肠病患者血液 SP 浓度、VIP 浓度，使之趋于正常水平，稳定糖尿病肠病患者血糖和改善肠道功能。

（2）治疗小儿腹泻　盛福军（2015）选取收诊的腹泻患儿 84 例，采取数字随机法分成观察组（n=32）和对照组（n=32），对照组采取常规西药治疗，观察组则采取常规西药与山药薏苡仁汤联合治疗，比较两组的临床疗效。结果表明，观察组临床疗效总有效率高于对照组，差异有统计学意义（P<0.05）；两组用药不良反应发生率比较，差异无统计学意义（P>0.05）。说明山药薏苡仁汤是一种治疗小儿腹泻的有效药物，可以改善西医治疗的基本疗效，并且十分安全，临床价值较高。

（3）治疗慢性肾病　裴竹莲和常成荣（2008）运用黄芪、芡实、山药等组成益肾健脾化瘀汤，来治疗慢性肾炎，临床观察 108 例患者，服药后患者尿蛋白明显下降或消失，经过 3 个疗程后，总有效率达到 86.1%。邵燕燕（2008）以黄芪、党参、山药等益肾类中药组方治疗慢性肾炎，并与金水宝胶囊做对照，治疗组 42 例，总有效率达 85.7%，对照组 30 例，总有效率达 63.3%，结果表明，益肾类中药治疗慢性肾炎效果明显。

（4）治疗小儿感染性疾病　孙道珍和张礼友（1998）运用竺黄沙参山药合剂治疗 30 例小

儿迁徙性肺炎患者，治愈 23 例，起效 6 例，无效 1 例，总有效率达 96.6%。黄国平（2004）用"二术山药汤"治疗 50 例小儿迁徙性肠炎患者，总有效率达 88.0%，明显高于西药对照组。

（5）治疗慢性阻塞性肺气肿　应瑛（1997）以淮山药为主，辅玄参、白术等其他药材组成复方，临床观察治疗 40 例慢性阻塞性肺气肿患者的情况，经过 1 个月的治疗，绝大部分患者咳痰量下降，肺的通气和换气功能好转，总有效率为 95.0%。

2. 食疗方剂

（1）补中益气，健脾止泻　鲜山药 250g，鲜白萝卜 1 个，鸡内金 8g。鲜山药、鲜白萝卜洗净，去皮，切碎。鸡内金用文火焙焦后研成细粉，与山药、白萝卜共放锅内，加水煮成粥。每日 1 剂，分 2～3 次服。适用于小儿腹泻。

（2）健脾开胃，止吐增食　生山药适量，姜汁 1 小杯，醋数滴。生山药研成细末，每次 50～100g 兑水入锅煮熟做成羹，再加入姜汁和醋，用文火煮沸数次即可。不拘时温热食，每次 1 小碗，1 个月为 1 个疗程。适用于晚期胃癌所致饮食不进、食入则吐等。

（3）润肺止咳　山药 20g，核桃仁 30g，鸡蛋 4 个，百合 35g，白木耳 15g，大枣 10 枚，红糖适量。将核桃仁、鸡蛋共炖 1h，捞出鸡蛋，剥壳后与其余各味再煮熟，用红糖调味。每日 1 剂，分 2 次服。

（4）治泄泻　生山药 30g（轧细），生车前子 12g，同煮作稠粥服之，1 日连服 3 次。治阴虚肾燥、小便不利、大便滑泻，兼治虚劳作痰作嗽。

（5）治高血压　鲜山药 100g，绿豆 50g。将山药洗净，刮去外皮，切碎，捣烂成糊状备用。将绿豆淘净后放入砂锅，加水适量，中火煮沸后，改用小火煮至熟烂成开花状，调入山药糊，继续煮 10min，离火后兑入蜂蜜，拌和成羹即成，早晚分食。可以清热解毒、益气降压，主治肝火上炎型高血压病。

3. 食用注意事项

山药虽属滋补强壮药，但又有收敛作用，所以，凡有湿热实邪及大便干结者不宜食用。山药含淀粉量较高，糖尿病患者大量食用时应计算其热能。方法是：1 份粮食交换单位等于粳米 50g，等于面粉或高粱米 50g，等于绿豆或红豆 75g，等于鲜山药或土豆 250g。

第三节　芋　艿

芋艿（*Colocasia esculenta*），又名芋头、毛芋，为天南星科植物芋的球茎，是主要的粮食作物和经济作物，具有重要的食用和药用价值。芋艿原产于中国、印度、马来半岛的热带沼泽地区，世界各地广泛栽培，目前主要以中国、日本及太平洋诸岛屿栽培面积较大，是全世界 1%人口的主食，在全世界大量消费的蔬菜中排名第 14 位，尤其是在太平洋地区，芋艿与谷物作物一样重要。芋艿的营养价值比较高，球茎中富含丰富的淀粉、矿物质、维生素以及蛋白质，除了作为主食和蔬菜以外，还可以做淀粉和酒精的加工原料，其肥大的叶柄和叶片还可以作为上好的饲料。

一、营养物质

芋艿营养价值丰富，热量为 331kJ/100g。芋艿中最主要的营养物质为碳水化合物（以淀粉为主）和蛋白质，含量比一般蔬菜要高，且淀粉有两个明显的特征，一是支链淀粉含量高，芋艿中的支链淀粉含量明显高于马铃薯和甘薯，因此口感更滑更细腻；二是淀粉的颗粒细小，很容易被人体吸收利用。此外，芋艿球茎营养品质的另一个重要特征是膳食纤维和脂肪含量较高，维生素和矿物质的种类和含量丰富。总之，芋艿口感细软，营养价值和马铃薯相似，且不含龙葵素，易于消化又不会引起中毒（表10-5）。

表10-5　100g芋艿中营养成分含量（徐养鹏和杨汝琴，2012）

营养成分	含量	营养成分	含量
维生素 B_1	0.06mg	锌	0.49mg
维生素 B_2	0.05mg	镁	23mg
烟酸	0.7mg	磷	45mg
维生素 C	6mg	硒	1.45mg
维生素 E	0.45mg	胡萝卜素	0.16mg
钾	378mg	脂肪	0.2g
铁	1mg	膳食纤维	1.0g
钙	36mg		

二、主要生物活性物质

芋艿中的生物活性物质主要为芋艿多糖。芋艿多糖包含多种组分，部分是均一多糖物质，部分是糖-蛋白复合物，这些组分一般由阿拉伯糖、甘露糖、葡萄糖和半乳糖4种单糖组成（汪洪普，2013）。一般来说，植物多糖的提取方法包括化学方法、物理方法和生物方法，目前芋艿多糖的提取方法的研究仅限于化学方法中的传统水提法。有研究表明，在最佳提取温度70℃、提取时间8h、液料比1:8的条件下，芋艿多糖的提取率可以达到4.73%。但是，此法提取时间长，且淀粉的去除还存在困难（杨秀芳和伍发云，2009）。

芋艿多糖有抗氧化功能，主要表现在可以有效清除羟自由基，抑制 H_2O_2 诱导的红细胞氧化溶血作用，对超氧根阴离子也有一定的清除作用（王喻等，2006）。芋艿多糖可以作为治疗便秘的缓和剂和药品的黏合剂；芋艿中含有的甘露聚糖通过对细胞代谢产生一定的干扰作用，可用于治疗白血病。

三、功能性产品开发

芋艿多糖可以作为一种食品添加剂加入到小麦淀粉中，加入后虽然降低了小麦淀粉的黏度峰值，但增加了小麦淀粉的糊化温度、黏弹性以及柔软性，可以在面包制作过程中很好地改善面包质感。在肉制品生产中添加一定量的芋艿粉，可以起到黏合、填充、增强持水性的作用，使肉制品的品质得到明显改善和提高。

四、食疗

1. 食疗方剂

（1）治脾胃亏虚、消化不良　芋艿60g洗净切碎块，加大米100g，水适量，共煮粥，拌红糖食用。或者，芋艿洗净，切片，焙焦、研末加红糖调匀，每次服30g，一日2次。

（2）治痢疾　芋艿 10～15g，红糖适量，水煎服，每日 2 次。

（3）治青春期甲状腺肿大　芋艿 50g，海带、大米各 100g，调味品适量。将海带洗净，切细；芋艿择净，切为小块；大米淘净，三者同放入锅内，加水适量煮粥，待粥将熟时加入调味品，再煮一两沸即可。每日 1 剂，7 天为 1 个疗程，连用 3～5 个疗程可显效。

（4）治肩周炎　将芋艿 100g 去皮、捣成泥状，姜 50g 洗净、捣烂榨汁，姜汁放入芋艿泥中，再加少许面粉，搅拌成糊状，摊在干净纱布上敷于痛处，并用保鲜膜覆盖固定即可。每天 2 次，一般 3～5 天见效。

（5）治虫咬伤　将芋艿洗净，用麻油或食醋在砂石上磨浆，涂患处。或取鲜生姜和芋艿各适量，洗净去皮，共捣烂外敷，一日换 2 次。

2. 饮食注意事项

生芋有毒，切忌生食，生食后会导致口舌发麻、刺激喉咙、肠胃不适等症状。

第四节　姜

姜（*Zingiber officinale*），又名生姜、白姜、川姜，属姜科多年生草本植物，以地下肥大的根茎为食用器官，主要产区为亚洲和非洲，欧美极少栽培。姜在我国自古就有栽培，主要作为一年生蔬菜，是传统的烹调和佐餐调味品。姜的药用价值始载于《名医别录》，《神龙本草经》也将其列为上品，认为其具有散寒、解表、燥湿消痰、温中止吐等功效，且在张仲景的《伤寒论》中关于姜的药用功效也有 39 方次。由于姜营养保健价值较高，国家卫生健康委员会将其认定为药食兼用植物之一。随着生物活性物质和生理功能相关研究的不断深入，姜已成为食品、药品加工的重要原料，新开发的加工产品也层出不穷。

一、营养物质

根茎是姜的食用部位，含维生素及铁、锰、铜、锌、镍、钴、锗等多种微量元素。此外，每 100g 鲜姜含可溶性糖 1.21～3.18g，淀粉 0.68～5.19g，可溶性蛋白 0.31～0.64g，游离氨基酸 0.42～0.58g，粗纤维 0.54～1.82g（王忠宾等，2013）。姜根茎中干物质、可溶性糖、可溶性淀粉和粗纤维等含量均随生育期和贮藏期的延长而增加，而可溶性蛋白和游离氨基酸含量则在姜生长前期较高，在生长后期及贮藏期较低且无显著变化。播后 4～5 个月，姜的根茎产量达到较高水平，但干物质含量较低，辛辣味较淡，粗纤维较少，适于腌渍加工；而贮藏 60d 后，根茎中干物质及可溶性淀粉含量已基本稳定，适于进行生姜脱水及淀粉加工。

二、主要生物活性物质

姜中化学成分达 100 多种，主要生物活性物质为姜辣素、萜类和糖蛋白等。姜辣素不仅是姜的特征性辛辣风味的主要呈味物质，也是姜的多种生物活性作用的主要功能成分，在调味品、保健食品、药品和化妆品等行业广泛应用。

1. 姜辣素

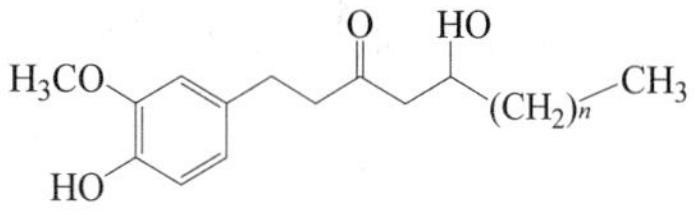

姜中姜辣素是成分复杂的混合物，包括姜酚（图 10-5）、姜烯酚和姜酮等成分，主要的化学物为 6-姜醇、8-姜醇、10-姜醇、6-姜烯酚、8-姜烯酚、10-姜烯酚和 6-姜二酮 7 种辛辣物质（熊华等，2006）。

6-姜酚可抑制 β-抑淀粉蛋白诱导的神经元凋亡，姜烯酚则可保护人类神经母细胞瘤 IMR32 和人脐静脉内皮细胞免受人 β-淀粉样蛋白（25-35）的损伤（Chan，2011）。此外，6-姜酚及其相关化合物 6-姜烯酚均有杀灭胃癌细胞的作用（Ishiguro，2007），且姜酚类物质的抗肿瘤效果也较显著（刘鑫，2017）。

6-姜酚：$n=6$
8-姜酚：$n=8$
10-姜酚：$n=10$
12-姜酚：$n=12$

图 10-5　姜酚的化学结构

2. 萜类物质

姜中的挥发油是一种与水不相溶的油状液体，已发现的姜挥发油组分主要为萜类物质，包括 α-蒎烯、β-水芹烯等单萜烯和氧化单萜烯类物质，以及 α-姜烯、β-红没药烯等倍半萜烯和氧化倍半萜烯类物质（陈燕等，2000；何文珊等，2001）。此外，姜还含有二苯基庚烷，是一类具有 1,7-二取代苯基，并以庚烷骨架为母体结构的化合物的统称，属多酚类物质（何文珊等，2001）。姜中的萜类物质及其含氧衍生物大多有较强的香气和生物活性，是医药、食品、香料和化妆品工业的重要原料。

3. 姜油树脂

姜油树脂是姜根茎经有机溶剂提取获得的深棕色黏性或高黏性的液体。姜油树脂含量均随生育期和贮藏期的延长而增加。姜油中的主要活性物质包括姜酚（gingerol）、类黄酮化合物和精油（ginger essential oil）等。

姜在生长过程中，姜油树脂增加，而贮藏过程中，虽有新的化合物生成，但随着贮藏期的延长，姜油树脂中的 β-萜品醇、橙花醛、乙酸龙脑酯等 14 种痕量挥发性成分消失。不同时期的姜根茎中的姜油树脂的主要成分基本相同。姜播后 4～5 个月，根茎姜油树脂含量较低，而贮藏 60 天后，姜油树脂含量基本稳定，适于进行姜油提取。

4. 其他生物活性物质

（1）糖蛋白　姜的糖蛋白是一类由糖类与多肽或蛋白质以共价键连接而成的结合蛋白，具有驱寒、止呕、健胃解毒、延缓衰老、降低胆固醇、抗癌、抑菌及抗阿尔茨海默症等多种功能。

（2）花青素　姜中的花青素主要存在于根茎及根茎 5cm 以上的叶鞘中，且叶鞘中的含量显著高于根茎（Iijima，2003）。车菊素-3-葡萄糖苷和芍药素-3-芸香糖苷是姜中的两种主要花青素，其中芍药素-3-芸香糖苷的含量较高，每 100g 鲜姜含 0.67～2.38mg，为车菊素-3-葡萄糖苷的 2～43 倍。

（3）姜蛋白酶　姜中的姜蛋白酶是一种新发现的植物蛋白，广泛应用于动、植物蛋白的分解，食品加工中的肉类嫩化，果蔬汁、啤酒、葡萄酒的澄清，焙烤食品中面团的调节剂，乳制品凝固剂，化妆品添加剂等。

三、功能性产品开发

姜含有丰富的生物活性物质，故在保健食品、化妆品、食品添加及药品方面具有较多的功能性产品。经初加工，可制成姜茶、姜脯、姜汁果蔬保健饮料、姜汁软糖等食品（金绍黑，2003）。通过精深加工，可制成姜调味精、姜调味液、姜调味酱、姜冰淇淋、姜茶泡腾片以及添加姜生物活性物质的化妆品、食品添加剂等功能性产品。此外，以食用胶包裹天然姜汁，可制成姜汁微胶囊。

四、临床报道与食疗

《本草纲目》记载："姜辛而不荤，去邪辟恶，生啖熟食，醋、酱、糖、盐、蜜煎、调和，无不宜之，可蔬可茹，可果可药，其利博矣。"作为集营养、保健及调味于一体的食品，姜广泛应用于生活和医药。

1. 临床报道

据报道，姜对半夏有解毒作用（史闰均等，2010）。此外，姜的止吐作用显著。通过对怀孕 16 周以下的孕妇进行为期 3 周的姜食用试验，发现能够显著减轻孕期呕吐症状，且与维生素 B_6 的缓解效果相当，故姜食疗法或许能代替药物来治疗孕期呕吐（Smith 等，2005）。姜贴敷配合穴位注射则可有效减轻卵巢癌患者化疗后呕吐的发生（朱慧等，2006）。姜在抗炎方面也具有重要作用；姜提取物对膝关节骨性关节炎的缓解作用也已被证实（Altman R & Marcussen，2001），因此，姜或能成为药物治疗膝关节骨性关节炎及肿瘤有效的辅助治疗手段。

2. 食疗方剂

（1）降脂排毒　黄瓜 300g，仔姜 100g，川盐、姜油、鸡精各适量。
（2）治胃病　桂皮、姜各 12g，加水适量煎汤服下，一日 2 次分服。
（3）治蛔虫性肠梗阻　20g 姜捣汁后，与 60mL 蜂蜜调匀后服用。
（4）治咳嗽　白萝卜 1 个，白胡椒 5 粒，姜 3 片，陈皮 6g，水煎服。
（5）治寒性痛经　姜 5 片，红糖 60g，煎熬后加白酒少许温服。
（6）治产后腹痛　姜、当归各 150g，羊肉 1000g，加水适量炖汤，分次服下。
（7）治跌打损伤、腰扭伤　姜、芋头各半共捣成泥状，加面粉调匀，贴敷患处，每日换 2 次。
（8）治类风湿性关节炎　姜 5g 或干姜粉 0.5～1.5g，每天口服。
（9）治冻疮、冻伤　姜适量捣烂，泡于适量白酒中，取酒液加温擦拭患处，每日 3 次。

3. 饮食注意事项

姜红糖水只适用于风寒感冒或淋雨后畏寒、发热，不能用于暑热感冒或风热感冒。腐烂的姜所产生的黄樟素毒性很强，可诱发肝癌、食管癌等，故忌食腐烂的姜。

参考文献

白粉娥，成宇峰，2018. 两种彩色马铃薯品种花色苷成分分析及其总抗氧化活性的比较研究[J]. 保鲜与加工，18（2）：108-113.

曹亚军，陈虹，杨光，等，2008.薯蓣皂苷对亚急性衰老小鼠的抗氧化作用研究[J]. 中药药理与临床（3）：19-21.

陈华龙，2015. 不同生长期的粤北产广山药中尿囊素的含量动态研究[J]. 中国药房，26（12）：1698-1699.

陈燕，倪元颖，2000. 生姜提取物——精油与油树脂的研究进展[J]. 食品科学，21（8）：6-8.

郭永福、张莉、刘汉斌，等，2018. 马铃薯化学成分、药理活性及临床应用研究进展[J]. 安徽农业科学，46（36）：13-17.

何文珊，严玉霞，郭宝江，2001. 生姜的化学成分及生物活性研究概况[J]. 中药材，24（5）：376-379.

胡长鹰，于文喜，2011. 山药皂苷及其对离体心脏缺血再灌注损伤的保护作用[J]. 食品工业科技，32（2）：309-311.

华树妹，陈芝华，贺佩珍，等，2014. 福建山药种质资源多糖含量评价[J]. 福建农业学报，29（7）：651-656.

黄国平，2004.中药治疗小儿迁延性、慢性霉菌性肠炎[J]. 浙江中西医结合杂志，14（1）：58-59.

蒋长兴，焦云鹏，赵希荣，等，2013.山药茶多酚复合保健饮料的研制[J]. 农产品加工（学刊），9：68-70.

金绍黑，2003. 生姜的营养保健功能及新产品开发[J]. 四川农业科技（9）：14-16.

赖灯妮，彭佩，李涛，等，2017. 烹饪方式对马铃薯营养成分和生物活性物质影响的研究进展[J]. 食品科学，38（21）：294-301.

李金忠，2005. 山药糖蛋白的超声辅助提取及免疫调节功能研究 [D]. 镇江：江苏大学.

李心昊，2017. 不同栽培模式对佛手山药生长发育、产量与品质的影响 [D]. 武汉：华中农业大学.

刘素稳，张泽生，杨海延，等，2008. 马铃薯蛋白的营养基质评价[J]. 营养学报，30（2）：208-210.

刘鑫，张宏伟，傅若秋，等，2017. 生姜中姜酚类活性成分的抗肿瘤作用及其机制[J]. 第三军医大学学报，39（9）：884-890.

刘影，史姗姗，汪财生，2010. 浙江紫山药营养成分及薯蓣皂苷元含量测定[J]. 安徽农业科学，38（9）：4563-4564，4567.

路翠红，刘永康，董娟，等，2018. 不同氮磷钾肥料配方对怀山药产量及商品性的影响研究[J]. 农业科技通讯（11）：128-134.

吕航，张全丽，孙向明，2020. 不同产地山药药材的含尿囊素量测定研究[J]. 哈尔滨商业大学学报（自然科学版），36（1）：13-16.

马立新，吴丽平，贾连春，等，2007. 山药对糖尿病肠病患者血糖及胃肠激素的影响[J]. 时珍国医国药，18（8）：1864-1865.

木泰华，李鹏高，2016. 马铃薯中生物活性成分及其功能[J]. 食品科学，137（19）：269-276.

裴竹莲，常成荣，2008. 益肾健脾化瘀汤治疗慢性肾炎蛋白尿108 例[J]. 陕西中医，29（4）：402-403.

乔宇，廖李，汪兰，等，2014. 不同山药品种尿囊素含量的测定[J]. 湖北农业科学，53（22）：5528-5530.

屈冬玉，谢开云，2008. 中国人如何吃马铃薯[M]. 北京：八方文化制作室.

邵燕燕，2008. 健脾利湿益肾法治疗慢性肾炎蛋白尿42 例[J]. 陕西中医，29（5）：531-532.

盛福军，2015. 山药薏苡仁汤治疗小儿腹泻的临床疗效观察[J]. 世界最新医学信息文摘，15（66）：77.

石亿心，于莲，翟美芳，等，2016. 纳米山药多糖对4 种肿瘤细胞的作用[J]. 中国现代应用药学，33（8）：967-971.

史闰均，吴皓，郁红礼，等，2010. 生姜解半夏毒的研究进展[J]. 中国中医药信息杂志，17（11）：108-110.

宋瑞丽，2011. 不同产地山药中成分含量分析[J]. 郑州铁路职业技术学院学报，3：47-49.

孙道珍，张礼友，1998. 竺黄沙参山药合剂治疗小儿迁延性肺炎30 例[J]. 湖南中医杂志，14（2）：43.

唐忠厚，史新敏，孙健，等，2011. 山药总皂苷含量测定及其基因型差异研究[J]. 江西农业学报，23（2）：50-52.

汪洪普，2013. 芋头多糖的提取分离及其生物学功效的研究[D] . 合肥：合肥工业大学.

王安良，云霞，杨红，2007. 响应曲面法优化山药中多糖的微波提取工艺[J]. 食品科技（12）：86-90.

王海波，蔡宝昌，2004. 反相高效液相色谱法测定不同产地山药中尿囊素的含量[J]. 中药新药与临床药理，5（15）：190-192.

王胜超，曾梦楠，郑晓珂，等，2020. 山药中尿囊素干预脓毒症心肌病[J]. 中国新药杂志，29（3）：315-322.

王晓荣，2014. 薯蓣皂苷元抑制人肝癌细胞株 SMMC-7721 增殖及其机制研究[D]. 南京中医药大学.

王喻，高畅，张娜，等，2006. 芋头多糖的提取及生物活性的研究[J]. 食品工业科技，27（6）：73-75.

王忠宾，辛国凤，宋小艺，等，2013. 不同时期生姜加工品质及姜油树脂成分分析[J]. 食品科学，34（6）：6-9.

魏涛，何培新，郑俊丽，2010. 铁棍山药水溶性多糖的超声波提取工艺及体外抗氧化活性的研究[J]. 河南工业大学学报（自然科学版），31（6）：25-28.

吴祥庭，董新姣，杨海龙，等，2013. 山药皂苷均匀设计法优化提取及其体外抗氧化活性研究[J]. 中国食品学报，13（2）：91-96.

谢彩侠，2002. 不同产地和品种对山药生长与品质的影响[D]. 郑州：河南农业大学.

熊华，2006. 不同提取方法生姜提取物中成分的比较研究[D]. 成都：西华大学.

徐新，于莲，马淑霞，等，2014. 纳米山药多糖对大鼠免疫器官及巨噬细胞吞噬功能的影响[J]. 中国微生态学杂志，26（12）：1376-1378.

徐养鹏，杨汝琴，2012. 膳食营养 [M]. 咸阳：西北农林科技大学出版社.

许海泉，王秀丽，马冠生，2015. 马铃薯及其主食产品开发的营养可行性分析[J]. 中国食物与营养，21（7）：13-17.

杨宏莉，张宏馨，王燕，等，2010. 山药多糖对 2 型糖尿病大鼠肾病的预防作用研究[J]. 中国药房，21（15）：1345-1347.

杨鹏华，张庆，2010. 山药保健酸奶的研究[J]. 乳业科学与技术，33（4）：177-178.

杨喜华，闵光，胡建，等，2019. 山药皮中皂苷提取工艺优化研究[J]. 粮食与饲料工业（9）：23-26.

杨秀芳，伍发云，2009. 芋头多糖提取工艺参数的优化[J]. 陕西科技大学学报，27（1）：61-64.

杨自旺，江宏武，张松林，2010. 山药妙用[M]. 北京：人民军医出版社.

应瑛，1997. 重用怀山药治疗慢性阻塞性肺气肿 40 例[J]. 浙江中医杂志，32（11）：512.

于海芬，2019. 铁棍山药多糖的纯化、结构及胃肠调节活性研究[D]. 天津：天津科技大学.

于振，王伟，苏成付，等，2016. 不同产地紫色马铃薯花色苷含量及组成研究[J]. 中国食品添加剂（7）：80-85.

曾凡逵，许丹，刘刚，2015. 马铃薯营养综述[J]. 中国马铃薯，29（4）：233-243.

张红英，王学兵，崔保安，等，2010. 山药多糖对 PRRSV 灭活苗免疫猪抗体和 T 细胞亚群的影响[J]. 华北农学报，25（2）：236-238.

张丽梅，程永强，宋曙辉，2017. 紫山药多糖对 D-半乳糖衰老模型大鼠肝、脑的影响[J]. 食品科学，38（13）：196-200.

植飞，邢琪昌，汪莹，等，2017. 佛手山药多糖对 2 型糖尿病大鼠糖脂代谢及氧化应激的影响[J]. 食品科学，38（5）：272-276.

钟灵，王振富，2015. 山药多糖对老年性痴呆小鼠抗氧化能力的影响[J]. 中国应用生理学杂志，31（1）：42-43，48.

周家鹏，王明爽，高瑞，等，2018. 紫薯山药保健面包的研制[J]. 农产品加工（23）：28-30.

周垠辉，诸爱士，冯晟，2009. 山药多糖提取工艺研究[J]. 浙江科技学院学报，21（4）：323-326.

周玥，郭华，周洁，2011. 铁棍怀山药中主要营养成分的研究[J]. 中国食物与营养，17（3）：69-71.

朱慧，卢惠珍，李雪芬，2006. 生姜贴敷配合穴位注射预防化疗后呕吐疗效观察[J]. 护理学杂志，21（1）：

52-53.

Altman R D，Marcussen K C，2001. Effects of a ginger extract on knee pain in patients with osteoarthritis[J]. Arthritis Rheumatol，44（11）：2531-2538.

Chan L，Park G H，Kim C Y，et al，2011. [6]-Gingerol attenuates β-amyloid-induced oxidative cell death via fortifying cellular antioxidant defense system[J]. Food Chem Toxicol，49（6）：1261-1269.

Iijima Y，Yoshiara M，Morimitsu Y，et al，2003. Anthocyanin compounds in Japanese ginger（*Zingiber officinale* Roscoe） and their quantitative characteristics[J]. Food Sci Technol Res，9（3）：292-296.

Ishiguro K，Ando T，Maeda O，et al，2007. Ginger ingredients reduce viability of gastric cancer cells via distinct mechanisms[J]. Biochem Bioph Res Co，362（1）：218-223.

Smith C，Crowther C，Willson K，et al，2005. A randomized controlled trial of ginger to treat nausea and vomiting in pregnancy[J]. Obstet Gynecol，103（4）：639-645.

第十一章
水生蔬菜

　　水生蔬菜是指在淡水水面和水田中栽培的高等植物，其产品可作蔬菜食用，主要包括莲藕、茭白、荸荠、芡实、水芹、慈姑等 10 多种蔬菜。水生蔬菜的分布之广、面积之大、品种之多，在世界各国均居首位。水生蔬菜产品含有丰富的营养，富含类黄酮化合物、酚酸类化合物以及多糖等生物活性物质，具有较好的健康改善价值，不仅畅销国内市场，而且还大量出口，种植经济效益较好。

第一节　莲　　藕

　　莲藕（*Nelumbo nucifera*）是睡莲科多年生水生草本植物，属双子叶植物，同时又具有单子叶植物的许多特征。莲藕原产印度和中国，现在中国、日本和部分东南亚国家和地区普遍种植。莲藕含丰富的碳水化合物，其中以淀粉为主，并含有维生素、矿物质等营养物质，以及多糖、类黄酮和酚酸类化合物等生物活性物质。

一、营养物质

　　莲藕含有多种维生素，如维生素 B_1、维生素 B_2 和维生素 C 等。其矿物质的种类和含量丰富，如钙、磷、镁、钾、钠等大量元素，以及铁、锌、铜、锰、硒等微量元素（表 11-1）。莲藕的碳水化合物含量较高，其中以淀粉为主，占碳水化合物含量的 8.4%～22.7%（张长贵等，2006；孙松鹤等，2009；张福平等，2002）。

表 11-1　100g 新鲜莲藕中营养成分的含量

营养成分	含量	营养成分	含量
维生素 B_1	0.09mg	铁	1mg
维生素 C	20～55mg	铜	0.06mg
钙	20～30mg	锰	0.25mg
磷	26mg	硒	0.7μg
镁	9mg	淀粉	8.4～22.7g
钾	179mg	膳食纤维	0.5～0.8g
锌	0.69mg	蛋白质	0.94～2.44g
钠	61.2mg	脂肪	0.1～0.5g

二、主要生物活性物质

莲藕含有多种生物活性物质，主要有多糖、类黄酮化合物和酚酸等多酚类化合物。

1. 莲藕多糖

莲藕多糖主要为鼠李糖、半乳糖、阿拉伯木葡聚糖、木葡聚糖、甘露糖、夫糖、核糖。莲藕不同部位多糖的组成存在明显差异，其中食用器官藕段的多糖含量较低，而种皮和藕节中抗氧化活性多糖含量较高（李正一等，2016）。莲子中多糖含量高于其他器官，平均含量约为 8mg/g（FW）（柳承芳和刘乐承，2013）。研究表明莲藕多糖具有清除自由基、提高生物体抗氧化能力、防止过氧化氢导致的红细胞溶血和降血糖等功效（罗登宏等，2011；严浪等，2008）。周桃英等（2011）通过给小鼠喂食莲藕多糖，发现小鼠体能明显增强，肝脏内的糖原也明显增加。李慧娜（2009）通过给小鼠喂食高浓度的莲藕多糖，发现喂食后小鼠身体机能明显增强，进食量增加，甘油三酯和胆固醇水平显著降低。

2. 类黄酮化合物

迄今为止，在莲藕中共发现 61 种类黄酮化合物，分别为黄酮（1 种）、黄酮苷（16 种）、黄酮醇（2 种）、黄酮醇苷（29 种）、黄烷醇（5 种）和花色素（8 种）（李珊珊等，2014）。周春华等（2007）从荷叶中也分离到 5 种类黄酮化合物，分别是槲皮素 3-O-β-D-葡糖苷酸、槲皮素 3-O-β-D-木糖吡喃糖基-(1→2)-β-D-乳糖吡喃糖苷、芦丁、异槲素和金丝桃苷(图 11-1)。莲藕品种间类黄酮化合物含量无明显差异，但同一品种各器官中的分布差异较大，荷叶中含量最大，其次为荷花、荷叶叶柄和地下茎（许金蓉和王清章，2011）。新鲜荷叶中类黄酮化合物较多，主要成分为槲皮素-3-O-β-D-葡萄糖醛酸苷，含量约为 0.1%。莲芯中类黄酮化合物主要为芦丁和金丝桃苷等（柳承芳和刘乐承，2013）。

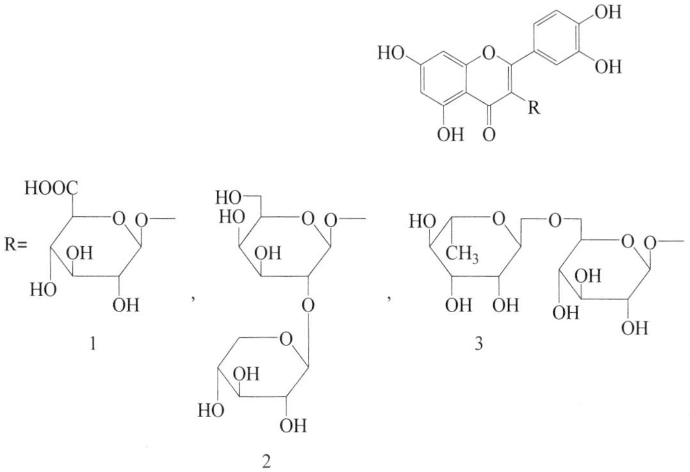

图 11-1　莲藕中类黄酮化合物结构式（周春华等，2007）

1—槲皮素 3-O-β-D-葡糖苷酸；2—槲皮素 3-O-β-D-木糖吡喃糖基-(1→2)-β-D-乳糖吡喃糖苷；
3—芦丁；4—异槲素；5—金丝桃苷

3. 其他多酚类化合物

莲藕中除类黄酮化合物以外，还含有许多其他种类的多酚化合物，包括咖啡酸、绿原酸、香豆酸、白藜芦醇和没食子酸等，它们主要以游离态存在，具有较好的还原能力，同时也具有清除羟基自由基的功能（严守雷等，2005；徐燕燕，2015）。莲藕多酚类物质在莲藕不同部位的含量和组成成分均不同，其抗氧化能力也存在很大的差异。莲藕表皮中多酚主要有白藜芦醇和没食子酸；藕节中的多酚主要有香豆酸和没食子酸；食用部位中多酚含量较高，主要有咖啡酸、绿原酸和没食子酸。

三、功能性产品开发

目前市场上有多种以莲藕为原料的功能性食品，例如藕粉、荷叶茶及莲藕饮料等。

1. 藕粉

藕粉以莲藕的产品器官（根状茎）为原料加工而成，主要成分为淀粉，其制作过程需要经过洗涤、研磨、过滤、沉淀、晾晒等步骤。藕粉口感细腻而润滑，日常食用能够起到益血、止血、调中、开胃的功效，用于治虚损失血、泻痢食少等疾病（余以刚和李光伟，2003）。

2. 荷叶茶

莲藕叶片数量多且单个叶片大，叶片中含有大量的碳水化合物，除此之外还含有类黄酮和生物碱等多种活性物质，适合制作荷叶茶。其制作过程如下：将新鲜的荷叶清洗干净，用大锅进行微蒸，然后晾干；或者利用烤箱加热到 150℃后，关闭烤箱，将荷叶放在烤架上烘烤，待叶片蜷曲干燥后取出，自然放凉。将制作好的荷叶茶装在密封干燥的瓶子或密封袋里，随用随取。研究表明，荷叶茶具有降脂减肥、抗氧化及抗衰老、抑菌、抗病毒、抑制脂肪肝、抑制胆囊胆固醇结石形成等功效（张婉婷和王登良，2010）。

3. 莲藕饮料

以莲藕根状茎为原料制得的莲藕饮料，气味清爽、微甜、口感柔软、色泽均一，为半透明乳白色液体，且具有清热解毒、止血凉血、健胃开胃、益血补心、止渴生肌的作用。

四、临床报道与食疗

《神农本草经》记载，藕与藕节均具有药用功效，生食莲藕可清热、止呕、止渴，而熟食莲藕可健脾益气、养血生肌;《本草纲目》记载藕为"灵根"，味甘，性寒，无毒，视为祛淤生津之佳品。除了藕段之外，荷叶、莲花及莲芯等都具有健康改善功能和药用价值。荷叶味苦，起到抑制心肺烦躁、腹痛、血痢、水肿等功效；莲房和莲芯等对缓解血胀腹痛、抑制经血不止、劳心吐血、天泡湿疮及遗精等起到重要的作用。

1. 临床报道

（1）开胃进食、止血、滋补功效 长期服用莲藕汁或藕粉有助于清除阴虚或血热导致的血症，并且长时间服用没有副作用，单用或复方均可，食用方便。进一步研究还发现，莲藕制品有助于增加患者的进食欲望，同时还能起到滋补身体的作用。

（2）缓解慢性肾小球肾炎血尿、蛋白尿病状 朱有光（2009）利用含有莲藕成分的药剂（小蓟 18g、白茅根 20g、藕节 20g、生地 10g、墨旱莲 12g、淡竹叶 6g、土茯苓 15g、滑石

10g、石韦 10g、益母草 12g、丹皮 6g、侧柏叶 10g）对患者进行治疗。每日 1 剂，饭后服用，1 个月为 1 个疗程，期间对患者进行一次彻底检查，发现患者的尿蛋白得到有效的治疗，同时尿潜血（BLD）均由阳性转为阴性，血尿素氮（BUN）恢复正常。

2. 食疗方剂

（1）牙龈止血　藕 1～1.5kg、鲜梨 1～2 个、生荸荠 500～800g、新鲜生地 200～300g，放在一起榨汁，充分混匀后服用，每次约 200～400mL，每日 4～5 次。

（2）预防中暑　夏季湿热天气，选取新鲜藕 200～300g，清水洗净后切成薄片，加入适量的白糖（根据个人口味调节）、适量的食盐，放入锅中煮熟，每日服 3～4 次。

（3）收敛止带　选取鲜藕 1～1.5kg，清水清洗干净后榨汁，取藕汁半碗、红鸡冠花少许，水煎后加入红糖，每次 200～400mL，每日 2～3 次。

（4）治疗痔疮、肛裂、下血　选取新鲜莲藕 0.5～1kg、僵蚕 5～8 个、红糖 100～150g，用水煎熬后服下，每次服用 300～400mL，每日 2～3 次。

（5）清热止咳　选取莲藕 0.5～1kg，大枣 8～10 个，罗汉果 1～2 颗，冰糖 20～50g，莲藕清水洗净、去皮后切成薄片，与罗汉果果肉和大枣一起放入锅中，加入 1000～1500mL 清水，沸腾后加入冰糖即可。每次服用 300～400mL，每日 3～5 次。

（6）生津止渴　选取新鲜莲藕 2～4kg，梨 1 个，清洗干净后榨汁，藕汁和梨汁各 200～300mL，混匀后服用，每日 3～4 次。

第二节　茭　白

茭白（*Zizania latifolia*），又名茭瓜、茭笋、菰笋等，为禾本科菰属多年生水生宿根草本植物，原产于中国及东南亚，现在是我国广泛栽培的特色蔬菜，尤以长江流域及以南的浙江、江苏、安徽、上海等地栽培面积较大。古人称茭白为"菰"，在唐代以前，茭白的种子菰米，被当作粮食作物栽培，是"六谷（稌、黍、稷、粱、麦、菰）"之一。其中，部分菰因黑粉菌的侵染而不抽穗，茎基部不断膨大形成纺锤形的肉质茎，也就是现在作蔬菜食用的茭白。茭白的肉质茎细腻白嫩，风味鲜美，与莼菜、鲈鱼并称为"江南三大名菜"。茭白属于低热量、高膳食纤维的食物，含有丰富的维生素、矿物质、蛋白质和氨基酸等。此外，茭白还含有类黄酮化合物、酚酸类化合物、多糖、豆甾醇、生物碱等生物活性物质。

一、营养物质

茭白富含维生素（如 B 族维生素、维生素 C 和维生素 E 等）、人体必需的大量元素（如钙、镁、磷、钾、钠等）和微量元素（如铁、锌、铜、锰、硒等）（表 11-2）（郭宝颜等，2014；黄凯丰等，2007；湘臣，2011）。茭白属于低热量食物，每 100g 茭白肉中仅含 5.9g 可被消化吸收的碳水化合物和 0.2g 脂肪，热量仅 96kJ，然而它的膳食纤维含量高达 40g。除此之外，茭白的蛋白质和氨基酸丰富，每 100g 茭白含有蛋白质 1.2g，含有 16 种氨基酸，这其中包括除色氨酸以外的 7 种人体必需氨基酸，平均含量为赖氨酸 0.07%，苯丙氨酸 0.04%，蛋氨酸 0.01%，苏氨酸 0.05%，异亮氨酸 0.04%，亮氨酸 0.07%，缬氨酸 0.05%（徐丽红等，2015）。

表 11-2　100g 茭白肉中营养成分的含量

营养成分	含量	营养成分	含量
维生素 B_1	0.02mg	铁	0.4mg
维生素 B_2	0.03mg	锌	0.33mg
烟酸	0.5mg	铜	0.06mg
维生素 C	5mg	锰	0.49mg
维生素 E	0.99mg	硒	0.45μg
钙	5mg	碳水化合物	5.9g
镁	8mg	膳食纤维	40g
磷	36mg	蛋白质	1.2g
钾	209mg	脂肪	0.2g
钠	5.8mg		

二、主要生物活性物质

茭白中含有丰富的生物活性物质，如类黄酮化合物及其衍生物、酚酸类化合物、多糖、血管紧张素转换酶（ACE）抑制物质和豆甾醇等。此外，茭白中还含有破骨细胞抑制物、生物碱和菰蕈素等。

1. 类黄酮化合物及其衍生物

茭白中类黄酮化合物含量约 38.73mg/g（夏旭等，2014）。从茭白中可以分离出具有抗炎、抗过敏活性的类黄酮化合物——麦黄酮（4′,5,7-三羟基-3′,5′-二甲氧基黄酮，tricin）（Lee et al.，2015）。此外，茭白中还含有 4 种立体构型不同的麦黄酮的衍生物——麦黄酮木脂素苷，分别为麦黄酮-4′-*O*-（苏-*β*-愈创木脂甘油基）醚（salcolin A）、麦黄酮-4′-*O*-（赤型-*β*-愈创木脂甘油基）醚（salcolin B）、麦黄酮-4′-*O*-［苏-*β*-愈创木脂-（7″-*O*-甲基）-甘油］醚（salcolin C）、麦黄酮-4′-*O*-［赤型-*β*-愈创木脂基-（7″-*O*-甲基）-甘油基］醚（salcolin D）（图 11-2），它们

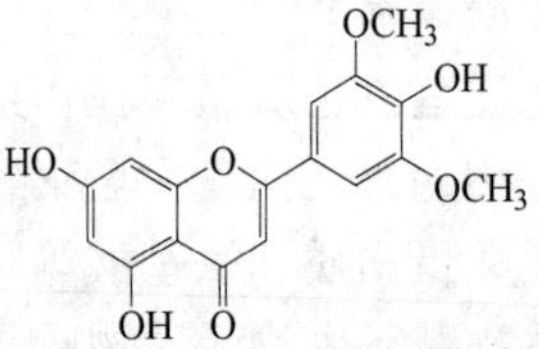

1

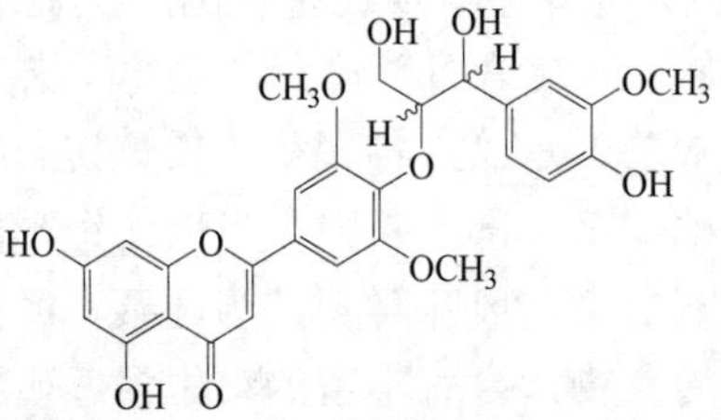

2:*threo*
3:*crythro*

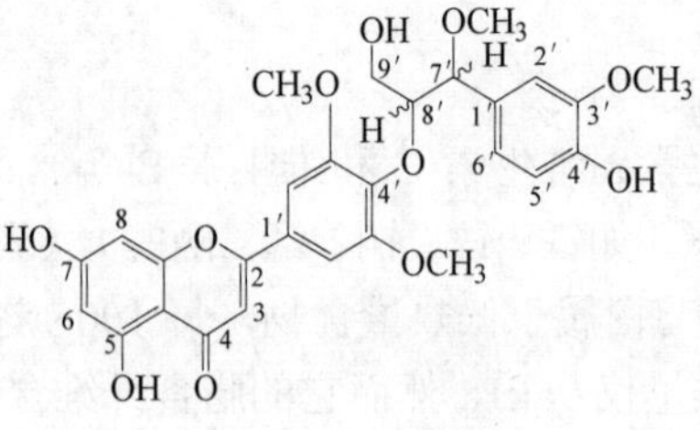

4:*threo*
5:*crythro*

图 11-2　麦黄酮及麦黄酮木脂素苷结构式

1—麦黄酮；2～5—麦黄酮木脂素（salcolin A～salcolin D）（Lee，2015）

均为黄色无定形粉末，表现出比麦黄酮更高的抗炎和抗过敏活性，特别是 salcolin D 对脂多糖诱导的 RAW-264.7 细胞产生一氧化氮以及 IgE 致敏 RBL-2H3 细胞释放 β-己糖胺酶的抑制活性最强（Lee et al.，2015）。除了茭白肉质茎，研究发现茭白苞叶中含有丰富的类黄酮化合物（郑杰等，2008）。

2. 酚酸类化合物

茭白中总酚含量为 7.2mg/g（姜雯，2014），其中，咖啡酸和没食子酸分别占茭白酚提取物总量的 25.57% 和 29.54%（罗海波等，2012）。咖啡酸具有广泛的抑菌作用，对牛痘和腺病毒抑制作用较强，可增进胃酸的分泌量，并能使脉搏变慢，增强子宫的张力。没食子酸对流感病毒有一定的抑制作用，可治疗菌痢，具有止血、止泻和抗肿瘤作用。

3. 多糖

茭白含有多种水溶性多糖，如半乳糖醛酸（21.92%）、葡萄糖（23.19%）、半乳糖（21.12%）和阿拉伯糖（20.57%），并含有少量甘露糖、鼠李糖和木糖（汪名春等，2015）。茭白多糖能有效地促进小鼠巨噬细胞增殖、吞噬和一氧化氮的产生，无细胞毒性，表明其具有较强的免疫刺激活性，可开发免疫调节剂，在医学和功能性食品领域具有较好的应用前景（Nie，2018；Wang，2017）。

4. ACE 抑制物质

研究发现茭白肉质茎中含有 ACE 抑制物质，其 ACE 抑制活性 IC_{50} 为 38.54mg/mL（Qian，2012）。ACE 抑制物质通过减少血管紧张素 Ⅱ 的生成和缓激肽的降解，扩张血管，减少肾流量，成为重要的抗高血压药物，说明茭白可以作为一种供高血压患者食用的功能性食品。

5. 豆甾醇

茭白中含有豆甾醇，能清除体内活性氧，抑制酪氨酸酶活性，阻止黑色素生成，软化皮肤表面的角质层，使皮肤润滑细腻，具有嫩白保湿功效（程龙军，2002）。

6. 其他生物活性物质

茭白中含有多组抑制破骨细胞作用的物质。Kawagishi 等（2006）从茭白中分离出两组合成物，发现其可抑制破骨细胞的形成，使 TRAP-（+）多核细胞数分别减少到49%和19%。破骨细胞是骨吸收的主要功能细胞，在骨发育、生长、修复、重建中具有重要的作用。抑制破骨细胞作用的物质通过抑制破骨细胞的骨吸收作用，用于治疗骨质疏松。Suzuki 等（2012）从茭白中分离了一种糖基生物碱——makomotindoline（$C_{16}H_{21}NO_7$），及其 L-葡萄糖苷异构体和苷元，它们能够抑制大鼠胶质瘤细胞生长（图 11-3）。苷元或糖基生物碱，在哺乳动物细胞，特别是癌细胞中显示出抗增殖活性或凋亡作用，有望被用作抗癌药物。目前，从茭白

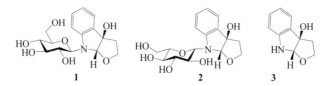

图 11-3 makomotindoline 及其 L-葡萄糖苷异构体、苷元结构式（Suzuki，2012）

1—makomotindoline；2—makomotindoline 的 L-葡萄糖苷异构体；3—苷元

中又分离出 4 个新的组分——菰蕈素 A～菰蕈素 D（makomotine A～makomotine D）（图 11-4），具有抑制小鼠破骨细胞形成的作用，其中菰蕈素 A 的分子式为 $C_{20}H_{28}O_{11}$，为白色无定形粉末（侯文彬等，2017；Choi et al.，2014）。

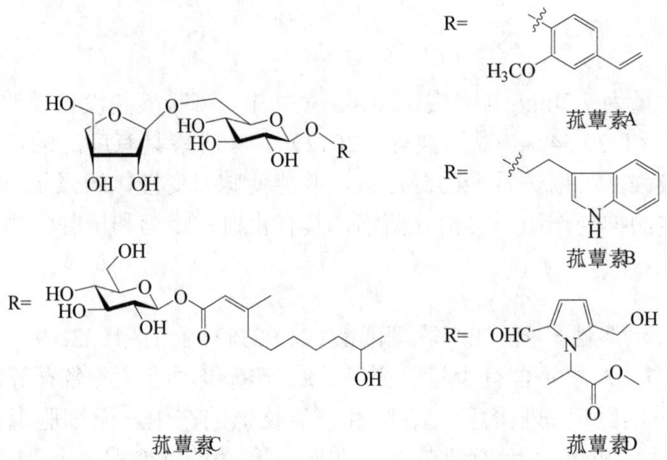

图 11-4　菰蕈素 A～菰蕈素 D 结构式（Choi et al.，2014）

三、功能性产品开发

茭白中含有丰富的营养和生物活性物质，合适的加工方法能够最大限度保持茭白原有的营养成分，甚至还可以增加茭白的粗纤维和酚类物质等功能性物质的含量，延长贮藏时间，因此开发茭白的功能性食品，具有广阔的应用和发展前景。

1. 富硒茭白

利用生物具有的吸收、转化、富集能力，对茭白叶面喷施"粮油型富硒增甜素"，将无机硒转化为有机硒，生产出生理活性强的富硒茭白。富硒茭白具有明显的医疗作用，深受消费者青睐，市场供不应求，售价较普通茭白高出 20% 以上（邓正春等，2011）。

2. 茭白粉

通过热风干燥、微波干燥、真空冷冻干燥等方法将新鲜的茭白加工成茭白粉，保存了茭白原有的营养成分和风味，具有易保存、食用方便和可调性强等特点（姜雯，2014）。

3. 茭白火腿肠

以猪肉为主料，添加茭白、玉米淀粉和大豆分离蛋白等辅料，制成营养丰富、质地细腻的茭白火腿肠。该产品可增加火腿肠制品品种，在一定程度上满足人们对健康、美味的需要，为茭白的深加工开辟一条新的切实可行的途径（严群芳和黄秀锦，2018）。

四、食疗

茭白不仅是餐桌上的美肴，而且是一种良药。中医认为，茭白味甘，性寒，归肝脾肺经，可以解热毒、除烦渴、利二便，常用于烦热、目赤、消渴、疮疡、二便不通、黄疸、痢疾、乳汁不下等。茭白含有丰富的有解酒作用的维生素和氨基酸，有解酒醉的功能。

1. 食疗方剂

（1）治疗口疮　茭白若干，食油、食盐、味精等佐料各少许，按日常习惯，将茭白切成薄片，食油适量入锅，火上烧热，入笋，稍炒，加水煮熟，加佐料，稍翻动，待入味即起锅用餐，连续食用 3～5 天。

（2）催乳　茭白 10～50g，通草 10g，猪蹄 1 只。茭白去壳，切成丁，猪蹄剁成块。高压锅内放适量水，放入猪蹄，焖盖 25min，再放入茭白、通草及盐，文火煮 3min，以有香味出为度。

（3）补血退黄明目　茭白 250g，猪肝 200g，洗净切片，加料酒、姜、葱、盐等调料后炒熟食用。

（4）利湿祛水　茭白 50g，加车前草煮熟，去车前草，食茭白。

（5）降压通便祛热　茭白 100g，芹菜 100g，煎汤服。

（6）清热消肿　茭白适量，蒸熟，拌酱麻油，连食数日。

（7）消渴　茭白 100g，瘦猪肉 50g（切薄片），加佐料炒熟，顿食，连食数次。

（8）解酒　茭白 150g，大米 50g，调味品适量。大米淘净，放入锅中，加清水适量煮粥，待熟时加入茭白、调味品等，再煮一二沸服食。

2. 饮食注意事项

服用磺胺药时禁止食用茭白。此外，茭白含有较多的草酸，不宜与含钙、镁较多的豆腐等同食，以免产生难溶性草酸钙，影响钙质的吸收代谢，导致结石疾病。患有肾脏疾病、尿结石或尿中草酸盐类结晶较多者不宜食用（刘北辰，2010）。

第三节　荸　荠

荸荠（*Eleocharis tuberosa*），又名马蹄、地栗，是莎草科荸荠属多年生浅水性草本植物，以地下球茎供食用。原产于中国南部和印度，在我国约有 2000 年的栽培历史，现广泛种植于我国长江以南各省，常与慈姑、浅水莲藕和席草等水生作物轮作，产量较高，具有良好的经济和生态效益。荸荠肉质细嫩、汁多味甜、清脆爽口，生食、熟食均可，也可加工罐藏和提取淀粉，荸荠球茎中还富含多种生物活性物质，如类黄酮化合物、酚酸类物质、甾醇类物质、生物碱、皂苷、萜类等，因此，荸荠有"地下雪梨"之美誉，北方视为"江南人参"。

一、营养物质

荸荠球茎中含有维生素 B_2、维生素 C 和维生素 E 等维生素，以及钙、磷、钾、铁、硒等矿物质。荸荠碳水化合物含量较高，约占总质量的 12.9%～21.8%（表 11-3）（赵有为和曹碚生，1990；程荫，1989）。

表 11-3　100g 荸荠球茎中营养物质含量

营养成分	含量	营养成分	含量
维生素 B$_2$	0.05mg	铁	0.8mg
维生素 C	7mg	硒	0.7μg
维生素 E	0.65mg	碳水化合物	12.9～21.8g
钙	4mg	膳食纤维	1.1g
磷	45mg	蛋白质	0.8～1.5g
钾	306mg	脂肪	0.1～0.3g

二、主要生物活性物质

荸荠含有丰富的生物活性物质，其果皮和果肉之间存在一类具有抗菌活性的复杂混合物荸荠英（puchiin），果皮中富含类黄酮化合物、酚酸类物质、甾醇类物质、生物碱、皂苷、萜类等功能成分，这些物质使荸荠具有抑菌、消炎、降压、抗癌等健康改善功效。

1. 荸荠英

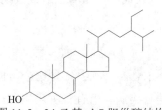

《中药大辞典》中记载，荸荠果皮和果肉之间的部位存在一种具有抗菌消炎作用的复杂的混合物——荸荠英，俗称马蹄黄，由汤佩松院士在研究中国高等植物中含有的抗生素物质时，首次发现并命名，这是继青霉素发现之后，国际上第一次在高等植物体内发现的抗菌素（Chen et al.，1945）。在荸荠英的组成成分中，有一种重要的甾醇类物质——24-乙基-△7-胆甾醇（图 11-5），该物质于2006 年首次被分离出来，是荸荠英的主要作用成分，具有显著的抗菌和消炎作用（刘欣等，2006）。荸荠英对金黄色葡萄

图 11-5　24-乙基-△7-胆甾醇结构（刘欣等，2006）

球菌、大肠杆菌、产气杆菌和绿脓杆菌等有不同程度的抑制作用，也是夏秋治疗急性肠胃炎的佳品（蔡健，2005；李作美和邵杰，2009；Chen，1945）；另外，荸荠英还具有抗癌、消肿、降低血压等效果，对肺部、食道、鼻咽和乳腺等部位的癌症肿瘤有积极的防治效果。

2. 类黄酮化合物

荸荠皮中含有丰富的水溶性棕色素，主要由黄酮、黄酮醇及二氢黄酮醇等化合物组成。Lao 等（2014）从荸荠皮中分离出具有抗菌消炎作用的类黄酮化合物 14 个，分别为 5-异戊烯基金鱼草素、5-甲基金鱼草素、金鱼草素、木犀草素、6,8-二甲基木犀草素、6-甲基木犀草素、6-甲基圣草酚、圣草酚（黄酮类）、贯众素、槲皮素（黄酮醇类）、香叶木素、西黄松黄酮、橙皮素和 6-异戊烯基柚皮素等；新黄酮化合物 6 个，分别为荸荠甲素、荸荠乙素、荸荠丙素、荸荠丁素、荸荠戊素和荸荠己素（图 11-6）。

3. 酚酸类物质

荸荠的酚酸类物质主要存在于荸荠的果皮和果肉之间，以及球茎芽点、蒂头处（刘旭等，2010）。李行任等（2013）从荸荠皮中分离得到 9 个酚酸类化合物，包括 1 个新酚类化合物荸荠酚甲（图 11-7）和 1,2′,4′,6′-四乙酰基-3,6-二阿魏酸蔗糖苷、1,2′,6′-三乙酰基-3,6-二阿魏酸蔗糖苷、阿魏酸、丁香脂素、咖啡酸、对香豆酸、肉桂酸、对羟基苯甲酸等 8 个已知化合物，其中阿魏酸和咖啡酸有较强抗氧化活性。

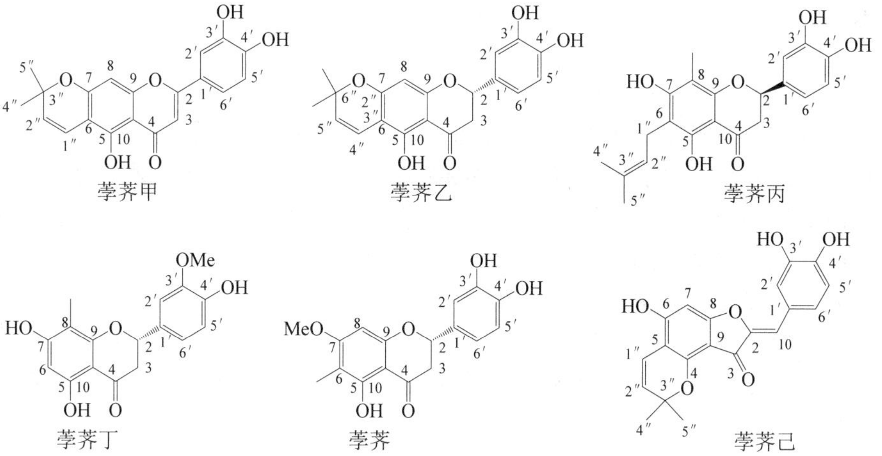

图 11-6　荸荠皮中新黄酮化合物结构式

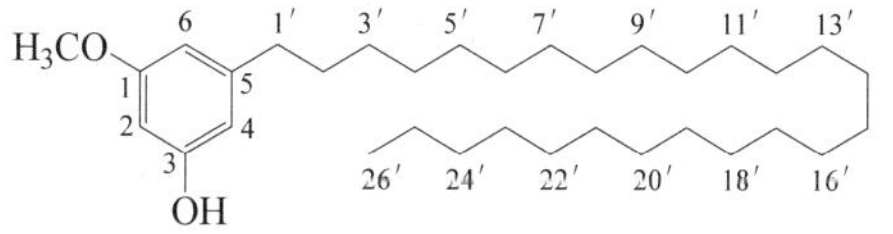

图 11-7　荸荠酚甲结构式（李行任等，2013）

三、功能性产品开发

我国荸荠主要供市场鲜销，仅有少部分加工成罐头、马蹄糕等产品。近年来，人们以荸荠皮为原料，开发出荸荠复合饮料、发酵果汁、果酒、果醋和咀嚼片等产品，使荸荠皮变废为宝，大大提高了荸荠的利用价值。

1. 荸荠复合果汁

通过荸荠汁和其他原料的果汁进行调配，可生产出一系列荸荠风味的复合饮料，如荸荠-杨桃复合果汁、荸荠-莲藕复合饮料等（刘兵，2016）。

2. 荸荠风味发酵乳

按照 50%荸荠原汁、8%白砂糖和 6%脱脂奶粉的配方，接种 6%的接种剂，在 41℃温度下发酵 6h，可得到色香味俱佳、酸甜可口的荸荠风味发酵乳（周文斌，2014）。

3. 荸荠皮果酒和果醋

以新鲜的荸荠皮为原料，经过清洗、干燥、粉碎，酶解取汁制成发酵液，接种 1%酵母后发酵，可制成荸荠皮果酒（潘百明，2012）。荸荠果醋也是以荸荠皮为原料，在酒精发酵的基础上完成醋酸发酵（丁兴华，2012；高志明等，2010）。

4. 荸荠皮咀嚼片

夏志楷等（2018）按照 55%荸荠皮基料、10%木糖醇、17.5%羟丙基甲基纤维素、5%微晶纤维素、1.8%硬脂酸镁，其余为填充剂，开发出荸荠皮咀嚼片，该咀嚼片呈棕红色，带有荸荠清香，富含膳食纤维及类黄酮等功能成分。

四、食疗

据《中药大辞典》记载："荸荠性味甘、微寒、无毒，有温中益气、清热开胃、消食化痰之功效"；《本草纲目》记荸荠有："消渴痹热，温中益气，明耳目，消黄疸，厚肠胃"等功效。在临床上荸荠可用于痰热咳嗽、咽喉疼痛、热病烦渴、小便不利、便血等症（蔡健，2005）；上海肿瘤防治研究协作组研究发现，荸荠的各种制剂在动物体内均具有抑癌作用，新加坡《中医学报》报道，用荸荠提取物可以阻断亚硝胺的合成，清除亚硝胺前体，起到防治食道癌的效果。以荸荠为主要材料，可开发多种食疗方剂。

（1）润肺止咳　荸荠 30g 洗净去皮捣烂，雪梨 1 个洗净去核切碎，百合 15g 洗净，与冰糖一同入锅，加水适量，用武火煮沸，再转用文火煮至汤稠即成。每日一剂，连用 10～15 天为一个疗程。

（2）消食和胃　荸荠 100g，红胡萝卜 200g，香菜 150g，洗净切碎同入锅，加水 3 碗，加热煮沸，小火煎剩 2 碗，滤汁弃渣。每日一剂，煎液分 2～3 次服完，连服 2～3 天。

（3）治疗小儿风热外感、麻疹、水痘　鲜荸荠 10 个去皮切片，与酒酿 100g 同入锅中，加水煮熟。每日两次。

（4）降压　荸荠 250g 去皮，切成碎丁；糯米 100g 淘洗干净；二物共加入锅中，加水适量，熬煮成粥，待熟时加入白糖 100g 稍炖即成。早晚服食，连服数剂。

（5）止血止痢　荸荠 100g 择净，去皮，切块备用。大米 100g 淘净，加清水适量煮粥，待熟时调入荸荠、白糖，煮至粥熟即成；或将荸荠洗净，榨汁，待粥熟时，同白糖调入粥中，再煮一二沸食用，每日 1 剂，连续 3～5d。

（6）预防甲状腺肿胀　荸荠 500g，猪靥肉（猪咽喉旁边的靥肉）1 副，共煮烂熟。分两次食饮。

第四节　芡　实

芡实（*Euryale ferox*），又称鸡头，是睡莲科芡属多年生水生草本植物，原产东南亚，在我国栽培历史悠久，主要分布在南方各地湖泊、池塘等低洼地中，常作一年生栽培。芡实种仁碳水化合物含量丰富，其中以淀粉为主，同时，其蛋白质含量高达 10%。此外，芡实还含有类黄酮、酚酸类和环肽类化合物等生物活性物质。芡实主要以种仁供食用，可生食或加糖煮食；其叶柄和花梗亦可作蔬菜炒食，是一种十分重要的特色水生蔬菜。芡实种仁、茎、根均可入药，具有益肾固精、补脾止泻、祛湿止带的功效，素有"水中人参"和"水中桂圆"的美称，被奉为延年益寿的上品。

一、营养物质

芡实中含丰富的维生素（如 B 族维生素、维生素 C、维生素 E 等），以及人体所需的大量元素（如钙、磷、镁等）和微量元素（如铁、硒、碘等）（表 11-4）。芡实干燥种仁中的碳水化合物主要为淀粉，其含量达 70%以上。芡实种仁中蛋白质的含量高达 9.68%，主要由清蛋白、球蛋白、谷蛋白和醇溶蛋白构成（俞乐等，2014），且含有至少 18 种氨基酸，包括亮氨酸、异亮氨酸、赖氨酸、苏氨酸、缬氨酸、苯丙氨酸、色氨酸和蛋氨酸等 8 种人体必需的氨基酸，总含量占到氨基酸总量的 24.6%（表 11-4）。芡实所含氨基酸中含量最高的是谷氨酸和天冬氨酸，分别达到 1580.87mg 和 1377.08mg（张名位等，1999）。

表 11-4　100g 芡实干燥种仁中营养物质的含量

营养成分	含量	营养成分	含量
维生素 B_1	0.6mg	蛋白质	9.68g
维生素 B_2	0.1mg	谷氨酸	1580.87mg
维生素 B_6	0.03mg	天冬氨酸	1377.08mg
维生素 C	0.65mg	亮氨酸	344.33mg
维生素 E	0.41mg	异亮氨酸	195.31mg
钙	12.3mg	赖氨酸	233.51mg
磷	14.4mg	苏氨酸	486.33mg
镁	28.4mg	缬氨酸	287.33mg
铁	14.6mg	苯丙氨酸	192.04mg
硒	13μg	色氨酸	27.17mg
碘	0.96mg	蛋氨酸	168.04mg

二、主要生物活性物质

芡实含有类黄酮化合物、酚酸类和环肽类等生物活性物质。

1. 类黄酮化合物

对芡实中类黄酮化合物的研究表明，紫花无刺芡种仁中类黄酮化合物的含量为 1.864 mg/g，紫花刺芡中类黄酮物质含量为 1.735mg/g（李成良等，2010）。从芡实的甲醇提取物中测定得到 5,7,4′-三羟基二氢黄酮和 5,7,3′-五羟基二氢黄酮 2 种二氢黄酮（李美红等，2007）。采用 HPLC-UV 法对芡实种壳中类黄酮物质进行初步分析定性，分别为表儿茶素 95.95mg/g、表儿茶素没食子酸酯 3.16mg/g 和芦丁 129.21mg/g，这些物质均是食品中常见的天然抗氧化剂。

2. 酚酸类化合物

目前，从芡实种皮中可提取鉴定到三种酚酸类物质，分别为焦性没食子酸、没食子酸、绿原酸，其中以焦性没食子酸和没食子酸含量较高（Liu，2013）；芡实种壳中含有没食子酸 364.11mg/g 和绿原酸 42.31mg/g（张汆等，2014）。

3. 环肽类化合物

植物环肽一般指高等植物中由氨基酸肽键形成的环状含氮化合物，具有良好的抗菌、抗肿瘤等生物活性。在芡实中分离鉴定得到了环（脯氨酸-丝氨酸）、环（异亮氨酸-丙氨酸）、环（亮氨酸-丙氨酸）三种环二肽物质。

三、功能性产品开发

董基等（2013）以芡实作为主要原料，选用保加利亚乳杆菌及嗜热链球菌（1:1）混合菌种作为发酵剂，制备出口感和风味独特，而且营养丰富，易消化吸收的芡实乳酸菌饮料，具有较高保健功能。此外，将芡实粗粉与糯米按质量比为 3:7 进行混合，制备出芡实新酒，风味浓郁，且含丰富的蛋白质、总酚及必需氨基酸等健康有益成分（张侴等，2014）。

四、临床报道与食疗

芡实始载于《神农本草经》，被列为上品，且历版《中国药典》均有记载。芡实的干燥成熟种仁，具有益肾固精、补脾止泻、祛湿止带的功效，主治梦遗、滑精、遗尿、尿频、脾虚久泻、白浊、带下，是传统的中药材和珍贵的天然补品（沈蓓等，2012）。现代医学研究表明，芡实醇提物对 DPPH· 有较强的清除率，且对 ·OH 和 ·O$_2^-$ 都有一定的清除作用（张溢等，2015）。芡实醇提物和多糖提取物均具有抑菌的效果（李成良，2011；李湘利等，2014）。

1. 临床报道

（1）降血糖、血脂和血压　利用芡实和山药配伍胰岛素等药物对糖尿病患者进行治疗发现，降血糖的效果显著高于单独使用降糖药物。患者血液中高密度脂蛋白含量提高了 43%，表明芡实具有一定的改善血脂絮乱的作用。临床研究发现，中风后遗症患者在接受功能训练、针灸推拿及辨证服用治疗方剂的基础上，再食用煮熟的芡实，能较好地从整体上恢复各项机能，促进脑组织的病灶吸收，有效控制血压（王婉钢等，2010）。

（2）治疗肾脏疾病　采用芡实中药合剂对慢性肾功能不全的患者进行治疗，并与西药治疗的患者进行比较，发现使用芡实合剂的患者体内的肌酐和总胆固醇含量降低了 23% 和 19%。芡实合剂治疗慢性肾炎蛋白尿，总有效率达 80% 以上（白海涛等，2011）。此外，芡实合剂对慢性肾功能不全（程锦国等，2003）、原发肾病综合征（石焕玉，2001）、肾亏脾虚、小便失禁等均有较好的疗效。

（3）其他　医学研究还显示，芡实对白带崩下、慢性腹泻、轻度浮肿、腰腿关节痛也有显著治疗效果，其新药开发有着巨大的前景。

2. 食疗方剂

（1）滋补脾肾、止带　30g 芡实粉用凉开水打糊，放入滚开水中搅拌，再拌入核桃肉（打碎）15g、红枣（去核）5～7 枚，煮熟成糊粥，加糖，不拘时服。

（2）治疗老年人肾气虚弱、夜尿频数　生芡实 40g、糯米 100g、金樱肉 15g，煮粥食用。

（3）滋肾润肺，化痰止咳　芡实 50g，川贝、桂圆肉各 20g，鹧鸪 1 只洗净，猪肉 450g 切大块，老姜片 3 片。诸物共置瓦煲内，加清水适量，武火煲沸后改文火煲约 2h，调入盐即成。

3. 饮食注意事项

由于芡实收敛性较大，所以每人每次食用量以 20g 为宜，对于患有感冒、便秘、尿赤、腹胀者不宜服用，以免加重症状，或产生其他变症。此外，芡实生吃不易消化。

第五节　水　芹

水芹（*Oenanthe stolonifera*）是伞形科水芹属多年生水生草本植物，原产于中国和东南亚，目前，我国长江流域及以南地区水芹栽培普遍，尤以江苏、安徽等省栽培面积较大。水芹的主要食用器官是嫩茎和叶柄，其色泽翠绿，风味独特，含有丰富的维生素、矿物质、还原糖和膳食纤维。此外，水芹含有类黄酮、酚酸类化合物和挥发油等生物活性成分。近几年，随着我国设施蔬菜栽培技术的持续发展，在江苏等地利用塑料大棚等设施基本实现了水芹的周年生产，产品可根据市场需求分批上市，获得了较好的经济和社会效益。

一、营养物质

水芹中含有多种维生素，是人们生活中重要的优质维生素来源。水芹中维生素的含量要远高于许多普通栽培蔬菜（汪雪勇和张海洋，2006）。据分析，每100g水芹可食用部分含有维生素 B_1 0.36mg、维生素 B_2 0.09mg、维生素 C 5.0mg、维生素 E 0.32mg（塞黎，2008）。水芹的传统食用部位是嫩茎和叶柄，但在水芹叶片中同样也含有丰富的维生素，其维生素 C 和维生素 B_1 的含量分别为水芹嫩茎中的 2 倍和 4 倍，所以传统上习惯在水芹食用中"弃叶"的做法并不科学（汪雪勇和张海洋，2006）。水芹中含有多种矿物质，如钙、镁、钾、铁、锌、硒等，其中，钙的含量高达 1.6mg/g（毕丽君，2000），铁的含量达 308.90μg/g（牛凤兰等，2003）。水芹茎和叶中含有丰富的还原糖，其含量为 10.67mg/g，其中，葡萄糖 2μg/g、果糖 0.721mg/g，此外，茎叶中蔗糖的含量为 0.04mg/g（江解增，2006）。水芹中含有丰富的膳食纤维，其含量可高达 500mg/g 以上，其中可溶性膳食纤维的平均含量达 100mg/g，不溶性膳食纤维的平均含量可达 400mg/g（彭惠蓉等，2012），远高于白菜（岳翔等，2010）、蕨菜（花旭斌和杨丽琼，2011）等蔬菜。

二、主要生物活性物质

水芹不仅营养物质丰富，还含有类黄酮化合物、酚酸类化合物和挥发油等生物活性物质。

1. 类黄酮化合物

类黄酮化合物是水芹的重要生物活性物质之一，具有降低血糖和甘油三酯的作用，并对胰腺损伤有一定的拮抗作用，其主要是通过促进胰岛β细胞释放胰岛素，进而降低血糖，起到抗糖尿病的作用（黄正明，2001）。此外，水芹中分离鉴定出的黄酮类物质，如廖黄素具有降压作用；槲皮素、异鼠李素、金丝桃素、水蓼素是水芹抗肝炎的主要活性成分，对肝脏有保护作用。

2. 酚酸类化合物

水芹酚酸类化合物在防治肝脏损伤、脂肪肝、肝纤维化等方面有显著效果。例如，其可显著降低肝损伤中血清的总胆红素，增强肝脏超氧化物歧化酶活性，增强抗氧化性（年国侠，2009）；水芹总酚酸对 HIV 逆转录酶还有显著的抑制作用，且具有良好的量效关系（王晨吟等，2013）；水芹总酚酸提取物对小鼠急性酒精性肝损伤、非酒精性脂肪肝具有保护作用（樊一桥，2009；胡克章，2009）；水芹总酚酸作用于人肝癌 HepG 2.2.15 细胞后，将细胞阻滞在 S 期，G_1 期细胞比例下降，S 期比例增加，从而抑制肿瘤细胞的增殖，表明水芹总酚酸对 HepG 2.2.15 细胞有周期特异性抑制作用，这可能是水芹总酚酸抗乙肝病毒作用的机制之一（张伟等，2013）。

3. 挥发油

水芹中的挥发油成分主要有石竹烯（19.40μg/g）、γ-松油烯（38.39μg/g）、柠檬烯（0.08μg/g）、α-蒎烯（20.58μg/g）、β-蒎烯（20.19μg/g）、β-月桂烯（6.94μg/g）等物质（王燕，2016）。其挥发油内服可兴奋中枢神经、升高血压，促进呼吸，提高心肌兴奋，加强血循环作用，并且可促进胃液分泌，增进食欲，有祛痰作用。此外，水芹挥发油局部外涂时，有扩张血管、促进循环、提高渗透性的作用（钱积玉，1998）。

三、功能性产品开发

以水芹为原料制得的水芹茶，含有丰富的维生素、矿物质、氨基酸、挥发油和水芹素，具有降压作用，且能够增强人体免疫力和抗病能力，经常饮用也可促进睡眠，消除烦躁（章宏慧，2014）。水芹内富含水芹油酸，是一种长链不饱和脂肪酸，它可以和神经酰胺、神经鞘脂共同为表皮角质提供屏障作用，可以有效防止水分从表皮丢失。目前，虽然水芹面膜还未在市场上大面积推广，但水芹面膜的加工工艺已经有专利报道，将水芹应用于面膜中，配以甘油、醇类、珍珠粉等具有保湿、美白功效的物质，达到补水、保湿、美白一体化的效果，销售前景可观。

四、临床报道与食疗

水芹作为一种药食兼用的食品，自古就有药用的记载。《神农本草经》记载："水芹味甘、平，主治女子赤沃，止血养精，保血脉，益气，令人肥健嗜食。"《本草纲目》记载："藏器治烦渴，崩中带下，五种黄病。"水芹可炒、可拌，具有护肝、降血压、抗癌防癌等功效。

1. 临床报道

由水芹等常用中药组成的复方制剂——芹灵冲剂，具有清热解毒、利湿退黄、疏肝和胃等功效，可主治黄疸即肝炎，并对多种化学性肝损伤有明显的保护作用，对慢性乙型肝炎患者具有改善症状体征，退黄降酶、抗乙肝病毒的良好效果（黄正明等，2001）。水芹具有降血糖和降血脂作用，其降血糖作用可能与促进胰岛β细胞释放胰岛素有关（黄正明等，1996）。

2. 食疗方剂

（1）扶正祛病、强身　水芹350g、精盐、花生仁100g和煮熟的胡萝卜丁50g凉拌在一起。

（2）滋阴清热、利水　水芹、木耳炒豆干。

（3）补中益气、滋阴润燥　水芹和羊肉相配作陷，做成水芹羊肉水饺食用。

（4）治疗感冒发热、咳嗽、高血压　水芹15～30g，煎服或捣汁服。

（5）治疗小儿食滞发热　水芹30g，大麦芽15g，车前子9g，水煎服。

第六节　慈　姑

慈姑（*Sagittaria trifolia* var.*sinensis*）原产我国东南部沼泽地区，在长江流域及其以南各省普遍栽培，其中江苏、浙江、广西等地栽培集中、面积大、产量高，产品除满足国内市场需要外，还出口日本、韩国等地。慈姑以新鲜地下球茎供食用，富含碳水化合物，含有丰富的维生素和矿物质，同时，慈姑还含有丰富的蛋白酶抑制剂、多糖、多酚类化合物等活性物质。

一、营养物质

慈姑的营养价值高，含有丰富的维生素（如 B 族维生素、维生素 C 和维生素 E 等）及矿物质（如钙、镁、磷、钾、铁等）（表 11-5）。慈姑属于低脂肪、高碳水化合物的水生蔬菜，其碳水化合物的含量高达 18.5%，其中，淀粉以口感软糯的直链淀粉为主，膳食纤维含量相对高于其他粮食作物。

表 11-5　100g 新鲜慈姑中营养成分的含量

营养成分	含量	营养成分	含量
维生素 B$_1$	0.14mg	钾	707mg
维生素 B$_2$	0.07mg	铁	2.2mg
烟酸	1.6mg	锌	0.99mg
维生素 C	4mg	硒	0.92mg
维生素 E	2.16mg	碳水化合物	18.5g
钙	14mg	膳食纤维	1.4g
磷	157mg	蛋白质	4.6g
镁	24mg	脂肪	0.2g

二、主要生物活性物质

慈姑中含有慈姑蛋白酶抑制剂、多酚类和多糖类等多种生物活性成分。

1. 慈姑蛋白酶抑制剂

慈姑中含有慈姑蛋白酶抑制剂 A 和慈姑蛋白酶抑制剂 B 两种，对胰蛋白酶、胰凝乳蛋白酶及激肽释放酶均有明显的抑制作用。其中，慈姑蛋白酶抑制剂 A 能较好地抑制胰蛋白酶和胰凝乳蛋白酶，但对激肽释放酶的抑制活力较弱；而慈姑蛋白酶抑制剂 B 则能较好地抑制激肽释放酶（潘晓军和刘芬，2006）。

2. 多酚类化合物

慈姑中的多酚类化合物主要是愈创木酚、儿茶酚、焦性没食子酸和绿原酸等，其含量为：愈创木酚 58.17%、儿茶酚 6.62%、焦性没食子酸 2.66%、绿原酸 5.85%（谭志静，2007）。

3. 多糖

慈姑中含有丰富的多糖，具有较强的抗氧化能力，对体外自由基有较好的清除作用（欧丽兰等，2016）；对体外异烟肼（INH）和利福平（RFP）合用致肝细胞损伤有保护作用；具有明显的抑制小鼠体内肿瘤活性作用，其机制可能与多糖提高机体免疫功能有关。

三、功能性产品开发

慈姑的加工研究较少，精深加工产品也很少见。目前，加工产品主要有油炸慈姑切片、非油炸慈姑脆片、慈姑饼干、慈姑添加结冷胶而制成的慈姑饮料等。此外，以慈姑为主要原料，结合马蹄、蜂蜜、百合和莲子等，可生产营养价值更高的慈姑复合饮料（赵龙，2009）；将慈姑、蔗糖、奶粉、大豆蛋白粉、米粉等混合，可得到溶解性较好的冲调产品（何荣海等，2012）。

四、食疗

慈姑在历代本草和现代医学研究中多有记载。《本草纲目》称："其根苦、甘、微寒、无毒；其叶主治诸恶疮肿，小儿游瘤丹毒，捣烂涂之，即便消退，甚佳。"可见其具有清热、清疗、解毒之功效；《千金方》中载"产后血闷，攻心欲死，产难，衣不出，捣汁服一升"，此后包括《新修本草》在内的多部著作中也有类似记载。体外和动物体内实验表明，慈姑具有抗氧化、提高免疫力、降血糖、保护肝脏等功效。此外，慈姑还具有凉血止血、止咳通淋、散结解毒、和胃厚肠等功效。因此，以慈姑为主要材料，可开发多种食疗方剂。

（1）生津补肺，润肠泽肤　鲜慈姑100g切成薄片，加瘦猪肉片50g，旺火炒熟，调味后食用。

（2）清热解毒　150g慈姑切成多角小块，加清水500mL，用文火煮开煨酥，再加入切碎的芫荽30g，烧开加调味品即可。

（3）温补脾血　慈姑250g、母鸡半只、陈皮5g。先将母鸡煮熟烂，加入慈姑、陈皮和调味品，再用文火烧开，捞去陈皮后，可连鸡肉及汤一起食饮。

（4）通便解毒　慈姑200g，加水适量煎汤，吃慈姑喝汤，连食数次。

（5）润肺平喘　慈姑250g，去皮，切成丝，放锅中用素油煸炒，加豆腐250g和调味品烧开即可，稍冷后食用，连吃一个月。

参考文献

白海涛，滕安琪，李励，等，2011. 芡实合剂联合黄葵胶囊治疗慢性肾炎蛋白尿30例疗效观察[J]. 武警医学院学报，20（9）：731-732.

毕丽君，2000. 水芹的营养与药用[J]. 中国土特产，1：32.

蔡健，2005. 荸荠的营养保健和加工利用[J]. 中国食物与营养（2）：40-42.

程锦国，董飞侠，黄蔚霞，等，2003. 芡实合剂治疗慢性肾功能不全胱抑素-C改变的临床观察[J]. 浙江中医杂志（1）：26-27.

程龙军，2002. 茭白孕茭期间生理生化变化的研究 [D]. 杭州：浙江大学.

程荫，1989. 特种经济植物栽培 [M]. 北京：解放军出版社.

邓正春，刘玉春，杨才兵，等，2011. 富硒茭白优质高产栽培技术[J]. 蔬菜（9）：16-18.

丁兴华，2012. 荸荠皮果醋生产的优化工艺研究[J]. 江苏调味副食品（6）：12-14.

董基，梁巧荣，黄志明，等，2013. 芡实乳酸菌饮料的研制[J]. 食品工程，（2）：23-25，33.

樊一桥，武谦虎，董槿华，2009. 水芹水提取物对小鼠急性酒精性肝损伤的保护作用[J]. 抗感染药学，6（4）：245-248.

高志明，罗杨合，陈振林，2010. 液态表面发酵法生产荸荠皮果醋[J]. 中国调味品，35（6）：82-85.

郭宝颜，邓青，周爱梅，等，2014. 茭白不溶性膳食纤维的提取工艺优化及性能对比[J]. 食品工业科技，35（23）：257-260，270.

何荣海，谢斌，仲晗实，等，2012. 扫频脉冲超声辅助提取慈姑淀粉的试验研究[J]. 食品工业科技，33（15）：274-276，288.

侯文彬，单淇，江纪武，等，2017. 2014 年新天然活性化合物简介[J]. 中草药，48（4）：808-842.

胡克章，年国侠，杨坤，等，2009.水芹总酚酸治疗大鼠非酒精性脂肪肝的实验研究[J]. 解放军药学学报，25（1）：29-33.

花旭斌，杨丽琼，2011. 响应面法优化酸法提取蕨菜中水溶性膳食纤维的工艺研究[J]. 安徽农业科学，39（35）：21775-21777，21789.

黄凯丰，江解增，秦玉莲，等，2007. 茭白肉质茎膳食纤维含量及理化特性的研究[J]. 扬州大学学报（农业与生命科学版）（2）：88-90.

黄正明，杨新波，曹文斌，等，1996. 水芹的降血糖作用[J]. 中药药理与临床，12（5）：35-36.

黄正明，杨新波，曹文斌，等，2001. 中药水芹的现代研究与应用[J]. 解放军药学学报，17（5）：266-269.

蹇黎，2008. 水芹和旱芹的营养成分分析[J]. 北方园艺（2）：33-34.

江解增，秦玉莲，王雁，等，2006.GA3 对冬季湿栽水芹产量和品质的影响[J]. 中国蔬菜（12）：23-24.

姜雯，2014. 烹饪热处理对茭白食用价值、功能性成分和营养品质的影响及营养茭白粉的初步研制[D]. 扬州：扬州大学.

李成良，2011. 芡实醇提物的抗氧化、抑菌作用及 PPO 性质研究[D]. 扬州：扬州大学.

李成良，陈学好，李良俊，等，2010. 芡实黄酮类物质的提取及抗氧化性物质的研究[J]. 长江蔬菜（14）：57-61.

李行任，罗杨合，何隽，等，2013. 荸荠皮酚性成分及其抗氧化活性研究[J]. 天然产物研究与开发，25（12）：1615-1620.

李慧娜，2009. 莲藕渣中膳食纤维的制备及其功能活性研究[D]. 武汉：华中农业大学.

李美红，杨雪琼，万直剑，等，2007. 芡实的化学成分[J]. 中国天然药物，5（1）：24-26.

李湘利，刘静，燕伟，等，2014. 芡实多糖的抗氧化性及抑菌特性[J]. 食品与发酵工业（11）：104-108.

李正一，连成杰，孙杰，等，2016. 莲藕不同部位多糖的理化特征与抗氧化活性研究[J]. 食品科学技术学报，34（4）：18-25.

李作美，邵杰，2009. 荸荠皮中生物活性物质的研究进展[J]. 中国食物与营养（6）：60-62.

刘北辰，2010. 食疗珍品——茭白[J]. 保健医苑（7）：47.

刘兵，段振华，2016. 马蹄的贮藏保鲜与加工利用研究进展[J]. 食品研究与开发，37（18）：212-215.

刘欣，赵力超，周爱梅，2006. 荸荠产粉废浆中功能组分及其功能效果的初步研究[J]. 食品科学，27（2）：251-256.

刘旭，周忠光，安柏松，等，2010. 荸荠药理学研究进展[J]. 中医药信息，27（6）：106-108.

柳承芳，刘乐承，2013. 莲藕的活性成分研究进展[J]. 长江蔬菜，18：48-53.

罗登宏，周桃英，袁仲，等，2011. 莲藕多糖的降血糖活性及对体内抗氧化能力的影响[J]. 安徽农业科学，39（6）：3334-3335.

罗海波，包永华，何雄，等，2012. 鲜切茭白酚类物质测定及 POD 特性研究[J]. 食品工业科技，33（15）：127-132.

年国侠，黄正明，杨新波，等，2009. 水芹总酚酸退黄作用的研究实验[J]. 解放军药学学报，25（2）：124-127.

牛凤兰，李晨旭，董威严，等，2003. 食用野生植物中无机元素含量分析[J]. 吉林大学学报（医学版），29（3）：270-272.

欧丽兰，余昕，张椿，等，2016. 慈姑多糖的提取工艺及其抗肿瘤活性[J]. 中成药，38（8）：1835-1838.

潘百明，韦志园，2012. 马蹄皮果酒制作的工艺研究[J]. 酿酒科技（11）：98-101.

潘晓军，刘芬，2006. 慈姑的研究进展[J]. 西北药学杂志，21（3）：146.

彭惠蓉，程光忠，郭肖，等，2012. 不同移栽密度对水芹产量和品质的影响[J]. 广东农业科学，39（22）：

40-41.

钱积玉，张春华，任永明，1998. 野生蔬菜水芹的开发利用[J]. 内蒙古农业科技（1）：42.

沈蓓，吴启南，陈蓉，等，2012. 芡实的现代研究进展[J]. 西北药学杂志（2）：185-187.

石焕玉，2001. 自拟水蛭芡实汤治疗原发肾病综合征 160 例临床分析[J]. 工企医刊，14（2）：66.

孙松鹤，方明，许学书，等，2009. 莲藕的营养成分分析[J]. 食品科技，34（6）：262-264.

谭志静，2007. HPLC 法测定慈姑中几种酚类组分和绿原酸[J]. 化学工程师（6）：20-21.

汪名春，赵士伟，朱培蕾，等，2015. 茭白水溶性多糖提取工艺及单糖组成的研究[J]. 食品工业科技（17）：
    211-214，219.

汪雪勇，张海洋，2006. 野生水芹的合理开发利用[J]. 中国野生植物资源，25（4）：31-32.

王晨吟，刘青川，黄正明，2013. 水芹总酚酸对 HIV 逆转录酶的抑制作用[J]. 中国医药导报，12：10-11，14.

王婉钢，张晓平，古青，等，2010. 芡实对中风后遗症康复的影响[J]. 湖北中医杂志，32（2）：16-17.

王燕，2016. 水芹挥发性物质的初步研究[D]. 扬州：扬州大学.

夏旭，周爱梅，卢敏，等，2014. 微波辅助提取茭白总黄酮及其抗氧化性研究[J]. 食品安全质量检测学报，5
    （1）：252-258.

夏志楷，金嘉奇，李丽，等，2018. 荸荠皮咀嚼片的配方研究[J]. 食品研究与开发，39（20）：118-122.

徐丽红，陈联和，吴炯丽，等，2015. 高山茭白品质营养分析与质量安全监测及评价[J]. 浙江农业科学，56
    （1）：98-101.

徐燕燕，2015. 莲藕不同部位多酚组成及抗氧化活性研究[D]. 武汉：武汉轻工大学.

许金蓉，王清章，2011. 莲藕中黄酮含量与分布研究[J]. 湖北农业科学，50（2）：386-388.

严浪，石宝霞，李全宏，2008. 莲藕多糖的分离纯化及抗氧化活性研究[J]，食品科学，29（4）：66-69.

严群芳，黄秀锦，2018. 茭白低温火腿肠的研制[J]. 肉类工业，1：4-6.

严守雷，王清章，彭光华，2005. 莲藕多酚抗氧化作用研究[J]. 中国粮油学报，20（4）：77-81.

余以刚，李光伟，2003. 莲藕综合利用研究[J]. 食品科技，1：30-31.

俞乐，袁伟超，周子杰，等，2014. 不同产地芡实种仁中蛋白质与淀粉组分差异性研究[J]. 广东农业科学（24）：
    28-32.

岳翔，侯瑞贤，李晓峰，等，2010. 土壤水分对不结球白菜膳食纤维含量及理化特性的影响[J]. 上海农业学
    报，26（3）：13-16.

张长贵，董家宝，王帧旭，等，2006. 莲藕的营养保健功能及其开发利用[J]. 中国食物与营养（1）：22-24.

张汆，蔡华珍，陈志宏，等，2014. 一种低度芡实酒理化功能性质分析[J]. 食品与生物技术学报，33（1）：
    92-97.

张福平，陈蔚辉，黄泽虹，等，2002. 莲藕的营养保健功能[J]. 中国果菜（6）：42.

张名位，池建伟，孙玲，等，1999. 潮州芡实的营养学评价[J]. 广东农业科学（2）：27-29.

张婉婷，王登良，2010. 荷叶茶的研究进展[J]. 广东茶叶，5：19-22.

张伟，黄正明，陈晓农，2013. 水芹总酚酸对正常小鼠免疫功能的影响[J]. 解放军药学学报，29（1）：17-19.

张溢，孙培冬，陈桂冰，等，2015. 芡实多糖的提取、抗氧化活性及对质粒 DNA 氧化损伤防护作用的研究[J].
    食品工业科技（11）：122-126.

章宏慧，2014. 水芹茶加工工艺及其生物活性研究[D]. 杭州：浙江大学.

赵龙，2009. 慈姑保健饮料工艺及特性研究[D]. 天津：天津科技大学.

赵有为，曹碚生，1990. 水生蔬菜[M]. 重庆：科学技术文献出版社重庆分社.

郑杰，郭春裕，张进杰，2008. 茭白苞叶中总黄酮提取及其体外抗氧化性能研究[J]. 中国计量学院学报，19
    （3）：283-288.

周春华，陶俊，李良俊，等，2007. 莲藕的化学成分与生物活性研究进展[J]. 氨基酸和生物资源，4：63-69.

周桃英，袁仲，崔东波，2011. 莲藕多糖保健饮料抗疲劳活性试验研究[J]. 江苏农业科学，1：329-330.

周文斌，常海军，应学勤，2014. 荸荠风味发酵乳的研制[J]. 食品工业，35（3）：144-147.

朱有光，2009. 小蓟白茅根藕节治疗慢性肾小球肾炎血尿蛋白尿临床研究[J]. 实用中医内科杂志，23（9）：56-58.

Chen S L，Cheng B L，Tang P S，et al，1945. An antibiotic substance in the Chinese water-chestnut, *Eleocharis tuberose*[J]. Nature，156：234.

Choi J H，Suzuki T，Kawaguchi T，et al，2014. Makomotines A to D from makomotake, *Zizania latifolia* infected with *Ustilago esculenta*[J]. Tetrahedron Lett，55（26）：3596-3599.

Kawagishi H，Hota K，Masuda K，et al，2006. Osteoclast-forming suppressive compounds from makomotake, *Zizania latifolia* infected with *Ustilago esculenta*[J]. Biosci Biotechnol Biochem，70（11）：2800-2802.

Lee S S，Baek Y S，Eun C S，2015. Tricin derivatives as anti-inflammatory and anti-allergic constituents from the aerial part of *Zizania latifolia*[J]. Biosci Biotechnol Biochem，79（5）：700-706.

Liu J，Jia L，Kan J，et al，2013. In vitro and in vivo antioxidant activity of ethanolic extract of white button mushroom（*Agaricus bisporus*）[J]. Food Chem Toxicol，51（1）：310-316.

Nie C Z P，Zhu P L，Ma S P，et al，2018. Purification, characterization and immunomodulatory activity of polysaccharides from stem lettuce[J]. Carbohydr Polym，188：236-242.

Qian B，Luo Y，Deng Y，et al，2012. Chemical composition, angiotensin-converting enzyme-inhibitory activity and antioxidant activities of few-flower wild rice（*Zizania latifolia* Turcz.）[J]. J Sci Food Agric，92（1）：159-164.

Suzuki T，Choi J H，Kawaguchi T，et al，2012. Makomotindoline from makomotake, *Zizania latifolia* infected with *Ustilago esculenta*[J]. Bioorg Med Chem Lett，22（13）：111-112.

Wang M C，Zhao S W，Zhu P L，2018. Purification, characterization and immunomodulatory activity of water extractable polysaccharides from the swollen culms of *Zizania latifolia*[J]. Int J Biol Macromol，107（Part A）：882-890.

第十二章
食用菌类

食用菌是指一类可供食用的，具有肉质、胶质、木质或木栓质子实体的大型真菌，通称为蘑菇。我国食用菌种质资源丰富，不仅盛产金针菇、双孢蘑菇、草菇、香菇、黑木耳、平菇等大宗品种，而且培育和发展了银耳、猴头菇、竹荪、鸡腿菇、杏鲍菇、茶树菇、姬松茸、白灵菇、真姬菇等一大批珍稀品种。食用菌富含维生素、矿物质、蛋白质及氨基酸等多种营养成分，同时还含有多糖类、核苷类、多肽氨基酸类、萜类等多种生物活性成分，有高蛋白、低脂肪、低热量、低胆固醇等特点，具有调节肌体免疫水平、抗癌、抗病毒、治疗心血管疾病和健胃助消化等功效，被广泛用于生产加工各种保健食品、饮料、酒及药品。

第一节 金 针 菇

金针菇（*Flammulina velutipes*）又名冬菇、朴菇、青杠菌、构菌、毛柄金钱菌，属伞菌目口蘑科金钱菌属。金针菇是世界性的药食两用菌和观赏菌，在世界多地均有种植（如日本、俄罗斯、欧美等地），在我国覆盖区域也较广，北起黑龙江，南至云南，东起江苏，西至新疆。金针菇的氨基酸含量非常丰富，尤其是赖氨酸，金针菇中还含有多种具有抗肿瘤作用的功能成分，如金针菇多糖、核糖体失活蛋白、金针菇毒素、免疫调节蛋白等。经常食用金针菇可防治溃疡病和心脑血管疾病，同时也能缓解疲劳、抗菌消炎和抗肿瘤。

一、营养物质

金针菇子实体富含多种维生素、矿物质、碳水化合物、蛋白质及多种氨基酸、脂肪、粗纤维等。与绝大部分蔬菜相比，金针菇的各种营养成分含量名列前茅，堪称营养"宝库"。金针菇含有多种氨基酸，其中，人体必需氨基酸8种，占总氨基酸含量的42.29%～51.17%，且精氨酸和赖氨酸含量高于一般食用菌，分别为1.024%和1.231%（侯波等，2013）。赖氨酸具有促进儿童智力发育的功能，所以也称之为"益智菇"或"智力菇"。金针菇中还含有膳食纤维，每100g干重含膳食纤维3.34g，而其所含的纤维素具有降低胆固醇的作用，同时还能预防和治疗肝脏系统疾病及胃肠道溃疡。申进文等（1997）研究发现，培养料不同、采收期不同以及子实体部位（菌盖、菌柄）不同，金针菇营养成分的含量也不尽相同。张乐等（2017）发现，金针菇上部子实体和菌柄基部的主要营养成分种类相似，金针菇上部和基部同时含有 47 种矿物质，包括对人体有益的钾、钠、钙、镁等大量元素以及锌、铁、锰、硒等微量元素，并且，基部的钾、钙、镁、锰的含量均比上部高。此外，上部和基部中的常规营养成分（蛋白质、总糖、灰分、纤维素）含量差异显著（$P < 0.05$），其中，菌柄基部含有较多的总糖、灰分及纤维素（表 12-1）。

表 12-1　100g 金针菇中主要营养成分的含量

营养成分	鲜重含量/mg	干重含量/mg
维生素 B_1	0.29	0.10
维生素 B_2	0.21	0.14
维生素 C	2.27	2.00
维生素 E	—	0.81
维生素 D_2	—	2.04
烟酸	—	2.30
钾	3.7	13～386
钠	0.22	108～303.9
钙	0.097	14～24
镁	0.31	7～18
铁	0.22	0.8～2.8
锌	—	0.13～0.68
磷	1.48	—
碳水化合物	7.22	60.2
蛋白质	2.72	31.23
脂肪	0.13	5.78

二、主要生物活性物质

金针菇含有多糖、核糖体失活蛋白、金针菇毒素和倍半萜等多种生物活性物质，具有很高的药用和健康改善价值，具有抗肿瘤、抗过敏、抗病毒、降低胆固醇、护肝、延长寿命等功效（Ishikawa，2000）。

1. 金针菇多糖

金针菇多糖（flarnmulina velutipes polysaccharides，FVP）是金针菇的主要活性成分之一，具有抗肿瘤和免疫调节作用。由于多糖的免疫调节作用是多靶点的，几乎遍及非特异性免疫和特异性免疫应答的各个环节（吴梧桐等，2003），金针菇多糖可通过促进白细胞介素类、干扰素、肿瘤坏死因子等细胞因子的分泌，激活巨噬细胞、自然杀伤细胞等，促进抗体生成，增强红细胞免疫功能及增强网状内皮系统等作用，增强机体免疫功能（付书婕等，2008）。

（1）种类与结构　金针菇多糖包括胞内多糖和胞外多糖，胞内多糖结构为 β-1,3-葡聚糖，对小鼠肉瘤 S-180 的抑制率高达 96%，其抗肿瘤活性高于香菇多糖和云芝多糖。除了含有胞内多糖，研究者从金针菇发酵液中还提取到胞外杂糖 KM-45，KM-45 主要由 D-葡萄糖、D-半乳糖、D-甘露糖、D-木糖和 D-阿拉伯糖组成，它对肉瘤 S-180 和艾氏腹水癌的效果比子实体、菌丝体作为原料进行发酵所得到的多糖更具有速效性和高效性，对肉瘤 S-180 的抑制率为 70%，对腹水瘤的抑制率为 80%，且对细胞无任何毒副作用（周萍等，2014）。

目前，从金针菇中分离得到的金针菇多糖主要由葡萄糖、甘露糖、半乳糖、木糖、岩藻糖、鼠李糖、阿拉伯糖等单糖组分组成。Ye 等（2020）从金针菇中分离出一种新型金针菇多糖（FVP2），分子质量为 18.3kDa，其主要成分包括 19.96%半乳糖［β-D-（1→3）-半乳糖和 β-D-（1→6）-半乳

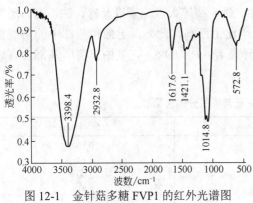

图 12-1 金针菇多糖 FVP1 的红外光谱图
（叶菊风，2019）

糖]、60.66%葡萄糖 [α-D-（1→6）-葡萄糖] 和 19.38%甘露糖 [α-D-（1→3）-甘露糖及 α-D-（1→6）-甘露糖]。进一步研究发现，FVP2 能提高大鼠肠道的丁酸水平，增加有益的肠道微生物，从而改善肠道屏障功能，保持肠黏膜完整性。说明 FVP2 可能是一种免疫调节剂或促进肠道健康的功能性食品。叶菊风（2019）对金针菇多糖进行提纯并对纯多糖 FVP1 的分子量、单糖组成和糖苷键类型进行鉴定，认为 FVP1 是一种新型多糖，分子质量为 54.78kDa，由半乳糖（16.38%）、葡萄糖（70.41%）和甘露糖（7.74%）组成，糖苷键类型分别为（1→6）-β-D-半乳糖、α-D-葡萄糖、（1→3,6）-α-D-甘露糖。红外光谱发现 FVP1 是一种吡喃糖（图 12-1）。冯婷等（2016）从金针菇子实体中分离到分子质量分别为 15kDa、18kDa、20.4kDa 和 34kDa 的 4 种金针菇多糖，其中一种多糖的单糖组成为半乳糖、岩藻糖和甘露糖，而其他三种金针菇多糖均由葡萄糖、半乳糖、岩藻糖和甘露糖组成。

（2）分布与含量　目前，研究者从金针菇菇根废弃物、菇脚、子实体以及金针菇菌丝体中均分离得到金针菇多糖。研究表明，栽培条件不同，金针菇多糖的产量也不相同，培养基中添加适度的赤霉素、萘乙酸等激素类物质，能提高其胞外多糖的产率。另外，提取方法不同，分离得到的多糖纯度也不相同，其抗氧化能力也有所差别（张剑等，2018）。张明等（2017）采用间歇式超声辅助提取金针菇菇根多糖，多糖得率为 7.24%；王翠和何文胜（2017）用物理破碎法和热水浸提法相结合提取金针菇菇根废弃物多糖，多糖提取率达 8.09%。

（3）影响因素　唐仕荣等（2018）将金针菇和赤芝菌株分别经活化培养和种子培养后，混合接种于液体培养基中进行金针菇和赤芝混菌发酵，并对混菌发酵培养条件进行了优化，结果发现，混菌发酵金针菇和赤芝菌菌体生长良好，而且混菌培养的胞外多糖和胞外三萜含量均高于单菌发酵培养。罗青等（2020）将金针菇与杏鲍菇混合发酵，结果发现混合发酵液的多糖浓度大部分高于其纯种发酵液中的浓度。陈玉斌等（2020）在培养基中加入不同质量浓度的 Ca^{2+} 和 Zn^{2+}，研究其对金针菇菌丝生长、生物量以及多糖含量的影响。结果表明，液体培养时，Ca^{2+} 浓度为 5000mg/L 时，菌丝体多糖含量最高，比对照组提高 139.2%；Zn^{2+} 浓度为 6mg/L 时，菌丝体多糖含量最大，比对照组增加 141.8%。李福后等（2018）研究赤霉素、萘乙酸、二氯苯氧乙酸以及壳聚糖等对金针菇菌丝生长及胞外多糖产量的影响。结果表明，在一定范围内，较低浓度的植物激素有利于菌丝体生长及胞外多糖的产生，而高浓度的壳聚糖抑制菌丝体分泌胞外多糖。

（4）药理作用　研究表明，金针菇具有抗肿瘤、免疫调节、抗病毒、抗疲劳和耐缺氧等功能。其中，金针菇多糖因其在免疫调节与抗肿瘤方面具有重要作用而受到广泛关注。

① 免疫调节和抗肿瘤作用。研究发现，从金针菇菌丝体中分离的多糖具有显著的免疫调节活性，能够刺激巨噬细胞分泌一氧化氮、IL-1 和 TNF-α（Yin，2010）。另外，有研究表明，金针菇菌根多糖能够增加小鼠胸腺和脾脏的质量比，而且能调节胸腺细胞和脾细胞的 T 细胞亚群数量，且 IL-1 和 TNF-α 水平随着多糖剂量的增加而升高（Yan，2014）。研究证明

金针菇多糖能促进正常和荷瘤小鼠脾淋巴细胞转化，增强自然杀伤细胞活性和增加 IL-2 的生成，增强正常小鼠腹腔巨噬细胞的吞噬能力，增加正常小鼠的血清溶血素含量。另外，金针菇多糖对小鼠荷 S180 实体瘤的生长、小鼠腹水型肝细胞癌 H22 均具有抑制作用，并且提高荷 S180 实体瘤小鼠血清中 TNF-α 和 IFN-γ的水平（常花蕾，2009）。此外，金针菇多糖对治疗卵巢癌、乳腺癌、肝癌等都有较好疗效。

② 保肝作用。用金针菇提取物 FVE 和阳性对照药云芝多糖给急性肝损伤模型小鼠灌胃治疗，然后测定血清中谷丙转氨酶（SGPT）、谷草转氨酶（SGOT）活性，结果发现 0.8kg 用量的 FVE 对急性肝损伤小鼠 SGPT、SGOT 活性升高有显著的抑制作用（$P < 0.01$）（吴希哲等，2002）。另外，Pang 等（2007）在金针菇中分离到一种水溶性多糖 α-（1→4）-D-葡聚糖（FVP2），能够增强小鼠初级肝脏细胞的生长，抑制四氯化碳引起的急性肝损伤小鼠肝脏细胞内丙氨酸转氨酶（ALT）的释放。此外，金针菇多糖还能提高肝脏细胞超氧化物歧化酶活性，增强细胞清除自由基的能力，减小自由基对细胞膜的损害，抑制脂质发生过氧化反应，具有保肝、护肝的效果（谭一罗等，2018）。

③ 抗氧化作用。郭志欣（2019）利用乙醇分级及柱层析等方法制备金针菇菇脚多糖，发现分级的乙醇浓度影响金针菇菇脚多糖的抗氧化活性，适当提高乙醇浓度可以增强菇脚多糖的抗氧化活性，其中以终浓度 75% 的乙醇沉淀得到的多糖在 1.0mg/mL 时抗氧化活性最强；而且，纯化纯度较低时抗氧化活性强。张剑等（2018）采用热水浸提、乙醇沉淀、Sevage 法除蛋白的方法提取和纯化金针菇多糖，分别得到金针菇多糖 1（FVP1）、金针菇多糖 2（FVP2）和金针菇多糖 3（FVP3），发现 3 种多糖均具有抑制羟基自由基和清除 DPPH 自由基的能力，FVP1、FVP2、FVP3 抗氧化能力均随着浓度升高而增强，且抗氧化能力的大小依次为 FVP1>FVP2>FVP3。Dong 等（2017）研究 FVP 与 FeCl$_3$ 中和后形成 FVP-Fe 和 FVP2-Fe 的抗菌作用，发现其对金黄色葡萄球菌、大肠杆菌、枯草芽孢杆菌生长有明显的抑制作用，其强抗氧化活性能够清除超氧化物阴离子自由基，抑制小鼠肝组织匀浆中丙二醛（MDA）的产生。

④ 辅助改善记忆功能。Yang 等（2015）采用金针菇多糖治疗有记忆功能障碍的大鼠，发现能有效防止大鼠抗氧化防御酶活性的降低，改善脑部氧化应激反应，为治疗脑部活性氧产生和氧化酶作用不平衡引起的阿尔茨海默病等脑部损伤疾病提供药物基础。另外，金针菇多糖对维持与记忆密切相关的神经传导物质的水平具有重要作用。利用金针菇多糖治疗记忆障碍模型小鼠，能有效改善障碍小鼠的学习记忆能力，促进小鼠学习记忆的巩固和强化，表现出显著的提高记忆力作用（Mahdy，2012；范青生等，1995）。邹宇晓等（2010）研究了金针菇多糖提取物对记忆障碍模型小鼠学习记忆能力的影响，发现金针菇多糖能够减少试验小鼠的错误次数，缩短潜伏期，显著改善试验小鼠的学习记忆能力。潘鸿辉等（2014）研究了金针菇多糖对正常小鼠学习记忆的影响，表明金针菇多糖不仅对小鼠的学习记忆有一定的促进作用，还可以提高小鼠的抗氧化作用。

⑤ 抗疲劳作用。研究发现，金针菇对增强小鼠机体对运动负荷的适应、抵抗疲劳的产生和加速疲劳消除方面具有明显的作用（蔡和晖等，2008）。翟兆峰（2020）对运动员进行分组对比试验，证实金针菇多糖能够缓解运动带来的疲劳感。金针菇多糖不仅具有抗疲劳、提升机体抗氧化酶类活性、有效清除自由基、维持细胞膜结构的完整性等功效，还能加速疲劳后机体乳酸的清除，缓解肌肉酸痛（卓霖，2020）。冯俊（2020）以 20 名运动员为研究对象，采用分组试验法，研究金针菇多糖对运动员最大摄氧量的影响。结果表明，金针菇多糖能够

有效缓解运动员的运动疲劳，有效补充体力，促进运动疲劳的恢复。

⑥ 保湿功能。金针菇多糖除了具有抗氧化和抗衰老等功效外，还具有一定的保湿功效（鲁飞飞，2013）。刘景煜（2017）以金针菇多糖为原料，配以甘油、1,2-丙二醇、透明质酸钠、D-泛醇、海藻糖、柠檬酸、烟酰胺、卡波姆、山梨酸钠等成分，研发而成的金针菇保湿液，对皮肤的保湿效果及保湿时间均显著高于 6%的甘油-水溶液，具有高效持久深层保湿和细致皮肤的作用。另外，何聪芬等（2012）对金针菇、松茸、竹荪和灰树花的组合物进行了提取物的制备，发现该提取物具有很好的美白祛斑、延缓衰老及保湿的功效，并申请了专利《具有美白保湿功效的护肤组合物及其制备方法和应用》（专利号：CN102697701A）。

2. 功能性蛋白

金针菇中含多种功能性蛋白，如核糖体失活蛋白（robosome inactitating protein，RIP）、金针菇毒素（flammutoxin，FXT）及免疫调节蛋白（fungal immunomodulatory proteins of *Flammulian velutips*，FIP-fve）等，金针菇蛋白具有提高免疫力、抗菌、抗虫、抗肿瘤等作用。

（1）核糖体失活蛋白　核糖体失活蛋白具有抗肿瘤、抗病毒、抗虫、抗真菌等功能，根据其单链、双链及分子量不同，可以分成 I 型、II 型和 III 型。I 型为分子质量 25～30kDa 的单链；II 型为双链，分子质量 30～60kDa；III 型为分子质量小于 25kDa 的 RIP。目前，已从金针菇中分离获得四种核糖体失活蛋白即火菇素（flammulin）、velutin、flammin 和 velin，分子质量分别为 40kDa、13.8kDa、30kDa 和 19kDa。这 4 种 RIP 可以作为翻译抑制剂、免疫调节剂、抗增殖剂等（孙宇峰等，2006）。

（2）金针菇毒素　金针菇毒素是从金针菇菌盖中分离出的一种心脏毒素蛋白，分子量为 32kDa，具有细胞溶解作用，可引起哺乳动物红细胞裂解，使肿瘤细胞溶胀破裂，并能改变肠上皮细胞的渗透性，促进药物吸收（孙宇峰等，2006）。

（3）免疫调节蛋白　免疫调节蛋白（FIP-fve）是从金针菇子实体中分离得到的一种免疫调节功能的蛋白质，具有与免疫球蛋白重链可变区相似的结构，有抑制过敏反应、促进核酸和蛋白质合成、加速代谢的功能，能够增强机体的免疫力（孔祥辉等，2006；侯波等，2013）。免疫调节蛋白不仅具有抗肿瘤、抗癌活性，还具有抗细菌和真菌活性。Chang 等（2014）分析 FIP-fve 对感染呼吸道合胞体病毒小鼠的影响，发现感染小鼠口服 FIP-fve 后气道高反应性减轻，支气管肺泡灌洗液中白介素-6 含量降低，缓解了小鼠呼吸道的炎症反应。另外，FIP-fve 和多糖等提取物还可有效干扰病毒复制，减轻病毒引起的炎症，从而有效抑制病毒的侵染以及其在人群中的传播。因此，金针菇的天然提取物是阻止和治疗病原微生物感染的潜在药剂。

3. 其他生物活性物质

金针菇除了含有多糖和功能蛋白外，还含有黄酮类、萜类、脂肪酸、甾醇及核苷酸等小分子化合物，这些小分子物质具有抗病毒、抗肿瘤、调节免疫、消除疲劳、保护心血管、预防动脉硬化、抗衰老等功效。目前从金针菇及其生产加工过程中产生的副产物中分离到多酚、三萜皂苷及黄酮等成分，而且金针菇菌糠中的三萜皂苷、多酚含量高于菌柄和菌盖（刘景煜，2017）。易承学（2012）从金针菇中筛选得到两种抗肿瘤活性成分，即金针菇甾醇和脂肪酸提取物，其中，麦角甾醇占 54.78%，22,23-二氢麦角甾醇占 27.94%。金针菇中还含有 5′-GMP、5′-AMP 及 5′-UMP 等核苷酸，具有降低胆固醇的作用（图 12-2）。

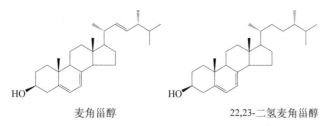

麦角甾醇   22,23-二氢麦角甾醇

图 12-2   麦角甾醇和 22,23-二氢麦角甾醇的化学结构式

三、功能性产品开发

金针菇具有很高的营养价值与药用价值，但市场上流通的功能性产品并不多，因此，加大金针菇保健食品与制剂的研制与开发，对于发掘金针菇在人类医疗保健事业上的作用具有重要意义。如利用金针菇富含精氨酸、赖氨酸、锌和硒等营养物质，以及多糖等生物活性物质这一特性，可将金针菇作为食品添加剂生产出多种保健食品，味道鲜美，营养丰富（方勇等，2016；李凤林等，2005），也可以金针菇或金针菇发酵液为原料，制成多种医药保健用品（吴素萍，2005；杨胜敖，2006）。

1. 功能性食品

（1）金针菇多糖复合重组肉脯   李登龙等（2020）将鸡胸肉 850.00g/kg、盐 20.00g/kg、复合磷酸盐 3.00g/kg、木瓜蛋白酶 5.00mL/kg、金针菇多糖 3.00g/kg、肥肉 100.95g/kg、白砂糖 107.59g/kg 混合，制作金针菇多糖复合重组肉脯，该产品能表现出良好的抗氧化活性。

（2）金针菇多糖酸奶   方芳等（2018）以脱脂奶粉［料液比 13:100（g/mL）］为主要原料，白砂糖 70g/L，金针菇多糖 1.2g/L，60℃均质，90℃杀菌 10min，然后冷却至 40℃，加 3%发酵剂，置于 42℃发酵 9h，然后 4℃冷藏和后熟 18h，即得金针菇多糖酸奶成品。

（3）金针菇混合脆片   糯米粉与玉米淀粉按 2:3 质量比混合成混合粉，鲜金针菇与饮用水按 2:1 混合打浆成为金针菇浆，再将金针菇浆与混合粉按质量比 5:1 混合，置于 80℃水浴 15min 进行预糊化，然后再加入余下的 80%混合粉，按 100g 金针菇浆为标准，加入油 10%、糖 10%、盐 4%、小苏打 1%进行调味并揉制成面团。将面团压成 3mm 厚度的面片，于热风预干燥至水分含量为 35%，然后用真空度 0.085MPa、功率 750W 的微波干燥 8min。得到的金针菇混合脆片硬度为 4991.21g、L 值为 70.7，淡金黄色、色泽均匀、口感酥脆（高纯阳，2015）。

2. 金针菇多糖螯合钙

唐秋实等（2019）以金针菇干粉提取的金针菇多糖为原料，探讨金针菇多糖与氯化钙溶液的最佳螯合工艺，以氯化钙初始质量浓度 5.0mg/mL，金针菇多糖与氯化钙的质量比 8:1，pH5，螯合时间 5h，螯合率达到最高为 78.30%，该金针菇多糖螯合钙产品的抗氧化性优于未螯合的金针菇多糖。

3. 金针菇保湿液和金针菇凝胶睡眠面膜

刘景煜（2017）采用双水相萃取法分离得到金针菇多糖，并以此金针菇多糖为原料研发制成金针菇保湿液。该金针菇保湿液具有高效持久、深层保湿和细致皮肤的作用。另外，采用离子交换柱层析法分离得到金针菇氨基酸，以金针菇氨基酸为原料研制成金针菇凝胶睡眠面膜，所制得的金针菇凝胶睡眠面膜气味清淡、稳定性好。研究证明，该凝胶睡眠面膜具有抗衰老、细致皮肤和保湿的作用，且护肤作用明显、对肌肤无刺激性、天然环保。

四、临床报道与食疗

1. 临床报道

（1）缓解运动疲劳　冯俊（2020）以 20 名体育特长生为研究对象，按性别随机分成每组 10 人的试验组和对照组，其中每组男生 7 人，女生 3 人，试验前测定受试者的最大摄氧量。对照组人员按正常标准饮食，试验组人员除正常饮食外，每天按时服用金针菇多糖混合液，剂量为 100mL/d。4 周的训练周期结束后，试验组的最大摄氧量达到了 3.77L/min，较初始值增加了 0.15L/min，而对照组最大摄氧量仅增加了 0.04L/min。说明金针菇多糖物质具有特殊的生物活性，可以对人体生物反应进行调节，增强人体免疫力、提高运动员的耐缺氧能力。

（2）活血镇痛　以青州药耳、金针菇、天麻、全蝎、乳香等成分制成的东方活血膏，临床上可用于风湿性关节炎疼痛、跌打损伤、腰肌劳损、静脉曲张、肩周炎等病症的治疗，对鸡眼、面神经麻痹、痛经、牙痛等也有一定的疗效（曹永生等，1994；曹永生等，1995）。

2. 食疗方剂

金针菇作为一种药食兼用型真菌，不仅营养丰富，同时富含多糖、功能性蛋白、黄酮类、萜类及甾醇类等生物活性成分，具有抗氧化、调节免疫、保肝、抗肿瘤、降低胆固醇等多种作用。在春夏流感多发季节，可以增加金针菇的摄入，来增强身体的免疫力和抗病毒能力。

（1）瘦身减肥　金针菇 20 根，冬瓜 250g，煮汤食用即可。

（2）补肝利胆，益气明目　猪肝 300g，金针菇 100g。猪肝切片，用薯粉拌匀，与金针菇一同倒入锅中煮，加入少许精盐、麻油，猪肝熟即可起锅食用。

（3）补益气血　金针菇 100g，土仔鸡 250g。将仔鸡内脏去掉，洗净入砂锅加水炖至九成熟，再加入金针菇，待菇煮熟即可起锅食用。

（4）补益养胃　金针菇 150g，猪瘦肉 250g。金针菇洗净，瘦肉切片。烧开水后，先加入肉片煮沸，再加入金针菇，加精盐适量，菇熟即可。

第二节　双孢蘑菇

双孢蘑菇（*Agaricus bisporus*）简称蘑菇，又称白蘑菇、洋蘑菇，属伞菌目蘑菇科蘑菇属。双孢蘑菇因担子上通常仅着生 2 个担孢子而得名，是世界性栽培和消费的菇类。双孢蘑菇营养价值很高，富含维生素和矿物质，还含有多种氨基酸和多糖类物质，享有"保健食品"和"素中之王"的美称，长期食用能预防疾病、延缓衰老，市场前景广阔。

一、营养物质

双孢蘑菇味道鲜美，营养丰富，其营养指数、生物价、氨基酸评分、必需氨基酸指数等都比较高，接近于肉类和牛奶。双孢蘑菇含有丰富的维生素，包括维生素 B_1、维生素 B_2、烟酸、维生素 C、维生素 D 等。双孢蘑菇还含有钾、钠、钙、镁、铁、锌等多种人体必需矿物质，尤其是富含微量元素硒，是良好的补硒食品。每 100g 新鲜双孢蘑菇中的营养成分见表12-2。双孢蘑菇还富含铜，对血液、中枢神经和免疫系统，头发、皮肤和骨骼组织以及大脑和心、肝等内脏的发育和功能有重要影响。双孢蘑菇子实体干粉中还原糖和多糖含量分别为0.1%和3.38%，粗蛋白含量为37.86%，粗脂肪含量仅为1.5%。此外，双孢蘑菇中还含有许多稀有氨基酸，如高丝氨酸、刀豆氨酸、高胱氨酸、β-氨基异丁酸、α-氨基己氨酸、羧基赖氨酸等（何俊萍等，2002）。研究发现，采摘期影响双孢蘑菇子实体的品质，随着采摘期的延迟，必需氨基酸总量先增加再减少，其中在采摘期Ⅰ和Ⅱ时，子实体中的氨基酸营养构成最为均衡（朱燕华等，2016）。另外，双孢蘑菇不同部位的营养成分含量也是不同的，菌柄中灰分、纤维素及核苷酸的含量高于子实体，而子实体中则含有较多的粗蛋白、多糖及粗脂肪（吴素玲等，2006）。

表12-2 100g 双孢蘑菇中营养成分的含量

营养成分	含量	营养成分	含量
维生素 B_1	0.1mg	铁	0.6mg
维生素 B_2	0.35mg	碳水化合物	3.0g
维生素 C	3mg	膳食纤维	0.8g
烟酸	149mg	蛋白质	3.7g
钙	9mg	脂肪	0.2g

二、主要生物活性物质

双孢蘑菇中的主要生物活性物质包括蘑菇多糖、蘑菇氨酸和蛋白酶等。其中，蘑菇多糖具有一定的抗癌活性，可抑制肿瘤的发生；蘑菇氨酸具有抗肿瘤、抑制黑色素形成的作用；所含的酪氨酸酶能溶解胆固醇，有明显降低血压的作用，所含的胰蛋白酶、麦芽糖酶等均有助于食物的消化。多糖的醌类化合物与巯基结合，可抑制脱氧核糖核酸合成，在医学上有抑制肿瘤细胞活性的作用。

1. 蘑菇多糖

蘑菇多糖（*Agaricus bisporus* polysaccharide）是从双孢蘑菇菌丝和子实体中分离出来的，主要由 D-果糖与 D-葡萄糖两种单糖构成，还含有甘露糖、半乳糖及木糖等单糖成分（武金霞等，2003；王德宇，2008）。具有抑制肿瘤、抗氧化、镇痛消炎、解毒、降血糖血脂等作用，对乳腺癌、皮肤癌、肺癌等都有一定的防治效果，对高胆固醇血症及糖尿病都具有一定疗效（郑丹丹等，2016a；郑丹丹，2016b）。研究表明，双孢蘑菇多糖能干扰体外培养的人肝癌 SMMC-7721 细胞的增殖，具有较好的抗肿瘤活性；同时双孢蘑菇多糖还具有抗菌、防腐活性，对牙龈卟啉单胞菌、中间普雷沃菌及具核梭杆菌的最小抑菌浓度分别为60mg/mL、30mg/mL 及 20mg/mL，但抗菌活性低于合成的药物（韦保耀等，2007）。

（1）种类与结构　双孢蘑菇多糖包括胞内多糖及胞外多糖。高宏伟等（1999）采用一系列化学方法测定，发现胞内多糖及胞外多糖均由单一葡聚糖组成，具有β-型糖苷键。王德宇（2008）研究表明，双孢蘑菇纯多糖经酸水解、高碘酸氧化、Smith 降解，发现双孢蘑菇多糖主链由甘露糖、半乳糖、葡萄糖构成，支链由甘露糖、半乳糖、葡萄糖、木糖构成，末端残基由甘露糖、葡萄糖构成。赵肖通（2017）测定了双孢蘑菇多糖中单糖比例的组成，其中甘露糖 28.26%、葡萄糖 20.88%、半乳糖 27.82%、木糖 9.87%，进一步分析发现，双孢蘑菇多糖在 $800\sim1100cm^{-1}$、$1200\sim1700cm^{-1}$、$2800\sim3000cm^{-1}$ 以及 $3100\sim3500cm^{-1}$ 波长范围内均有多糖的特征吸收峰，在波长 $3376.12cm^{-1}$ 处的强吸收带是氢键中 OH 的伸缩特性，说明多糖链之间有较强的分子内和分子间的相互作用；在 $2918.15cm^{-1}$ 处的中等强度的吸收峰是多糖中 C—H 的反对称伸缩振动引起的特征吸收峰；$1650.36cm^{-1}$ 处的强吸收峰是多糖水化的特征吸收峰；在 $1420.92cm^{-1}$ 附近的吸收峰为 C—H 或 O—H 的拉伸和弯曲振动引起的特征吸收峰；在 $1035.82cm^{-1}$ 处的吸收峰为葡萄糖残基吡喃糖形式的特征；另外，在 $886.57cm^{-1}$ 处存在β-型糖苷键的特征吸收峰，这说明双孢蘑菇多糖为 β-吡喃型多糖。

（2）分布与含量　目前已经从双孢蘑菇的菌丝体、子实体及废弃物菇柄中分离得到双孢蘑菇多糖。乔德亮等（2011）利用热水浸提法，双孢蘑菇多糖的得率为 3.51%。林魁等（2012）通过添加木瓜蛋白酶辅助提取双孢蘑菇多糖，发现添加木瓜蛋白酶辅助水解，能显著提高双孢蘑菇多糖的得率。邹伟等（2011）采用水浴振荡辅助酶法，双孢蘑菇多糖的提取率可达 2.31%。Tian 等（2012）利用响应面法优化双孢蘑菇多糖的提取工艺，多糖的提取率为 6.02%。王琳等（2014）在水料比 36:1、超声功率 594W、超声时间 17min 的优化工艺条件下，双孢蘑菇子实体多糖的提取得率高达 6.63%，并分离出两个多糖组分，分子量分别为 2.75×10^5 和 1.4×10^4。

（3）影响因素　研究表明，双孢蘑菇的部位不同，多糖含量不同。分别有研究者从双孢蘑菇子实体及废弃物菇柄中提取到 6.63% 及 5.50% 的多糖，而在液态发酵的菌丝球中得到 8.42% 的多糖。其次，培养条件不同，双孢蘑菇多糖的含量也不同。韩建荣和翟飞红（2017）以麦粒煮汁培养基作为双孢蘑菇液态发酵的基础培养基，采用响应面法对麦粒煮汁培养基进行了优化。双孢蘑菇在麦粒煮汁基础培养基中的菌丝体生物量和多糖产量分别为 3.21g/L 和 201.55mg/L。在麦粒煮汁培养基中补充蛋白胨和麦芽糖后，其菌丝体生物量和多糖产量显著提高（$P<0.05$），其中以 1000mL 麦粒煮汁、3.50g 蛋白胨、41.00g 麦芽糖、1.00g KH$_2$PO$_4$ 和 0.50g MgSO$_4$ 为最优培养基。在最优麦粒煮汁培养基上，双孢蘑菇的菌丝体生物量和多糖产量分别达到 12.33g/L 和 579.93mg/mL，多糖产量显著提高，比对照提高了 52.79%。

（4）药理作用　双孢蘑菇含有丰富的多糖、蛋白质等多种生物活性成分，是一种从食药用价值到经济效益均受到广泛关注的食用菌，具有免疫调节、抗肿瘤、抗氧化、降血脂及护肝等作用（石秀芹等，2020；赵肖通，2017）。

① 免疫调节。Kozarski 等（2011）研究发现，双孢蘑菇乙醇提取物可以刺激人外周血单个核细胞生成 IFN-γ，具有提高免疫力的作用。Smiderle 等（2013）将双孢蘑菇子实体干燥粉碎，经冷提取、热提取、乙醇提取等方法，得到的多糖提取物能够刺激人源性 THP-1 巨噬细胞的分泌，提高人体先天性免疫系统的防御能力。赵肖通（2017）采用 Griess 和 Western blot 研究双孢菇多糖对巨噬细胞 RAW264.7 细胞的 NO 释放、iNOS 蛋白和 COX 蛋白表达的影响，结果表明，不同浓度的双孢蘑菇多糖作用 RAW264.7 细胞12h后，NO 释放量极显著增加、iNOS 蛋白和 COX 蛋白表达量增加，并且随着多糖浓度的升高而提高，说明双孢蘑菇多糖可以通

过促进 RAW264.7 细胞释放 NO 和 COX-2 来活化 RAW264.7 细胞，具有免疫调节活性。

② 抗肿瘤。徐朝晖等（1997）从双孢蘑菇子实体中提取双孢蘑菇多糖，注射 S180 实体瘤小鼠，发现小鼠平均瘤重明显低于对照组，说明双孢蘑菇多糖具有一定的抗肿瘤活性。Jeong 等（2012a）从高压处理过的双孢蘑菇子实体中分离出两种多糖（ABP-1、ABP-2），分子质量分别为 2000kDa、40～70kDa，体外实验发现这两种多糖能够明显抑制人乳腺癌 MCF-7 细胞的生长能力，而对人结肠癌、前列腺癌、胃癌、小鼠肉瘤 S180 细胞生长的抑制作用不明显；体内实验发现，对小鼠肉瘤 S180 细胞具有明显抑制作用，说明这两种多糖具有一定的抗肿瘤活性（Chen，2006）。

③ 抗氧化。石秀芹等（2020）采用热水浸提双孢蘑菇多糖，提取率达 2.25%，得到的双孢蘑菇多糖具有清除 DPPH· 和 ·OH 的功效，尤其当多糖浓度为 2mg/mL 时对 DPPH· 的清除效果最好，清除率达 70%。常海兰和殷凤（2003）用光解水给大鼠灌胃，形成脂质过氧化模型，然后用双孢蘑菇匀浆液给小鼠灌胃，10 天后测定 SOD、MDA 等相关指标，发现双孢蘑菇具有抗氧化作用。张强等（2010）通过测定双孢蘑菇多糖的还原力，DPPH·、·OH 及 ·O_2^- 自由基的清除能力等试验，显示双孢蘑菇多糖具有良好的体外抗氧化活性。另外，Liu 等（2013）利用双孢蘑菇的乙醇提取物分别做体内及体外抗氧化试验，证明双孢蘑菇的活性成分是一种天然的抗氧化剂。Waly 等（2014）用 AlCl₃ 造模大鼠神经毒性，然后用双孢蘑菇子实体的甲醇提取物喂食大鼠，结果发现，双孢蘑菇甲醇提取物的抗氧化性使 Al 离子在大脑中积累减少，毒性大大降低，能够消除神经细胞的氧化应激。

④ 镇痛消炎。Ruthes 等（2013）从双孢蘑菇干子实体中分离出双孢岩藻黄素半乳聚糖，证实该多糖能够抑制 iNOS 和 COX-2 在小鼠组织中的表达，具有明显的镇痛、抗炎效果，能够有效预防多种细菌引起的小鼠败血症，防止组织损伤。

⑤ 降血糖及降低胆固醇。Jeong 等（2010）给大鼠喂食高胆固醇食物，建立高胆固醇血症模型，然后喂食双孢蘑菇 4 周；另外，给大鼠注射链脲霉素，建立糖尿病模型，然后喂食双孢蘑菇 3 周。实验结束后，发现高胆固醇血症模型大鼠的血浆总胆固醇（TC）、低密度脂蛋白（LDL）均显著下降；糖尿病模型大鼠血浆中葡萄糖含量、甘油三酯（TG）含量、丙氨酸转氨酶、天冬氨酸转氨酶指标均显示下降，同时肝重增加减少，说明长时间摄入双孢蘑菇能达到降血糖和降血脂功效。同年 Volman 等（2010）也报道了双孢蘑菇中 α-葡聚糖可以有效降低高胆固醇血症中胆固醇的含量。

⑥ 保肝护肝。郑丹丹（2016b）提取和纯化双孢蘑菇子实体多糖以及液体发酵菌种的胞内多糖及胞外多糖，应用于 CCl₄ 引起的肝损伤实验中，发现双孢蘑菇子实体多糖及发酵多糖能够显著降低 AST、ALT、GGT、MDA 水平及升高 SOD、GSH 等指标，调节 TGF-β1/Smad 信号通路，多糖给药组 TGF-β1 及 Smad3 蛋白表达量减少，Smad7 蛋白表达量升高。

2. 蘑菇氨酸

蘑菇氨酸（agaritine）是双孢蘑菇中的一种重要活性成分，是谷氨酸的衍生物，具有抗病毒、抗肿瘤、防止黑色素形成等作用。

（1）种类与结构　蘑菇氨酸为双孢蘑菇中的次生代谢产物，属 γ-谷氨酰芳香氨基酸类化合物，化学名称为 β-N-（γ-L-glutamyl)-4-hydroxymethyl-phenyl-hydrazine（C₁₂H₁₇O₄N₃），是谷氨酸的苯肼衍生物（Espín，1999）（图 12-3）。

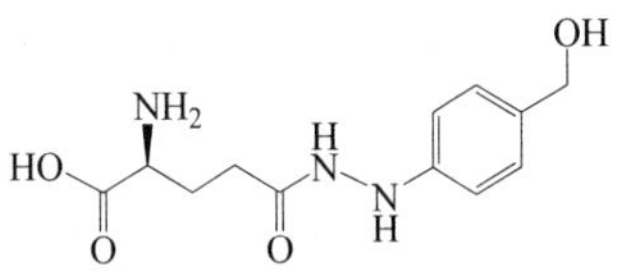

图 12-3　蘑菇氨酸的结构式

（2）分布与含量　Karel 等（2006）采用电喷雾负离子高效液相色谱法对双孢蘑菇子实体中蘑菇氨酸进行分离测定，发现双孢蘑菇中蘑菇氨酸的含量为 0.304%±0.003%。张璐等（2012）采用反向高效液相色谱法检测了 30 份来自不同地区双孢蘑菇中蘑菇氨酸的含量，发现菌株不同、栽培条件不同，蘑菇氨酸的含量差异明显，含量范围为 155.6～934.4mg/kg（FW）。双孢蘑菇中的蘑菇氨酸的稳定性较差，溶解于水中 48h 后就完全降解，蘑菇氨酸的降解与环境中氧气的含量有很大关系，如果除掉水中的氧气或者在水中加入抗氧化剂，蘑菇氨酸的降解水平会明显降低（Hajslova，2002）。在贮藏保鲜过程中，蘑菇氨酸有大幅度损失，由采收前的 700mg/kg 降至上市时的 272mg/kg 左右，且蒸煮时蘑菇氨酸含量下降更快，但若采用冷冻干燥技术对双孢蘑菇进行干燥，则干燥前后的含量几乎没发生变化（叶明智，2008）。

（3）影响因素　研究表明，菌株类型、培养料种类、采收季节及温度不同都会影响蘑菇氨酸的含量。Sharman 等（1990）研究发现，英国两个双孢蘑菇菌株中蘑菇氨酸的含量分别为 100～250mg/kg 和 80～190mg/kg。另外，双孢蘑菇野生菌株的蘑菇氨酸含量是栽培菌株含量的两倍之多，而且培养料类型不同，蘑菇氨酸的含量也不相同，合成培养料生产的双孢蘑菇，其蘑菇氨酸含量最高，液体培养基生长的双孢蘑菇菌丝中也含有少量的蘑菇氨酸。Schulzova 等（2009）测定了 53 个蘑菇属的蘑菇氨酸含量，发现采收季节与蘑菇氨酸的含量无关；而 Liu 等（1982）却认为采收季节影响蘑菇氨酸的含量，而且采后贮藏和加工方法也会对蘑菇氨酸的含量产生影响，双孢蘑菇在 2℃和 12℃条件下储存 3 天不会影响蘑菇氨酸的含量，4d 后，蘑菇氨酸含量显著降低，5d 后，蘑菇氨酸含量仅有原来的 32%。Andersson 等（1999）发现高温短时加热处理能显著降低双孢蘑菇中蘑菇氨酸含量。

（4）药理作用　蘑菇氨酸被疑有潜在的致癌风险，但其作用生理目前还存在争议。2008年日本国立健康科学研究所确认蘑菇氨酸无明显的基因毒性。Roupas 等（2010）也得到了相似的结论。较多的研究认为蘑菇氨酸具有抗肿瘤、抑制黑色素形成等作用。

① 抗肿瘤活性。有研究结果显示蘑菇氨酸具有抗肿瘤活性。高维娜等（2007）通过分子对接方法筛选 HIV-1 蛋白酶晶体结构作用受体，并对蘑菇氨酸进行理论改造。结果表明，经过改造的蘑菇氨酸具有明显的抑制 HIV 蛋白酶的作用，为寻找到更合适的 HIV 蛋白酶抑制剂提供了理论依据。

② 防止黑色素产生。Espín 等（1999）及 Gasowska 等（2006）发现蘑菇氨酸是双孢蘑菇的次级代谢产物，具有抑制黑色素形成的作用。黑色素的形成有赖于酪氨酸酶的存在，酪氨酸酶可以将酪氨酸氧化成邻醌类物质，再经过一系列复杂的中间过程，最后生成黑色素。而邻醌类物质的醌基能被蘑菇氨酸还原成羟基，这样蘑菇氨酸自身被氧化，同时黑色素的形成途径也被切断。Gasowska 等（2006）和 Carlos 等（1999）在酪氨酸氧化酶氧化蘑菇氨酸的过程中，添加四叔丁基儿茶酚及 N-乙酰基酪氨酸，证实了蘑菇氨酸能够抑制黑色素的形成。

3. 其他生物活性物质

双孢蘑菇中含有较多的蛋白酶，包括胰蛋白酶、解阮酶、酪氨酸酶、超氧化物歧化酶及干扰素诱导剂等。其中胰蛋白酶能分解蛋白质和消化脂肪，具降血糖作用，而解阮酶和酪氨酸酶，具有降低血液胆固醇和降血压的功能。双孢蘑菇中的干扰素诱导剂，能诱发干扰素的产生，对水疱性口炎病毒和脑炎病毒有较好疗效。Ramírez 等（2016）在双孢蘑菇子实体中提取到两种物质，一种含有麦角甾醇及其他真菌甾醇，另一种含有 β-葡聚糖及其他真菌甾醇，分别对两种物质做了保护肝脏的体内实验和体外实验，结果表明，麦角甾醇具有降低肝脏内甘油三酯分泌的作用，同时可以调节胆固醇相关的 mRNA 的表达，所以食用双孢蘑菇可以预防脂肪肝的形成。双孢蘑菇中提取的麦角甾醇可以作为功能性食品的有效成分，预防日常生活中非酒精性脂肪肝病。

另外，研究者从双孢蘑菇子实体中提取到一种稀有的天然氨基酸抗氧化剂——麦角硫因，能抑制人体内细胞的氧化，可以预防衰老及其他慢性疾病。据报道，两种棕色双孢菇变种即克瑞米尼菇（未开伞时）和波特贝拉菇（开伞后）的麦角硫因含量最高。双孢蘑菇子实体中还含有一些具有抗氧化、抗突变及防辐射作用的酚类化合物，如芸香苷、没食子酸、儿茶素以及原儿茶酸等成分以及一些挥发性的活性成分如麦角甾醇、亚油酸、亚麻酸等，因此，双孢蘑菇可用作功能性食品或食品添加剂进行开发。

三、功能性产品开发

双孢蘑菇营养丰富，可鲜销、罐藏、盐渍、速冻或经脱水制成干片菇（徐祖全，2006）。双孢蘑菇的菌丝可以用于生产蛋白质、草酸和菌糖等物质。双孢蘑菇除了营养价值外，其医疗价值也逐渐被人们重视。双孢蘑菇中含有麦角甾醇、亚油酸、共轭亚油酸、亚麻酸、棕榈酸等挥发性成分，且其中的共轭亚油酸及其衍生物是潜在的芳香酶抑制剂，可预防乳腺癌的发生，因此双孢蘑菇有望开发新的功能性食品、膳食食品和食品添加剂等。另外，双孢蘑菇中的蘑菇氨酸能抑制黑色素形成，因而可用于化妆品的开发。双孢蘑菇中的呈味物质能使人产生较强的浓厚感、复杂感和持久性的风味特性，可以用于调味品的开发（张治文，2017）。

1. 双孢蘑菇乳酸饮料

挑选成熟的优质新鲜双孢蘑菇，经清洗去根后，用护色液（0.6%柠檬酸、0.3%氯化钠和0.05%抗坏血酸）浸泡 20min，按双孢蘑菇:水=1:5 加热煮沸 3～4min，捞入清水中急速冷透，加入 1 倍重量的水打碎成蘑菇浆，装瓶后 90～95℃灭菌 10min，冷却至 35℃备用。乳酸菌菌种用 12%脱脂乳活化，12%脱脂乳 115℃灭菌 10min，冷却制成培养基，然后接入待活化乳酸菌菌种，41℃培养和传代 2～3 次，直到其能在 6h 内凝乳。活化的菌种经过扩大培养后，按 4%的初接种量接种于双孢蘑菇浆中发酵培养。然后将双孢蘑菇发酵液按体积比稀释 50 倍，加入 0.09%柠檬酸、0.02% β-环糊精和 5%蔗糖，搅拌均匀后经过均质、装瓶、杀菌即得双孢蘑菇乳酸饮料成品（马泽青，2013）（图 12-4）。

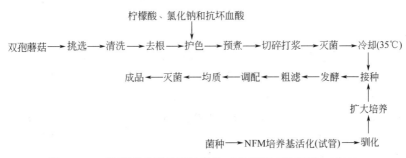

图 12-4　双孢蘑菇乳酸发酵饮料的工艺流程（马泽清，2013）

2. 双孢蘑菇珍华片

双孢蘑菇珍华片是以双孢蘑菇提取物为主要原料，配以淀粉、糊精、微晶纤维素、硬脂酸镁、乙醇等，剂型设计为片剂，根据原料及剂型特点，设计添加适宜的辅料，混合、制粒，再压制成片剂，为改善产品外观及增加产品的稳定性，将压制的素片包衣，分装即得成品。双孢蘑菇珍华片成品，每 100g 含双孢蘑菇粗多糖 5.5g、蛋白质 8.0g，具有增强免疫力、保护化学性肝损伤的作用（王丽菊，2015）。

3. 护肤化妆品

双孢蘑菇富含氨基酸，核苷酸和 B 族维生素，具有美白肌肤、养护秀发的作用，有助于促进皮肤代谢，保持皮肤湿润光滑。双孢蘑菇提取物在化妆品、护肤品里的主要作用是皮肤调理剂，风险系数比较低，可以放心使用，对孕妇一般没有影响，双孢蘑菇提取物也没有致痘性。奥本美柠檬净化按摩膏中的活性成分皮肤调理剂就含有双孢蘑菇提取物。

四、临床报道与食疗

双孢蘑菇是一种高蛋白、低脂肪、低能量、高营养的保健食品（吴素玲等，2006）。《全国中草药汇编》记载双孢蘑菇味甘平，有提神、消食、平肝阳等作用，对于镇痛和缓解关节炎等疾病也有一定的疗效（吕作舟，2006）。经常食用双孢蘑菇可以防止坏血病，预防肿瘤，促进伤口愈合和解除铅、砷、汞等的中毒，兼有补脾、润肺、理气、化痰的功效，能防止恶性贫血，改善神经功能，降低血脂等（阮美娟等，2009）。

1. 临床报道

（1）抗癌　双孢蘑菇已被提议作为一种潜在的抗乳腺癌制剂，它能部分抑制芳香酶的活性和雌激素的生物合成。据报道，通过对 358 名女性乳腺癌患者和 360 名未患癌女性之间的临床对比试验，评估蘑菇摄入量与降低乳腺癌风险的关系，结果表明最高蘑菇摄入量（11.37g/d）和最低蘑菇摄入量（2.61g/d）的处理组，在绝经前女性中雌激素受体阳性/孕酮受体阳性肿瘤（ER+/PR+）与雌激素受体阴性/孕酮受体阴性肿瘤（ER-/PR-）相比，受试女性患乳腺癌的风险更低。说明蘑菇摄入量的增加可使乳腺癌患病风险降低。

（2）提高免疫力　Jeong 等（2012b）将 24 名健康志愿者随机分为两组，即正常饮食组和饮食中添加双孢蘑菇组，与第一周相比，食用双孢蘑菇组的受试者第二周、第三周的分泌性免疫球蛋白（sIgA）显著上升（$P<0.0012$）。分泌性免疫球蛋白是在机体黏膜表面上第一个局部抗感染免疫的抗体，如果缺乏或者不能产生 sIg A 特异性抗原，会使感染风险加大。可以通过每日膳食摄入双孢蘑菇来增加 sIg A，从而提高黏膜免疫力。

2. 食疗方剂

（1）补血健脑　鲜双孢蘑菇 50g，水发木耳 30g，扁豆 150g，鸡蛋清 4 个，猪油 25～30g，精盐、鸡汤和淀粉各适量。将鸡蛋摊成薄片即"芙蓉片"，双孢蘑菇切成薄片，翻炒后放入木耳、扁豆和鸡汤，煮沸后加入"芙蓉片"，用淀粉勾芡即成。

（2）清热化痰　鲜双孢蘑菇 250g，荸荠 100g，蒜片、水淀粉、生姜、香油、精盐、味精各适量。将双孢蘑菇、荸荠（去皮）切片。爆香姜、蒜，加入双孢蘑菇翻炒，再加入荸荠及少许清水，翻炒至沸，用水淀粉勾芡，淋上香油即成。

（3）降压防癌　鲜双孢蘑菇 20g，腐竹 100g，黄瓜 50g，花椒 10 颗，鲜汤 50mL，精盐、味精、香油、豆油各适量。腐竹焯水切段；双孢蘑菇焯水，顶部划上十字刀纹；黄瓜切块腌制。然后摆盘，淋上花椒油即成。

（4）养血滋阴　鲜双孢蘑菇 20g，鲜鱿鱼 400g，菱粉 35g，猪油 25g，香醋、酱油、绍酒、香油、精盐、胡椒粉、清汤各适量。双孢蘑菇切片；鱿鱼经清洗、切片、碱水浸泡、焯水。翻炒鱿鱼和双孢蘑菇片，加入调味料并烧沸，勾芡、淋香油和香醋即成。

3. 饮食注意事项

双孢蘑菇含有一定的嘌呤，痛风患者发病期慎食，痊愈后可适当食用，但不可过多。便泄者慎食双孢蘑菇。

第三节　草　菇

草菇（*Volvariella volvacea*），又名稻草菇、美味苞脚菇、兰花菇、麻菇、贡菇、秆菇等，属伞菌目光柄菇科小苞脚菇属。草菇是世界上第三大栽培食用菌，起源于中国广东韶关，因生长在潮湿腐烂的稻草中而得名。我国是草菇的主要生产国和出口国，产量居世界之首，约占世界总量的 60%，因而在国际上也有"中国蘑菇"之称。草菇营养丰富、味道鲜美，富含维生素、矿物质、蛋白质、氨基酸及粗纤维等营养成分，同时含有多糖、甾醇、三萜等生物活性成分，具有补脾益气、清热解毒、提高免疫力、抗菌、抗氧化及抗肿瘤等作用。草菇作为世界性药食两用型真菌，具有较高的营养价值和药用价值，具有广阔的开发前景。

一、营养物质

草菇肉质细腻、味道鲜美、营养丰富。草菇中富含多种维生素，包括维生素 B_1、维生素 B_2、烟酸、泛酸、维生素 B_6、维生素 C、维生素 D、维生素 K 和叶酸等，其中维生素 C 含量最高，每 100g 湿菌丝体含 61.8～75.5mg，因而对坏血病有一定的疗效；每 100g 干草菇含维生素 B_1 为 0.35mg，维生素 B_2 为 3.0mg，烟酸 64.9mg。草菇中硅、钾、磷、硫、铁、钙等矿物质含量也比较丰富（刘朋虎，2012）。草菇含有不饱和脂肪酸，可以预防血脂过高和血管硬化等疾病。草菇的保鲜问题一直是草菇生产上的一大难题，低于 10℃低温保存，菇体会自溶褐变；温度高时，菇体代谢旺盛易开伞，降低其商品价值和营养价值。研究表明，采用纳米聚乙烯包装袋贮藏，能显著提高草菇的营养价值和贮藏品质（余科林等，2016）。

草菇也是国际上公认的良好的蛋白质来源，以干物质计为 30.1%，而双孢蘑菇为 26.3%，香菇为 17.5%，凤尾菇为 26.6%，银耳为 4.6%。但是不同发育阶段的草菇的蛋白质含量有所差异，成熟初期，草菇蛋白质含量为 30%，到伸长期或开伞期，则会下降到 20%。草菇的氨基酸含量非常丰富（表 12-3），且 25%～35% 是游离状态，其余的则结合成为蛋白质。草菇子实体发育过程中，总游离氨基酸和呈味氨基酸含量是变化的，卵形初期分别为 36.11mg/g 和 11.20mg/g，开伞期增加到 60.18mg/g 和 26.21mg/g，以谷氨酸增加显著，从 7.72mg/g 增加到 21.00mg/g（张璐等，2017）。在草菇总的氨基酸中，人体必需的氨基酸占 25%～40%，其中赖氨酸占 9.8%。现代医学证明，赖氨酸能促进儿童的生长和发育。除赖氨酸外，草菇所含亮氨酸、缬氨酸和色氨酸均超过了理想蛋白质所规定的含量。它在防治疾病，作为 B 族维生素的前体，或作为某些食物的强化营养成分等方面都有极为重要的作用。

表 12-3　常见几种食用菌中氨基酸的含量　　　　单位：g/100g（DW）

氨基酸	草菇	双孢蘑菇	金针菇	香菇	平菇
天冬氨酸	4.06	1.97	0.78	1.43	1.33
苏氨酸	2.16	1.10	0.66	0.95	0.83
丝氨酸	2.20	1.10	2.45	0.85	0.81
谷氨酸	8.85	4.25	2.11	5.47	3.49
甘氨酸	1.76	1.01	1.18	0.76	0.81
丙氨酸	3.01	2.27	1.24	0.74	1.58
胱氨酸	0.46	0.39	0.12	0.37	0.27
缬氨酸	2.07	1.09	0.77	1.08	0.90
异亮氨酸	1.51	0.81	0.54	0.72	0.59
亮氨酸	2.99	1.69	0.90	1.06	1.15
络氨酸	1.30	0.58	0.83	0.23	0.46
苯丙氨酸	1.29	0.51	0.71	0.60	0.45
组氨酸	0.90	0.50	0.35	0.42	0.37
赖氨酸	2.36	1.08	1.09	1.06	0.77
精氨酸	1.96	1.12	0.58	0.91	0.73
脯氨酸	1.84	2.22	0.64	0.57	0.88

二、主要生物活性物质

草菇中生物活性物质主要有多糖类、甾醇、萜类、黄酮类化合物等。赵俊霞等（2007）分离提取了草菇培养液及菌丝体中的代谢成分，发现其代谢提取物具有较高的 DPPH•清除率，即较高的抗氧化活性，其有效成分含有粗三萜、黄酮类物质。

1. 草菇多糖

草菇多糖是草菇中主要功能成分之一，主要由海藻糖、阿拉伯糖、甘露糖、半乳糖、葡萄糖等单糖组成，草菇中还含有一些水溶性免疫多糖（1→6）-β-葡聚糖和异原性（1→3）-β-D-葡聚糖等成分（Debsankar，2010；秦慧娟等，2017），其中，一部分多糖与蛋白质结合在一起，形成多糖蛋白或异种蛋白，多糖蛋白比多糖具有更好的抗肿瘤效果。草菇多糖的提取方法很多，有热水提取法（提取水溶性多糖）、化学辅助提取法（利用酸碱液提取的水难溶性多糖）、物理辅助提取法（超声辅助、微波辅助热水提取法、高压脉冲法）及生物辅助提取法（酶解法，如木瓜蛋白酶法等）等方法。凡军民等（2017）分别采用酶法、微波法、碱法和热水提取法提取草菇多糖，并对其抗氧化活性进行比较研究，发现不同方法提取的草菇多糖都有较强的·OH 和 DPPH·清除作用，其中通过纤维素酶法、微波法提取的多糖具有较强的抗氧化还原能力，是较佳的提取方法。

（1）种类与结构　钱礼顺（2019）采用超声辅助提取法和热水浸提法从草菇子实体中提取水溶性粗多糖 VVP，对比单糖组分发现，二者均含有葡萄糖、甘露糖和半乳糖，比例分别为 1:6.58:1.12 和 1:4.79:1.14。其中超声辅助提取法得到的粗多糖中主要含有 255.42kDa、2.69kDa 和 0.1167kDa 等 3 个组分，其比例分别为 24.55%、46.87%和 28.58%，而热水浸提法得到的粗多糖主要含有 357.56kDa 和 2.47kDa 等 2 个组分，比例分别为 92.08%和 7.92%。对超声辅助提取的草菇多糖进行 DEAE-Sepharose 柱层析得到 4 个组分即 UAE-VVPⅠ-a、UAE-VVPⅠ-b、UAE-VVPⅡ 和 UAE-VVPⅢ。进一步研究发现，UAE-VVPⅠ-a 仅由葡萄糖组成，是一种新型的具有α-型吡喃糖苷键的中性同多糖。徐铮铮（2015）从草菇子实体中纯化得到了 VVP-1 和 VVP-2，其单糖组成均含有葡萄糖、阿拉伯糖、木糖、果糖、半乳糖和甘露糖，为杂多糖。Sun 等（2012）从草菇子实体中纯化得到均一性良好的水溶性多糖组分VVP-1b，其分子量为 $5.84×10^5$，单糖组成主要包含阿拉伯糖、甘露糖、半乳糖和葡萄糖，并含有 27.6%的糖醛酸，为酸性杂多糖。电子显微镜扫描显示 VVP 呈海绵状，VVP-1 为光滑片状，VVP-2 呈树枝类的条状。红外光谱分析表明，二者均具有多糖的特征吸收峰，均为吡喃糖构型，存在含量不等的 1→6、1→2 或 1→4 键型；此外，CNMR 图谱结果显示，VVP-1 中的吡喃糖同时具有 α 和 β 构型残基，而 VVP-2 只具有 β 构型残基。Sarkar 等（2012）以平菇和草菇进行杂交，进而分离出多糖 PS 组分，其中的 PS-Ⅰ 多糖由（1→6）-β-D-葡聚糖组成。Bhunia 等（2012）通过 1D 和 2D NMR 技术，发现多糖 PS 为杂多糖，主要由 1→3、1→6、1→3,4 糖苷键连接，端基分别为（1→6）-β-D-Glcp、（1→2, 6）-α-D-Galp 和 α-D-Manp。

（2）提取方法　钱礼顺等（2019）采用热水浸提和超声辅助提取，结果显示超声辅助提取的多糖含量为 65.82%，而热水浸提的糖含量为 60.78%，但超声辅助提取的粗多糖中葡萄糖含量为 75.63%，高于热水浸提法的 69.12%。研究者对草菇多糖提取工艺进行了优化，通过单因素和响应面优化实验，确立了热水提取草菇多糖的优化工艺，多糖得率为 17.14%；通过单因素和正交实验，确定了微波辅助热水提取草菇多糖的最优工艺，多糖平均得率为 27.96%；通过单因素和均匀设计实验，确定了木瓜蛋白酶法提取草菇多糖的最优工艺，多糖得率为 23.51%（徐铮铮，2015）。

（3）影响因素　碳源是草菇的重要营养源，草菇在添加葡萄糖的传统 PDA 培养基上容易退化，而用蔗糖、果糖、甘露糖等代替 PDA 中的葡萄糖，不仅可以提高菌丝生长速度和生物量，还能增加菌丝多糖的含量（刘小霞等，2020）。另外，有研究表明，以杏鲍菇废菌渣料栽培草菇，其多糖含量较稻草组（对照组）增加了 17.5%（姚清华等，2019）。凡军民等（2017）利用水提多糖、微波提多糖、蜗牛酶提多糖、纤维素酶提多糖、碱提多糖等方法，得率分别为 16.92%、15.56%、22.57%、21.38%、1.92%，其中蜗牛酶提多糖得率最高，是由于酶能最大限度地释放胞内外游离、部分结合的多糖成分。

（4）药理作用　现代医学认为草菇多糖具有补脾益气、清热解暑、抗坏血症、提高免疫力、加速伤口和创伤愈合等功效，同时还具有调节免疫、抗肿瘤、降血糖、降血脂、阻止体内亚硝酸盐的形成等作用，因此又被称为"生物应答效应物（biological response modifier，BRM）"（袁广峰，2008）。草菇多糖具有较强的·OH 自由基清除能力，体外细胞实验表明，草菇多糖具有促进巨噬细胞和脾淋巴细胞增殖的作用。其次，草菇多糖能促进人体免疫球蛋白的形成，从而提高人体的抗病能力。此外，草菇多糖还具有显著的抑制红细胞溶血和脂质过氧化活性的作用（李乐等，2007）。

①　抗氧化作用。大量研究表明，草菇多糖具有较强的抗氧化活性，天然无毒有效，具有十分广阔的发展前景。凡军民等（2017）研究不同分离纯化方法对草菇多糖抗氧化活性的影响，发现采用乙醇分步沉淀法纯化得到的草菇多糖可以增强抗·OH 能力；乙醇分步沉淀获得的 VWPF60、VWPF80 草菇多糖对·OH 清除活性较高，但该方法纯化的草菇多糖降低了抗 DPPH·能力。姜威（2014）发现草菇菌株在抗低温过程中更倾向于利用 SOD、CAT 等酶

组成的抗氧化酶系统清除活性氧。李乐等（2007）分离得到草菇子实体多糖，通过体内、体外实验发现，具有显著的自由基清除以及抑制红细胞溶血和脂质过氧化活性作用。

② 免疫调节作用。杨健华（2017）发现，草菇子实体粗多糖 VBS 对正常小鼠具有免疫调节作用。当 VBS 处于高浓度（400mg/mL）时，小鼠的脾脏、胸腺指数显著提高（$P<0.05$），同时 VBS 还可以显著提高相关细胞因子如 IL-6、IFN-γ、TNF-α 的释放水平，呈现极显著差异（$P<0.01$）。有研究者从草菇中获得的（1→6）-β-葡聚糖，可激活体外腹膜巨噬细胞生产 NO，促进脾细胞和胸腺细胞增殖，从而提高机体免疫力（Maiti，2008）。

③ 抗肿瘤作用。食用菌多糖可通过促进干扰素和白细胞介素的产生来抑制肿瘤的生长，同时激活和提高巨噬细胞及网状内皮细胞的吞噬能力，提高机体免疫，在免疫调节的基础上，促进机体对肿瘤的抑制。有报道称从草菇子实体和菌丝体提取的多糖具有抗肿瘤活性，能抵抗人体的病毒、癌细胞和具有溶解胆固醇、降血压等作用。袁广峰（2008）分别利用石油醚、乙酸乙酯和乙醇对草菇提取物的抗肿瘤活性进行测定，证实了草菇菌丝体及其代谢物质对肿瘤细胞的生长均有抑制作用。徐铮铮（2015）发现，草菇多糖 VVP-1 和 VVP-2 能够体外促进巨噬细胞和淋巴细胞增殖，同时还能有效抑制肝癌细胞 HepG2 的增殖。

④ 抗炎作用。炎症是指机体对外界的刺激做出的应答反应，是对受损的器官或组织修复的过程，也是一种既常见又复杂的生理过程。目前，临床使用的抗炎药虽效果佳，但若长期或大量服用会出现严重的不良反应，如阿司匹林可严重损坏胃肠黏膜，布洛芬导致头痛等。因此，开发与利用无副作用的天然抗炎药物成为当今热点。杨健华（2017）分别利用物理和化学因素致小鼠足趾肿胀和耳肿胀，发现草菇多糖含量为 400mg/kg 和 200mg/kg 时，可显著抑制模型组小鼠足肿胀与耳肿胀现象。

2. 其他生物活性物质

Mallavadhani 等（2006）从草菇中分离得到 4 种甾醇即 5-二氢麦角甾醇、过氧化麦角甾醇、酒酵母甾醇和麦角甾醇（图 12-5），其中麦角甾醇是维生素 D 的前体，经紫外线照射可转变为维生素 D。研究者比较了草菇、双孢蘑菇、印度丽蘑等几种食用菌中麦角甾醇的含量，

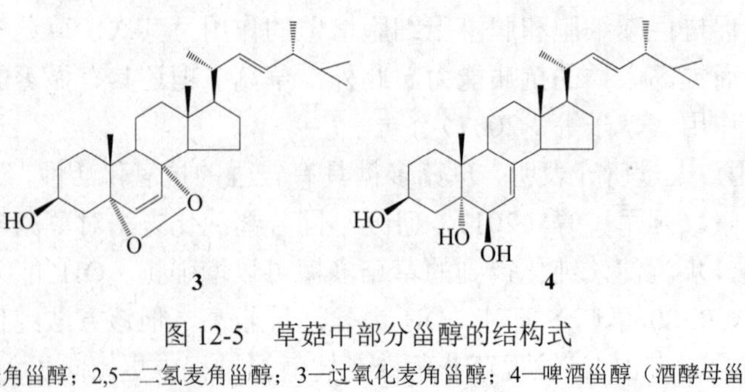

图 12-5　草菇中部分甾醇的结构式

1—麦角甾醇；2,5—二氢麦角甾醇；3—过氧化麦角甾醇；4—啤酒甾醇（酒酵母甾醇）

发现在草菇中的含量最高。赵俊霞等（2007）用不同有机溶剂对草菇培养液和菌丝体中的代谢成分进行分离提取，证明其有效成分含有粗三萜和黄酮类物质，且菌丝体中粗三萜和黄酮含量明显高于培养液提取物，该代谢提取物具有较高的 DPPH·清除率，对 BGC 胃癌细胞增殖有明显抑制作用，并且提取物浓度越高，抗癌效果愈佳。另外，草菇中还含有较高的核糖核酸，含量达到 8.8%，草菇核酸为干扰素的诱导物，能促使人体释放一种低分子的糖蛋白，该蛋白进入癌细胞后能抑制癌细胞的增殖，其中，草菇嘌呤浸出物就属于核酸类似物，对癌细胞有明显抑制作用。此外，草菇核酸还具有抗病毒、降血压和降胆固醇的作用（王孟兰，2014）。马迪等（2016）用 95% 乙醇对草菇不同生长期的菌丝体及子实体进行提取，获得了 5 种提取物，即生物碱、有机酸、甾类（或三萜）、糖类、氨基酸（蛋白质），发现提取物对正常细胞的增殖无抑制作用，但对肿瘤细胞的增殖有一定的抑制作用。

三、功能性产品开发

草菇营养丰富，且味道鲜美，是生产蘑菇抽提物的理想原料，可以做成草菇酱和草菇精粉、草菇风味调味料以及草菇调味酱油，具有浓郁的草菇鲜味和香味，市场前景广阔（韦玉芳等，2003）。以草菇为特色辅料与糯米通过发酵制得草菇糯米甜酒（伍国明等，2009）；将草菇浆加入纯牛奶中经乳酸菌发酵可制成草菇酸奶（刘凤莲，2007；朱晓琼等，2018）。另外，有研究表明，草菇多糖能够明显减缓水分散失，具有良好的保湿效果，可以作为一种绿色的保湿因子，应用于食品和化妆品生产中。

四、食疗

草菇性味甘凉，具有补脾益气、增加乳汁、预防坏血病、促进创伤愈合、护肝健胃、清热消暑、解毒、抑制消化道肿瘤等功效，可用于降血脂、降血压、增强机体抗病能力，是优良的食药兼用型的营养保健食品（刘学铭等，2011）。老年人经常食用草菇可帮助减少体内的胆固醇含量，对预防高血压病、冠心病和动脉粥样硬化有益。

1. 食疗方剂

（1）温中补虚、滋养强壮　鲜草菇 200g，嫩鸡肉 500g，绍酒 10g。草菇洗净切片，鸡肉洗净剁块、拌佐料，放碗中，加草菇片、葱、姜，蒸至酥烂时即可。

（2）补益脾胃、宽中下气　青菜心 1000g，草菇 400g。青菜洗净切段，草菇剖开，将菜心煸透，下草菇，加调味料炒匀即可。适用于脾胃虚弱、食后脘闷、消化不良等。

（3）养血止血、治血虚贫血　草菇 150g，水发黑木耳 100g，香菇 25g。锅中加素汤，放入洗净的草菇、黑木耳、香菇，加调味料烧沸，淋上芝麻油即成。能降低血脂、血压，防止心血管疾病，增强抵抗力，防病抗癌。

（4）增强免疫力　草菇 150g，牛肉 100g，姜少许，盐少许，油 2 大勺，酱油、生粉少许。牛肉切片，加姜丝、盐等调味料腌制，然后滑炒。草菇洗净切开炒熟，加入牛肉即可。

（5）抗消化道肿瘤　鲜草菇 100g，鲜猴头菇 60g。将食油煎熟，加盐少许，放入二者后加水煮熟（梁会峰，1993）。

2. 饮食注意事项

生草菇有一定的毒性，而熟透的草菇则没有毒性，所以在烹制草菇时一定要让其熟透，否则会引起恶心、腹泻、呕吐不止等症状。此外，草菇不适合患有寒性哮喘的人群食用。

第四节 香 菇

香菇（*Lentinus edodes*）又名香菌、香蕈、花菇，是重要的食用菇类，以鲜嫩可口、香郁袭人的独特风味成为人们餐桌上的佳品，又由于其营养丰富和高蛋白低脂肪的特征，享有"山珍之王""食用菌皇后"之美称，也被公认为"健康食品"。香菇是目前世界上生产量和消费量仅次于双孢蘑菇的第二大食药用菌。

一、营养物质

每 100g 干香菇营养成分见表 12-4。香菇富含维生素 D 原，经日光或紫外线照射皆可转化为维生素 D_2。但香菇中维生素 C 含量较低，且缺乏维生素 A 原和维生素 A。另外，香菇柄占香菇总重的 30% 左右，营养成分也很丰富。每 100g 干香菇柄含糖类物质 73g，蛋白质 6.8g，脂溶性成分 2.68g。香菇柄中的主要成分是纤维素，含量达到 70% 以上，具有防止便秘、降低胆固醇、预防动脉粥样硬化等功能。此外，香菇柄中含有人体所必需的铁、钙、镁、锌、铜、锰、钾七种微量元素，其中铁、钾、钙、锌的含量高于菌盖（刘存芳等，2008）。

表 12-4　100g 干香菇中营养成分的含量

营养成分	含量	营养成分	含量
维生素 B_1	0.07mg	铁	25.3mg
维生素 B_2	1.13mg	碳水化合物	54g
烟酸	18.9mg	膳食纤维	7.8g
钙	124mg	蛋白质	18.5g
磷	415mg	脂肪	1.8g

香菇中氨基酸含量也很丰富，多属 L 型氨基酸，活性高，易被人体吸收，对婴幼儿生长发育尤为有利。香菇中富含谷氨酸及一般食品中罕见的伞菌氨酸、口蘑酸及鹅氨酸，因而香菇味道特别鲜美（王成凤，1994）；与其他谷物混食，可充分发挥食物的互补作用，弥补营养素的不足，提高食物的营养价值（吴经纶和黄年来，2000）（表 12-5）。

表 12-5　100g 香菇粗蛋白中的氨基酸组分　　　　单位：g

非必需氨基酸	含量	必需氨基酸	含量
天冬氨酸	7.9	酪氨酸	3.5
丙氨酸	6.1	甲硫氨酸	1.8
精氨酸	7.0	苯丙氨酸	5.3
谷氨酸	27.2	异亮氨酸	4.4
甘氨酸	4.4	亮氨酸	7.0
组氨酸	1.8	赖氨酸	3.5
脯氨酸	4.4	苏氨酸	5.2
丝氨酸	5.2	缬氨酸	5.2

陈万超等（2015）研究花菇、冬菇、金钱菇、香信、黑面菇、厚菇和椴木花菇等 7 种香菇，对其进行主要营养成分分析评价发现，七种香菇的粗蛋白含量高，富含粗纤维，且具有较高的总糖含量，可以均衡亚健康人群的膳食结构；花菇中干物质含量较高，有机成分、营养成分积累丰富，但椴木花菇中干物质含量相对稍低，可能与花菇生长阶段对培养料或木材养分吸收情况存在密切关系。

二、主要生物活性物质

香菇富含多糖、嘌呤（purine）、水溶性木质素（lignin）等活性物质。香菇多糖（β-1,3 葡聚糖）能增强细胞免疫能力，抑制癌细胞的生长。香菇含有六大酶类的 40 多种酶，可以补充人体酶缺乏症。香菇含有的嘌呤、胆碱、酪氨酸、氧化物以及某些核酸物质具有调节免疫系统、抗肿瘤、抗疲劳、抗氧化、降血脂、降胆固醇等药理作用。香菇菌盖部分含有双链结构的核糖核酸，具有防癌抗癌的作用。

1. 香菇多糖

香菇多糖是从优质香菇子实体中提取的有效活性成分，香菇多糖中的活性成分是具有分支的 β-(1-3)-D-葡聚糖，主链由 β-(1-3) 连接的葡萄糖基组成，沿主链随机分布着由 β-(1-6) 连接的葡萄糖基，呈梳状结构。

（1）种类与结构　边洪荣等（2002）从香菇子实体中分离到一种重要活性成分香菇多糖（lentinan，LNT），该多糖主链为 β-D（1→3）葡萄糖残基，侧链为（1→6）葡萄糖残基的葡聚糖，分子量约 50 万。苏畅等（2019）研究发现香菇多糖是由十个以上单糖通过糖苷键连接而成的天然高分子化合物。李健等（2005）采用高压液相色谱、气相色谱、气相色谱-质谱联用等方法分析了香菇多糖的单糖组成及含量。结果表明，香菇多糖含有木糖、阿拉伯糖、葡萄糖和半乳糖等单糖组分，其比例为木糖:阿拉伯糖:葡萄糖:半乳糖=2:13:73:12；用气相色谱测定和气质联用测定，发现香菇多糖都含有阿拉伯糖、木糖、半乳糖、葡萄糖和甘露糖组分，其比例分别为阿拉伯糖:木糖:甘露糖:葡萄糖:半乳糖=13:2:29:39:17；阿拉伯糖:木糖:甘露糖:葡萄糖:半乳糖=12:4:24:45:15。研究者对浙江、湖北和新疆 3 个产地的香菇多糖进行分析，发现其单糖组分主要是半乳糖、葡萄糖和甘露糖，且均含有 β 糖苷键（赵诗雨等，2020）。

（2）分布与含量　香菇多糖是香菇的重要生物活性物质，存在于液体发酵的菌丝、子实体的菌盖及菌柄中。研究发现，不同 pH 条件下发酵的香菇菌丝体，其多糖含量也不相同，在 pH 5.0～7.0 范围内，香菇菌丝体胞内多糖含量随着 pH 值的升高而增加，而胞外多糖含量则呈下降趋势（王杰等，2019）。研究表明，不同香菇菌株发酵液的粗多糖含量差异不大，但子实体粗多糖含量差异显著，林香 18 和林香 19 干菇粗多糖含量分别达 16.6g/kg 和 16.8g/kg，而申香 34 和申香 60 则只有 3.56g/kg 和 3.60g/kg（李宏月等，2008）。另外，香菇干制方法不同，香菇多糖的含量也存在差异，阴干>晒干>快速烘干>慢速烘干，以阴干的方式可使香菇多糖得到最大保留，而慢速烘干方式干制的香菇多糖损失最严重。

（3）影响因素　研究发现，香菇粗多糖含量在幼菇期、菌褶期、采收期、成熟期和开伞期 5 个不同发育阶段有明显差异，粗多糖得率呈现先增加后降低的趋势，菌褶期得率最高；粗多糖含量也呈现先增加后降低的趋势，成熟期含量最高。多糖的分子量因发育期不同而有较大差异，发育后期所得粗多糖千万级以上组分的比例增加，分子量百万级和十万级的多糖组分比例降低（陈静等，2020）。另外，干香菇粉末中粗多糖的得率受料液比、超声波浸提时间和超声波浸提温度等因素的影响，料液比为 1:20，超声波浸提时间为 30min，超声浸提温度为 80℃时，香菇粗多糖得率最高，可达 27.54%（邓加聪等，2020）。香菇不同菌株、不同成熟度、不同锌浓度处理的香菇子实体多糖含量存在差异，多糖含量最高的菌株可达 130.47g/kg，多糖含量最低的菌株为 76.43g/kg；供试品种利用锌处理后，其多糖含量较对照明显增加（谢玉策等，2013）。

（4）药理作用　香菇多糖是从香菇菌丝体或子实体中分离纯化得到的高分子葡聚糖，作为香菇重要的生物活性物质，具有提高免疫力、抗病毒、抗氧化、保肝护肝等作用（陈静等，2020）。

① 提高免疫力。香菇多糖最显著的生物活性是具有免疫调节作用，类似于一种宿主免疫增强剂，能刺激关键细胞的成熟、分化和增殖，改善宿主机体平衡，达到恢复或提高宿主细胞对淋巴因子、激素及其他生物活性因子的反应性作用。香菇多糖能促进 T 淋巴细胞活性，提高机体免疫功能，还通过影响 B 淋巴细胞调节机体免疫功能（王一心和李梅君，2002）。万茜淋等（2018）认为，香菇多糖免疫调节作用可能是通过巨噬细胞（ERK）、活化 B 细胞的核因子κ轻链增强子通路（NF-κB）和蛋白激酶（MAPK）等多个途径实现的。

② 抗病毒活性。香菇多糖在增强机体免疫方面有重要作用，可通过调动机体的免疫力来对抗病毒，从而达到抑制病毒的目的。研究发现，从香菇子实体中分离得到的一种硫酸化香菇多糖可通过干扰反转录病毒的吸附和侵入过程来抑制艾滋病病毒的活性（徐文清，2002）。也有研究表明，香菇提取物能明显抑制疱疹病毒（单纯疱疹病毒）的吸附和保护被单纯疱疹病毒感染的细胞，表现出较强抗病毒作用，且安全无副作用（张福明等，2007）。曾谊和施一峰（2000）采用胸腔内注射香菇多糖来治疗 29 例晚期肺癌所致恶性胸腔积液，结果发现，完全缓解 11 例，部分缓解 13 例，总有效率达 82.8%，且引起的毒性反应轻微，说明香菇多糖具有抗病毒效果，且以香菇多糖冻干粉腔内注射疗效好、毒副反应少。

③ 抗氧化活性。香菇多糖提取物具有明显的抗氧化活性，包括抗食用油脂的氧化、清除羟基自由基、清除超氧阴离子自由基以及在模拟胃液条件下清除 NO_2^- 的作用，可作为抗衰老保健食品辅料或功能因子进行开发（林桂兰等，2006）。

④ 保肝作用。史亚丽等（2004）建立灌服香菇多糖小鼠力竭游泳实验模型，测定肝糖元和抗氧化指标，发现香菇多糖片能够提高肝脏谷胱甘肽过氧化物酶活性，降低力竭游泳后肝脏丙二醛和血清血浆谷丙转氨酶活性，对肝脏起到抗氧化和抗损伤等作用。

2. 香菇嘌呤

（1）种类与结构　香菇嘌呤（eritadenine）又名香菇素，化学名 2,3-二羟基-4-(9-腺嘌呤)-丁酸，分子式为 $C_9H_{11}O_4N_5$，有四种空间异构体，分子质 253.22（边洪荣等，2002）。香菇嘌呤的衍生物较多，有支链位置的不同，也有支链成分的差异。研究表明，香菇嘌呤衍生物都有一定的降血脂功能，其中以香菇嘌呤的酯类为最强，比香菇嘌呤的降脂功效强 10 倍（孙培龙，1995）（图 12-6）。

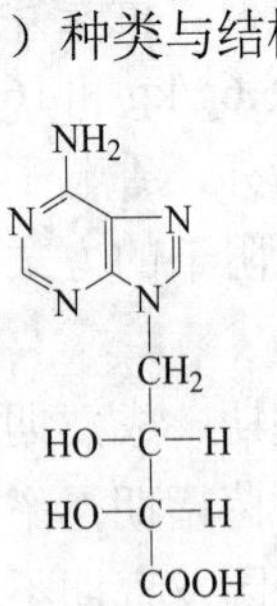

图 12-6　香菇嘌呤的结构式
（孙培龙和蒋同隽，1995）

（2）分布与含量　香菇嘌呤是香菇特有的成分，几种常见食用菌中，除了双孢蘑菇含有微量嘌呤外，其余几种均未检出。以乙腈和水作为流动相梯度洗脱的高效液相检测方法，实现了对香菇嘌呤的定量分析，发现几个香菇品种中香菇嘌呤的含量为 3～6.5mg/g。香菇部位不同，香菇嘌呤的含量存在差异，其中菌盖中的含量略高于菌柄，子实体中的含量明显高于菌丝体；另外，干香菇中香菇嘌呤的含量明显高于鲜香菇，香菇蒂头中也含有一定量的香菇嘌呤。

（3）影响因素　培养基的成分影响香菇中嘌呤的含量，以木屑 70～80 份、麸皮 10～30份、石膏 0.5～1 份、玉米粉 3～10 份、白石灰 0.5～3 份、B 族复合维生素 0.5～1 份的培养基（重量配比）用于培养香菇，香菇嘌呤含量高达 8～10mg/g（杜怡霖，2015）。提取方法不同得到的香菇嘌呤含量也存在差异，鲜香菇中香菇嘌呤含量明显低于干香菇，可能是提取工艺不适当所致。鲜香菇纤维组织细嫩，胶体物质较多，经捣碎后，鲜香菇成了非常细的泡沫状的黏糊物质，在回流萃取时，鲜香菇的糊状物质一直浮在萃取剂的表面，难以萃取完全，致使测定值偏低，而干香菇的胶体物质明显减少，其捣碎物很容易沉入萃取剂中，回流萃取较彻底。还有一种可能就是鲜香菇在干燥过程中有一定的化学变化，另外产生了一定量的香菇嘌呤。

（4）药理作用　香菇嘌呤是一种核酸类物质（包括环磷酸腺苷、环磷酸鸟苷、环磷酸胞苷等），具有很强的降血脂效果，能明显降低大鼠的血浆、肝胆和肾上腺中的胆固醇含量（张玉军等，2008）。香菇嘌呤通过降低肝脏 S-腺苷高半胱氨酸（SAH）/S-腺苷甲硫氨酸（SAM）的比例，抑制磷脂酰乙醇胺（PE）的 N-甲基化，在一定程度上减少向磷脂酰胆碱（PC）的转变，使肝脏磷脂代谢组成发生改变，从而达到降血脂作用（蒋敏等，2018）。同型半胱氨酸血症与心血管疾病和神经元退行性疾病有关，香菇嘌呤能够减缓高半胱氨酸的形成或通过提高酶活性加快清除高半胱氨酸，从而应对因高半胱氨酸浓度过高引发的血栓等心血管疾病。Yang 等（2013）以叶酸和维生素 B 缺乏诱导的小鼠为实验对象，发现给予香菇嘌呤的小鼠同型半胱氨酸水平明显降低，说明香菇嘌呤对预防血栓和血管疾病有一定疗效。此外，香菇的孢子提取物中含有一种双链核糖核酸，能刺激网织红细胞和白细胞释放干扰素，而干扰素具有抗病毒作用（郭振环，2010）。

3. 香菇蛋白

（1）种类与结构　香菇中含有多种活性蛋白，如真菌免疫调节蛋白（fungal immunoregulatory protein，FIP）、凝集素、核糖体失活蛋白、漆酶等（Rathore 等，2017）。FIP 是从食用真菌或真菌子实体中提取的一种小分子蛋白，分子质量为 12～15kDa，类似于免疫球蛋白的结构和功能（Xu 等，2011）。食用菌凝集素是一种生物活性蛋白或糖蛋白，分子质量为12～190kDa，其中大部分为大分子蛋白，由 4 个亚基组成，可诱导细胞凝集并参与各种生理过程，如抗癌、抗病毒、免疫调节等。李波等（2010）提取香菇蛋白并进行 DEAE Sepharose CL-6B 柱层析分级纯化，得到 18.3%的蛋白，分子质量主要集中在 20～40kDa 之间；红外光谱分析显示该香菇蛋白的二级结构主要为 α螺旋和无规卷曲。

（2）分布与含量　香菇蛋白是香菇中重要的活性成分，全菇和香菇柄中的蛋白质含量分别为 15.4%和 19.2%，包括白蛋白、谷蛋白和醇溶蛋白，比例为 100:63:2，分子质量为20kDa～40kDa（刘晓，2017）。李小凡（2015）测定香菇柄和香菇盖中蛋白质含量，结果显示香菇柄中蛋白质含量为 19.6%，香菇盖中蛋白质含量为 29.8%，二者存在显著差异。香菇蛋白中含有人体所需的多种氨基酸，其中人体必需氨基酸有 10 种，这些氨基酸同时存在于香菇盖和香菇柄中，香菇盖和香菇柄中总氨基酸含量分别为 211.16mg/g 和 206.12mg/g（白岚，2006）。

（3）影响因素　香菇蛋白的提取方法主要有碱浸酸提法、酶辅助、超声辅助、缓冻辅助法等。提取方法不同，得到的蛋白含量不同，郝瑞芳与景浩（2009）加热处理香菇水提液，发现新鲜香菇在 4℃下提取得到的蛋白含量显著高于加热处理组的蛋白含量，且磷酸盐缓冲液提取的蛋白含量高于蒸馏水提取的蛋白含量。另外，菌株不同、栽培环境不同、部位不同，香菇蛋白的含量和组成也存在差异。柯野等（2008）对不同香菇菌丝体和子实体中的蛋白质含量进行测定，发现菌丝体可溶性蛋白图谱带的数量和位置差异较小，而子实体可溶性蛋白图谱带的数量和位置差异大，可以有效反映香菇菌株之间的多态性。另外，在不同的生态环境中，子实体蛋白图谱差异大，说明环境对香菇蛋白有很大影响。

（4）药理作用

① 抗肿瘤作用。Patrick 和 Ngai （2003）从香菇子实体中分离纯化得到一种分子量为 27.5 的香菇蛋白，可有效抑制苹果轮纹褐腐病菌、灰霉病菌和花生褐斑病菌的菌丝生长，并且能够抑制 HIV-1 逆转录酶的活性和白血病细胞的增殖。戴兵等（2004）提取香菇菌丝发酵液的粗蛋白，并将该蛋白复合物用于 U14（小鼠腹水型宫颈癌细胞株）细胞，发现其能明显抑制 U14 肿瘤细胞的生长增殖，且抑瘤率随作用时间和浓度的增加而升高。流式细胞仪分析作用后的 U14 细胞，发现香菇蛋白同时具有体外直接抑制肿瘤细胞增殖和诱导细胞凋亡的作用。Vetvicka（2003）认为香菇蛋白在体内可刺激巨噬细胞合成与分泌 IL-1、IL-6 及 TNF-α，并通过 CP3 受体提高自然杀伤细胞和淋巴细胞活性，提高免疫力抑制肿瘤生长。

② 抗氧化作用　香菇提取物中所含的多糖、蛋白质、多酚等活性成分是强的抗氧化剂，具有清除自由基的作用，能有效防止其对细胞的损伤，从而可以延缓衰老。于晓平（2015）提取香菇蛋白并进行酶解工艺优化和酶解产物的抗氧化活性研究，证实香菇蛋白水解后的多肽在体外同样具备较强的抗氧化活性。

③ 降脂和减肥　香菇柄多肽能够降低小鼠血清总胆固醇（TC）水平，提高高密度脂蛋白胆固醇（HDL-C）和 HDL-C/TC 水平，因此，具有一定的降血脂作用。李小凡（2015）通过实验发现两种香菇柄多肽均能显著降低小鼠体重、体重增重及脂/体比，且呈现一定的剂量关系，具有良好的减肥作用。

4. 香菇纤维

（1）种类与结构　香菇膳食纤维可分为非水溶性膳食纤维和水溶性膳食纤维，分别占干物质含量的 70%和 2%左右。香菇柄和香菇盖中均含有大量的膳食纤维，香菇柄膳食纤维分子结构包含有（1→3）（1→4）（1→6）糖苷键连接的 β-葡聚糖，以及由 α-、β-葡聚糖与葡糖醛酸木糖甘露聚糖两部分组成的复杂多糖，β-葡聚糖是香菇柄膳食纤维中最重要的成分（黄茂坤，2008）。孙静（2019）对香菇柄膳食纤维进行红外光谱分析，发现 3395cm^{-1} 附近出现纤维素和半纤维素的 O—H 伸缩振动带，2926cm^{-1} 附近为糖类甲基上 C—H 的收缩振动吸收峰。水溶性膳食纤维（SDF）在 865cm^{-1} 处具有 β-糖苷键的吸收峰，表明糖单元之间存在 β-糖苷键的半纤维素的特征，在 1251cm^{-1} 处出现 C—O 的伸缩振动。

（2）分布与含量　香菇膳食纤维作为一种真菌类纤维，是一种优质的膳食纤维源（罗志刚，2007）。香菇盖和香菇柄中均含有大量的膳食纤维，香菇柄中膳食纤维含量远远高于香菇盖，是一种优质的膳食纤维营养来源。李小凡等（2015）测定香菇柄与香菇盖中膳食纤维的含量，结果显示香菇柄中纤维素含量约为 65%，香菇盖中纤维素含量约为 42%。

香菇柄中膳食纤维含量高，质地粗糙，适口性差，除少量用于制作成汤料和酱制品外，大部分被丢弃。

（3）影响因素　膳食纤维的提取方法主要有化学提取法、酶提取法、发酵法和超声波法等。王曦璠等（2019）利用碱提法和酶解法提取香菇膳食纤维，发现碱提取法的香菇膳食纤维平均产率高于酶解法。李静等（2017）利用植物乳杆菌发酵制备香菇柄膳食纤维，发酵后的香菇柄膳食纤维含量提高且理化性质被优化。张明等（2020）利用不同方法处理香菇脚，得到了不同的香菇纤维，漂白处理的香菇纤维具有最佳的吸水性和最长的长度；酶处理的香菇纤维具有最高的不溶性膳食纤维比例，最高的吸油性和膨胀力；此外，高压蒸煮法、挤压蒸煮法、超微粉碎、瞬时高压、超高压等改性处理可显著提高膳食纤维中可溶性膳食纤维成分含量。陈五岭和陈邦（2000）证实挤压改性处理能使膳食纤维中水溶性膳食纤维含量增加，挤压条件剧烈则增加量大，水溶性膳食纤维的增加量是由不溶性膳食纤维中半纤维素转化而来的，总膳食纤维的含量在挤压过程中不变。

（4）药理作用　由于膳食纤维具有较强的吸水功能，膳食纤维对治疗便秘有很好的效果。膳食纤维可以明显降低人体血脂（甘油三酯和胆固醇）水平，从而对高血脂患者具有很好的保健功效；另外，其较强的阳离子交换功能使之具有降低血压的功效，又由于它能增加肠液黏度，膳食纤维对糖尿病患者也具有一定的保健功效。郭华和叶暾昊（2000）给患有高血脂、高血压、糖尿病等老年患者服用香菇纤维饮料，发现都具有明显改善效果。另外，香菇水溶性木质素对病毒复制起始阶段的逆转录酶有很强的抑制作用，并对人体免疫缺陷病毒（艾滋病病毒）具有很强的抑制作用。

三、功能性产品开发

1. 保健食品

（1）香菇复合饮料　以香菇为主要原料，添加药食两用山楂、葛根、菊花、桑叶、荷叶五味材料，按照每 100mL 饮料中含香菇提取液 10mL、五汁提取液 10mL、薄荷香精稀释液1.5mL、白砂糖 5g，余量为水，配制得到口感清爽，有淡淡香菇风味及中草药清香的香菇五汁饮复合饮料（刘雨诗等，2020）。

（2）香菇多糖颗粒冲剂　以香菇为原料，加入葛根粉和获苓粉等辅料，开发营养和风味俱佳的颗粒冲剂，解决了传统的香菇菌汤难于携带和不方便食用的问题，使人们在工作和学习时都能食用。先将香菇用冷水浸泡 30min，然后用刀切成 10～20cm 小块。将香菇丁按料水比 1:50（g/mL）放入锅中熬制 30min，然后将菌汤浓缩，加入淀粉 15%、白砂糖 8%、食盐4%、柠檬酸 0.12%、葛根粉 30%、获苓粉 30%、胡椒粉 8%等各种辅料进行造粒并干燥即成（曾德永等，2016）。

2. 香菇保健茶

选择优质香菇菇柄，清水洗净后蒸 30min，阴干脱水至含水量 40%以下，再进行烘干使其含水量降至 13%以下，然后经粉碎、过筛、晾干备用。选用色味较佳的乌龙茶上乘品，经烘干（2h 左右）、粉碎、过筛备用。选择两种具有降压、减肥、明目的中草药作为保健茶的辅料，经烘干、粉碎过筛备用。经反复试验比较，确定菇、茶、药的适宜配比，经包装、称重、灭菌即得成品（陶佳喜等，2004）。

3. 复方香菇多糖口服液

人参经乙醇水浴提取、过滤、浓缩等步骤得到人参浸膏；黄芪经热水提取、过滤、浓缩等步骤获得黄芪浓缩液；香菇经热水提取、浓缩、沉淀、干燥、配液、澄清、超滤等，得到香菇多糖液。取上述三种药液加入适量蜂蜜，调 pH 值至 7～8，冷却过夜，滤去沉淀，加蒸馏水至全量，经密封、灭菌，包装即得成品（刘星等，1999）。

四、临床报道与食疗

香菇含有抗病毒的成分双链核糖核酸（干扰素的诱发剂）和抗癌成分香菇多糖，临床上与化疗药物联合使用，对治疗胃癌、结肠癌、乳腺癌等效果更佳。现已有许多香菇多糖制剂、口服液、注射液等在临床上应用。

1. 临床报道

（1）抗肿瘤　临床试验发现对乳腺癌患者化疗期间联合应用香菇多糖，可有效减轻化疗期间的骨髓抑制，缩短治疗时间及外周血的低血象期，提高机体的免疫功能状态（郭鹏，2014）。有学者选取 2016 年 2 月至 2018 年 2 月广州中医药大学祈福医院收治的高危乳腺癌患者 97 例作为研究对象，随机分为对照组（$n = 48$）和观察组（$n = 49$）。对照组采用常规化疗，观察组在对照组基础上给予益气健脾汤联合香菇多糖治疗，比较两组患者临床疗效、T 淋巴细胞亚群、炎性反应因子、肿瘤转移浸润因子水平等情况。结果发现，治疗后，观察组临床总有效率高于对照组；观察组的白细胞介素、肿瘤坏死因子、血管内皮生长因子、转化生长因子等指标低于对照组（$P < 0.05$）。说明常规化疗基础上予以益气健脾汤联合香菇多糖治疗可提高高危乳腺癌的临床疗效，改善患者免疫功能，降低炎性反应因子水平，减轻肿瘤转移浸润风险。

景岳（2017）研究了顺铂联合香菇多糖治疗卵巢癌腹腔积液的临床疗效和对患者生活质量的改善情况，结果表明这种方法值得临床推广。刘艳秀等（2016）发现顺铂联合香菇多糖治疗老年肺癌伴胸腔积液的临床疗效确切，可改善患者血管内皮生长因子（vascular endothelial growth factor，VEGF）水平与肺功能，降低毒副作用发生率，提高患者的生活质量。王迪科（2015）采用博莱霉素以及香菇多糖对肺癌恶性胸腔积液进行治疗，安全性高，治疗效果理想。魏英和谢明瑞（2015）发现香菇多糖注射液在辅助治疗中晚期肺癌上疗效显著，具有保护免疫和降低毒副作用的功能。通过临床采用香菇多糖辅助治疗Ⅲ、Ⅳ期小细胞肺癌（SCLC）患者，表明香菇多糖能够显著降低肿瘤标记物水平，并且提高治疗效果（宋倩，2016）。

（2）提高免疫力　吴立平（2014）的研究结果表明香菇多糖通过增强开放性骨折患者的机体免疫功能，降低了并发感染的发生率，并能促进机体康复，缩短病程。此外，香菇多糖联合化疗能够有效治疗老年胃癌患者，在改善患者血清 IL-2、IL-6 水平的同时，能够提高患者机体的免疫功能和生活质量，并且安全性较高。

（3）治疗带状疱疹　刘伟（2014）考察了窄谱中波紫外线联合香菇多糖治疗带状疱疹后的疗效，随机选自 2012 年 9 月至 2013 年 9 月在本院诊治的带状疱疹患者 90 例，将患者随机分成两组，每组 45 例，对照组男性 24 例、女性 21 例，年龄 19～60 岁，平均年龄（46 ± 8.76）岁；研究组男性 23 例、女性 22 例，年龄 18～58 岁，平均年龄（45 ± 8.96）岁。两组性别、年龄、病程等资料无明显差异（$P > 0.05$）。香菇多糖治疗作对照组，窄谱中波紫外线联合香菇多糖治疗作研究组，分析两组有效率、治疗相关时间指标以及不良反应和预后情况。结果表明，研究组有效率 93.33%，高于对照组（73.33%）；联合应用香菇多糖后止痛时间、结痂时间和脱痂时间显著缩短，不良反应发生率显著降低；且随访出现后遗神经痛患者，香菇多糖组（45 例）的比例 2.22%，显著少于对照组（45 例）的 17.78%。

（4）改善肝功能　张志和等（2015）观察干扰素联合香菇多糖片对治疗乙型肝炎患者的临床治疗效果，将患者随机分为观察组和对照组，观察组患者 32 例，其中男 18 例，女 14 例，年龄 22～57（平均 49.43±3.77）岁，病程 1～18（平均 4.01±2.53）年；对照组患者 32 例，其中男 17 例，女 15 例，年龄 22～52（平均 48.43±3.57）岁，病程 1～20（平均 4.51±2.33）年。对照组患者接受普通干扰素治疗，观察组患者除接受普通干扰素治疗外，口服香菇多糖片 500mg，2 次/d。两组患者均接受 6 个月的规律治疗，并进行疗效评估，停止治疗 6 个月后复查各项指标。发现香菇多糖联用组患者的丙氨酸转氨酶及乙型肝炎病毒 DNA 较对照组下降，丙氨酸转氨酶复常率、乙型肝炎病毒 DNA 转阴率均优于对照组，且联用组患者改善细胞免疫功能的疗效显著优于对照组，说明传统抗病毒药物联合香菇多糖在治疗乙型肝炎方面，能够有效抑制病毒复制，改善患者的肝功能。

2. 食疗方剂

（1）预防动脉硬化、糖尿病　鲜香菇 15g，菜花 250g，鸡汤 200mL，淀粉 10g，葱姜、味精等。菇菜洗净切块待用，葱姜末入油锅煸炒出香味，放入调料煮沸，去葱姜末渣，放入香菇、菜花，微火稍煮入味，淋上鸡油，淀粉勾芡上盘。

（2）补肾壮腰、强精健骨　水发香菇 150g，板栗 200g，豆芽汤 150mL，酱油、白糖等调味料，湿淀粉 10g。香菇入油锅煸炒片刻，加入调味料，煮沸后文火焖 3～5min，淀粉勾芡，淋入香油，出锅装盘。

（3）开胃健脾、壮气血　鲜香菇 250g，黑木耳 100g，母鸡肉 500g，一起入锅文火炖酥，配以调料，旺火烧开后佐餐食用。每 3～5 日一剂。

（4）护肝益气、降血压血脂　干香菇 15～20g，带鱼 50～100g，香油、姜葱、盐、醋等调料适量。将带鱼洗净切块装盘，香菇泡发洗净切条加入带鱼盘中，加调料后入蒸笼蒸熟，出笼后淋上香油即可食用。

第五节　黑　木　耳

黑木耳（*Auricularia auricular*），又称木耳、黑菜、云耳等，属于木耳目木耳科木耳属，是一种大型胶质真菌，在我国栽培极为广泛，我国也是世界上黑木耳栽培的主产区。黑木耳主要以干品泡发后进行食用，除了含有丰富的营养，还有极高的药用价值，是药食两用菌，具有降血压、降血脂、软化血管的功效，可减少心血管病的发生，还具有补血养血、美容养颜的功效。

一、营养物质

黑木耳营养丰富，有"素中之荤""素中之王"的美誉。每 100g 干木耳中含维生素 B_1

0.15mg，维生素 B₂ 0.55mg，烟酸 2.7mg，钙 357mg，磷 201mg，铁 185mg，糖类 65.0g，粗纤维 7.0g。通过对香菇、杏鲍菇、平菇、黑木耳、金针菇等 10 种食用菌的铁含量测定发现，黑木耳含铁量最高，是一种非常好的天然补品（叶兆伟等，2016）。此外，黑木耳中还含有丰富的磷脂和植物固醇等。吴瑞宪（1996）对黑木耳营养成分进行了全面分析，发现每 100g 干木耳中含有蛋白质 10.6g，其中富含多种人体必需的氨基酸。

不同的栽培环境和基因型会影响黑木耳的营养物质含量（张晶晶，2013；张彦龙等，2017）。野生黑木耳和栽培黑木耳的营养成分也存在差异。野生黑木耳的蛋白质、脂肪、总糖、多糖、维生素 C、维生素 B₁ 和维生素 B₂ 含量均比栽培黑木耳高，但是野生黑木耳的水分、灰分、粗纤维，以及矿质营养铁、硒、钙、锌等的含量均比栽培黑木耳低（张钟，2006）。

二、主要生物活性物质

黑木耳的化学成分复杂多样，含有多种生物活性物质，主要有多糖、黄酮类化合物、黑色素（melanin）、凝集素（lectin）等物质。

1. 多糖

（1）组成结构　黑木耳多糖是黑木耳主要的活性成分，具有抗凝血、抗血栓、降血脂、抗氧化等作用，黑木耳具有的多种生理功能与多糖密切相关。黑木耳多糖由鼠李糖、甘露糖、葡萄糖等单糖组成，具有和免疫活性相关的 β-构型糖苷键和三股螺旋构象，在红外光谱中发现黑木耳多糖中存在一些典型的官能团信号，如图 12-7 所示，在 3427cm⁻¹ 及 2928cm⁻¹ 处的吸收峰分别由 O—H 和 C—H 伸缩振动引起，可以认为是糖的特征吸收峰，1379cm⁻¹ 及 1251cm⁻¹ 处是 C—H键的变角振动；在 1074cm⁻¹ 及 1039cm⁻¹ 处的典型吸收峰代表吡喃糖环中 C—O—H 及 C—O—C 的特征振动；899cm⁻¹ 处的峰表明存在 β-糖苷键。

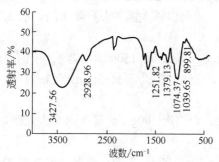

图 12-7　黑木耳多糖的红外光谱图
（庄伟等，2020）

（2）影响因素　目前在多种食用菌中都能检测出多糖。对黑木耳、银耳、草菇和猴头菇这 4 种食用菌的多糖含量进行比较（表 12-6），发现黑木耳中多糖含量最高，达到干质量的 7.39%，而草菇的多糖含量最低，仅有 2.50%，银耳和猴头菇中多糖含量分别为 3.46%和 4.10%（古红梅，2010）。不同地区的环境条件下，黑木耳多糖积累和运输也有一定的差异。在比较丹东地区与郑州地区产黑木耳中黑木耳多糖含量时发现，郑州地区黑木耳多糖的含量要远高于丹东地区（韦月平等，2011；古红梅，2010）。

表 12-6　不同品种食用菌多糖的含量

食用菌种类	糖含量/%	食用菌种类	糖含量/%
黑木耳	7.39	草菇	2.50
银耳	3.46	猴头菇	4.10

（3）提取方法　黑木耳多糖的提取多采用热水浸提法、酸碱浸提法、酶提取法、微波辅助提取和超声波辅助法等。不同的提取方法各有优劣。热水浸提法在真菌多糖的提取中应用

较多，该方法提取工艺要求简单，提取过程相对容易，成本低，也是目前工业提取多糖较常使用的一种方法。

（4）药理作用

① 抗辐射。胡俊飞等（2017）以硫酸化黑木耳多糖为受试物，用^{60}Co-γ射线对小鼠进行一次性全身辐射，并对小鼠的免疫相关指标进行测定。研究发现硫酸化黑木耳多糖对^{60}Co-γ射线辐射损伤小鼠的单核细胞吞噬能力、血清 SOD 活性有明显的促进作用，并且能够增加小鼠免疫器官指数和骨髓 DNA 含量，减少血清 MDA 含量和骨髓微核率，减轻辐射诱导机体的氧化损伤。陈知秋（2019）以硫酸酯化黑木耳多糖（SNAAP）为受试物进行体外降糖和辐射小鼠体内糖代谢调节作用研究，发现辐射诱导氧化应激干扰了小鼠体内正常糖代谢进程，造成糖代谢紊乱，SNAAP 具有糖代谢调节作用。

② 调节免疫力。庄伟等（2020）通过气相色谱（GC）、红外光谱（FT-IR）、刚果红实验等对黑木耳多糖结构进行分析，建立 RAW264.7 巨噬细胞的免疫模型以探究其免疫刺激活性。研究发现黑木耳多糖可以促进巨噬细胞的增殖，增强巨噬细胞的吞噬作用，显著诱导RAW264.7 细胞中一氧化氮的分泌及促炎细胞因子 IL-6、TNF-α的释放。结果表明黑木耳多糖对巨噬细胞具有强烈的刺激作用，在用作潜在的免疫刺激剂方面具有广阔的前景。

③ 抗肿瘤。宗灿华和于国萍（2007）观察黑木耳多糖对腹水型肝癌细胞株（II22）肝癌小鼠的抑瘤率、免疫指数及血清一氧化氮含量的影响。结果表明黑木耳多糖对 H22 肝癌小鼠具有抑瘤作用，其抑瘤率可达 45.21%，可提高脾指数和胸腺指数及血清 NO 含量，具有明显的抑瘤作用。甘霓等（2017）研究了黑木耳多糖对 B16 黑色瘤细胞抗肿瘤作用机制。结果表明黑木耳多糖在体外抑制细胞伤口愈合，对 B16 细胞的抑制率呈剂量依赖性增长；在体内，与模型组比较，灌胃黑木耳多糖能明显抑制肿瘤生长，且与环磷酰胺联合治疗，其抑制作用增加及促进相关基因表达。

④ 降脂。何嘉烽（2019）通过建立高脂血症小鼠模型和预防性给药的大鼠模型探讨黑木耳多糖降血脂作用。研究发现黑木耳多糖能够降低小鼠的体重，明显减慢体重增长速度，降低血脂，并且对大鼠高脂血症有预防性作用，此外黑木耳多糖能够改变肝细胞的固有形态，含脂滴的肝脏细胞数量降低，且含脂滴的肝细胞不超过 3/4，对非酒精性脂肪性肝病也有明显的改善作用。

2. 黑色素

黑木耳含有功能性黑色素，它是由吲哚或酚类化合物氧化聚合而成的非均质高分子化合物，一般呈黑色、褐色或者棕色，是一种结构稳定的复杂生物大分子，难溶于水、酸及有机溶剂，具有降低生物体受紫外线辐射危害、抗氧化和延缓人体衰老等多种生物学功能（李琦，2011）。刘城移等（2018）评价黑木耳黑色素对急性肝损伤的改善作用，结果表明黑木耳黑色素具有良好的体外抗氧化能力，能有效改善四氯化碳诱导的小鼠肝损伤。

李琦等（2010）运用紫外-可见光谱扫描（图 12-8）、傅里叶红外光谱扫描（图 12-9）初步研究黑木耳黑色素的基本结构性质，鉴定表明黑木耳黑色素与酪氨酸合成黑色素相一致，为3,4-二羟基苯丙氨酸（DOPA）类黑色素。张敏等（2015）以深层发酵法制备木耳黑色素，优化发酵培养基组成，确定最佳发酵培养基为酪蛋白 0.747%、可溶性淀粉 1.726%、CaCO$_3$ 0.140%，在此条件下木耳黑色素的产量可达 170.37mg/L；还发现在一定范围内，发酵制备的木耳黑色素具有较强的清除超氧阴离子自由基和 ABTS 阳离子自由基能力。邹宇等（2013）采用发酵法制备黑木耳黑色素，所得的组分属于棕黑色素，且两种组分均具有较强的抗氧化能力。

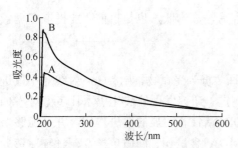 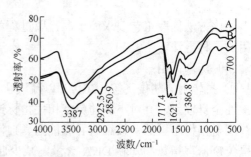

图 12-8　酪氨酸合成黑色素（A）和黑木耳
纯化黑色素（B）的紫外扫描图谱

图 12-9　酪氨酸合成黑色素（A）、黑木耳纯化黑色素
（B）和粗品黑色素（C）傅里叶红外变换扫描图谱

3. 黄酮类

黄酮类化合物是黑木耳中的活性成分，具有抗凝血、降血脂等多种功效。黑木耳黄酮类物质的提取方法目前研究得较多。翟雅琴（2018）应用超声波辅助法结合单因素与正交试验的分析方法，黑木耳中黄酮类物质提取率达到 0.68%。韩秋菊和李薇（2011）采用单因素试验和正交试验检测料液比、乙醇浓度、提取时间和提取温度对黑木耳黄酮类化合物提取得率的影响，在该工艺条件下提取率达到 0.43%。

范秀芝等（2019）对黑木耳固体发酵培养基原料进行筛选，研究发酵菌质中总黄酮的体外抗氧化活性。结果表明，黑木耳固体发酵最优培养基为 50g 玉米糁，添加 4.5% 葛渣及 50mL 优化的液体发酵培养基。发酵菌质总黄酮含量为 5.645mg/g，菌质总黄酮还原力较弱，但对 DPPH 自由基清除率可达 94%，当总黄酮浓度为 600μg/mL 时对羟基自由基和超氧阴离子自由基清除率最高，分别为 97% 和 98%，表明菌质总黄酮具有较高的体外抗氧化活性。

4. 凝集素

凝集素是一种糖蛋白或可以与糖结合的蛋白质，可以凝集红细胞，使红细胞呈网状沉降，具有凝集细胞、活化淋巴细胞、抑制癌细胞等作用。马成瑶等（2019）利用（NH₄）₂SO₄ 沉淀和亲和层析的方法提取黑木耳凝集素，研究发现黑木耳凝集素耐酸，不耐碱，不具备热稳定性，具有糖特异性，对肺癌（A549）和乳腺癌细胞（MCF-7）都有抑制性。邓政东等（2015）采用磷酸缓冲液浸提，研究黑木耳凝集素的最佳提取工艺。结果发现，以磷酸盐缓冲液为提取剂，料液比 1:15g/mL，提取温度为 30℃，提取时间为 16h 条件下，黑木耳凝集素的凝集活性最高，达到 0.742。

三、功能性产品开发

黑木耳营养丰富，是具有多种药用功能的保健食品，目前已有多种添加了黑木耳的功能性产品被研制成功并进入市场。以黑木耳为主要原料制成的饮料、酸奶、蜜饯等，具有丰富的营养和良好的口感。黑木耳即食产品大大方便了黑木耳的食用和贮存，因此开发生产黑木耳即食产品具有广阔的市场前景。

（1）黑木耳膨化脆片　韩书昌等（2016）以黑木耳和淀粉为主要原料，制作黑木耳膨化产品。结果表明，黑木耳粉和木薯淀粉的比例为 1:19，加水量和淀粉比例为 1:1，高温蒸煮温度为 125℃，蒸煮时间为 40min 为最佳配方和工艺。黑木耳膨化脆片营养能被人体更好地吸收，改善并增加了黑木耳的营养功能，拓展了黑木耳的食用方法。

（2）黑木耳咀嚼片 刘明华和陈其国（2017）以黑木耳为主要原料，将清理过的黑木耳经粉碎机粉碎后过 100 目筛，然后将黑木耳粉放入高压灭菌锅内在 0.1MPa 下汽蒸 10min，按黑木耳粉 30%、蔗糖 12%、维生素 C 1.2%、脱脂奶粉 25.8%、麦芽糊精 7%、羟丙基纤维素 5%、木糖醇 12%、硬脂酸镁 2%的配方经混合、湿法制粒、干燥、压片、包装等工序，制备出表面光洁、酸甜可口、风味特别的黑木耳咀嚼片。该咀嚼片具有降血脂、降血糖、防龋齿、改善肠胃等功效，增加了黑木耳资源的转化途径。

（3）黑木耳多糖凝固型酸奶 薛依婷等（2020）按照明胶添加量 0.33%、蔗糖添加量 7.00%、发酵时间 6.9h、发酵剂接种量 3.00%、发酵温度 42℃、黑木耳多糖添加量 0.1%的工艺参数发酵的黑木耳多糖凝固型酸奶与普通酸奶比较，其感官评分、持水力、游离氨基酸含量、胞外多糖含量提高，脂肪含量、酸度降低，质构稳定，口感细腻，气味柔和，黏稠性好，具有黑木耳和酸奶的双重风味，既有功能性又品质优良。

（4）黑木耳蛋糕 王晶星（2020）以低筋粉、黑木耳为主要原料，研制黑木耳蛋糕。按打蛋时间 6min、焙烤温度 170℃、焙烤时间 40min，黑木耳粉添加量 2%、黑木耳粉粒径 120μm、蛋糕油添加量 4%、绵白糖添加量 80%等混合制成，口感松软，色泽均匀一致，无大的气泡，组织细密，具有一定的弹性，弥补传统蛋糕的营养缺陷。

（5）黑木耳米酒 刘洋（2019）以黑木耳、糯米为原料，研究黑木耳米酒酿造工艺。研究发现黑木耳米酒最佳的酿造工艺条件为黑木耳添加量 6.2%、甜酒曲接种量为 1.0%、发酵温度 30℃、发酵时间 47.5h。在该条件下酿造的黑木耳米酒汤色呈现褐色，有黑木耳清香及米酒香气，味道协调柔和，酒体丰满协调，有黑木耳米酒独特的风格，产品兼具营养和健康改善功效，丰富了黑木耳发酵食品系列，提高了黑木耳的利用率。

四、临床报道与食疗

黑木耳是药食兼用的食用菌，随着对黑木耳药用功能的进一步研究，发现黑木耳能降脂、抗肿瘤、抗氧化，有较好的药用功效。

1. 临床报道

（1）降血脂 刘慧（2010）将临床 62 例高血脂症患者随机分两组，对照组 31 例正常饮食，试验组 31 例在正常饮食的基础上，由护理人员指导每人每天用黑木耳 15g、洋葱 100g，清炒、凉拌随意，每天 2 次，服用 1 个月；1 个月后每周 3 次，按同样方法服用 3 个月。结果发现 1 个月后，观察组 31 例中有 18 例临床症状明显改善，血清胆固醇及三酰甘油下降值大于 20%；3 个月后，观察组所有患者临床症状基本消失，其中 26 例的血脂值在正常范围，5 例血脂值比治疗前下降>40%；一年后随访，除 1 例外其余试验人员血脂值均在正常范围。而对照组临床症状无明显改变，血脂值也无明显变化。

（2）治疗便秘气秘证 陈亮和闫成秋（2013）将 66 例患者随机分为治疗组、对照组各 33 例。治疗组口服通立清胶囊（黑木耳 50g、皂荚 15g、苏子 10g），2 粒/次，3 次/d。对照组口服福松胶囊，2 粒/次，3 次/d。2 组均以 14d 为 1 疗程，服药期间停用其他药物。结果发现治疗组总有效率 87.88%，优于对照组的 69.70%。结果表明通立清胶囊治疗便秘气秘证的疗效确切，且患者不产生依赖性、无毒副作用，具有增加肠道容积和促肠道蠕动的作用。

（3）防治放射治疗所致皮肤损伤 王亚平和邬雨春（2010）将黑木耳粉与红霉素软膏用

于 40 例接受放射治疗的患者，在其放射治疗过程中及放射性皮肤损伤出现时使用，并对预防及治疗效果进行临床观察研究，结果表明：黑木耳粉与红霉素软膏对放射性皮肤损伤有明显的预防和治疗作用。

（4）治疗气虚痰瘀型高脂血症　黄培红等（2016）将高脂血症患者 451 例，随机分为治疗组 344 例，对照组 107 例。治疗组服用益脂平胶囊（含有黑木耳多糖），每次 3 粒，每日 3 次，口服；模拟绞股蓝总苷胶囊，每次 1 粒，每日 3 次，口服。对照组服用绞股蓝总苷胶囊，每次 1 粒，每日 3 次，口服；模拟益脂平胶囊，每次 3 粒，每日 3 次，口服。其中模拟益脂平胶囊、模拟绞股蓝总苷胶囊与益脂平胶囊、绞股蓝总苷胶囊在颜色、气味、外观上完全一致而不含有效成分。2 组疗程为 12 周。研究发现益脂平胶囊能够明显降低高脂血症患者的总胆固醇（TC）、甘油三酯（TG）、低密度脂蛋白胆固醇（LDL-C）水平。

（5）提高患心脑血管人体的康复效果　孙学明和刘冰（2019）以 300 例患心脑血管的病人为研究样本，研究不同干预天数下，黑木耳多糖不同摄入方式与剂量对心脑血管病的康复效果评价。结果表明黑木耳多糖对提高患心脑血管人体的康复自愈能力效果较好，治愈显著性较高。

2. 食疗方剂

（1）清热补血　黑木耳 15g，红枣 10 个，加入适量的冰糖和水，在锅中蒸 1h，连汤一起食用，每日早晚各一次，具有清热补血安神的功效。

（2）降脂减肥　黑木耳 10g，山楂 20g，粳米 100g，一起煮粥，每日服用 1 次。

（3）健胃　黑木耳 300g，泡发后切片，荸荠 50g 去皮并拍碎，先煸炒片刻，再加入酱油、白糖及鲜汤，待汤沸后用湿淀粉勾芡，再加入米醋和熟油后出锅（李红卫，2004）。

（4）降血压　黑木耳 20g，黄花菜 100g，炒菜调味食用。

（5）治痢疾　黑木耳加白糖捣匀，成人每次食 10～15g，小孩减半，一日两次，开水送服。

（6）防冠心病　黑木耳、豆腐适量，炒菜食用，每日一至两次，适用于动脉硬化冠心病等心血管疾病。

（7）清肺润肺　黑木耳适量，3 个鸡蛋打入碗中，加入适量调味料，炒食。

（8）美容养颜　黑木耳粉 25g，酸奶 50mL，加入一个鸡蛋蛋清，搅拌均匀，每天敷面，具有美容祛斑、滋养皮肤的功效。

（9）治疗便秘　黑木耳 6g，柿饼 30g，同煮烂，食用。

（10）治疗崩漏　黑木耳 60g，加水煮烂，再加红糖 60g，每日服 2 次。

3. 饮食注意事项

（1）不宜鲜食　新鲜的黑木耳中含有卟啉类光感化学物质，人体食用后经太阳照射会引起日光性皮炎，使暴露在阳光下的皮肤红肿、疼痛；此外，这种物质还易被咽喉黏膜吸收，使咽喉红肿，严重者会引起呼吸困难，甚至会危及生命。但是卟啉类光感化学物质经太阳暴晒会自行分解，因此木耳宜干食，不宜鲜食。

（2）黑木耳泡发时间不宜过久　一般食用的黑木耳为干品，需要用水泡发，但是若泡发时间过长，原本食材中所含极少量的生物毒素会被细菌感染，迅速繁殖，可能会引起人体一系列不适的反应，如呕吐、腹泻，甚至会危及生命。

第六节 银 耳

银耳（*Tremella fuciformis*），又名白木耳、白耳子、雪耳等，属银耳目银耳科银耳属，是一种大型高等真菌，具有较高的经济价值，是世界公认的珍贵食用菌和药用菌，有"菌中之冠"的美称。银耳除了有丰富的营养价值，还有较高的药用价值，具有能增强人体免疫功能、延缓衰老、降血脂、抗肿瘤等功能。野生的银耳极少，也非常珍贵，随着人工栽培技术的发展，银耳已成为人人都可以品尝的佳品，目前有很多以银耳为原料的加工食品，深受消费者喜爱。

一、营养物质

银耳是胶质真菌，营养十分丰富。研究发现，每 100g 干银耳中含营养成分见表 12-7，此外，还含有 17 种氨基酸，其中 7 种为人体所必需的氨基酸（丁湖广和丁荣辉，2006）。

表 12-7 100g 银耳中营养成分的含量

营养成分	含量	营养成分	含量
维生素 B_1	0.002mg	铁	30.4mg
维生素 B_2	0.14mg	碳水化合物	78.3g
烟酸	1.5mg	膳食纤维	2.6g
钙	380mg	蛋白质	5g
磷	250mg	脂肪	0.6g

不同培养料栽培对银耳营养成分含量有较大的影响。研究发现以油桐、乌桕、刨花楠和棉籽壳为主要原料进行银耳栽培试验，3 种树种培养基出产的银耳产量和后期生长情况均不如棉籽壳，且不同培养基栽培的银耳其营养成分也不一样，其中粗纤维、灰分、粗蛋白均比对照组有所提高，而总糖下降（彭彪等，2013）。

二、主要生物活性物质

1. 多糖

银耳多糖（polysaccharides from *Tremella fuciformis*）是银耳最主要的活性物质，银耳多糖一般约占银耳干重的 60% ～70%。银耳所具有的多种生理活性都与银耳多糖有关,如抗癌、降血压、降血脂、养颜美容、提高机体免疫力等功效。

（1）组成结构 银耳多糖主链为由 α-（1-3)-糖苷键组成的甘露聚糖，主链的 2,4,6 位上连接有葡萄糖、木糖、岩藻糖及葡萄糖醛酸等残基组成的侧链，其活性中心是 α-（1-3)-甘露聚糖这个共同结构部分。银耳多糖主要分为胞外多糖、胞壁多糖、酸性低聚糖、酸性杂多糖和中性杂多糖等五类，其中最主要的活性成分就是酸性杂多糖（陈岗，2011）。

单糖组成影响着多糖的结构，单糖组成的不同表明化学组成不同。张庆等（2019）对比分析了代料和段木两种栽培方式的银耳子实体多糖单糖组成，研究发现代料银耳与段木银耳多糖中葡萄糖的质量比为 13.62:2.43。杜钢等（2020）分析不同产地和不同栽培方法的银耳中多糖含量，研究发现甘露糖、葡萄糖醛酸、葡萄糖、半乳糖、木糖和岩藻糖在段木和代料栽培条件下，组成单糖比例分别为 4.4:0.7:1.0:0.2:1.4:1.6 和 4.4:0.8:1.0:0.1:1.5:1.5。39 批样品中组成单糖的质量分数范围分别为甘露糖 36.71～191.31g/kg，葡萄糖醛酸 9.74～32.12g/kg，葡萄糖 10.46～76.10g/kg，半乳糖 1.00～6.72g/kg，木糖 16.73～70.54g/kg，岩藻糖 17.16～68.20g/kg，结果表明不同来源的银耳多糖及其组成单糖含量存在一定差异。

（2）影响因素　银耳多糖的含量受品种、生长环境、栽培方式等因素影响很大。张建军等（2015）收集来自不同产地的银耳样本 5 份，研究发现不同产地的银耳多糖含量差异显著。陈肖珍和曾灶昌（2018）检测分析了 8 个地区所产银耳的多糖含量，结果显示不同产地银耳的多糖含量也具有一定差异性，以福建古田为最高、甘肃康县最低。

（3）提取方法　银耳多糖的提取方法通常有热水浸提、酶法提取、酸碱浸提、辅以超声波和微波处理提取等，有研究发现酶法浸提效果最佳，酸碱浸提法其次，两者均优于热水浸提法（崔蕊静等，2003；汪树生等，2017）。这几种常用的提取银耳多糖的方法也存在一定的缺点。如传统热水浸提法生产效率低且能耗高；酸、碱液提取法反应剧烈，银耳多糖在强酸强碱溶液中容易造成糖苷键断裂和构象变化，银耳多糖的结构被破坏，分子量被降低，导致药用价值下降；微波、超声辅助对设备要求较高，能耗较大；酶制剂一般比较贵，且这些方法的提取率都不太高（陈丽娟等，2017）。随着对银耳多糖生理活性的研究，银耳多糖的提取工艺也得到了一定的改进。陈丽娟等（2017）采用湿法打浆快速提取法，以银耳子实体为原料提取银耳多糖，银耳多糖平均提取率为 40.57%，是传统热水浸提的 2.2 倍，且提取时间仅为 7min，这种方法使得银耳多糖提取工艺简单易操作，条件温和，时间缩短，提取率大幅提高。

（4）药理作用

① 抗肿瘤作用。银耳多糖具有一定的抗肿瘤活性。韩英等（2011）从银耳孢子发酵粉中提取、分离得到了一种均一体银耳孢子多糖，观察其对小鼠 H22 肝癌的抑制作用。研究发现银耳多糖对肿瘤有较好的抑制作用，其抗肿瘤作用是多靶点、多因素作用的结果，其中银耳多糖在 6mg/kg 时抑制肿瘤效果最好，抑瘤率为 72.3%。

② 改善皮肤干燥。傅楷历等（2019）采用体内灌胃、外用 2 种给药方法，使用银耳多糖干预皮肤外燥模型小鼠。结果表明，在银耳多糖干预下，与空白组比较，内服与外用给药的模型组皮肤含水量、透明质酸含量以及水通道蛋白-3 表达量降低；与模型组相比，各给药组可显著提高皮肤含水量、透明质酸含量以及水通道蛋白-3 表达量，且内服以银耳多糖高剂量组效果最好，外用经皮银耳多糖组效果优于阳性对照组。因此，银耳多糖对皮肤外燥模型小鼠内服外用具有延缓干燥的功效。

③ 抗辐射作用。韩英等（2012）采用小鼠 30 天存活率和外周血液学参数分析银耳多糖对辐射损伤小鼠的保护作用。研究发现小鼠照射前连续三天腹腔注射银耳多糖，可以明显减轻照射对小鼠造成的损伤，使存活率增加，存活天数延长。另外，外周血中血红蛋白含量、白细胞数、红细胞数在照射后第 14、18 天保持较高水平。该结果表明银耳多糖对辐射损伤小鼠有较好的保护作用。王晓琳等（2013）研究了磷酸酯化银耳多糖对辐射损伤小鼠造血功能的保护作用，结果表明磷酸酯化银耳多糖可以保护辐射损伤小鼠的造血功能，对骨髓有核细胞、脾指数、胸腺指数、白细胞数和脾结节数等有较好改善作用。

④ 降脂降糖保肝。张艳等（2020）分析了银耳多糖对非酒精性脂肪肝大鼠的干预作用，结果表明银耳多糖可明显降低非酒精性脂肪肝（NAFLD）大鼠血清胆固醇（TC）、甘油三

酯（TG）、低密度脂蛋白胆固醇（LDL-C）、谷丙转氨酶（ALT）、谷草转氨酶（AST）和碱性磷酸酶（ALP）水平，增加高密度脂蛋白胆固醇（HDL-C）水平，并可降低 NAFLD 大鼠肝脂肪蓄积，减轻肝脏的脂肪变性程度。田春雨等（2011）也分析了银耳多糖对链脲佐菌素（STZ）和高能量饲料诱发的Ⅱ型糖尿病模型大鼠血糖、血脂的影响，结果表明银耳多糖能有效地降低Ⅱ型糖尿病模型大鼠的血糖，调节血脂。

2. 多酚类物质

多酚类物质具有较强的自由基清除能力。陈龙等（2011）展开了银耳等食用菌的多酚提取及其抗氧化活性的研究。研究发现 80%丙酮提取效果最好，银耳等食用菌中主要含有儿茶素、绿原酸、表儿茶素、芦丁、槲皮素等 5 种酚类物质。体外抗氧化结果显示银耳等食用菌提取液具有较好的抗氧化能力。

三、功能性产品开发

1. 保健食品

王飞等（2020）使用银耳用量 3%、奶粉用量 7%、明胶用量 0.3%、CMC-Na 用量 0.2%、绵白糖用量 10%、单甘酯用量 0.4%，生产出银耳冰淇淋，口感爽滑，并具有养生保健的作用。邓凯波等（2018）按银耳 29g，植物黄油 55g，白砂糖 30g，玉米淀粉 4g，全脂奶粉 7.5g，鸡蛋液 32g，水 10g，焙烤温度 170℃的配方制作银耳酥性饼干。添加银耳能显著减慢淀粉的水解速率，降低食品的血糖生成指数，维持人体血糖平稳，适合需维持血糖值稳定的特殊人群食用。张欣和刘鸿铖（2019）按银耳浆 9%、白砂糖 14%、酵母 2.5%、改良剂 0.6%等配方制作银耳面包，结果发现添加高温高压处理的银耳浆对贮藏期内面包的老化有一定的延缓作用，能够提高面包的感官品质。制作的银耳面包柔软细腻、甜香适口、营养丰富并带有独特的银耳香味，是高营养、低热量的健康食品，同时也丰富了面包的种类，扩大了银耳的应用领域。

2. 护肤化妆品

银耳多糖成品具有很强的酸碱稳定性和热稳定性，护肤功效检测表明，银耳多糖产品具有优良的保湿功效、较好的皮肤护理功能，能降低皮肤粗糙度和增加皮肤弹性，可作为功效成分添加剂应用于化妆品中（来吉祥等，2010；陈岗，2011）。

（1）银耳多糖液晶霜　卞思静等（2019）采用绘制乳化剂-油-水三元相图的方法，根据液晶形成区域的大小选择最佳的液晶乳化剂为 C14-22 醇/C12-20 烷基葡糖苷；乳化剂与助乳化剂的最佳比例为 2:1；十六醇和十八醇是最合适的助乳化剂；最佳的载药量为 0.2%。结果表明银耳多糖具有良好的保湿锁水能力，通过肤感雷达图清晰直观地显示出银耳多糖液晶霜具有优良的肤感。

（2）林蛙皮银耳保湿霜　陈海燕等（2019）按单硬脂酸甘油酯 3%、棕榈酸异辛酯 4%、三乙醇胺 0.8%、甘油 8%、林蛙皮极细粉 1.5%、银耳粗多糖提取液 2%等制备林蛙皮银耳保湿霜。该保湿霜制备方法简单，条件温和，且保湿霜具有良好的耐寒、耐热性及稳定性和舒适性，可作为一种良好的护肤产品。

四、临床报道与食疗

银耳是一种重要的药食兼用食用菌，味甘淡，性凉，润肺滋阴，化痰，生津，止咳血，治口干肺痿、痰火咳逆、大便燥结等。清代张仁安《本草诗解药性注》中称此物"有麦冬之润而无其寒，有玉竹之甘而无其腻，诚润肺滋阴要品"。现代临床医学对银耳医疗保健功效的研究主要集中于银耳多糖，银耳多糖具有提高自身免疫力、降血脂、抗衰老、抗肿瘤等功效（黎勇等，2014）。

1. 临床报道

（1）银耳孢糖肠溶胶囊治疗干扰素所致白细胞减少症　王艳等（2011）选择 62 例慢性肝炎患者，全部病例随机分为治疗组和对照组，每组 31 例。治疗组口服银耳孢糖肠溶胶囊一次 4 粒，3 次/天；对照组口服强力升白片一次 4 片，3 次/天。疗程均为 10 天。结果表明，采用银耳孢糖肠溶胶囊治疗可明显升高外周血白细胞、中性粒细胞及淋巴细胞水平，且在治疗慢性活动性肝炎过程中有多重功能，疗效肯定。

（2）银耳孢糖提高肝癌化疗患者生存质量　庞良芳（2014）将 100 例患者分为两组。对照组 50 例患者采用传统的化疗治疗，治疗组 50 例患者在对照组治疗的基础上结合银耳孢糖治疗，银耳孢糖胶囊一次 4 粒，3 次/天，口服，连续 7 天为 1 个疗程，2 个疗程后评价治疗效果。结果表明银耳孢糖组在提高患者白细胞指标，改善患者生存质量、躯体功能、角色功能、疲乏、恶心呕吐、便秘、腹泻方面优于对照组，可改善肝癌化疗患者临床症状及毒副反应，使患者生存质量明显提高。

2. 食疗方剂

（1）止吐　花生仁 6 粒和红枣 4 颗加适量清水同煮，待花生煮烂，再放入 2 朵银耳和 3 颗蜜枣煮 5min，出锅再加适量的白糖。具有止吐的功效，特别对孕期呕吐具有较好的效果（刘遂谦，2016）。

（2）健脾润肺　开水中加入木瓜 200g、水发莲子 65g、水发银耳 95g，加盖煮 30min，待食材变软，倒入枸杞 30g，加适量冰糖，搅拌均匀即可食用。具有安神润肺、补脾开胃、益气清肠的功效，经常食用能有效缓解疲劳（甘智荣，2016）。

（3）美容养颜　将银耳 3 朵泡发后洗干净，加水烧开，加入红枣 10 颗和适量冰糖，大火烧开 10min，然后小火炖 1～2h。

（4）益气养心　泡发银耳 3 朵，撕成小片，加适量水，大火煮开后转小火煲 2h，待银耳浓稠后放入莲子 20g，小火煮 30min 后加枸杞 10g 和百合 20g，放入适量冰糖调味，再煮 15min 左右即可。

（5）治便秘　银耳 10g、南瓜 250g、牛奶适量。银耳温水浸泡，南瓜切块，将二者放入锅中后加适量清水，大火煮开后转小火煲约 1h，最后倒入牛奶稍煮开，加适量冰糖调味即可。补中益气，滋阴润燥，适宜大便秘结、皮肤干燥人群。

3. 饮食注意事项

银耳汤营养丰富，人们经常用来煲汤，但不宜食用隔夜银耳汤。因为银耳中含较多的硝酸盐，放置过夜会还原成亚硝酸盐，不利于健康。此外，不宜食用鲜银耳。新鲜的银耳中含有卟啉光感物质，食用新鲜的银耳容易患上日光性皮炎，严重的话还会出现水肿、呼吸困难等症状。患外感风寒咳嗽或湿热生痰咳嗽时不要食用银耳。

第七节　猴　头　菇

猴头菇（*Hericium erinaceus*），又叫猴头菌、花菜菌或山伏菌等，原是一种深藏于密林中的珍贵食用菌。猴头菇性平、味甘、利五脏、助消化，菇体富含蛋白质，营养价值很高，有"素中荤"之称。此外，猴头菇具有较高的医疗保健功能，可治疗消化不良、胃溃疡、十二指肠溃疡、神经衰弱等疾病。猴头菇制品类型丰富，如猴头菇酒、猴头菇饮料、猴头菇香辣酱等，具有广阔的市场。

一、营养物质

猴头菇营养极为丰富，菇体中维生素 C 含量为 6.98mg/100mg，远高于其他食用菌；维生素 B_1 和维生素 B_2 的含量分别为 0.07mg/100mg 和 0.28mg/100mg。矿物质成分中，钙含量为 8.90μg/g，镁为 9.01μg/g，也高于一般食用菌。此外，菇体中蛋白质含量高达 5.67%，是一般食用菌的 4 倍。菇体中含有 16 种氨基酸，其中 7 种为人体必需氨基酸（毕韬韬和吴广辉，2015）。另外，粗脂肪占比 3.14%，属低脂肪菌类。

二、主要生物活性物质

猴头菇富含多种生物活性物质，如多糖类、多肽类、甾醇类和猴头菌素等。随着对猴头菇研究的深入和分离手段的完善，研究人员已从子实体和菌丝体中分离并纯化得到多种活性物质，并对单一活性物质的药理进行了研究，发现这些大分子的活性物质具有增强免疫力、抗肿瘤、降血糖、降血脂等诸多功效。

1. 猴头菇多糖

多糖是猴头菇中重要的生物活性物质。猴头菇多糖是由 10 个以上的单糖以糖苷键连接而成的高分子多聚物，存在于菌丝、子实体和发酵液中，是目前研究最多的猴头菇活性成分之一。

（1）种类与结构　多糖是猴头菇中重要的活性物质。目前从猴头菇中分离得到两种成分均一的猴头菇多糖 HEP-Ⅰ和 HEP-Ⅱ，HEP-Ⅰ的主链由 α、β型葡萄糖残基和 α型半乳糖残基连接而成，侧链由β型鼠李糖残基和β型岩藻糖残基连接而成，且连接于β型葡萄糖残基的 C-4；而 HEP-Ⅱ的主链是由β型葡萄糖残基和 α、β型半乳糖残基连接而成，侧链由β型半乳糖残基、α型鼠李糖残基和 α型岩藻糖残基连接而成，连接于β型葡萄糖残基的 C-6（易晓敏，2017）。猴头菇多糖又分为胞外多糖（EPS）（图 12-10）和胞内多糖（IPS）（图 12-11）两种，胞内多糖和胞外多糖的单糖组成不同，胞外多糖由阿拉伯糖、甘露糖、半乳糖和葡萄糖组成，胞内多糖由鼠李糖、木糖、甘露糖、半乳糖和葡萄糖组成（崔芳源，2016）。

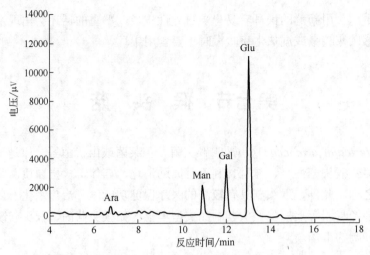

图 12-10　猴头菇胞外多糖的气相色谱图（崔芳源，2016）

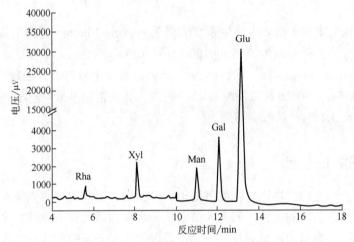

图 12-11　猴头菇胞内多糖的气相色谱图（崔芳源，2016）

（2）分布与含量　猴头菇多糖存在于猴头菇菌丝体和猴头菇子实体中，提取方法不同，得到的多糖含量有差异。采用响应面法优化超声辅助提取法提取猴头菇多糖，多糖得率为（8.03±0.46）%；采用正交法优化热水浸提法，多糖得率为（8.84±0.07）%（易晓敏，2017）。采用热水提取法提取猴头菇菌丝体多糖，则菌丝体多糖得率高达（1.76±0.01）%（王锋等，2020）；采用优化的热水浸提法提取猴头菇子实体多糖，猴头菇粗多糖提取率 10.31%，粗多糖含量为 23.43%；而采用优化的乙醇沉淀工艺提取，则猴头菇粗多糖提取率为 6.86%，粗多糖含量为 57.65%（胡洋等，2020）。

（3）影响因素　培养基配方不同，猴头菇多糖的含量存在差别，以苦楝木屑、桑枝屑和青蒿渣为材料，棉籽壳为对照，设置不同比例配方，发现以 39%桑枝屑 +39%棉籽壳的配方，粗多糖的含量最高为 4.01%，而 78%苦楝木屑培养基的粗多糖含量为 3.60%（高瞻，2019）。采用常压室温等离子体（ARTP）诱变技术处理猴头菌株 0605（对照菌株），得到高产胞内多糖优良猴头菌株 321，与对照菌株相比，321 菌株胞内多糖含量提高了 47.45%，且其菌丝多糖抗氧化活性和清除羟基自由基能力均优于对照菌株。

（4）药理作用　猴头菇多糖具有提高免疫力、降血脂、抗肿瘤、抗衰老等功能，由猴头多糖制成的药品和保健品在市场上很受欢迎，发展前景广阔（蒲昭和，2000）。猴头菇多糖还能明显降低血糖浓度，对血清中甘油三酸酯和总胆固醇含量有明显的控制效果（Wang et al.，2005）。

① 抗肿瘤。研究表明，猴头多糖能增加免疫功能低下的小鼠的胸腺和脾重，增加环磷酰胺引起的免疫功能低下的小鼠白细胞数量，增强小鼠腹腔巨噬细胞的吞噬能力，促使溶血素生成。癌症术后及化疗患者多吃猴头菇可增强免疫功能，达到延长患者生存期、缩小肿块的良好效果。研究者从猴头菇子实体中分离得到一种新的多糖 HEFP-2b，由岩藻糖、半乳糖、葡萄糖和甘露糖组成，分子质量为 $3.252 \times 10^4 Da$。HEFP-2b 在体外能够显著抑制结肠癌细胞（HCT-116）的生长，可以作为一种新型保健功能性食品的成分，用于结肠癌的治疗（Liu et al.，2020）。

② 保护胃黏膜。邵梦茹（2014）通过研究猴头菇多糖对无水乙醇引起的大鼠胃黏膜损伤的保护作用机制，发现一定剂量的猴头菇多糖可降低模型大鼠胃黏膜的溃疡指数，增加胃黏膜血流量，促进生长因子的分泌，从而增强胃黏膜的自身防御功能。另外，用猴头菇 β-葡聚糖和 α-杂多糖给胃溃疡模型大鼠灌胃 14 天后，发现大鼠防御和修复因子增加，同时炎症细胞因子减少，说明 β-葡聚糖和 α-杂多糖具有胃保护活性，其中 β-葡聚糖更有利于模型人鼠的系统修复和防御，而 α-杂多糖则侧重于抗炎作用，说明猴头菇多糖可以作为潜在的胃保护成分用于药物领域（Chen et al.，2020）。

③ 抗氧化活性。猴头菇多糖具有抗肿瘤、抗衰老、提高人体免疫力等作用，能够清除各种活性氧自由基如 $\cdot O_2^-$、DPPH · 及 · OH 等，且随着猴头菇多糖样品液浓度的提高清除效果增强，说明猴头菇多糖具有良好的体外抗氧化活性，能够增强细胞的抗疲劳和抗衰老能力，可以对运动细胞氧化损伤起到一定保护作用（于学考和刘海东 2020）。猴头菇多糖 HEPN 由甘露糖（5.13%）、葡萄糖（43.02%）和半乳糖（51.85%）组成，分子质量为 12.713kDa，能够通过促进细胞增殖、抑制细胞坏死、降低活性氧水平、调节线粒体膜电位和维持线粒体膜通透性，防止人胃上皮细胞（GES-1）受到过氧化氢诱导的氧化损伤（Liao et al.，2020）。

④ 降血糖。目前大量实验已充分证明食用菌多糖对糖尿病具有较好的治疗效果，可通过降低氧化应激水平，提高胰岛素水平，改善胰岛素抵抗，调节糖代谢关键酶活性等途径实现降血糖的作用。猴头菇菌丝体多糖 HIPS1 和 HIPS2 可以通过抑制糖尿病小鼠血清中碱性磷酸酶、丙氨酸转氨酶、谷草转氨酶、血尿素氮和肌酐水平的升高，提高 SOD、谷胱甘肽过氧化物酶、过氧化氢酶的活性，显著降低糖尿病小鼠体内血糖含量；另外，猴头菇子实体多糖也能显著降低正常小鼠和四氧嘧啶诱导的糖尿病小鼠的血糖水平，当多糖浓度达 25mg/kg 时，血糖水平降低了近 50%（姚芬等，2019）。

⑤ 保肝护肝活性。猴头菇胞内多糖和胞外多糖能够降低肝损伤小鼠血液中谷草转氨酶和谷丙转氨酶水平，使胆固醇、甘油三酯、血清白蛋白恢复到正常水平；提高肝组织中过氧化氢酶和超氧化物歧化酶的活性，降低过氧化脂质及丙二醛的含量，具有较强的体外抗氧化活性和保肝护肝作用（崔芳源，2016）。

2. 猴头菌素

猴头菌素（erinacines）是一类具有鸟巢烷型（cyathane）骨架类型的二萜类化合物，主要存在于猴头菇菌丝体中，是一类低分子量的生物活性物质，具有促进神经生长因子（NGF）

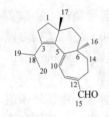

图 12-12　猴头菌素的分子结构

合成的活性，在预防与治疗神经系统疾病如植物性神经衰退、阿尔茨海默病方面有潜在的应用前景。

（1）种类与结构　猴头菌素属于小分子类物质，成分复杂且结构多样（图 12-12）。目前已经从猴头菇中分离到 25 种二萜类化合物（汪锴等，2015）。何晋浙等（2018）采用乙醇回流提取、石油醚和乙酸乙酯萃取等步骤，从干燥的猴头菇发酵菌丝体中提取猴头菌素，得到猴头菌素粗提物35.86g。经硅胶柱层析和高效液相色谱分离纯化，得到一种单体萜类化合物，红外光谱及质谱分析表明其为猴头菌素 A 类似物。进一步研究表明，该单帖化合物具有抑菌活性和抗肿瘤活性，能促进大鼠星型神经分泌神经生长因子，可作为阿尔茨海默病及其他神经性疾病治疗的药物和保健食品的潜力成分。

（2）药理作用　猴头菌素具有能促进神经生长因子基因表达和神经突（轴突或树突）生长的特性，可治疗啮齿类动物的神经损伤。神经营养因子样物质或其诱导物被认为可用于治疗神经退行性疾病。而神经生长因子合成的刺激剂已经被认为是退行性神经元病症（如阿尔茨海默病）和周神经再生的药物，具有作为治疗精神疾病药物和保健食品的潜力。另外，猴头菌素能显著增强皮肤超氧化物歧化酶、过氧化氢酶、谷胱甘肽光氧化物酶的活性，对皮肤衰老有一定的抑制作用。

3. 其他生物活性物质

猴头菇中除了含有猴头菇多糖、猴头菌素活性成分外，还含有其他活性成分如猴头菌酮、甾醇、腺苷等。猴头菌酮是从猴头菇子实体中分离出来的一种重要的低分子量活性物质，具有较强的促进神经生长因子合成的活性。Phan 等（2014）从猴头菇子实体分离获得 4 种猴头菌酮，其中猴头菌酮 E 对阿尔茨海默病有良好的治疗效果。李洁莉等（2001）在猴头菇菌丝体醇提浸膏中检测到较高含量的甾醇类物质，用薄层色谱和高效液相色谱法初步鉴定为麦角甾醇。甾醇类化合物尤其是麦角甾醇具有抗炎、抗癌等生物活性，是猴头菌的活性成分之一。猴头菇子实体中含有 3 种脂肪酸成分即亚油酸、十六烷酸乙脂、乙基亚油酸，猴头菌脂肪酸含量与其降血脂和降血压的功效相关（曹瑞敏等，1996）。此外，猴头菌丝体中腺苷含量高达 4.79mg/g，而腺苷具有舒张血管，降血压，降低心率，增加环磷酸腺苷（cyclic adenosine monophosphate，cAMP），刺激肾上腺生成甾体激素，抑制血小板凝集，镇静和抗惊厥等多种功效（李洁莉，2002）。

三、功能性产品开发

猴头菇不仅含有碳水化合物、蛋白质、脂类、粗纤维、矿物质和维生素等多种营养成分，还含有 8 种人体必需氨基酸和多肽、萜类、甾醇、多酚和腺苷等生物活性物质，具有抗衰老、提高机体的免疫力和抗肿瘤功效。因此在制药领域已研制出多种剂型的中成药，猴头菇相关保健制品也相继被开发出来。

1. 保健食品

①　猴头菇保健复合型酸奶。借助液态发酵技术进行猴头菌的纵深开发利用具有广阔的前景。朱维红和苗晓燕（2012）将猴头菇菌丝发酵液中的保健成分溶入酸奶中，开发出一种具

有独特风味的保健复合型酸奶乳品。

② 蓝莓枸杞猴头菇混合饮料。按照蓝莓添加量 7.95%、枸杞 5%、猴头菇 6.77%、蔗糖 18.95%、0.3%明胶，猴头菇经煮熟、撕碎，蓝莓清洗，枸杞浸泡，然后混合打浆，经过滤、均质和稳定性测定，即得到成品，该混合饮料气味、味道及风味整体评价好，稳定性佳（薛露等，2019）。

③ 猴头菇保健醋。将猴头菌进行液体发酵，再经酒精发酵和醋酸发酵，将菌丝体中的有关物质转化成猴头菇醋中的有效成分，工艺如下，马铃薯液体培养基→猴头菌菌丝体培养→过滤→糖化（加白糖）→酒精发酵（活性干酵母活化）→液态深层醋酸发酵（醋酸菌）→过滤→灭菌→配制→成品。猴头菇经液体发酵后获得大量具有生理活性的真菌多糖。猴头菇保健醋是一种新型、营养的保健醋，风味独特口感新鲜，具有广阔的市场潜力（王广耀，2009）。

2. 猴头菇袋泡茶

在传统袋泡茶加工工艺的基础上，向其中添加富含猴头菇多糖和猴头菌素的猴头菇浸膏，制成猴头菇袋泡茶。该茶较好地保留了猴头菇中的多种营养物质和生物活性物质，既有绿茶的口感和香气，又保留了淡淡的菇香，具有一定的保健功效。

3. 猴头菇多糖口服液

孟祥敏（2013）以水为提取溶剂，提取温度 60℃，料液比 1:10，恒温水浴提取 2 次，每次 2h，醇沉浓度为 40%，醇沉时间 48h，得到猴头菇多糖提取液。然后向提取液中加入 10% 白砂糖、6%蜂蜜、0.2%柠檬酸，经过滤、罐装、灭菌得猴头菇多糖口服液成品。其中猴头菇多糖含量为 6.0mg/mL。

4. 猴头菌多糖胃漂浮片

猴头菌多糖胃漂浮片的最优配方为，猴头菌多糖提取物:羟丙基甲基纤维素:羟丙基甲基纤维素（HPMC）E5:碳酸氢钠:聚乙烯吡咯烷酮（PVP）k30:硬脂酸镁 = 1:1:0.67:0.27:0.067:0.0067。称取配方量的猴头菌多糖提取物喷雾干燥粉，加入配方量的 HPMC、PVP k30、碳酸氢钠，混合均匀，最后加入配方量的硬脂酸镁，再混合均匀。将混合得到的物料投入压片机中，调节片重，使片重在设计重量的±5%范围之内；调节压力，使片剂硬度在设计硬度的±10%范围之内。连续压片，每隔 5min 取新压制的 6 片称量片重和硬度，确保片重差异在设计范围内。压制完成后，得到猴头菌多糖胃漂浮片，该胃漂浮片不仅能够长时间漂浮，而且能够长时间持续释放，持续释放时间大于 5h（李家炜，2019）。

5. 猴头菌片

猴头菌片的主要成分是猴头菌丝体，辅料为淀粉、糊精、硬脂酸镁、蔗糖。猴头菌片为糖衣片，里面呈棕褐色，气微香、味微苦。猴头菌片对治疗胃肠溃疡、慢性萎缩性胃炎和慢性浅表性胃炎有十分良好的效果，能使溃疡和炎症症状迅速消失，并能改善食欲，缓解甚至消除疼痛，对晚期胃肠癌呕吐、黑便等症状有所减轻。

四、临床报道与食疗

猴头菇性平味甘，是一种具有重大药用价值的药食两用菌，在抑菌、胃肠保护、抗氧化、抗肿瘤、预防神经退行性疾病、保护心血管以及抗疲劳、抗抑郁等方面具有一定的药用功效。

1. 临床报道

（1）治疗胃肠炎、胃肠溃疡　选取 2018 年 3 月至 2019 年 2 月收治的 70 例慢性胃炎和 70 例消化性溃疡患者作为研究对象，分为常规组与项目组，每组中各有 35 例慢性胃炎和 35 例消化性溃疡患者。常规组患者仅服用阿莫西林、甲硝唑和奥美拉唑治疗，项目组患者加入猴头菌片药物治疗，比较两组患者临床疗效。结果发现，项目组患者慢性胃炎总治疗有效率为 94.29%，消化性溃疡总治疗有效率为 91.43%，均高于常规组患者；项目组患者接受治疗后炎性因子水平低于常规组患者；项目组服药不良反应发生率略低于常规组。因此，应用猴头菌片治疗慢性胃炎和消化性溃疡的临床疗效较好，可有效控制炎性反应，值得临床推广应用（朱先爱和费立余，2020）。

为探讨复方猴头胶囊联合雷贝拉唑钠片治疗胃溃疡的临床疗效，选取 2018 年 2 月至 2019 年 2 月在商洛市中心医院治疗的胃溃疡患者 86 例，按照治疗方法的差别分为对照组（43 例）和治疗组（43 例）。对照组口服雷贝拉唑钠肠溶片，20mg/次，1 次/天；治疗组在对照组基础上口服复方猴头胶囊，2g/次，3 次/天。两组患者经 4 周治疗。经过治疗后，对照组和治疗组临床有效率分别为 81.40% 和 97.67%；两组患者症候评分均显著下降，且治疗组患者症候积分明显低于对照组；两组患者血清胃动素、血清胃泌素、高迁移率族蛋白 B1、白细胞介素 1 和白细胞介素 17 水平显著下降，而生长抑素、血管内皮生长因子和表皮生长因子水平升高，且治疗组患者这些细胞因子水平明显好于对照组；治疗组患者幽门螺旋杆菌根除率和溃疡愈合率均明显高于对照组（彭飞，2019）。

（2）抗抑郁症和焦虑症　Nagano 等（2010）使用更年期指数、流行病学调查中心抑郁量表、匹兹堡睡眠质量指数和不定期抱怨指数调查了猴头菇对更年期症状、抑郁、睡眠质量和不定期抱怨方面的临床疗效。将 30 名女性随机分配到猴头菇组或安慰剂组，并服用猴头菇饼干或安慰剂饼干 4 周。猴头菇组每人的抑郁量表和不定期抱怨指数评分显著低于之前的评分，猴头菇组的更年期症状的表现倾向指标评分也低于安慰剂组。说明猴头菇的摄入可减少抑郁和焦虑。

（3）治疗系统性红斑狼疮　猴头菇泡水煮沸后，加入枸杞液，经胶体磨加工成匀浆状，调入蜂蜜，装瓶后高压消毒备用。该猴头多糖匀浆液与化疗药物联合应用，可调节患者的特异性免疫和非特异性免疫功能，降低化疗药物的毒副反应，尤其是明显抑制白细胞的下降，改善胃肠道症状，对系统性红斑狼疮起到治疗和辅助治疗的作用（张文青，2001）。

2. 食疗方剂

（1）预防气血不足，筋骨酸痛，行走无力，久病虚损　猴头菇（水发）100g，猪蹄筋 100g，牛蹄筋 100g。将以上三味温水泡发后，切成薄片，放入砂锅内，加入鸡汤适量猛火烧沸，文火炖至熟烂，加葱姜、盐、酒、醋等调味后食用。

（2）预防脾胃虚弱，消化不良　猴头菇 60g，温水浸软后，切成薄片，加水煎汤，加黄酒少许温服。

（3）预防神经衰弱，头晕心悸，失眠乏力　母鸡 1 只（约 500g），猴头菇 150g（切片）。将鸡肉切块，煮汤取汁，将猴头菇放入汤中煮熟食之。

（4）预防胃癌、食管癌、肝癌、贲门癌　猴头菇、白花蛇舌草、藤梨根各 60g。将以上三味加水煎汤温服。

第八节 竹 荪

竹荪（*Dictyophora indusiata*），又名竹笙、竹参，是名贵的大型食用真菌。中国竹荪食用历史悠久，早在唐代段成式的《酉阳杂俎》一书中就有记载，中国也是最先实现竹荪人工栽培的国家。竹荪属共 12 个种，常见并可食用的有长裙竹荪、短裙竹荪、棘托竹荪和红托竹荪等 4 种，其中长裙竹荪和短裙竹荪为上品。竹荪营养丰富，香味浓郁，滋味鲜美，自古就被列为"草八珍"之一，享有"菌中皇后""山珍之王"的美誉。

一、营养物质

竹荪富含多种维生素，包括维生素 B、维生素 C、维生素 D、维生素 E、维生素 K 等，其中维生素 B_2 含量较高，在长裙竹荪干品中可达 536μg/kg，在红托竹荪干品中可达 21.4μg/kg。菌体内富含多种微量元素，其中含锌 60.20mg/kg，铁 68.7mg/kg，铜 7.9mg/kg，硒 6.38mg/kg（王俊杰和刘影，2016a）。竹荪菌体还含有丰富的蛋白质及氨基酸成分，菌体内含蛋白质 20.2%，含 21 种氨基酸，其中 8 种为人体必需氨基酸，且所含的氨基酸大多以菌体蛋白的形态存在，不易丧失（华洋林等，2011a）。棘托竹荪菌体的检测结果显示菌体含蛋白质 21.45%，总氨基酸含量为 13.37mg/100mg，必需氨基酸 4.37mg/100mg；其中谷氨酸含量尤其丰富，高达 1.76%，占氨基酸总量的 17.0%以上，为蔬菜和水果所不及。此外，菌体内还含碳水化合物 38.1%、粗纤维 14%、粗脂肪 2.6%等（郑杨等，2013）。

二、主要生物活性物质

近年来，关于竹荪化学成分的研究内容包括凝集素、多酚氧化酶、竹荪多糖及挥发性成分等，其中以对多糖和挥发性成分的研究为主。

1. 竹荪多糖

竹荪多糖是一种天然高分子多聚物，在抗肿瘤、抗凝血、抗炎症、刺激免疫以及降血糖方面都有一定的疗效，对艾滋病也有一定的抑制作用。此外，竹荪多糖具有较强的抗氧化性，抑制人工细胞膜的脂质过氧化，增强细胞免疫作用。

（1）种类与结构　林玉满等先后从短裙竹荪子实体中分离到 3 种多糖 Dd、Dd-S3P、Dd-2DE，Dd 单糖组成为 L-岩藻糖、D-甘露糖和 D-半乳糖，分子量为 196000，对小鼠肉瘤 S180 具有一定的抑制作用，抑制率为 44.93%；Dd-S3P 含有 D-葡萄糖、D-甘露糖和 D-木糖，分子量约为 $3.8×10^5$，动物试验显示多糖 Dd-S3P 对小鼠肉瘤 S180 具有一定的抑制作用，抑制率为 31.3%；Dd-2DE 含有 D-葡萄糖、D-半乳糖、D-甘露糖、D-木糖和 L-岩藻糖，其分子量约为 76000（林玉满，1995a；1995b；1995c；1996；1997）。

研究者从长裙竹荪子实体干品中分离得到竹荪多糖 DI（林玉满，1995b）、DiA（林玉满和陈日煌，1996）、Di-S2P（林玉满，2003），其中，DI 分子量为 144000，单糖组成为 L-

岩藻糖、D-木糖、D-甘露糖、D-葡萄糖；DiA 分子量 168000，单糖组成为葡萄糖和甘露糖；Di-S2P 含有 D-葡萄糖、D-半乳糖、D-甘露糖和 D-木糖，分子量约为 $8.7×10^5$。

另外，研究人员从棘托竹荪中分离得到竹荪多糖 DE2-2，其单糖组成为 D-葡萄糖、D-甘露糖、D-半乳糖和 L-岩藻糖，分子量约为 84000，DE2-2 的抑瘤率为 38.93%（林玉满，2001；林陈强，2011）。李鸥叶（2019）分析棘托竹荪的提取物主要由葡萄糖组成，葡萄糖的含量在 75%～90%。红外光谱分析认为棘托竹荪提取物中的多糖组分可能为 α-1,4-葡聚糖。王荣琨等（2020）通过紫外、红外和离子交换色谱分析认为竹荪多糖主要由葡萄糖、半乳糖、甘露糖和木糖组成。

（2）分布与含量　竹荪多糖分布在竹荪的菌丝体、子实体的菌托、菌柄、菌盖、菌裙及竹荪蛋中。梁亚丽等（2020）对红托竹荪子实体及竹荪蛋各部位主要成分分布进行分析，结果表明，竹荪子实体菌托中多酚、黄酮、维生素 B_2 含量最高，而菌盖中蛋白质和多糖含量最高，竹荪蛋 3 个部位中，菌柄菌裙多糖含量最高，而其余成分均在菌托中最为丰富。

（3）影响因素　竹荪部位不同，多糖含量存在差异；提取方法不同，多糖得率也不同。王荣琨等（2020）分析不同提取方法下竹荪多糖的提取率和抗氧化性，并进行结构初步表征。超声波辅助提取法、压力辅助提取法和不同 pH 水浸提法所得的纯多糖提取率依次为 12.28%、7.02% 和 6.61%～6.81%。竹荪多糖的抗氧化活性受提取方法影响较明显，其中超声波辅助提取法所得多糖抗氧化性最强，对羟基自由基和 DPPH 自由基的清除率在浓度 2mg/mL 时分别可达 46.53% 和 60.69%。竹荪毛竹林下仿野生栽培和田间栽培，竹荪多糖的含量也存在差异，林下栽培的竹荪鲜菇可溶性糖含量比田间高 72.9%，林下栽培竹荪干菇的可溶性糖含量比田间栽培的高 57.3%（杨杰，2019）。

（4）药理作用　竹荪多糖广泛存在于子实体的细胞壁中，是具有高活性的大分子物质，在抗肿瘤、抗凝血、抗炎症以及调机体免疫方面都有一定的疗效（林陈强等，2011）。

① 抗肿瘤。竹荪中的活性成分较多，竹荪多糖是其中研究较多的一种活性成分，具有抗肿瘤作用（叶建方等，2016；丁瑞瑞等，2014）。江洪和王小红（2019）构建荷瘤小鼠模型，检测竹荪多糖的体内抗肿瘤活性，结果发现，竹荪多糖 DP15 可抑制小鼠体内路易斯肺癌细胞系 LLC 的肿瘤生长；DP15 可显著下调荷瘤小鼠脾脏中髓样抑制性细胞比例，该效应与上调髓样抑制性细胞中 *P53* 基因及下调 *Bcl-2* 基因表达有关。说明竹荪多糖 DP15 通过促进髓样抑制性细胞凋亡而下调其比例，可作为候选的抗肿瘤生物活性分子。

② 抑菌、抗炎症、抗氧化。短裙竹荪菌丝对革兰氏阳性细菌（枯草杆菌、乳酸菌等）有拮抗作用，而且对革兰氏阴性菌（醋酸菌、谷氨酸菌等）甚至对霉菌、酵母菌都有明显的拮抗作用（张静雯，2011）。王宪伟（2013）采用抑菌圈法发现竹荪多糖能够抑制黑曲霉、草酸青霉、枯草芽孢杆菌、大肠杆菌和金黄色葡萄球菌等，而且对真菌的抑制效果优于细菌。Deng 等（2015）发现长裙竹荪多糖 DIP 具有较强的体外抗氧化活性，能够有效清除 DPPH 自由基、羟基自由基和超氧阴离子自由基。

③ 调节机体免疫。竹荪多糖可以通过非特异性免疫途径来增强动物模型的免疫系统功能，如 Hua 等（2012）分别采用酸提法和碱提法从长裙竹荪中提取出 DIP I 和 DIP II 两种多糖成分，前者可以增加正常小鼠胸腺的重量和单核细胞的吞噬依赖性，后者可以提高小鼠脾脏和胸腺重量以及脾细胞增殖能力和自然杀伤细胞活性，还能恢复对二硝基氟苯的迟发型超敏反应。另外，竹荪多糖对非特异性免疫细胞中的其他成员也有激活作用。Deng 等（2016，2018）发现长裙竹荪多糖 DIP 能诱导小鼠腹腔巨噬细胞 RAW264.7 中一氧化氮产生，促进白

介素-1、白介素-6、肿瘤坏死因子和核因子κB（nuclear factor-κB，NF-κB）等基因的表达，而抗 Toll 样受体 4（Toll-like receptor 4，TLR4）和抗模式识别受体 Dectin-1 的单克隆抗体都可以显著抑制 DIP 与靶细胞的特异性结合以及对巨噬细胞的激活。廖文镇（2015）发现红托竹荪多糖 DP1 能够与 RAW264.7 细胞膜表面的补体受体 3（complement receptor 3，CR3）特异性结合，通过 PI3K/Akt/MAPK/NF-κB 信号转导通路激活巨噬细胞的免疫应答，促进一氧化氮和白介素的分泌。

④ 降血压、降血脂作用。林海红等（2000）将长裙竹荪粉作为添加剂加入到高血脂症老鼠的饲料当中，六周后发现食用添加长裙竹荪粉饲料的高血脂症大鼠的血清总胆固醇、高密度脂蛋白胆固醇上升值显著降低。刘虎成等（2000）开发了一种竹荪降压饮料，通过对高压模型饮用前后的对照，发现竹荪提取液确有一定的降血压功效。

⑤ 保肝护肝作用。将 24 只健康大鼠均分为对照组、模型组、竹荪干预组 3 组，每组雌雄各半；对照组以常规饲料饲养，竹荪干预组和模型组喂饲砷含量 50mg/kg 的饲料，竹荪干预组每日以 10g/L 的竹荪多糖 20mL/kg 灌胃，各组大鼠喂养 3 个月，然后取血检测相关指标。结果发现，竹荪干预组和模型组大鼠血清内谷草转氨酶的活力、粘连蛋白、透明质酸酶、Ⅳ型胶原水平均比对照升高，白蛋白 B 水平均降低；与模型组相比，竹荪干预组大鼠血清内谷草转氨酶和谷丙转氨酶的活力均降低，总蛋白、白蛋白/球蛋白、白蛋白水平升高，粘连蛋白、Ⅳ型胶原水平降低；HE 和 Masson 染色结果显示，竹荪干预组和模型组均出现不同程度的肝损伤；通过图像分析系统测量，对照组、竹荪干预组、模型组大鼠肝脏纤维面积呈增加趋势，竹荪干预组和模型组与对照组相比胶原纤维沉积面积差异均有统计学意义（$P < 0.05$）。说明竹荪多糖对砷中毒大鼠肝脏有一定保护作用（胡婷和罗鹏，2016）。

2. 挥发油类

竹荪挥发油对大肠杆菌、霉菌和酵母菌等微生物有较强的抑菌效果，可作为天然的食品防腐剂（曹奕，2013）。檀东飞等（2002）用水蒸气蒸馏法提取棘托竹荪菌盖中的挥发油，得率为 0.088%；用石油醚冷浸提菌盖，得率为 0.374%。对棘托竹荪菌盖中的挥发油和石油醚提取物的化学成分进行分析，分别鉴定出 41 种和 30 种成分，其中有 15 种成分首次在竹荪属中检测到。

（1）种类与结构 檀东飞等（2010）指出棘托竹荪挥发油有鲜品挥发油和干品挥发油2 种，干品挥发油中成分由高到低依次为脂肪酸、倍半萜类、酮类、醛类等，而鲜品挥发油成分中由高到低依次为醇类、芳烃类、倍半萜类、脂肪酸、酮类等。在检测出的化学成分中，鲜品挥发油的低沸点小分子成分较多，这可能是干品经过 80℃左右的高温烘干，导致低沸点的小分子化合物挥发损失。另外，干品挥发油提取时用电炉加热，鲜品挥发油提取时改为电热套加热，减少了提取过程中电炉的高温对挥发油收集管的烘烤作用，并且在鲜品挥发油的收集方法上也进行了改进，将干品提取时的一次性收集改为馏出液滴满收集管时就放出置具塞容器中低温保存，进一步减少高温对低沸点物质的影响。造成这些差异的原因包括：干、鲜样品批次及所含成分的差异，提取条件的不同，气-质联谱分离检测时使用的色谱柱不同（干品用 FFAP 柱，鲜品用 HP-5MS 柱）以及分离时的程序升温条件设置不同等。

（2）分布与含量 檀东飞等（2002）利用水蒸气蒸馏法提取棘托竹荪挥发油，含量为

0.45mL/100g，油的颜色为淡黄色，有特殊香气，悬浮于水面。棘托竹荪挥发油中分离出 36 种组分，鉴定出 29 种，占挥发油总量的 97.76%。已鉴定出的化学成分主要为有机酸、萜类、酮类、醛类物质，其比例分别为 37.28%、30.08%、25.15%、10.98%。有机酸主要是不饱和脂肪酸，占脂肪酸总量的 77.52%；萜类中倍半萜类占 97.54%；酮类中的 13-甲基-环氧十四烷-2-酮占总挥发油的 23.53%，在 36 种成分中居第一位。此外，檀东飞等（2010）用水蒸气蒸馏法提取棘托竹荪子实体鲜品挥发油，含量为 0.093g/100g，鉴定出 35 种化学成分，检出率 77.57%，其中主要化学成分类别及相对峰面积为 28.12%醇类（含萜品醇）、26.09%芳香烃、10.81%倍半萜类、7.54%脂肪酸、6.91%酮类（含萜品酮）、3.76%烷（烯）烃、1.94%酚类、1.93%甾苷、1.43%酯类、0.10%醛类。

（3）影响因素　目前研究者分别从不同竹荪品种（长裙竹荪、棘托竹荪）以及竹荪的不同部位（菌丝体、子实体、菌盖、菌托以及竹荪废弃物等）中提取到挥发油成分，且证实其具有抑菌活性。品种不同、部位不同、提取方法不同，挥发油的得率和成分不同。檀东飞等（2007）用水蒸气蒸馏法提取棘托竹荪菌盖挥发油，得率为 0.088%；用石油醚冷浸提菌盖，得率为 0.374%。质谱解析分别鉴定出 41 种和 30 种成分，挥发油的主要成分为芳香烃、醇、脂肪酸、酮、倍半萜、酯、醛等，石油醚提取物的主要成分为脂肪酸、醇、酯、芳香烃、酮等。菌盖提取物的抑菌效果：挥发油>石油醚提取物。挥发油对受试的霉菌、酵母菌、细菌都有强的抑制作用。

（4）药理作用

① 抑菌防腐作用。挥发油成分复杂，包含萜类、长链脂肪酸、醛、酮等物质。因其成分间相互协同，所以其抑菌活性常优于提取出来的单类抑菌功能物质。刘文波等（2013）证实棘托竹荪和长裙竹荪的水提物和挥发油对 5 种食源性细菌的生长均有较好的抑制作用。檀东飞等（2006，2007）浸提棘托竹荪的子实体挥发油、菌托挥发油、菌盖挥发油，主要成分为芳香烃、醇、脂肪酸、酮、倍半萜、酯、醛等。抑菌实验发现竹荪不同部位的挥发油对霉菌、酵母菌、细菌都有抑制作用，但是抑菌谱存在一些差异，而且挥发油提取物的抑菌作用强于石油醚提取物，但是挥发油产量很低。曹奕（2013）比较了不同种类竹荪挥发油的抑菌效果，发现棘托竹荪水蒸气蒸馏法所得挥发油对革兰氏阴性菌如副溶血性弧菌、大肠杆菌，荧光假单孢菌的抑制效果普遍好于革兰氏阳性菌如金黄色葡萄球菌、单增李斯特菌、植物乳杆菌。而长裙竹荪同种方法所得的产物对阳性菌的抑制效果强于阴性菌。

② 防止动脉硬化。棘托竹荪挥发油的有机酸成分主要为不饱和脂肪酸，其中亚油酸占挥发油总量的 17.56%。在人体内不饱和脂肪酸特别是亚油酸可促进饱和脂肪酸及其衍生的脂类、胆甾醇等在血液中的运行，以减少其在血管壁上的沉积，具有降低血液中脂肪、胆固醇及软化血管的作用（檀东飞等，2003）。

3. 其他成分

于洋（2018）采用固体发酵方法培养长裙竹荪菌丝体，乙酸乙酯浸泡提取发酵产物，用石油醚、乙酸乙酯和正丁醇萃取，再经硅胶柱、凝胶柱、ODS 柱分离得到单体化合物，^{1}H-NMR 和 ^{13}C-NMR 图谱解析，鉴定出油酸甲酯（脂肪酸类化合物）、甾体类化合物如豆甾醇（图 12-13）和 β-谷甾醇（图 12-14）、软脂酸（palmitic acid）、蒽醌类化合物（如交链孢酚单甲醚）等 5 种化合物，经 MTT 法检测后，石油醚提取物对肝癌细胞株 HepG2 的体外增殖表现出较好的抑制作用。

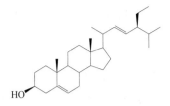

图 12-13　竹荪豆甾醇（$C_{29}H_{48}O$）结构式　　　　图 12-14　竹荪β-谷甾醇（$C_{29}H_{50}O$）结构式

三、功能性产品开发

竹荪营养价值高，但货架期短，在发展竹荪作为烹饪原料的市场供应的同时，通过深加工处理可提升竹荪的经济价值，市场上已有的竹荪功能性产品主要是竹荪酒、竹荪饮料等，亦有科学家研制出了竹荪多糖口服液、天然防腐剂和化妆品等，具有较好的市场发展前景。

1. 保健食品

（1）竹荪米酒　取新鲜竹荪去根、清洗、破碎，加入果胶酶混匀，用硅藻土过滤得到澄清竹荪提取液。用2%葡萄糖溶液活化安琪酿酒酵母，糯米经洗净、浸泡、蒸制、淋冷，加入米曲糖化，加入活化酵母于28～32℃的恒温培养箱中发酵。发酵完全后用纱布滤出醪液，转入干燥通风环境，密封存放。将经陈酿的米酒超滤、勾兑、杀菌后即得成品。

（2）酵素　牟彬彬等（2018）以竹荪和蜜柚为主要原料，添加青金橘、糖和盐等辅料通过发酵制成酵素。酵母菌接种量0.1%，发酵时间10天，竹荪酵素初液:蜜柚酵素初液 = 1:2（*V*/*V*），白砂糖添加量30%。制得的竹荪蜜柚酵素呈淡黄色，组织均匀一致，口感酸甜适中，有独特的菇香和天然果汁香味，营养丰富。

2. 竹荪多糖口含片

黄庆斌和卢旭（2019）通过优化竹荪多糖口含片的生产工艺，制作出了一种具有保健功效的竹荪多糖含片新产品。配方及工艺如下，竹荪多糖（60%醇沉片段）0.12g、柠檬酸0.02g、木糖醇0.08g、淀粉0.15g、微晶纤维素0.03g。

3. 复合多糖饮料

蔡春城等（2019）以红托竹荪多糖2mg/mL、百尾参多糖12.6mg/mL、柑橘果汁60mL、蔗糖3%、柠檬酸0.01%，制得100mL功能性复合多糖饮料。

四、食疗

竹荪性寒、味甘、无毒，有滋阴养血、益气补脑、止咳化痰、减少腹壁脂肪积储、益气补脑、宁神健体的功效，对高血压、高血脂、高胆固醇、冠心病、动脉硬化及肥胖等症状有很好的疗效。

1. 食疗方剂

（1）预防食欲不振、脾胃虚弱　鲜竹荪600g、粳米锅巴200g、水发冬菇、熟火腿、熟鸡脯肉、豌豆苗、精盐等适量。鲜竹荪剖开，切菱形片并汆水；熟鸡脯肉和火腿切片；水发冬菇切片入炒锅，上中火，放鲜汤及各种食材烧沸，倒入粳米锅巴中即可。

（2）预防营养不良性贫血、产后贫血　鲜竹荪 200g，猪肝 150g，豌豆苗 50g，火腿 20g，高汤、精盐等调味料适量。鲜竹荪洗净，汆水后切片；火腿切片；猪肝剁成茸，加调味料调匀，上笼蒸成膏状。取高汤放入各种食材烧开调味即可。

（3）预防肾虚引起的阳痿、遗精　竹荪 250g，瘦猪肉 100g，虾仁、水发海参各 80g，豌豆苗 50g，鲜汤及调味料适量。将上述材料洗净切片，加鸡蛋清、精盐、干淀粉抓匀，豌豆苗洗净。炒锅上旺火，放入鲜汤，烧沸后再放入食材调味即成（青华，2010）。

2. 饮食注意事项

在众多的竹荪品种中，有一种黄裙竹荪，也叫杂色荪，菌裙的颜色为橘黄色或柠檬黄色，这种黄裙竹荪有毒，不可食用（袁德培，2006）。

参考文献

白岚，2006. 香菇蛋白质氨基酸的分析[J]. 菌物研究（2）：21-24.

毕韬韬，吴广辉，2015. 猴头菇营养价值及深加工研究进展[J]. 食品研究与开发，36（9）：146-148.

边洪荣，李小娜，潘海宇，等，2002. 香菇有效成分提取分离及分析方法研究进展[J]. 中草药（9）：98-99.

卞思静，闻庆，肖俊勇，等，2019. 银耳多糖液晶霜制备及其保湿功效评价[J]. 香料香精化妆品（4）：59-64.

蔡春城，陈晓清，陈培玉，等，2019. 红托竹荪百尾参复合多糖功能饮料的研制[J]. 贵州师范学院学报，35（9）：26-30.

蔡和晖，廖森泰，叶运寿，等，2008. 金针菇的化学成分、生物活性及加工研究进展[J]. 食品研究与开发，29（11）：171-175.

曹瑞敏，王志才，苗人培，等，1996. 猴头菌中部分脂肪酸和微量元素分析[J]. 白求恩医科大学学报，22（3）：243-244.

曹奕，2013. 竹荪中抑菌物质的提取方法优化及其抑菌机理的初步探究[D]. 上海：上海海洋大学.

常海兰，殷凤，2003. 双孢蘑菇的抗氧化作用及对免疫功能影响的研究[J]. 山西医科大学学报（2）：122-123.

常花蕾，2009. 金针菇多糖的免疫调节作用、抗肿瘤作用及其机制研究[D]. 广州：南方医科大学.

陈岗，2011. 银耳多糖的功能特性及其应用[J]. 中国食品添加剂（4）：144-148.

陈海燕，孙志双，刘美含，等，2019. 林蛙皮银耳保湿霜的制备[J]. 延边大学学报（自然科学版），45（1）：84-89.

陈静，李巧珍，章炉军，等，2020. 香菇不同发育阶段子实体多糖的理化性质及体外免疫活性研究[J]. 菌物学报：1-9.

陈丽娟，杨继国，宁正祥，2017. 银耳多糖湿法打浆快速提取工艺的研究[J]. 中国食品添加剂（1）：156-160.

陈亮，闫成秋，2013. 通立清胶囊治疗便秘气秘证 33 例[J]. 长春中医药大学学报，29（5）：884.

陈龙，李文峰，令博，等，2011. 金耳、银耳、木耳多酚提取及其抗氧化活性[J]. 食品科学，32（20）：52-56.

陈万超，杨炎，于海龙，等，2015. 七种干香菇主要营养成分与可溶性糖对比及电子舌分析[J]. 食用菌学报，22（1）：61-67.

陈五岭，陈邦，2000. 香菇膳食纤维挤压改性的研究[J]. 现代化工（9）：45-46，48.

陈肖珍，曾灶昌，2018. 不同产地银耳的多糖含量及体外透皮吸收性能研究[J]. 广州中医药大学学报，35（6）：1084-1088.

陈玉斌，张新伟，顾家屹，等，2020. 钙离子和锌离子对金针菇菌丝生长的影响[J]. 安徽农业科学，48（4）：43-45.

陈知秋，2019. 黑木耳多糖对 60Co-γ 辐射诱导氧化应激小鼠糖代谢的影响[D]. 哈尔滨：哈尔滨工业大学.

崔芳源，2016. 猴头菇胞内胞外多糖的结构、抗氧化活性和保肝护肝能力分析[D]. 泰安：山东农业大学.

崔蕊静，李凤英，李春华，2003. 银耳多糖的提取及其在饮料中的应用[J]. 中国食用菌，23（2）：39.

戴兵，黄敏，宁安红，等，2004. 香菇C91-3菌丝发酵液蛋白抑制小鼠宫颈癌细胞株U14生长及诱导凋亡的实验研究[J]. 浙江医学，26（9）：16-18.

邓加聪，曾锈华，陈婕，等，2020. 香菇多糖的提取工艺及抗氧化性研究[J]. 化学工程与装备（5）：12-14.

邓凯波，黄雅萍，屠颖晶，等，2018. 银耳酥性饼干的工艺优化及消化特性评价[J]. 食品研究与开发，39（19）：79-85.

邓政东，程爱芳，蒲玉婷，2015. 黑木耳凝集素的提取工艺[J]. 江苏农业科学，43（3）：259-260.

丁湖广，丁荣辉，2006. 银耳生产关键技术百问百答[M]. 北京：中国农业出版社.

丁瑞瑞，令狐娅，郭春连，等，2014. 竹荪多糖提取工艺及其对肿瘤抑制作用的研究[J]. 广州化工，42（15）：61-63.

杜钢，刘美玲，黄璐瑶，等，2020. 不同来源银耳多糖的质量评价[J]. 中国实验方剂学杂志，26（19）：210-216.

杜怡霖. 一种用于提高香菇中香菇嘌呤的培养基：CN105110977A [P]. 2015-12-02.

凡军民，谢春芹，贾君，等，2017. 不同分离纯化方法对草菇多糖抗氧化活性的影响[J]. 食品科技，42（7）：205-208.

范青生，魏华，谢俊杰，等，1995. 培养的富锌金针菇对小鼠学习能力和免疫功能的影响[J]. 营养学报，17（1）：89-91.

范秀芝，殷朝敏，叶罗娜，等，2019. 黑木耳发酵菌质总黄酮体外抗氧化活性研究[J]. 核农学报，33（2）：313-321.

方芳，赵立，赵祥杰，等，2018. 金针菇多糖酸奶的研制[J]. 食品工业，39（12）：96-100.

方勇，王红盼，杨文建，等，2016. 金针菇复配发芽糙米挤压膨化工艺及产品品质特性[J]. 中国农业科学，49（4）：727-738.

冯俊，2020. 金针菇多糖对运动疲劳免疫恢复的影响[J]. 中国食用菌，39（1）：46-48.

付书婕，王乃平，黄仁彬，2008. 植物多糖免疫调节作用的研究进展[J]. 时珍国医国药，19（1）：99-101.

傅楷历，刘晓媛，吴淑辉，等，2019. 基于皮肤外燥模型小鼠的干燥皮肤综合评价及银耳多糖的干预研究[J]. 中国现代应用药学，36（15）：1899-1904.

甘霓，吴小勇，郑传进，等，2017. 黑木耳多糖对B16黑色瘤细胞抗肿瘤作用研究[J]. 广东药科大学学报，33（6）：758-762.

高纯阳，2015. 金针菇（*Flammulina velutipes*）休闲食品的加工研究[D]. 南京：南京农业大学.

高宏伟，李兆兰，刘志礼，等，1999. 双孢蘑菇胞外多糖及胞内多糖的分离纯化和化学结构分析[J]. 南京中医药大学学报（4）：33-34.

高瞻，2019. 几种农林废弃物栽培猴头菇的研究[D]. 南宁：广西大学.

古红梅，2010. 4种食用菌多糖含量的比较[J]. 河南农业科学（5）：104，108.

郭华，叶暾昊，2000. 香菇膳食纤维保健功效初探[J]. 应用科技（2）：28-29.

郭鹏，2014. 香菇多糖对缓解乳腺癌化疗后骨髓抑制的临床观察[J]. 河北医药，36（22）：3411-3413.

郭振环，2010. 硫酸化香菇多糖的抗病毒和增强免疫活性及其与其他几种硫酸化多糖的比较[D]. 南京：南京农业大学.

郭志欣，2019. 金针菇菇脚多糖抗氧化功能及在七彩鲑饲料中的应用研究[D]. 长春：吉林农业大学.

韩建荣，翟飞红，2017. 响应面法优化双孢蘑菇液态发酵培养基[J]. 山西大学学报（自然科学版），40（3）：602-608.

韩秋菊，李薇. 黑木耳黄酮类化合物提取工艺研究[J]. 安徽农业科学，2011，39（28）：17237 -17238，17267.

韩书昌，张学义，张淑芹，等，2016. 黑木耳膨化脆片的制作方法[J]. 林业科技，41（6）：43-45.

韩英，沈秀，徐文清，等，2012. 银耳多糖辐射防护作用的研究[J]. 中国辐射卫生，21（2）：132-133.

韩英，徐文清，杨福军，等，2011. 银耳多糖的抗肿瘤作用及其机制[J]. 医药导报，30（7）：849-852.

郝瑞芳，景浩，2009. 加热处理对香菇中糖和蛋白的影响[J]. 食品科技，34（9）：90-93，97.

何聪芬，程华，董银卯，等. 具有美白保湿功效的护肤组合物及其制备方法和应用：CN102697701A [P]. 2012-10-03.

何嘉烽，2019. 黑木耳多糖的降血脂作用及相关机制的初步探讨[D]. 广州：广东药科大学.

何晋浙，樊鹏，孙培龙，2018. 猴头菌素分离纯化、结构鉴定及体外活性研究[J]. 核农学报，32（2）：318-324.

何俊萍，李建中，苑社强，等，2002. 双孢菇软包装调味产品的研制开发[J]. 河北农业大学学报，25（4）：87-90.

侯波，郑淑彦，邰丽梅，等，2013. 金针菇营养保健功能及食品加工研究现状[J]. 食品研究与开发，34（12）：122-126.

胡俊飞，张华，曲航，等，2017. 硫酸化黑木耳多糖的辐射防护作用研究[J]. 食品研究与开发，38（5）：6-10.

胡婷，罗鹏，2016. 竹荪多糖对砷中毒大鼠肝功能及肝纤维化的影响[J]. 贵州医科大学学报，41（11）：1258-1262.

胡洋，崔春，陶倩，等，2020. 热水浸提及乙醇沉淀的工艺优化提高猴头菇多糖提取率[J]. 中国调味品，45（1）：1-4，19.

华洋林，高擎，唐健，等，2011. 不同产地竹荪营养成分的比较研究[J]. 食品工业科技（10）：21.

黄培红，靳利利，陈国通，等，2016. 益脂平胶囊治疗气虚痰瘀型高脂血症344例疗效观察[J]. 福建中医药，47（1）：51-52.

黄庆斌，卢旭，2019. 竹荪多糖口含片生产工艺研究[J]. 现代食品（18）：105-109.

江洪，王小红，2019. 以髓源抑制性细胞为靶点的竹荪多糖抗肿瘤机制研究[J]. 中国医药科学，9（24）：21-26.

姜威，2014. 低温胁迫下草菇抗氧化应答反应中关键酶的表达量变化及活性研究[D]. 南京：南京农业大学.

蒋敏，陈若冰，陈涛，2018. 香菇活性成分提取工艺研究及药理学研究进展[J]. 生命的化学，38（6）：797-802.

景岳，2017. 顺铂联合香菇多糖腹腔灌注治疗卵巢癌腹腔积液27例的效果观察[J]. 临床医学研究与实践（1）：44-46.

柯野，梁小敏，曾松荣，等，2008. 粤北地区香菇多糖和可溶性蛋白的研究[J]. 食品研究与开发（3）：5-8.

孔祥辉，孙宇峰，任永春，等，2006. 金针菇免疫调节蛋白的研发与应用[J]. 生物技术，16（4）：85-88.

来吉祥，何聪芬，赵进，等，2010. 银耳多糖工业化提取工艺优化及护肤功效研究[J]. 日用化学工业，40（4）：259-262.

黎勇，王晓东，高敏，2014. 我国银耳的研究历史及现状[J]. 北方园艺（16）：188-191.

李波，芦菲，田燕，等，2010. 香菇蛋白的分级纯化和结构分析[J]. 天然产物研究与开发，22（2）：257-260.

李登龙，吴斌，王玉涛，等，2020. 金针菇多糖复合重组肉脯的研制[J]. 现代食品科技，36（1）：198-205，135.

李凤林，张丽丽，庄威，2005. 金针菇营养保健酸奶的研制[J]. 冷饮与速冻食品工业，11（3）：16-21.

李福后，王伟霞，刘伟，2018. 影响金针菇菌丝体及胞外多糖产量的因子研究[J]. 食品研究与开发，39（11）：135-138.

李宏月，方亮，欧小云，等，2020. 8株香菇的二氧化硫及多糖含量对比分析[J]. 现代食品，4：169-171，175.

李家炜，2019. 猴头菌多糖胃漂浮片的制备方法研究[D]. 广州：华南理工大学.

李健，刘宁，陈平，等，2005. 香菇多糖单糖组成及含量的测定方法研究[J]. 化学与粘合，27（2）：71-74.

李洁莉，2002. 猴头菌药效成分研究和猴头菌属的分子生物学鉴定[D]. 南京：南京师范大学.

李洁莉，陆玲，仓一华，等，2001. 猴头菌及其提取物有关甾醇类化合物初探[J]. 中国生化药物杂志，22（3）：124-126.

李静，王安建，刘丽娜，等，2017. 植物乳杆菌发酵法制取香菇柄膳食纤维的研究[J]. 保鲜与加工，17（2）：83-88.

李乐，宋敏，袁芳，等，2007. 食用菇类中抗氧化活性物质的研究[J]. 南开大学学报（自然科学版），40（6）：

62-66.

李鸥叶，张全才，施晓丹，等，2019. 基于高效凝胶渗透色谱法和离子色谱法的棘托竹荪提取物的质量控制 [J]. 中国食品学报，19（12）：213-219.

李琦，2011. 黑木耳黑色素的提取、纯化及其活性研究[D]. 武汉：华中农业大学.

李琦，侯丽华，刘鑫，等，2010. 黑木耳黑色素鉴定及提取工艺优化[J]. 食品科学，31（16）：87-92.

李小凡，2015. 香菇柄中水溶性蛋白及活性肽的研究[D]. 山西：山西大学.

李小凡，王常青，訾艳，等，2015. 香菇柄中水溶性蛋白的提取及组成分析[J]. 食品工业科技，36（9）：343-345，349.

梁亚丽，秦礼康，王何柱，等，2020. 红托竹荪及竹荪蛋各部位主要营养功能成分分析[J]. 食品与机械，36（4）：72-76，114.

廖文镇，2015. 竹荪多糖的化学结构、生物活性及其功能化抗肿瘤药物的研究[D]. 广州：华南理工大学.

林陈强，陈济琛，林戎斌，等，2011. 竹荪资源综合利用研究进展[J]. 中国食用菌，30（2）：8-11.

林桂兰，许学书，连文思，2006. 食用菇多糖提取物体外抗氧化性能研究[J]. 华东理工大学学报（自然科学版）（3）：278-281，317.

林海红，林浪，陈碧，2000. 长裙竹荪对大鼠血脂的影响[J]. 福建农业大学学报，29（2）：238-241.

林魁，魏云华，张燕青，2012. 酶法提取双孢蘑菇多糖工艺研究[J]. 现代农业科技（18）：289-290.

林玉满，1995a. 短裙竹荪多糖Dd的组成单糖鉴定和抑瘤作用[J]. 海峡药学，7（1）：120-122.

林玉满，1995b. 竹荪多糖的分离纯化和鉴定[J]. 中国食用菌，14（5）：39-40.

林玉满，1997. 短裙竹荪多糖Dd-S3P的分离纯化及其性质研究[J]. 生物化学杂志，3（1）：99-102.

林玉满，2003. 长裙竹荪多糖Di-S2P的分离纯化和鉴定[J]. 中国食用菌，22（2）：40-42.

林玉满，陈利永，余萍，1995c. 短裙竹荪（Dictyophora duplicata）多糖的研究（Ⅰ）——Dd多糖的分离、纯化及其部分理化性质[J]. 福建师范大学学报（自然科学版），11（1）：75-78.

林玉满，陈日煌，1996. 长裙竹荪子实体酸提水溶性多糖DiA的分离、纯化及组成单糖的鉴定[J]. 食用菌学报，3（3）：37-40.

林玉满，余萍，刘艳如，2001. 棘托竹荪子实体水溶性多糖DE2-2的分离纯化和鉴定[J]. 食用菌学报，8（1）：15-18.

刘城移，戚梦，吕虹燕，等，2018. 黑木耳黑色素对急性肝损伤的改善作用[J]. 菌物学报，2018，37（12）：1741-1750.

刘存芳，田光辉，赖普辉，2008. 香菇柄中营养成分的开发与利用综述[J]. 科技信息（1）：14-35.

刘凤莲，2007. 草菇酸奶加工工艺的研究[J]. 黑龙江畜牧兽医（11）：108-109.

刘虎成，齐东梅，宋大安，2000. 系列保健食品罐头的制作[J]. 广州食品工业科技，16（2）：40-41.

刘慧，2010. 食疗（黑木耳、洋葱）对高血脂症患者的疗效观察[J]. 实用心脑肺血管病杂志，18（6）：795.

刘景煜，2017. 金针菇生物活性成分分离及开发利用[D]. 杨凌：西北农林科技大学.

刘明华，陈其国，2017. 黑木耳咀嚼片制备工艺的研究[J]. 食品研究与开发，38（1）：46-50.

刘朋虎，2012. 草菇同核、异核菌株间差异基因表达的研究[D]. 福州：福建农林大学.

刘伟，2014. 窄普中波紫外线联合香菇多糖治疗带状疱疹效果分析[J]. 河北医学，20（9）：1516-1518.

刘文波，赵勇，孙晓，等，2013. 竹荪提取物对食源性细菌的抑菌特性研究[J]. 微生物学杂志，33（4）：50-54.

刘小霞，安学明，负建民，等，2020. 改变培养基碳源复壮草菇退化菌种[J]. 菌物学报，39（7）：1312-1321.

刘晓，闫语婷，2017. 香菇的营养价值及综合利用现状与前景[J]. 食品工业，38（3）：207-210.

刘星，毛行钟，夏志林，1999. 复方香菇多糖口服液的研制[J]. 福建医药杂志（2）：3-5.

刘学铭，廖森泰，陈智毅，2011. 草菇的化学特性与药理作用及保鲜与加工研究进展[J]. 食品科学，32（1）：260-264.

刘艳秀，汪利华，莫如康，等，2016. 顺铂联合香菇多糖治疗老年肺癌伴胸腔积液的临床疗效及其对患者肺功能和生活质量的影响[J]. 实用心脑肺血管病杂志，7：114-116.

刘洋，2019. 黑木耳米酒酿造工艺研究[J]. 中国酿造，38（11）：194-198.

刘雨诗，刘晓梅，刘娟汝，等，2020. 香菇五汁饮复合饮料工艺配方的研究[J]. 保鲜与加工，20（2）：139-143.

鲁飞飞，方兆华，2013. 食用菌的皮肤护理功效以及在化妆品中的应用[J]. 日用化学品科学，36（8）：31-35.

罗青，杨玉珍，王国霞，等，2020. 金针菇与杏鲍菇混合发酵条件的探究[J]. 中国调味品，45（3）：129-136.

吕作舟，2006. 食用菌栽培学[M]. 北京：高等教育出版社：109.

马成瑶，曾伟民，黄东，等，2019. 黑木耳凝集素的分离、纯化及抗肿瘤活性研究[J]. 黑龙江大学自然科学学报，36（4）：465-472.

马迪，冯娜，冯爱萍，等，2016. 不同生长期草菇提取物的生物活性研究[J]. 菌物学报，35（10）：1226-1233.

马泽青，2013. 双孢蘑菇乳酸发酵饮料加工工艺研究[D]. 西安：陕西师范大学.

孟祥敏，王辉，2013. 猴头多糖口服液的制备工艺研究[J]. 食品工业，34（3）：65-68.

牟彬彬，蓝延玲，周玉杰，等，2018. 竹荪蜜柚复合酵素的制备工艺研究[J]. 保鲜与加工，18（4）：61-65+72.

庞良芳，2014. 银耳孢糖提高肝癌化疗患者生存质量的研究[J]. 湖北中医药大学学报，16（4）：85-86.

彭彪，戴敏钦，林雄平，等，2013. 3 种适生树种木屑栽培银耳对比试验[J]. 宁德师范学院学报（自然科学版），25（1）：6-8.

彭飞，商丹，2019. 复方猴头胶囊联合雷贝拉唑治疗胃溃疡的临床研究[J]. 现代药物与临床，34（12）：3620-3623.

蒲昭和，2000. 猴头燕山珍美味的抗癌食品[J]. 药膳食疗研究，2：36.

钱礼顺，2019. 超声辅助提取草菇子实体多糖及其结构表征与免疫活性评价[D]. 镇江：江苏大学.

乔德亮，陈乃富，张莉，等，2011. 双孢蘑菇子实体多糖提取条件优化及部分特性研究[J]. 食品与发酵工业，23（2）：195-199.

阮美娟，王晴华，秦学会，2009. 双孢菇果肉饮料稳定性研究[J]. 食用菌，31（3）：56.

邵梦茹，2014. 猴头菇多糖对胃肠黏膜保护作用的实验研究[D]. 广州：广州中医药大学.

申进文，贾身茂，吴洁洁，等，1997. 金针菇营养成分研究[J]. 中国食用菌，16（5）：36-38，40.

石秀芹，许丹妮，张佳婵，等，2020. 双孢蘑菇多糖的提取及其抗氧化功效研究[J]. 食用菌，42（1）：7-12.

史亚丽，辛晓林，杨立红，等，2004. 香菇多糖对力竭小鼠抗疲劳及保肝作用研究[J]. 吉林农业大学学报（3）：301-304.

宋倩，朱娟，2016. 注射用香菇多糖对Ⅲ、Ⅳ期 SCLC 患者血清肿瘤标志物及疗效的影响[J]. 中国处方药，7：12-13.

苏畅，李小江，贾英杰，等，2019. 香菇多糖的抗肿瘤作用机制研究进展[J]. 中草药，50（6）：1499-1504.

孙培龙，蒋同隽，1995. 香菇嘌呤研究简述[J]. 中国食用菌，14（2）：44-46.

孙培龙，吴学谦，季培军，等，2000. 香菇及其他食用菌中香菇嘌呤含量的检测[J]. 食品工业科技，21（5）：70-72.

孙学明，刘冰，2019. 黑木耳多糖对患心脑血管人体的康复自愈能力研究[J]. 中国食用菌，38（4）：36-38.

孙宇峰，沙长青，于德水，等，2006. 金针菇功能性蛋白的研究进展[J]. 微生物学杂志，26（4）：50-54.

谭一罗，杨和川，苏文英，等，2018. 金针菇活性成分及药理活性研究进展[J]. 江苏农业学报，34（5）：1191-1197.

檀东飞，黄儒珠，卢真，等，2006. 棘托竹荪菌托的化学成分及抑菌活性研究（Ⅰ）[J]. 菌物学报，4：603-610.

檀东飞，黄儒珠，卢真，等，2007. 棘托竹荪菌盖的化学成分及抑菌作用研究（Ⅱ）[J]. 微生物学杂志，6：8-12.

檀东飞，黄儒珠，卢真，等，2010. 棘托竹荪子实体鲜品的化学成分及抑菌活性研究[J]. 福建师范大学学报（自然科学版），26（2）：100-105.

檀东飞，梁鸣，吴若菁，等，2003. 棘托竹荪乙酸乙酯提取物的化学成分研究[J]. 天然产物研究与开发，1：34-37.

檀东飞，吴若菁，梁鸣，等，2002. 棘托竹荪挥发油化学成分及抑菌作用的研究[J]. 菌物系统，2：228-233.

唐秋实，杨雅兰，刘学铭，等，2019. 金针菇多糖螯合钙的制备工艺研究[J]. 食品科技，44（1）：160-165.

唐仕荣，董玉玮，苗敬芝，2018. 金针菇、赤芝混菌发酵工艺优化及其活性成分检测[J]. 食品科技，43（9）：40-46.

陶佳喜，2004. 新型香菇保健茶的生产工艺及其应用效果[J]. 武汉工业学院学报（1）：25-27.

万茜淋，任雨贺，刘淑莹，2018. 香菇多糖的药理活性研究进展[J]. 中国药房，29（8）：1140-1144.

汪锴，陈保送，宝丽，等，2015. 猴头菌属药用真菌活性次级代谢产物研究概况[J]. 菌物学报，34（4）：553-568.

汪树生，苏玉春，孙雪菲，等，2017. 超声波辅助提取银耳多糖的工艺研究[J]. 黑龙江畜牧兽医，522（6）：154-157.

王成凤，1994. 漫话香菇[J]，中国林业（12）：2-4.

王翠，何文胜，2017. 金针菇菇根废弃物多糖提取工艺优化研究[J]. 福建轻纺，4：28-31.

王德宇，2008. 双孢蘑菇多糖的分离、纯化及结构研究[D]. 长春：东北师范大学.

王迪科，2015. 博莱霉素联合香菇多糖治疗肺癌恶性胸腔积液临床效果分析[J]. 世界最新医学信息文摘，47：65-66.

王飞，王金阳，吴迪，等，2020. 银耳冰淇淋的研制[J]. 农业技术与装备，361（1）：45-46.

王锋，刘晓鹏，张宝翠，等，2020. 猴头菇菌丝体多糖的提取工艺优化[J]. 食品安全质量检测学报，11（3）：771-776.

王广耀，慈钊，2009. 猴头菇保健醋的生产工艺[J]. 中国调味品，34（6）：76，79.

王杰，张阳，秦澎，等，2019. pH对香菇多糖含量及合成关键酶基因转录水平的影响[J]. 生物技术通报，35（2）：39-45.

王晶星，2020. 黑木耳蛋糕生产工艺研究[J]. 粮食与油脂，33（3）：78-82.

王俊杰，刘影，2016. 不同地区竹荪微量元素主成分分析[J]. 微量元素与健康研究，1（33）：46-47.

王丽菊，2015. 闽产食用菌保健食品的开发[J]. 食品科技，40（9）：105-107.

王琳，赵荷娟，魏启舜，等，2014. 双孢蘑菇子实体多糖的响应面法优化提取及其纯化[J]. 江苏农业学报，30（5）：1139-1146.

王孟兰，2014. 草菇半纤维素相关酶活性及其基因表达研究[D]. 南京：南京农业大学.

王荣琨，王钦，罗欣，等，2020. 不同提取方法对竹荪多糖提取率及抗氧化性影响[J]. 中国食用菌，39（3）：24-28.

王曦璠，李家宇，汤婉婷，等，2019. 碱提法、酶解法提取香菇膳食纤维的工艺优化及差异性研究[J]. 湖南中医药大学学报，39（12）：1525-1528.

王宪伟，2013. 竹荪多糖的抑菌活性研究[J]. 安徽农业科学，41（4）：1415，1452.

王晓琳，杨萍，孔令钰，等，2013. 磷酸酯化银耳多糖对辐射损伤小鼠造血功能的保护作用[J]. 中草药，44（13）：1811-1813.

王亚平，邬雨春，2010. 黑木耳与红霉素软膏防治放射治疗所致皮肤损伤的护理研究[J]. 中国当代医药，17（5）：101-102.

王艳，孙梅花，李小琴，2011. 银耳孢糖肠溶胶囊治疗干扰素所致白细胞减少症的临床观察[J]. 河北医药，33（3）：411.

王一心，李梅君，2002. 香菇多糖的药理作用[J]. 大理学院学报，4：58-61.

韦保耀，余小影，黄丽，等，2007. 双孢蘑菇多糖抗菌活性及对食品腐败抑制的研究[J]. 食品科技，4：93-95.

韦玉芳，蔡立华，黄宝，等，2003. 草菇姜味辣椒酱加工工艺的研究[J]. 食品科技，2：31-33.

魏英，谢明瑞，2015. 香菇多糖注射液对中晚期肺癌患者化疗后疗效及生存质量的影响[J]. 中医药导报，21（22）：25-27.

吴经纶，黄年来，2000. 中国香菇生产[M]，北京：中国农业出版社.

吴立平，2014. 多糖在开放性骨折治疗中的应用[J]. 浙江临床医学，5：714-715.

吴瑞宪，1996. 黑木耳的质量标准及营养成分[J]. 中国林副特产，36（1）：21-22.

吴素玲，孙晓明，王波，等，2006. 双孢蘑菇子实体营养成分分析[J]. 中国野生植物资源，2（2）：47-52.

吴素萍，2005. 金针菇、甘草保健饮料的研制[J]. 食品研究与开发，26（3）：139-140.

吴希哲，高向东，2002. 金针菇提取物的保肝及抗肿瘤作用[J]. 中国生化药物杂志，4：176-178.

伍国明，潘荣邦，伍芳华，2009. 发酵型草菇糯米甜酒酿造工艺研究[J]. 酿酒科技，1：40-43.

武金霞，张贺迎，杨睿，等，2003. 双孢蘑菇子实体多糖的提取及单糖组成[J]. 中国食用菌，22（1）：31-32.

谢玉策，柯乐芹，张松成，2013. 香菇多糖含量的影响因素[J]. 浙江农业科学，12：1632-1633，1641.

徐文清，2002. 硫酸酯化多糖研究的新进展[J]. 天津药学，6：1-4.

徐铮铮，2015. 草菇多糖的分离纯化、生物活性研究及结构分析[D]. 扬州：扬州大学.

徐祖全，2006. 赣西北双孢蘑菇种植技术[J]. 现代园艺，3：23-24.

薛露，彭珍，关倩倩，等，2019. 蓝莓枸杞猴头菇混合饮料的设计[J]. 饮料工业，22（4）：37-41.

薛依婷，白红霞，李明杰，等，2020. 黑木耳多糖凝固型酸奶发酵工艺优化[J]. 食品工业科技，41（16）:156-162.

杨健华，2017. 草菇子实体粗多糖免疫功能调节、抗氧化及抗炎作用研究[D]. 长春：吉林农业大学.

杨杰，2019. 毛竹林下仿野生栽培对竹荪产量与品质的影响[J]. 亚热带农业研究，15（4）：234-239.

杨胜敖，2006. 金针菇酒生产工艺研究[J]. 中国酿造，161（8）：72-74.

姚芬，高虹，殷朝敏，等，2019. 猴头菌多糖的提取纯化、结构特征及生物活性研究进展[J]. 食用菌学报，26（4）：143-151.

叶建方，罗鹏，肖佳艳，等，2016. 红托竹荪多糖诱导肿瘤细胞凋亡的作用初探[J]. 菌物学报，35（7）：892-896.

叶菊风，2019. 金针菇多糖预防炎症性肠病的作用机制及其主要成分的鉴定和功能研究[D]. 广州：南方医科大学.

叶明智，黄劲松，2008. 双孢蘑菇中活性成分的研究进展[J]. 农产品加工（学刊），10：14-15.

叶兆伟，殷东林，李尽哲，2016. 食用菌中营养物质的含量测定及其对 Fe^{2+} 的吸附作用研究[J]. 牡丹江大学学报，25（3）：154-156.

易承学，2012. 金针菇抗肿瘤活性成分筛选及其纳米制剂研究[D]. 镇江：江苏大学.

易晓敏，2017. 猴头菇多糖的分离纯化、表征及其功能活性研究[D]. 广州：华南理工大学.

于晓平，2015. 香菇肽制取工艺优化及其抗氧化活性的研究[D]. 吉林农业大学.

于学考，刘海东，2020. 猴头菇子实体对运动后细胞氧化损伤的保护作用[J]. 中国食用菌，39（2）：78-80.

于洋，2018. 长裙竹荪固体发酵产物的化学成分及免疫活性研究[D]. 济南：山东中医药大学.

余科林，方东路，陈梅香，等，2016. 纳米聚乙烯包装结合打孔气调对草菇采后贮藏品质的影响[J]. 食品科学，37（16）：292-298.

袁德培，2006. 竹荪的研究进展[J]. 湖北民族学院学报，23（4）：39-41.

袁广峰，2008. 三种食用菌的活性物质分析及抗氧化、抗肿瘤等功能研究[D]. 石家庄：河北师范大学.

曾德永，杨溢烁，张丽香，等，2016. 香菇多糖复合保健冲剂的配方研究[J]. 食品研究与开发，37（11）：70-73.

曾谊，施一峰，2000. 香菇多糖腔内注射治疗恶性胸腔积液疗效观察[J]. 药学进展（2）：112-114.

翟雅琴，2018. 黑木耳黄酮类化合物提取、结构鉴定与其抗氧化性研究[D]. 临汾：山西师范大学.

翟兆峰，翟连林，2020. 金针菇对运动过度的免疫调节作用[J]. 中国食用菌，39（5）：225-227.

张福明，张淑芹，孙非，等，2007. 香菇多糖对单纯疱疹病毒的抑制作用[J]. 长春中医药大学学报（1）：17-18.

张建军，谢丽源，赵树海，等，2015. 不同产地银耳抗氧化活性物质及抗氧化能力分析[J]. 西南农业学报，28（1）：333-338.

张剑，弓志青，贾凤娟，等，2018. 金针菇多糖制备过程中体外抗氧化活性研究[J]. 食品研究与开发，39（12）：1-5.

张晶晶，2013. 六地区黑木耳产品的综合评价及其多糖特性的研究[D]. 武汉：华中农业大学.

张静雯，2011. 竹荪的营养价值及食用方法[J]. 甘肃农业（1）：87-88.

张乐，王赵改，李鹏，等，2017. 提取方法对金针菇菌根蛋白特性的影响[J]. 中国食品学报，17（4）：89-97.

张璐，弓至青，王文亮，等，2017. 7种大宗食用菌的呈味物质分析及鲜味评价[J]. 食品科技，42（3）：274-283.

张璐，赵晓燕，邵毅，等，2012. 不同地区双孢蘑菇中蘑菇氨酸含量的比较研究[J]. 天然产物研究与开发，24（5）：635-638.

张敏，陈燕璐，程菲菲，等，2015. 木耳黑色素的发酵制备及其清除自由基活性研究[J]. 核农学报，29（2）：304-312.

张明，李新胜，马超，等，2017. 间歇式超声辅助金针菇菇根多糖提取工艺研究[J]. 食品研究与开发，38（11）：39-44.

张明，吴子男，王稳航，等，2020. 香菇脚纤维制备与性能评价及对蛋清凝胶特性的影响[J]. 食品工业科技，41（24）：1-10.

张强，宫媛婵，孟凡荣，等，2010. 双孢菇多糖抗氧化活性的研究[J]. 中国林副特产（1）：16-19.

张庆，袁源，邓扬龙，等，2019. 不同栽培方式银耳多糖单糖组成分析及体外抗氧化活性比较[J]. 食品工业科技，40（8）：54-60.

张文青，祝寿芬，2001. 猴头多糖匀浆液配合化疗治疗系统性红斑狼疮的临床观察[C]. 中国毒理学会第三届全国学术会议论文（摘要）集：47.

张欣，刘鸿铖，2019. 银耳面包生产关键技术[J]. 食品工业，40（11）：48-52.

张彦龙，穆跃，李元敬，等，2017. 地理环境和基因型对黑木耳营养组成和品质结构影响的研究[J]. 食品科学：1-13.

张艳，王爽，李永哲，等，2020. 基于代谢组学方法研究银耳多糖对非酒精性脂肪肝大鼠的干预作用[J]. 食品工业科技，41（11）：310-315，293.

张玉军，孔浩，王清路，2008. 香菇药用成分及其抗肿瘤作用的研究进展[J]. 安徽农业科学，36（31）：13697-13699.

张志和，陈伟雄，姜凤仙，2015. 普通干扰素联合香菇多糖片治疗HBeAg阴性慢性乙肝的临床疗效观察[J]. 中国医师杂志，17（4）：564-566.

张治文，2017. 双孢蘑菇中kokumi肽的分离纯化及其呈味特性的研究[D]. 上海：上海应用技术大学.

张钟，2006. 野生黑木耳多糖的提取及性质研究[D]. 合肥：安徽农业大学.

赵俊霞，袁广峰，徐瑞雅，等，2007. 草菇培养物中粗三萜和黄酮含量及抗氧化抗肿瘤活性研究[J]. 菌物学报，26（3）：426-432.

赵诗雨，赵婷婷，梁锐，等，2020. 三个不同产地香菇多糖的理化性质及生物活性研究[J]. 菌物学报，39（8）：1-8.

赵肖通，2017. 双孢蘑菇多糖的提取分离及其免疫调节作用研究[D]. 天津：天津商业大学.

郑丹丹，2016b. 双孢蘑菇子实体多糖与发酵多糖的免疫增强及肝保护作用研究[D]. 长春：吉林农业大学.

郑丹丹，胡扬扬，王琦，2016a. 双孢蘑菇活性成分研究进展[J]. 食用菌学报，23（2）：94-103.

郑杨，邹青青，张岱，等，2013. 竹荪的化学成分及生理活性研究进展[J]. 食品科学技术学报，31（3）：39-45.

周萍，李新胜，马超，等，2014. 金针菇菇根水溶性成分提取技术研究[J]. 中国果菜，34（8）：46-48.

朱维红，苗晓燕，2012. 猴头菌保健酸奶研制及其相关因子的研究[J]. 食品研究与开发，33（4）：93-99.

朱先爱，费立余，2020. 猴头菌片治疗慢性胃炎及消化性溃疡的临床疗效观察[J]. 当代医学，26（19）：100-102.

朱晓琼，弓志青，贾凤娟，等，2018. 草菇的保健功能及产品开发研究进展[J]. 农产品加工（4）：66-68.

朱燕华，王倩，陈明杰，等，2016. 不同采摘期的双孢蘑菇子实体蛋白质营养评价[J]. 上海农业学报，32（4）：29-34.

庄伟，屈咪，赵迪，等，2020. 黑木耳多糖的结构组成及其免疫活性研究[J]. 食品科技，45（2）：205-210.

卓霖，周勇，2020. 金针菇多糖抗运动性疲劳研究[J]. 中国食用菌，39（3）：53-55.

宗灿华，于国萍，2007. 黑木耳多糖抑制肿瘤作用的研究[J]. 中国医疗前沿，2（12）：37-38.

邹伟，张宝善，李冰，等，2011. 振荡辅助酶法提取双孢蘑菇多糖的工艺研究[J]. 食品工业科技，32（5）：223-224，334.

邹宇，尹冬梅，江洁，等，2013. 黑木耳黑色素组分分析及其抗氧化活性研究[J]. 食品科学，34（23）：138-141.

邹宇晓，廖森泰，吴娱明，等，2010. 金针菇多糖提取物对记忆障碍模型大鼠、小鼠学习记忆能力的影响[J]. 中国食品学报，10（1）：26-30.

Andersson H C，Hajslova J，Schulzova V，et al，1999. Agaritine content in processed foods containing the cultivated mushroom（*Agaricus bisporus*）on the Nordic and the Czech market[J]. Food Addit Contam，16（10）：439-446.

Bhunia S K，Dey B，Maity K K，et al，2012. Heteroglycan from an alkaline extract of a somatic hybrid mushroom（PfloVv1aFB）of *Pleurotus florida* and *Volvariella volvacea*：structural characterization and study of immunoenhancing properties[J]. Carbohydr Res，354：110-115.

Carlos Espin J，Jolivet S，Overeem A，et al，1999. Agaritine from *Agaricus bisporus* is capable of preventing melanin formation[J]. phytochemistry，50：555-563.

Chang Y C，Chow Y H，Sun H L，et al，2014. Alleviation of respiratory syncytial virus replication and inflammation by fungal immunomodulatory protein FIP-fve from *Flammulina velutipes*[J]. Antiviral Res，110：124-131.

Chen S，Oh S R，Phung S，et al，2006. Anti-aromatase activity of phytochemicals in white button mushrooms（*Agaricus bisporus*）[J]. Cancer res，66（24）：12026-12034.

Chen W C，Wu D，Jin Y L，et al，2020. Pre-protective effect of polysaccharides purified from *Hericium erinaceus* against ethanol-induced gastric mucosal injury in rats[J]. Int J Biol Macromol，159：948-956.

Debsankar D A S，Subhas M，Sadhan K R，2010. A（1→6）-β-glucan from a somatic hybrid of *Pleurotus florida* and *Volvariella volvacea*：isolation，characterization，and study of immune oenhancing properties[J]. Carbohy Drate Research（345）：974-978.

Deng C，Fu H，Shang J Y，et al，2018. Dectin-1 mediates the immunoenhancement effect of the polysaccharide from *Dictyophora indusiata*[J]. Int J Biol Macromol，109：369-374.

Deng C，Fu H，Xu J，et al，2015. Physiochemical and biological properties of phosphorylated polysaccharides from *Dictyophora indusiata*[J]. Int J Biol Macromol，72：894-899.

Deng C，Shan J Y，Fu H T，et al，2016. Mechanism of the immunostimulatory activity by a polysaccharide from *Dictyophora indusiata*[J]. Int J Biol Macromol，91：752-759.

Dong Y R，Cheng S J，Qi G H，et al，2017. Antimicrobial and antioxidant activities of *Flammulina velutipes* polysacchrides and polysacchride-iron（Ⅲ）complex[J]. Carbohydr Polym，161：26-32.

Hajslova J，Hajkova L，Schulzova V，et al，2002. Stability of agaritine a natural toxicant of *Agaricus mushrooms*[J]. Food Addit Contam，19（11）：1028-1033.

Hua Y L，Gao Q，Wen L R，et al，2012. Structural characterisation of acid and alkali -soluble polysaccharides in the fruiting body of Dic-tyophora indusiata and their immunomodulatory activities[J]. Food Chem，132（2）：739-743.

Ishikawa N K，Yamaji K，Tahara S，et al，2000. Highly oxidized cuparene-type sesquiterpenes from a mycelial culture of *Flammulina velutipes*[J]. Phytochemistry，54（8）：777-782.

Jeong S C，Jeong Y T，Yang B K，et al，2010. White button mushroom（*Agaricus bisporus*）lowers blood glucose and cholesterol levels in diabetic and hypercholesterolemic rats[J]. Nutr Res，30（1）：49-56.

Jeong S C，Koyyalamudi S R，Jeong Y T，et al，2012a. Macrophage immunomodulating and antitumor activities of polysaccharides isolated from Agaricus bisporus white button mushrooms[J]. J Med Food，15（1）：58-65.

Jeong S C，Koyyalamudi S R，Pang G，2012b. Dietary intake of *Aguricus bisporus* white button mushroom accelerates salivary immunoglobulin A secretion in healthy volunteers[J]. Nutrition，28（5）：527-531.

Karel J，Fredrik C S，Gry E B，2006. The content of agaritine in spores from *Agaricus bisporus*[J]. Food Chem，99（3）：521-524.

Kozarski M，Klausa A，Niksic M，et al，2011. Antioxidative and immunomodulating activities of polysaccharide extracts of the medicinal mushrooms *Agaricus bisporus*，*Agaricus brasiliensis*，*Ganoderma lucidum* and *Phellinus linteus*[J]. Food Chem，129（4）：1667-1675.

Liao B W，Zhou C H，Liu T T，et al，2020. A novel Hericium erinaceus polysaccharide：structural characterization and prevention of H_2O_2-induced oxidative damage in GES-1 cells[J]. Int J Biol Macromol，154：1460-1470.

Liu J，Jia L，Kan J，et al，2013. In vitro and in vivo antioxidant activity of ethanolic extract of white button mushroom（*Agaricus bisporus*）[J]. Food Chem Toxicol，51（1）：310-316.

Liu J W，Bellman R B，Lineback D R，et al，1982. Agaritine content of fresh and processed mushrooms（*Agaricus bisporus*（Lange）Imbach）[J]. J Food Sci，47（5）：1542-1544.

Liu J Y，Hou X X，Li Z Y，et al，2020. Isolation and structural characterization of a novel polysaccharide from *Hericium erinaceus* fruiting bodies and its arrest of cell cycle at S-phage in colon cancer cells[J]. Int J Biol Macromol，157：288-295.

Mahdy K，Shaker O，Wafay H，et al，2012. Effect of some medicinal plant extracts on the oxidativestress status in Alzheimer's disease induced in rat[J]. Eur J Pharmacol，16（3）：31-42.

Maiti S，Bhutia S K，Mallick S K，et al，2008. Antiproliferative and immunostimulatory protein fraction from edible mushrooms[J]. Environ Toxic Pharm，26（2）：187-191.

Mallavadhani U V，Sudhakar A V S，Satyanarayana K V S，et al，2006. Chemical and analytical screening of some edible mushrooms[J]. Food Chem，95（1）：58-64.

Nagano M，Shimizu K，Kondo R，et al，2010. Reduction of depression and anxiety by 4 weeeks *Hericium erinaceus* intake[J]. Biomed Res，31（4）：231-237.

Pang X B，Yao W B，Yang X B，et al，2007. Purification，characterization and biological activity on hepatocytes of a polysaccharide from *Flammulina velutipes* mycelium[J]. Carbohydr Polym，70（3）：291-297.

Patrick H K，Ngai T B，2003. Lentin，a novel and potent antifungal protein from shitake mushroom with inhibitory effects on actiy of human immunodeficiency virus-1reverse transcriptase and proliferation of leukemia cells[J]. Life Sciences，73（26）：3363-3374.

Phan C W，Lee G S，Hong S L，et al，2014. *Hericium erinaceus*（Bull.：Fr）Pers. Cultivated under tropical conditions：isolation of hericenones and demonstration of NGF-mediated neurite outgrowth in PC12 cells via MEK/ERK and PI3K-Akt signaling pathways[J]. Food & funct，5（12）：3160-3169.

Ramírez A G，Caz V，Martin-Hernandez R，et al，2016. Modulation of cholesterol-related gene expression by ergosterol and ergosterol-enriched extracts obtained from *Agaricus bisporus*[J]. Eur J Nutr，55（3）：1-17.

Rathore H，Prasad S，Sharma S，et al，2017. Mushroom nutraceuticals for improved nutrition and better human health：a review[J]. Pharmanutrition，5（2）：35-46.

Roupas P，Keogh J B，Noakes M，et al，2010. Mushrooms and agaritine：a mini-review[J]. J Funct Foods，2（2）：91-98.

Ruthes A C，Rattmann Y D，Malquevicz-paiva S M，et al，2013. Agaricus bisporus fucogalactan：structural characterization and pharmacological approaches[J]. Carbohyd Polym，92（1）：184-191.

Sarkar R，Nandan C K，Bhunia S K，et al，2012. Glucans from alkaline extract of a hybrid mushroom（backcross mating between PfloVv12 and *Volvariella volvacea*）：structural characterization and study of immunoenhancing and antioxidant properties[J]. Carbohydr res，347（1）：107-113.

Schulzova V，Hajslova J，Peroutka R，et al，2009. Agaritine content of 53 *Agaricus* species collected from nature[J].

Food Addit Contam，26（1）：82-93.

Sharman M，Patey A L，Gilbert J，1990. A survey of the occurrence of agaritine in UK cultivated mushrooms and processed mushroom products[J]. Food Addit Contam，7（5）：649-656.

Smiderle F R，Alquini G，Tadra-Sfeir M Z，et al，2013. Aguricus bisporus and *Aguricus* brasiliensis（1→6）-*β*-D-glucans show immunostimulatory activity on human THP-1 derived macrophages[J]. Carbohydr Polym，94（1）：91-99.

Sun Y F，Liang Z S，Zhang X，et al，2012. Purification and spectroscopic analysis of polysaccharide from mango[J]. Food Sci，33（7）：93-95.

Tian Y T，Zeng H L，Xu Z B，et al，2012. Ultrasonic-assisted extraction and antioxidant activity of polysaccharides recovered from white button mushroom（*Agaricus bisporus*）[J]. Carbohydr Polym，88（2）：522-529.

Vetvicka V，2003. Activation of antitumor immunity by intratumor injection of biological preparations[J]. Gan To Kagaku Ryoho，30（11）：1555-1558.

Volman J J，Mensink R P，Van Griensven L J L D，et al，2010. Effects of alpha-glucans from *Agaricus bisporus* on ex vivo cytokine production by LPS and PHA-stimulated PBMCs：a placebo controlled study in slightly hypercholesterolemic subjects[J]. Eur J Clin Nutr，64（7）：720-726.

Waly M I，Guizani N，2014. Antioxidant potential properties of mushroom extract（*Agaricus bisporus*）against aluminum-induced neurotoxicity in rat brain[J]. Pak J Agr Sci，17（9）：1079-1082.

Wang J C，Hu S H，Wang J T，et al，2005. Hypoglycemic effect of extract of *Hericium erinaceus*[J]. J Sci Food Agr，85（4）：641-646.

Xu X F，Yan H D，Chen J，et al，2011. Bioactive proteins from mushrooms[J]. Biotechnol Adv，29（6）：667-674.

Yan Z F，Liu N X，Mao X X，et al，2014. Activation effects of polysaccharides of flammulina velutipes mycorrhizae on the T lymphocyte immune function[J]. J Immunol Res（4）：285421.

Yang H，Hwang I，Kim S，et al，2013. Preventive effects of *Lentinus edodes* on homocysteinemia in mice[J]. Exp Ther Med，6（2）：465-468.

Yang W，Yu J，Zhao L，et al，2015. Polysaccharides from *Flammulina velutipes* improve scopolamine-induced impairment of learning and memory of rats[J]. J Funct Foods，18：411-422.

Ye J F，Wang X D，Wang K，et al，2020. A novel polysaccharide isolated from *Flammulina velutipes*，characterization，macrophage immunomodulatory activities and its impact on gut microbiota in rats[J]. J Anim Physiol An N，104（2）：735-748.

Yin H P，Wang Y，Wang Y F，et al，2010. Purification，characterization and immuno-modulating properties of polysaccharides isolated from *Flammulina velutipes* mycelium[J]. Am J Chin Med，38（1）：191-204.

第十三章
芽苗菜类

芽苗菜类蔬菜是指利用植物种子或其他营养贮藏器官，在黑暗或光照条件下直接生长出可供食用的芽、芽苗、芽球、幼梢或幼茎的速生蔬菜，简称芽苗菜。芽苗菜种类繁多，传统上以豆芽类（包括黄豆芽、绿豆芽、黑豆芽等）、香椿芽和豌豆苗为主，近年来，萝卜芽、荞麦芽、松柳芽等芽苗也广受消费者的喜爱。这类蔬菜营养价值高，富含维生素、矿物质和氨基酸等营养物质，以及异黄酮、多肽、γ-氨基丁酸等生物活性物质，并具有生产周期短、生产简便的特点，属于无公害绿色食品。

第一节 黄 豆 芽

黄豆（*Glycine max*）属豆科大豆属植物，是世界栽培最为广泛的油作物之一，也是我国粮油兼用作物之一。黄豆芽是由黄豆种子经浸泡后发出的嫩芽，属于种芽芽苗菜，食用部分主要为下胚轴。早在战国时期豆芽就被发现具有食用价值，且因其丰富的营养常被作为药用。

黄豆富含蛋白质和多种生物活性物质，如大豆多肽、大豆异黄酮（soybean isoflavone，SI）、大豆皂苷、γ-氨基丁酸（γ-aminobutyric acid，GABA）等，但是也含有一些影响吸收利用营养的抗营养因子，如胰蛋白酶抑制剂、植物血球凝集素、脂肪氧化酶、植酸等，这些抗营养因子会阻碍人体对其他营养素的吸收或会对人体健康构成威胁，且会对豆制品的品质造成不良影响。而发芽不仅可以改变黄豆的形态，也可以改变其中的化学成分。一方面，黄豆发芽会导致主要营养素，如碳水化合物、蛋白质和脂肪的分解代谢，同时伴随着单糖、自由氨基酸和有机酸的增加，这些转化物均有利于人体的吸收和利用。同时，发芽也会提高一些功能因子的含量，如大豆多肽、大豆异黄酮、大豆皂苷、γ-氨基丁酸及维生素 C 等。另一方面，发芽可降低黄豆中抗营养因子和难消化因子的含量，如胰蛋白酶抑制剂、植物血球凝集素及植酸等。此外，发芽还可以积累一些次级代谢产物，如维生素 C、大豆异黄酮等。发芽过程中，大豆中的脂肪氧化酶（lipoxygenases，LOX）活力持续降低，对保障大豆加工产品质量，减少大豆的豆腥味起到了重要作用。

一、营养物质

黄豆芽不仅含有粗蛋白和氨基酸，也含有钙、铁等矿物质及维生素，如表 13-1 和表 13-2

所示，并且，不同品种间各营养组分的含量存在差异。与黄豆相比，黄豆芽中的蛋白质、锌、钙和铁的含量分别低 14%、45%、72% 和 151%（Ebert et al.，2017）。但是，与绿豆芽相比，黄豆芽的蛋白质和钙、铁、锌等矿物质的含量都较高（Ebert et al.，2017）。孙悦等（2019）测定了 28℃ 全黑暗条件下泡发的黄豆芽中多种营养物质含量，发现随着泡发时间的延长，黄豆芽长度持续增加，可溶性糖、维生素 C 和纤维素含量（以干重计算）不断升高，干物质累积、可溶性蛋白和钾、钠、钙等多种矿物质含量下降。

表 13-1　每 100g 新鲜黄豆芽和黄豆可食用部分中干物质、蛋白质和矿物质的含量（Ebert，2017）

品种	干物质/g	蛋白质/g	矿物质		
			钙/mg	铁/mg	锌/mg
黄豆芽					
VI015437	28.15[a]	13.65[a]	65.3[bc]	1.99[abc]	1.32[bc]
VI015726	24.70[b]	12.73[b]	54.7[cd]	2.04[ab]	1.34[abc]
VI016706	17.93[c]	9.03[c]	46.0[d]	1.43[c]	1.04[d]
VI023379	16.37[d]	9.17[c]	62.0[bc]	1.56[bc]	1.149[cd]
AVSB8001	25.53[b]	12.03[b]	68.7[ab]	1.98[abc]	1.41[ab]
AVSB9301	25.87[b]	12.89[ab]	76.7[a]	2.22[a]	1.58[a]
平均值	23.09	11.58	62.2	1.87	1.31
黄豆					
VI015726	34.03[ab]	13.51[a]	117.3[a]	4.52[a]	1.89[ab]
VI022144	32.71[b]	12.23[b]	94.4[b]	4.64[a]	1.70[b]
AVSB8001	35.29[a]	13.32[a]	106.0[ab]	4.86[a]	1.97[a]
AVSB9301	34.46[a]	13.70[a]	109.0[a]	4.77[a]	2.04[a]
平均值	34.12	13.19	106.7	4.70	1.90

注：同一列中具有不同上标字母的平均值之间在 $P<0.05$ 水平具有显著性差异。

表 13-2　黄豆芽可食用部分中氨基酸和纤维素含量（夏石头等，2001）

品种	氨基酸/[mg(N)/g]（FW）	纤维素/%（DW）
中品 661	1.58	6.69
鲁豆 4 号	1.59	7.54
661×鲁豆 4 号	1.97	5.93
早熟 18	1.04	6.71

　　黄豆芽发芽过程中，种子中的淀粉酶、纤维素酶、半纤维素酶、果胶酶等大量酶被激活，进而分解淀粉、纤维素、半纤维素、果胶等多糖，导致总糖含量下降（陈玥，2015），因此，发芽后黄豆芽中总糖含量呈上升趋势。

　　黄豆含有的蛋白质在萌发过程中被分解为可溶性的肽与氨基酸，蛋白质的利用率提高了 5%～10%，其中一类重要的氨基酸是天冬氨酸，其含量在发芽后急剧增加，它能减少人体内乳酸堆积、消除疲劳，可用于治疗心脏病、肝病、高血压等，被广泛应用于医药、食品和化工等方面（董植喜，2001）。不同的萌发环境也会影响黄豆芽中氨基酸的含量。如，黑暗中萌发的黄豆芽中氨基酸的含量为 9763.780μg/g（DW），是黄豆的 11.4 倍；在光照下萌发的黄豆芽中氨基酸含量则为 7427.536μg/g（DW），是黄豆的 7.8 倍（莫花浓等，2008）。

　　另外，发芽过程使黄豆中不能被人体吸收而易产生腹胀气的棉子糖、鼠李糖等成分也急剧下降甚至全部消失。黄豆芽中所含的维生素 B_2 明显增加，维生素 B_3 增加 2 倍，维生素 B_9

增加 1 倍，维生素 B_{12} 增加 12 倍之多。

二、主要生物活性物质

黄豆芽中含有的生物活性物质主要有大豆异黄酮、大豆多肽、大豆皂苷、GABA 等，含量均高于未萌发的大豆。

1. 大豆异黄酮

（1）种类与含量　大豆异黄酮（SI）是一种天然雌激素，是谷类、豆类等多种植物生长过程中形成的次级代谢物。天然 SI 主要包括 3 种游离型苷元［染料木黄酮（图 13-2）、大豆苷元（图 13-1）和黄豆黄素（图 13-3）］及 9 种结合型糖苷，分别占 5%～10% 和 90% 以上，其中，染料木黄酮和大豆苷元是游离型苷元中最主要的两种成分。研究表明，大豆异黄酮的含量随着黄豆芽的生长而逐渐增加，发芽 48h 后，SI 含量约是未发芽干大豆的 2 倍（李振艳等，2009）；也有研究者发现大豆室温流动水中萌芽 24h 后，SI 含量（13.289mg/g）约为未发芽大豆的 9.6 倍，其中，黄豆苷元、金雀异黄酮和黄豆黄素含量分别增加了 21.4%、39.4% 和 31.1%（Kim，2013）。Kim 等（2005）以韩国"Shinpaldal-2""Seomoktae"和"Seoritae3"个大豆品种为研究对象，经发芽处理，3 种大豆中 SI 最大含量分别为 1.824mg/g、1.216mg/g、1.125mg/g，均较未发芽大豆中 SI 含量高，但随着发芽时间的延长，SI 含量呈现下降趋势；王慧芳等（2015）以优质国产大豆中黄 13 为研究对象，在 30℃、相对湿度 95% 避光条件下进行发芽处理，结果表明，在发芽第 3 天时 SI 含量（3.796mg/g）最高，但随着发芽时间的延长，SI 含量呈现下降趋势。由此可见，发芽可以显著增加 SI 含量，且与发芽时间、品种等密切相关。

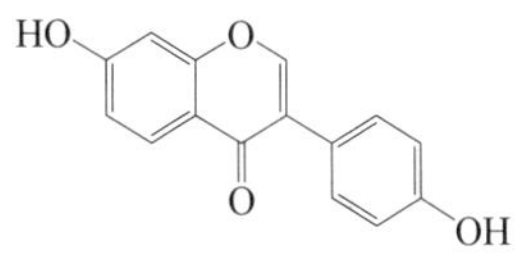

图 13-1　大豆苷元的结构式 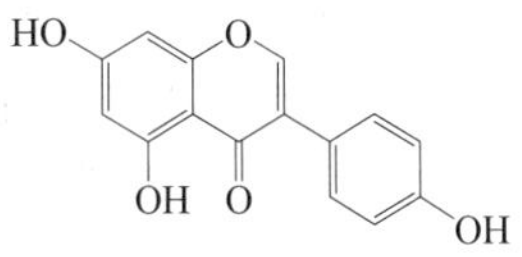　　　图 13-2　染料木黄酮的结构式 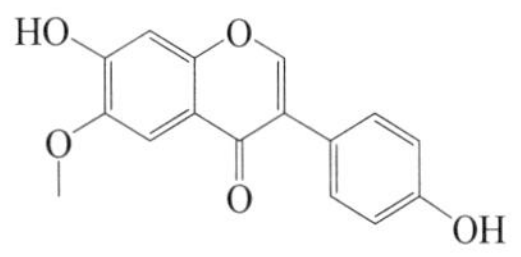　　　图 13-3　黄豆黄素的结构式

（2）药理作用　人类进食 SI 后，SI 中游离型苷元可直接被小肠吸收，结合型糖苷则主要在结肠经肠道 β-葡萄糖苷酶水解，释放生物活性苷元并被进一步吸收代谢。SI 发挥生物学作用的主要原理是与 17-β-雌二醇的化学结构式类似。此外，SI 还有其他与雌激素受体无关的生理效应，如抗血管生成、活化自然杀伤细胞、抗氧化等。

① 抗肿瘤作用。大豆中的生物活性成分 SI 在前列腺癌、乳腺癌、皮肤癌等疾病中发挥抗肿瘤效应，其作用机制主要有：抑制癌细胞增殖、诱导癌细胞凋亡、抗氧化、抑制新生血管形成等多种生物学效应（李硕等，2020）。

a. 抑制癌细胞增殖、诱导癌细胞凋亡。SI 可诱导 P21、P27、P53 等多种细胞周期蛋白抑制因子表达，抑制细胞周期蛋白作用，导致癌细胞细胞周期停滞和凋亡，抑制癌细胞扩增。染料木黄酮（SI 活性成分）可通过降低大鼠血清 IGF-1 水平，抑制 P13K/AKT、RAS/MAPK 等信号途径，促进癌细胞凋亡、抑制癌细胞扩增。SI 还通过抑制 Wnt/β-catenin 信号转导途径发挥抗癌作用。β-catenin 基因的高表达和在细胞核中异常积累与癌症有关。而 SI 与配体结合后能上调 GSK 3β，降低 β-catenin 表达并促进其磷酸化，对 Wnt/β-catenin 信号通路发挥抑制作用。此外，还有研究发现 SI 可通过作用于酪氨酸激酶（tyrosine kinase，TK）、转化生长因子-β 等多种分子机制抑制肿瘤细胞增殖。诱导癌细胞凋亡是 SI 发挥抗癌作用的另一重要机制。已有研究发现 SI 通过作用于 Akt 信号通路、过氧化物酶体增殖物激活受体 γ（peroxisomeproliferator-activated receptor gamma，PPARγ）信号通路、蛋白酶体等发挥促癌细胞凋亡效应。

b. 抗氧化作用及抑制新生血管形成。SI 可诱导谷胱甘肽过氧化物酶家族的 *GPX-1* 基因表达，增加谷胱甘肽还原酶及超氧化物歧化酶 mRNA 表达水平，发挥抗氧化作用，保护细胞 DNA 免受自由基损伤；下调血管内皮细胞中血管内皮生长因子（vascular endothelial growth factor，VEGF）受体 1、受体 2 的 mRNA 表达水平，抑制血管内皮细胞增殖，抑制 VEGF 诱导的肿瘤新生血管形成。此外，SI 可阻断由 RTKs 途径介导的癌细胞大量扩增及血管非正常再生，大豆苷元在体内的代谢产物——雌马酚，在高浓度条件下，可通过诱导血管内皮细胞周期阻滞、促进细胞凋亡等途径发挥抗血管生成作用，抑制肿瘤细胞远处转移。

c. 类雌激素效应与抗雌激素效应。SI 与雌激素结构式相似，但其生理效应要远低于雌激素，当体内雌激素水平较低时，SI 可与雌激素受体（ER）结合发挥弱雌激素效应，当体内雌激素水平过高时，SI 可通过竞争性结合 ER 发挥抗雌激素效应。因此对于乳腺癌、子宫内膜癌等雌激素相关性肿瘤，SI 可通过拮抗雌激素效应，抑制肿瘤发展、改善患者预后。

d. 其他机制。研究发现，SI 还可抑制 5 α 还原酶、TK、组氨酸激酶等多种酶活性；抑制 TNF- α 和粒细胞单核细胞集落刺激因子作用，阻断 IL-10 信号通路，调控机体免疫功能；增加肿瘤细胞对放化疗敏感性等途径，发挥抗肿瘤效应。

② 抗绝经后骨质疏松作用。绝经后骨质疏松症是由于患者绝经后雌激素分泌能力下降，骨净吸收增加，以低骨量和骨微结构破坏为特征的一种骨骼系统疾病。随着中国人口老龄化加速，超过 25% 的五十岁以上人群存在骨质疏松，70%～80% 中老年骨折患者患有骨质疏松症，每年因此耗费医疗费用达数百亿元，而 SI 对骨质疏松具有较好的治疗和预防作用。目前发现 SI 预防骨质疏松主要是通过抑制破骨细胞分化及功能发挥，促进骨髓间充质干细胞成骨分化及功能发挥，以及多种信号通路参与骨质疏松调节，主要有 MAPK 通路、PPARγ 通路和 Sirt1 通路等。

目前关于 SI 对绝经后骨质疏松症的治疗效果仍存在争议。对去卵巢大鼠进行研究时发现 SI 可抑制骨吸收，促进骨形成。对糖尿病大鼠进行研究后发现 SI 在改善糖尿病大鼠股骨头退化、骨质疏松方面效果显著，但在一个长达 4.5 年的队列研究中却发现大豆蛋白摄入对绝经后女性股骨 BMD 及骨折发生率无影响甚至呈负相关。分析原因可能与种族差异、干预时间、年龄、机体代谢产生雌马酚能力、SI 摄入剂量等多种因素有关。总之，SI 对绝经后骨质疏松症具有改善效果，但是其作用机制及影响其作用效果的因素仍待进一步研究。

③ 心血管保护作用。SI 对心血管健康有积极作用，主要通过改善血管内皮细胞功能、降低通透性、抑制平滑肌细胞增殖、降低血脂水平、抗氧化作用，以及抗血小板聚集来实现。

④ 抗阿尔茨海默病作用。阿尔茨海默病（alzheimer's disease，AD）是最常见的神经退行性病变，以神经细胞外 β 淀粉样蛋白沉淀为特征，多发生于老年人群。国内外研究发现，SI 对于改善 AD 患者症状具有积极作用，主要通过抗氧化应激，抗神经毒性物质损伤（如，降低 β 淀粉样蛋白沉淀，抗谷氨酸损伤），促进神经营养因子表达，以及保护血脑屏障、降低炎性反应等。

此外，大豆异黄酮还有抑菌作用，对金黄色葡萄球菌、藤黄微球菌、蜡状芽孢杆菌、短小芽孢杆菌、白念珠菌、米曲霉、枯草杆菌、李斯特菌、犁头霉菌等多种菌株均有抑菌效果。其抑菌的作用机制主要是通过破坏细胞壁及细胞膜的完整性、抑制蛋白质的合成、抑制糖异生以及减少遗传物质的合成来实现。大豆异黄酮还可以调节免疫系统，增加免疫活性，主要从非特异性免疫、细胞免疫与体液免疫来完成免疫应答（隋雨婷等，2019）。

2. 大豆多肽

大豆发芽后，大豆蛋白酶活性增强，可将大分子肽分解为更容易被人体吸收的小分子肽，从而提高大豆多肽的利用价值。发芽处理可以使大豆球蛋白和β-球蛋白的肽键断裂，且发芽过程中蛋白质的降解与非蛋白氮合成保持动态平衡。徐晓燕等（2006）研究发现在种子发芽的第一阶段大豆球蛋白即发生降解，所得的降解产物具有大豆蛋白质所不具备的良好的溶解性、吸水性等物理性质，而且具有促进矿物质吸收、促进脂肪代谢、降低胆固醇、降低血压、增强肌肉能力等多种生理功能（戴媛和冷进松，2019）。

（1）降血压　高血压是目前最常见的心血管疾病之一。血管紧张素转换酶（ACE）在血压调节中起到了至关重要的作用，无活性血管紧张素 I 可以通过 ACE 催化而转变成具有活性的血管紧张素 II，从而导致末梢血管收缩压上升而引起高血压。高血压患者一般使用降压药调节血压，但长期服用会发生肾的功能性病变、蛋白尿、味觉障碍等不良后果。大豆多肽能降低 ACE 活性和末梢血管收缩压，从而可有效降低血压，并且它能平稳降压，不会对正常血压起到降低作用，安全性高、毒副作用小。

（2）降胆固醇　大豆多肽可增加甲状腺激素的分泌，促进胆固醇加快代谢，产生胆汁酸，食物纤维将胆汁酸吸附并排出体外，从而降低机体吸收胆固醇的量，进而达到降低胆固醇的目的。大豆肽也可与磷脂结合，从而降低人体血清胆固醇的活性。大豆多肽能有效降低胆固醇值过高的症状，对正常胆固醇值的人并无降胆固醇的作用，在日常生活中，还可预防因食用高胆固醇的食物而造成的胆固醇升高的情况。

（3）促进矿物质吸收　存在于大豆蛋白中的草酸、植酸、纤维以及其他多酚类物质，降低了锌、钙、镁、铜及铁在机体内的吸收效果及生物利用率。而大豆多肽可与这些矿物质元素形成金属螯合物，使其保持可溶性状态，避免与植酸、草酸、纤维及单宁等结合形成沉淀，使矿物质元素的溶解性、吸收率和输送速度都明显提高，大大提高了它们的生物利用率。

（4）抗肥胖性　大豆多肽可降低血清总胆固醇、低密度脂蛋白、甘油三酯、肝胆固醇水平。动物实验的几项研究表明，在摄入大豆多肽后，肠道胆固醇的吸收减少，粪便胆汁酸的排泄增加，从而降低了肝脏胆固醇含量，并增强了低密度脂蛋白的去除效果。

（5）抗疲劳和增强肌肉能力　葡萄糖是生命体主要的能量来源，葡萄糖供给不足会导致能量短缺、机体疲劳。机体首先分解糖原产生葡萄糖，在将糖原耗尽后，会启动糖异生途径（由非糖物质合成葡萄糖的过程），以满足机体对能量的需求；蛋白质的分解代谢增强以产生更多的氨基酸作为糖异生的前体，加速糖异生途径的进行，产生更多的葡萄糖，帮助维持血糖浓度，满足组织对糖的需求。此时，为避免肌肉蛋白质负平衡，应及时从外部补充摄入氨基酸，由于机体对大豆多肽的吸收比吸收氨基酸和蛋白质更容易，因此大豆多肽可以快速地恢复和增强体力。大豆多肽还能增强肌肉，通过适当的运动刺激和蛋白质的充分补充，可使机体的肌肉有所增强。在这个过程中，生长激素起了极其重要的作用，生长激素在运动后与睡眠中分泌旺盛，在此期间摄入可作为肌肉蛋白质合成原料的大豆多肽将非常有效。

（6）提高免疫力　Zhao 等（2016）从大豆蛋白水解物中分离出的正电荷肽在较低浓度下就可刺激淋巴细胞的增殖。Kong 等（2008）以大豆蛋白为原料，酶法水解得到低分子量大豆多肽，对小鼠脾淋巴细胞的增殖和巨噬细胞的吞噬作用具有较高的免疫调节活性。

（7）抗癌　在动物的体内和体外的研究表明，疏水性大豆多肽都有抗癌活性。Lunasin 是一个天然存在于大豆蛋白中的由 43 个氨基酸残基构成的肽，包含一个由 9 个天冬氨酸残基构成的羧基端。Lunasin 首先在 2S 大豆清蛋白中被发现，它通过结合非乙酰化 H3 和 H4 组蛋白抑制核心组蛋白的乙酰化，因此可以抑制哺乳动物体内由致癌物或致癌基因引起的癌细胞的转移。最新研究机制认为，Lunasin 可以选择性地杀死转移的细胞，或者是杀死通过与脱乙酰化的核心组蛋白结合而形成的新转化的细胞。Galvez 等（2001）研究发现，Lunasin 的局部应用，可以降低小鼠皮肤肿瘤的形成。其他具有抗癌作用的大豆多肽包括 Kunitz 型胰蛋白酶抑制剂，此肽通过阻断尿激酶水平上升来抑制卵巢癌细胞的扩散。

（8）抗氧化　大豆多肽能有效清除机体内自由基，减小脂质氧化发生的概率，降低脂质与金属离子的螯合能力，具有一定抗氧化特性。大豆多肽的抗氧化作用与其氨基酸组成和序列紧密相关，分子组成中富含色氨酸、苯丙氨酸、苏氨酸、亮氨酸和酪氨酸的多肽具有抗氧化性。

3. 大豆皂苷

我国大豆中大豆皂苷的含量最高，约为 0.32%。发芽处理可显著提高其含量，且与萌芽时间、处理温度和大豆品种密切相关。Chen 等（2015）发现黄皮大豆发芽处理 72h 后，大豆中大豆皂苷含量增加了 11%。Paucarmenacho 等（2010）发现 30℃条件下发芽处理 63h，巴西大豆 BRS258 中大豆皂苷含量从未发芽时的 7.4mg/g 增加到 23.5mg/g。

大豆皂苷对各种癌细胞具有广泛的抗癌活性，主要通过抑制癌细胞的转移，抑制蛋白激酶活性并干扰其信号转导途径，以及诱导细胞凋亡发挥作用（罗舒蕾和张树冰，2019）。用大豆皂苷处理人纤维肉瘤细胞（HT-1080）抑制了 mRNA 的表达，并通过抑制 MMP-2 和 MMP-9 的产生以及通过增强 TIMP-2 分泌来抑制癌细胞的侵袭。大肠癌细胞（WiDr）细胞系是没有酪氨酸激酶（AP）活性的结肠癌细胞系之一。大豆皂苷以剂量依赖性方式诱导 WiDr 细胞中的 AP 活性。激活的 AP 表明 WiDr 癌细胞可能减缓增殖过程，但转向分化过程。蛋白激酶（PKC）是细胞增殖的标志之一，PKC 活性随着细胞的增殖而增加。研究表明，大豆皂苷对 PKC 活性有明显的抑制作用，且呈剂量依赖性。大豆皂苷通过两种不同的方式改变细胞膜结构和影响 WiDR 细胞的生长，即通过提高 AP 活性而降低 PKC 活性来诱导低浓度的细胞分化，或者在高浓度时诱导 II 型自噬死亡。此外，浓缩的大豆皂苷提取物能抑制 Hela 细胞的增殖并诱导其凋亡，并诱导培养的人结肠细胞（HCT-15）的自噬细胞死亡。

4. γ-氨基丁酸

γ-氨基丁酸（GABA）是日本学者 Nagatoishi 等在发芽大豆中发现的一种新的大豆功能性因子，是一种非蛋白质组成的天然氨基酸（图 13-4）。发芽处理可显著富集大豆中的 GABA，且 GABA 含量与发芽时间、温度、pH 值、光照及大豆品种等因素相关。李振艳等（2009）研究发现，经 48h 的发芽处理，大豆中 GABA 含量约为未发芽时的 7 倍。张莉力和许云贺（2008）发现发芽处理 7 天后大豆 GABA 含量最高，但延长发芽时间，GABA 含量呈现下降趋势。Guo 等

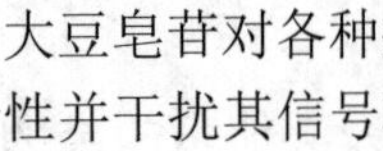

图 13-4　γ-氨基丁酸的结构式

（2011）发现在 30℃、pH 值 4.1 条件下避光发芽 2 天后，大豆中 GABA 含量最高，是未发芽时的 12.5 倍。Wang 等（2015）对 3 种国产大豆（ZH13、ZH30、ZH42）的 GABA 含量进行对比，发现发芽 5 天后大豆 ZH13 中的 GABA 含量变化最显著，较未发芽时增加了 36.7 倍。

GABA 是哺乳动物神经中枢的一种抑制性递质。随着研究的深入，GABA 的生理功能不断得到阐明，具有降低血压、调节心律失常、调节激素分泌、健脑、控制哮喘、治疗癫痫等功能（冀林立和孟和毕力格，2007）。

（1）降低血压　GABA 的舒缓血管和降血压的药理功能已经在大量的动物实验和临床医学中得以证实。哺乳动物的脑血管中具有 GABA-能神经支配，并存在相应的受体，GABA 与起扩张血管作用的突触后 GABA$_A$ 受体和对交感神经末梢有抑制作用的 GABA$_B$ 受体相结合，能有效促进血管扩张，从而达到降血压的目的。

此外，在活体或离体条件下，GABA 对 ACE 活性同样具有较强的抑制作用。γ-羟基丁酸（GHBA）是 GABA 在白鼠体内的主要代谢产物之一，也能抑制白鼠 ACE 57.94% 的活性，表明 GABA 及其代谢产物具有降血压功能。

（2）调节心律失常　GABA-能系统参与哺乳动物（包括人类）的心血管功能调节，可抑制心律失常的发生。如果阻断中枢 GABA-能系统，则导致心律失常，说明中枢 GABA-能系统在心律失常发生中起着重要的作用。此外，外源性的 GABA 具有抗心律失常的活性，可对抗多种实验性心律失常。

（3）调节激素分泌　GABA 是脑内抑制性通路的重要物质，对内分泌功能，尤其对腺垂体激素分泌功能有着重要的调节作用。近年来发现，GABA 参与了对垂体促性激素分泌的调节，并有实验证实是通过下丘脑 LHRH 细胞近旁的 GABA 激导性传递的减少来实现的。此外，GABA 能促进腺垂体分泌黄体生成素，并具有促进甲状腺素释放激素的功能。

（4）健脑　GABA 作为脑组织最重要的神经递质之一，其作用是降低神经元活性，使细胞超极化，防止神经细胞过热。一方面，GABA 能结合抗焦虑脑受体并使之被激活，然后与另外一些物质协同作用，阻止与焦虑相关的信息抵达脑指示中枢；另一方面，GABA 为谷氨酸的三羧酸循环提供了另外一种途径（GABA SHUNT），所以能有效地改善脑血流通，增加氧供给量；同时，GABA 能提高葡萄糖磷酸酯酶活性，激活脑内葡萄糖的代谢，促进乙酰胆碱合成，使脑细胞活动旺盛，促进脑组织新陈代谢和恢复脑细胞功能，改善神经机能。因此，GABA 可从根本上镇静神经，从而起到抗焦虑的效果，有利于学习与记忆，以及改善睡眠。

（5）控制哮喘　GABA 与 A 型 GABA 受体结合，即可抑制肺 C 类纤维释放的 P 物质、神经激肽 A 和降钙素相关肽等速激肽引起的支气管痉挛、气管微血管渗漏和黏膜腺体的高分泌等反应。GABA 与激素抗细胞因子性炎症起协同作用，可迅速缓解喘息症状。GABA 既可阻断哮喘的神经源性炎症，又从多个环节抑制气管平滑肌的收缩，降低气道高反应性，迅速缓解喘息症状。

（6）治疗癫痫　GABA 是治疗顽固性癫痫的特效生化药物。大量研究表明，癫痫患者脑脊液中 GABA 的含量明显低于正常人，且其程度与发作类型有关。应用 GABA 抑制剂（如烯丙基甘氨酸，GABAA）和受体拮抗剂（如 Bic）均可诱发实验性癫痫。相反 GABA 受体激动剂则具有抗惊厥和抗癫痫的作用。

此外，GABA 还有预防和改善糖尿病，活化肝肾功能，增加神经营养，促进乙醇代谢和消臭等功能。

5. 干扰素诱生剂

干扰素诱生剂是一种能促进干扰素的产生和释放的物质，其种类较多，包括促细胞分裂剂、脂多糖和人工合成的多聚体。黄豆芽中含有一种干扰素诱生剂，能诱导干扰素产生，从而干扰病毒代谢。人在春天较易患上病毒性感冒等杂症，因此，吃黄豆芽能增强人体抵抗病毒感染的能力。

三、功能性产品开发

黄豆芽中含有的大豆多肽与非诺贝特（一种降胆固醇的药物）相比，在降低血浆总胆固醇和甘油三酯等方面效果相当，开发前景相当广阔。大豆多肽的过敏性较低，消化吸收性能良好，能增进脂质代谢，迅速给机体补充能量，加快体力恢复速度。因此，大豆多肽可用作康复期的病人、消化能力下降的老年人以及消化功能不全的婴幼儿的肠道液态营养补剂或运动后人员的粉状、片状和颗粒状食品。樊秀花等（2009）以大豆多肽为主要原料，配以苹果酸、果蔬粉、木糖醇、β-环糊精、脱脂奶粉等辅料，经混合、造粒、干燥、压片等工序生产大豆多肽含片。大豆多肽还可以和其他辅料相结合，强化人类必需氨基酸，强化钙、铁、镁、锌等微量元素，生产出各种适合不同人群的保健食品。此外，吴嘉琪等（2017）以富含 γ-氨基丁酸的发芽大豆和糙米为主要原料，制作口感爽滑、风味更佳的功能性豆乳食品。彭菁等（2016）以富含 γ-氨基丁酸的大豆芽和玉米浓浆为原料研制出了口感清甜、玉米味和豆乳味协调的玉米味发芽豆乳。

四、临床报道与食疗

中医认为，黄豆芽味甘、性凉，入脾、大肠经，具有清热利湿、消肿除痹、祛黑痣、润肌肤的功效，对脾胃湿热、大便秘结、高血脂均有食疗作用。李时珍在《本草纲目》中对黄豆芽极为推崇，称之为"开春第一吃"。

1. 临床报道

黄豆芽中 SI 等生物活性物质的药用机理已被广泛探究，相关的临床实验也在逐渐开展。乳腺癌最常见的类型是雌激素依赖型，70%乳腺癌患者免疫组化检测显示 ER 呈阳性，高浓度雌激素长期作用是乳腺癌的重要致病因素。而黄豆芽中富含的 SI 可通过拮抗雌激素效应、抑制癌细胞扩增等途径发挥预防和治疗乳腺癌作用。Zhao 等（2019）对 16 个前瞻性队列研究进行荟萃分析发现，女性摄入大豆类食物可降低患乳腺癌风险。Zhang 等（2017）对 6235 例北美原发性乳腺癌患者进行长达 9 年的研究后发现在 ER 阳性乳腺癌患者中，日常膳食中 SI 摄入量较高的患者死亡率较摄入 SI 量较低的患者下降 21%。在 SI 安全性方面，已有多项临床研究表明，即使 SI 补充量超过人类日常膳食摄入量，也不会对乳腺组织产生有害影响。Biir 等（2017）研究发现，前列腺癌患者每日口服 30mg 剂量的 SI，21～42 天即可改变 MYC、PTEN 等基因表达水平，抑制癌细胞扩增。Lesinski 等（2015）对 32 例前列腺癌患者进行为期 60 天的研究发现，SI 可显著增强机体免疫功能、降低机体炎症反应水平，抑制病情进展。Gleason 等（2015）在对 65 例 AD 患者进行研究时发现，SI 的代谢产物雌马酚可减少体内氧化应激水平，显著提高患者语言流利度和灵巧性。

2. 食疗方剂

（1）清热利尿，生津抗癌　芦笋 250g，黄豆芽 250g。将芦笋洗净，切成丝，加精盐少许，在碗内腌渍片刻。黄豆芽去除根须，洗净。锅置火上，加植物油适量，烧至八成热时，加入芦笋丝、豆芽，急火翻炒，加酱油、大蒜叶的碎末、姜丝、白糖、盐等调料，翻炒即成。

（2）化痰散结，抑制肿瘤　干紫菜 20g，黄豆芽 250g。将紫菜撕碎，冷开水漂洗 10min，收集后与洗净的黄豆芽同入锅中，加水适量，大火煮沸后，改小火煨煮 10min，加大蒜末、精盐、芝麻油适量，拌匀即成。

（3）治疗失血性贫血　黄豆芽 250g，大枣 15g，猪骨 250g，加水适量久煎，加盐调味，一天分 3 次，食豆芽、饮汤。

（4）降脾胃火气，治疗消化不良　黄豆芽配豆腐炖排骨汤。

3. 饮食注意事项

勿食无根豆芽，因无根豆芽在生产过程中很有可能施用了"无根剂"（主要成分是 6-苄基腺嘌呤），而"无根剂"一般都有致癌、致畸、致突变的作用（黄少文等，2015）。

第二节　绿　豆　芽

绿豆（*Vigna radiate*）是豆科豇豆属植物，绿豆芽属于种芽芽苗菜，食用部分主要为下胚轴。绿豆芽的含水量高达 94.6%，热量仅 18kcal/100g，被营养学家称为无胆固醇、低脂肪、高蛋白的蔬菜，也是健康饮食主义者、素食主义者所推崇的食品之一。绿豆芽因其营养丰富、生产快捷、价格便宜、做法多样，自古以来便备受广大消费者的喜爱，是具有健康改善功能的家用蔬菜。

一、营养物质

绿豆在发芽过程中，维生素 C 含量增加，可达到原绿豆中含量的六七倍。维生素 B_2 比原来增加了 2～4 倍。据测定，每 100g 鲜绿豆芽中含维生素 B_1 0.07mg、维生素 B_2 0.06mg、维生素 C 6mg（李品汉，2005）。朱秀敏等（2012）等对绿豆芽、黄豆芽、黑豆芽 3 种芽菜的维生素 C 含量进行比较，结果表明芽苗菜在约 3～5cm 时的维生素 C 含量最高，其中绿豆芽中的维生素 C 含量又比另外 2 种豆芽中含量高，所以，单从维生素 C 含量的角度而论，绿豆芽的营养价值，尤其是 3～5cm 左右长度时最高。

绿豆在发芽过程中，为维持体系生长需要，高分子蛋白、碳水化合物等营养成分会被自身的酶系降解，形成小分子的生理活性物质，因此，绿豆芽菜与绿豆相比，虽然蛋白质含量下降，但是其营养成分更容易被人体吸收和利用，所以绿豆芽的营养价值比绿豆更高（李建英等，2010）（表 13-3）。绿豆芽还富含纤维素，是便秘患者的健康蔬菜，能预防消化道癌症（食道癌、胃癌、直肠癌）。同时，由于绿豆芽纤维素含量高、水分含量高、热量低，每 100g 鲜绿豆芽中含碳水化合物 3.7g、脂肪 0.1g（李品汉，2005），常吃绿豆芽可以达到减肥的目的。

表 13-3　每100g 新鲜绿豆芽和绿豆可食用部分中干物质、蛋白质和矿物质的含量（Ebert，2017）

品种	干物质/g	蛋白质/g	矿物质		
			钙/mg	铁/mg	锌/mg
绿豆芽					
VI000197	9.72[b]	3.38[b]	7.13[a]	0.36[a]	0.49[a]
VI000323	11.42[b]	3.80[b]	7.88[a]	0.81[a]	0.59[a]
VI060081	14.37[a]	4.72[a]	8.53[a]	0.77[a]	0.67[a]
VI060110	14.01[a]	5.19[a]	7.74[a]	0.57[a]	0.63[a]
平均值	12.38	4.27	7.82	0.63	0.60
绿豆					
VI000197	90.78[a]	27.54[ab]	109.17[a]	7.17[ab]	4.56[a]
VI000323	90.35[a]	28.65[a]	101.85[a]	7.83[a]	4.48[a]
VI060081	90.37[a]	25.33[b]	92.12[b]	6.26[b]	2.45[b]
VI060110	90.13[a]	26.00[b]	83.09[c]	6.28[b]	2.97[b]
平均值	90.41	26.88	96.56	6.88	3.61

注：同一列中具有不同上标字母的平均值之间在 $P < 0.05$ 水平具有显著性差异。

二、主要生物活性物质

种子萌发可以使种子中的次生代谢物质发生复杂的合成代谢及转化反应。绿豆经过萌发，具有健康改善功能的生物活性物质如 γ-氨基丁酸、酚类化合物等的含量会显著上升（姜宇婷，2020）。绿豆在萌发过程中体内大多数酚类化合物例如黄酮、芦丁、阿魏酸等的含量逐渐增加，而且总酚含量在萌发 5 天后与未萌发对照组相比增加了 5.0 倍（Gan，2016）。另外，异黄酮在绿豆萌发 4 天时达到最大值，为 0.78g/100g，之后随呼吸作用减弱而略有下降。

三、功能性产品开发

绿豆芽在多数情况下作为蔬菜原料被大家所熟知，在深加工利用方面也有研究。崔丽娟等（2015）开发了绿豆芽软罐头，提高了绿豆芽的食用价值。近来，也有人研发了豆芽玫瑰饮料，该产品呈天然的淡黄色，清澈透明，具有豆芽的豆香味儿，酸甜可口，具有很好的市场前景（郭航，2018）。

四、临床报道与食疗

绿豆芽性凉，味甘，具有清暑热、通经脉、补肾、利尿、消肿、滋阴壮阳、利湿热、降血脂和软化血管等功效，适用于治疗湿热郁滞、食少体倦、热病烦渴、大便秘结、小便不利、目赤肿痛、口鼻生疮等（董银卯等，2011）。

1. 临床报道

目前，关于绿豆芽健康功效的临床研究还为数不多。一项随机临床试验评估了 18 名健康人食用绿豆面条（纯淀粉制成）后的胰岛素和血糖反应。结果表明，煮熟的绿豆面条表现出较低的代谢反应，类似于那些来自小麦、木薯和光滑的豌豆的生淀粉。高直链淀粉含量（32%）的绿豆淀粉是低葡萄糖和胰岛素血浆反应的原因。在对 8 名健康的非糖尿病男性的临床试验中也发现了类似的结果（Lang，1999）。绿豆淀粉的平均血糖指数（51±13）低于玉米淀粉的平均血糖指数（95±18）。这些研究报道使绿豆成为对糖尿病患者有吸引力的选择。

此外，绿豆蛋白分离物主要由8S球蛋白组成，其结构与大豆β-伴球蛋白（β-conglycinin）非常相似，有报道称其对脂质和糖代谢具有有益的生理作用。最近的一项针对44名健康受试者的双盲、安慰剂对照临床试验显示，每天食用3.0g绿豆蛋白分离物8周后，胰岛素水平和胰岛素抵抗值的稳态模型评估明显降低，血浆葡萄糖水平呈下降趋势，但不显著（Kohno，2018）。绿豆蛋白分离物对血糖浓度缺乏有益作用的原因可能是由于本研究排除了血糖浓度异常的志愿者。此外，研究人员开展了另一个针对45名前驱糖尿病患者的双盲安慰剂对照临床试验来确认绿豆蛋白在葡萄糖代谢方面的积极作用（Kohno，2017）。试验组（$n=23$）的受试者被要求连续12周，每天两次摄入2.5g绿豆蛋白。与安慰剂组相比，绿豆蛋白可以稳定空腹血糖和胰岛素水平。高脂血症患者的甘油三酯水平明显下降。这些结果表明绿豆蛋白可能通过减少内脏脂肪的积累而提高胰岛素敏感性，这些影响在肥胖人群中尤其明显。此外，一种基于绿豆的口服补液已成功用于治疗3个月至5岁儿童中度脱水和急性腹泻。60g/L绿豆补液与20g/L标准葡萄糖电解质溶液在72h内腹泻患者康复率上无统计学差异。

2. 食疗方剂

（1）治泌尿系统感染　绿豆芽500g，洗净，捣烂绞汁，加白糖适量，代茶饮服。

（2）治疗支气管炎　绿豆芽100g，香菜20g，猪肺1具，洗净后入锅中同炖，熟后加入调味品食用；或取绿豆芽100g、猪心1只、盐少许、陈皮20g，加水炖熟，食肉饮汤。

（3）治疗便秘　绿豆芽250g，洗净后用沸水焯一下，加入适量醋、盐等调味品，佐餐常食。

（4）治疗胃痛　绿豆芽100g、猪肚1只、蒲公英100g，加水煮烂熟，吃猪肚、绿豆芽，饮汤。

（5）治疗乳汁不下　绿豆芽同鲫鱼炖服。

（6）清热消暑　取适量绿豆芽和冬瓜皮，加醋煮汤饮用。

第三节　黑　豆　芽

黑豆（*Glycine max*）又名橹豆、黑大豆等，属于豆科豆属植物，外皮黑，里面黄色或绿色。黑豆芽是种芽芽菜，一般在芽高3～10cm时食用，此时两片真叶尚未展开，含有丰富的维生素、矿物质、氨基酸等营养物质，还含有异黄酮、γ-氨基丁酸等生物活性物质，并且具有高蛋白、低热量的特性，具有清热解毒、减肥、美容养颜和降血脂等功效。

一、营养物质

黑豆萌发为黑豆芽后，营养价值得到提升。其中，维生素C和维生素B_{12}由无到有，维生素B_2增加3～4倍，烟酸增加2倍多，叶酸成倍增加（吴先辉和焦镭，2003）。朱秀敏等（2012）研究不同长度黑豆芽中维生素C的含量，发现4cm芽长的黑豆芽中维生素C的含量较2cm和6cm高。黑豆芽还含有丰富的抗氧化剂——维生素E，其水解产物为生育酚，是最主要的抗氧化剂之一，可用于防治烧伤、冻伤、毛细血管出血、更年期综合征，以及美容。近来还发现维生素 E 可抑制眼睛晶状体内的过氧化脂反应，使末梢血管扩张，改善血液循环，预防近视眼发生和发展。黑豆芽中微量元素如锌、铜、镁、钼、硒、氟等的含量都很高，而这些微量元素对延缓人体衰老、降低血液黏稠度等非常重要。此外，黑豆发芽后对蛋白质利用率提高了约 10%，蛋白质含量高达 36%～40%，相当于肉类的 2 倍，鸡蛋的 3 倍，牛奶 12 倍（吴先辉和焦镭，2003）；黑豆芽中含 18 种氨基酸，其中包括人体必需的 8 种氨基酸，还能富集 γ-氨基丁酸（李文斌，2010）。

黑豆芽中含有 19 种油酸，其不饱和脂肪酸含量达 80%，吸收率高达 95% 以上，除能满足人体对脂肪的需要外，还有降低胆固醇的作用。人体通常不能合成脂肪酸类化合物，仅可从膳食中获取，而黑豆芽中富含的种类丰富的不饱和脂肪酸，对维持细胞膜流动性、降低胆固醇和甘油三酯、改善血液循环、促进脑细胞活力都有重要的作用（Fiorito，2019）。黑豆芽中粗纤维含量高达 4%，常食黑豆芽可以促进消化，防止便秘发生。

二、主要生物活性物质

黑豆芽中含有丰富的多酚化合物（如异黄酮）、γ-氨基丁酸等豆类芽菜含有的生物活性物质。王飞霞等（2018）比较了黑豆、黄豆、绿豆豆芽中多酚的水平，结果表明黑豆芽多酚含量最高。在黑豆发芽过程中多酚随着时间变化含量出现了 2 个峰值，在发芽初期多酚含量增加，在 1～2 天多酚含量有所下降，在第 4 天黑豆芽中多酚含量达到最大值 182mg/100g（鲍会梅，2016）。植物多酚往往具有很强的抗氧化活性，在进食高脂食物的同时，摄入多酚类物质可以减轻高脂食物对人体健康的威胁，可以有效地预防高脂食物在人体内产生的衍生物对人体产生不利的影响。

三、食疗

黑豆芽性味甘平，具有活血利水、补肝明目、补中利尿、祛风解毒、调中强身、补益止汗、滋阴润肤、清热消肿的功效。中药中常用黑豆芽晒干入药，晒干的黑豆芽叫做"豆卷"，具有解表、清热、利湿的作用，可治疗外感暑湿、发热直少、胸闷不舒、骨节烦痛、湿脾痉挛、水肿胀满等症。《名医别录》曰："逐水肿，除胃中热痹，伤中淋露，下淤血，散五脏结积内寒，杀乌头毒。炒为屑，主胃中热，祛肿除痹，消谷，止腹胀"。有以下常见食疗方剂：

（1）缓解泌尿系感染　泌尿系感染者出现小便赤热、尿频等症状时，可以准备一斤黑豆芽洗干净后捣烂绞汁，加入适量的白糖，当茶服用，能够起到很好的缓解效果。

（2）治疗支气管炎　黑豆芽 100g，香菜 20g，猪肺 1 具，洗净后入锅中同炖，熟后加入调味品食用。该疗法对支气管炎能够起到一定的成效。

（3）防治痔疮便血　250g 黑豆芽、25g 海带、30g 黑木耳，洗净后放入锅中，加入适量水，煮熟后根据个人口味加入调味品，吃菜喝汤。

（4）治疗咳嗽痰黄　如由热证致咳嗽、咳吐黄痰，或伴有咽喉肿痛、小便少而色黄、大便不畅者，可取 500g 黑豆芽、15g 陈皮，加入适量水，煎汤代茶饮，可起到清肺热、除黄痰、利小便、滋润内脏之功。

第四节　其他类芽苗菜

一、香椿芽

香椿（*Toona sinensis*）芽馥郁芳香，风味独特，食味鲜美，质脆，多汁，无渣，营养丰富，颇受人们青睐。香椿芽菜具有较高的营养价值，每 100g 鲜香椿芽含维生素 B_1 0.05～0.21mg，维生素 B_2 0.13mg，维生素 C 56～115mg，糖 3.68%～4.32%，蛋白质 6.2%～8.3%，脂肪 7.65%～9.5%，粗纤维 1.3%～2.5%，胡萝卜素 0.93～1.36mg。香椿中的蛋白质含量为番茄的 6.27 倍，黄花菜的 1.86 倍，胡萝卜的 9 倍（郭永锁，2007）。自古以来，中国就有春季采集香椿芽的传统，但在很长一段时间内香椿只作为观赏树木的附属产品，即相当于野生蔬菜。随着近年来的研究和品种驯化选育工作的开展，我国科学家成功培育并筛选出了适合作为芽苗菜生产的香椿品种，并进行了不断改良，目前已大规模投入工厂化生产中。

二、豌豆苗

豌豆（*Pisum sativum*）苗又名安豆苗、龙须菜，是豆科豌豆属植物，供食部位为嫩梢和嫩叶。豌豆芽苗叶片肥厚、口感嫩滑、清香可口、营养价值较高，且具有一定的健康改善功效。豌豆苗富含维生素、矿物质、蛋白质等人体所需的营养物质，嫩叶中富含维生素 C 和能分解体内亚硝胺的酶，具有抗癌防癌的作用。豌豆苗中的氨基酸含量比大白菜、油菜和番茄等高出几倍至十几倍。豌豆芽苗还含有丰富的粗纤维和植物蛋白（徐伟君，2011）。经常食用豌豆苗可促进消化吸收、防止动脉硬化，对糖尿病、心脏病、高血压也有一定的辅助治疗功效。

三、萝卜芽苗菜

萝卜（*Raphanus sativus*）芽菜营养丰富，色泽鲜艳，品质柔嫩，风味独特，深受人们喜爱。据报道，每 100g 萝卜芽菜含维生素 C 47.67mg，比黄豆芽、绿豆芽高出几倍，维生素 B_1、维生素 B_2 的含量也比其他芽菜高出 2～5 倍，故有"萝卜芽菜胜豆芽"之说（张和义，2003）。萝卜芽菜具有健胃消食、顺气利肺、止咳化痰、清热解毒等功效。萝卜芽含有淀粉酶，可促进消化，治疗慢性肠胃病；还含有纤维素，可促进肠胃蠕动，对治疗便秘有益（学凤，2000）。目前的研究认为萝卜芽苗菜还含有抑癌物质芥子油苷，是国际上公认的防癌良药。某些品种萝卜芽苗菜中富含花青苷，近年来被越来越多的学者关注。因此，萝卜芽苗菜有望发展成为一种新型的防癌抗癌保健食品。

四、荞麦芽苗菜

荞麦（*Fagopyrum esculentum*）芽苗菜富含维生素 B_1、维生素 B_2、维生素 B_3、维生素 E、烟酸、铁、糖类，具有膳食纤维丰富、高蛋白、各种必需氨基酸比例均衡、低脂肪等特征，营养丰富，鲜嫩可口，风味独特，是新型的特色蔬菜。其中，铁、锰、锌等微量元素比一般谷物丰富。荞麦含有丰富的镁，能促进人体纤维蛋白溶解，使血管扩张，抑制凝血块的形成，具有抗栓塞的作用，也有利于降低血清胆固醇。荞麦中赖氨酸成分丰富，是一般精制大米的

10倍。此外，荞麦还含有丰富的芦丁（芸香苷），有降低人体血脂和胆固醇、软化血管、保护视力和预防脑血管出血的作用，是适于高血压和心血管病患者的保健食品。荞麦芽苗菜是近年来新兴的一种芽苗菜，可作为配菜在日常饮食中食用，也经常作为特殊的榨汁饮料原料，能充分发挥其健康改善功能。

五、红小豆芽苗菜

红小豆（*Vigana angularis*）又名赤豆、赤小豆，属于豆科豇豆属植物。红小豆芽苗长到3cm 或 15cm 左右高时食用，无论是短芽还是芽苗，均清香脆嫩，风味独特，经常食用可保持人体血液的酸碱平衡，有益身体健康，是一种公认的药食兼用的芽苗菜。红小豆芽苗菜中维生素的含量是绿豆芽的 5 倍以上。石凤昌（2007）分析不同栽培条件下红小豆芽苗菜，发现维生素 C 的含量可达到 18mg/100g。此外，红小豆芽苗中维生素 B_1 含量较高。每 100g 红小豆芽苗含维生素 B_1 0.9mg，也显著高于绿豆芽。常食含维生素 B_1 较多的红小豆芽苗，有利于防治脚气病（张德纯等，1997）。除含有多种维生素，红小豆芽苗还富含钙、镁、铁、磷、钾等微量元素。同时红小豆芽苗菜富含可溶性纤维，经常食用可增强消化能力，润肠通便，减少肠道疾病发生，还能降血压、降血脂、降胆固醇、防胆结石、健美减肥。

与其他豆类一样，红小豆种子萌发后营养价值升高，主要表现在：碳水化合物水解为人体易吸收的单糖，提高了碳水化合物的利用率，总的含糖量普遍降低；氨基酸含量大幅度提高，其中谷氨酸含量最高；脂肪类物质被酶分解成甘油和脂肪酸，最后生成能被人体吸收的糖类。此外，红小豆发芽后芽体内有较高的超氧化物歧化酶，这种抗氧化物质能迅速有效地分解肝脏中产生的自由基，防止脂质过氧化，从而起到养肝、护肝的作用。

六、蚕豆芽

蚕豆（*Vicia faba*）是豆科野豌豆属植物，在我国种植历史悠久，分布广泛。蚕豆是理想的蛋白和淀粉来源，氨基酸种类较为齐全，并且还含有大量维生素 C、钙、钾、镁等，但其中的植酸、单宁、嘧啶葡糖苷、棉子糖、水苏糖等抗营养因子降低了其营养价值。然而，蚕豆种子发芽后，一方面抗营养因子的含量降低，另一方面产生多种具有促进人体健康和防治疾病作用的成分，如 γ-氨基丁酸（王婷婷等，2017）。此外，蚕豆在发芽 2 天时维生素 C 含量显著增加，达到最大值 58.65mg/100g，随后逐渐下降，但 5 天后维生素 C 的含量仍高于未发芽的蚕豆。发芽 1 天时可溶性蛋白质含量显著增加，随后逐渐下降；发芽后 1～2 天的蚕豆中氨基酸含量略有增加。发芽 1 天时蚕豆的单宁含量增加到 462.70mg/100g，2～3 天时增加比较平稳，5 天时急剧增加至 1306.10mg/100g（吴海虹等，2012）。蚕豆芽富含膳食纤维，且主要为非水溶性多糖类，能促进人体胃肠道蠕动，加快食物通过胃肠道的速度，减少吸收；不可溶性纤维在大肠中吸收水分软化大便，可以起到防治便秘的作用。据分析，每 100g 蚕豆芽中，含水分 63.8g，维生素 B_1 0.17mg，维生素 B_2 0.14mg，烟酸 2.0mg，维生素 C 7.0mg，钙 109.0mg，磷 382.0mg，铁 8.2mg，糖 7.1g，碳水化合物 19.6g，蛋白质 13g，脂肪 0.8g，粗纤维 0.6g。

七、荷兰豆芽苗菜

荷兰豆（*Pisum sativum*）为豆科豌豆属一年生草本植物，由原产于地中海和中亚的粮用豌豆演化而来，为半耐寒蔬菜，在西方国家栽培极为普遍，我国近年来也大量引进种植。豆苗中还含有纤维素以及钙、铁等矿物质、多种维生素和粗纤维等，具有较好的食用价值和广阔的市场前景。

每 100g 荷兰豆芽苗菜含水分 71.1～78.3g、碳水化合物 14.4～29.8g、蛋白质 4.4～10.3g、脂肪 0.1～0.6g，还含有人体必需的氨基酸。荷兰豆芽苗菜中赖氨酸含量丰富，高于玉米、稻米等粮食作物，与联合国粮农组织及世界卫生组织（FAO/WHO）联合国专家委员会公布的理想蛋白质中必需氨基酸含量模式相比，荷兰豆芽苗菜赖氨酸含量是 FAO 模式谱的近两倍（吴蓓等，2014）。赖氨酸是人体必需氨基酸之一，能刺激胃蛋白酶与胃酸的分泌，提高胃液分泌功能，起到增进食欲、促进幼儿生长发育的作用，还能促进钙的吸收及其在体内的积累，加速骨骼生长，增强免疫功能，提高中枢神经组织功能。此外，荷兰豆芽苗菜是蔬菜当中为数不多的含有色氨酸的菜品。色氨酸对人类血清素和褪黑激素的产生非常重要，可以改善情绪、促进睡眠。荷兰豆苗中含有较为丰富的膳食纤维，可以防止便秘，有清肠作用。

荷兰豆与一般蔬菜有所不同，所含的止权酸、赤霉素和植物凝素等物质，具有抗菌消炎，增强新陈代谢的功能。另外，荷兰豆芽苗中的胡萝卜素含量也很高，每 100g 芽苗菜含胡萝卜素 0.15～33mg，比菠菜、韭菜、油菜等蔬菜的含量还要高，可与胡萝卜相媲美。

八、苜蓿芽苗菜

苜蓿（*Medicago sativa*）芽苗菜富含维生素 B_1、维生素 B_2、维生素 C、维生素 D、维生素 E 等，其中，每 100g 芽菜含维生素 C 118mg（赵文献等，2007）。苜蓿芽菜中钙、铁、锌、磷等矿物质的含量均较高，尤其是钙，为平常蔬菜的 2～7 倍，可促进骨骼生长及智力发育。苜蓿芽苗菜富含较多的硒元素，可以补充人体对微量元素的需要。此外，其蛋白质含量高，在苜蓿叶中高达 22% 以上，且 17 种氨基酸含量平衡，可增强饮食中的蛋白质含量。同时，苜蓿芽中含较多的可食用纤维，能促进消化道蠕动，维护正常消化的功能。苜蓿芽苗菜还含苜蓿皂苷（alfalfa saponin），可以促进胆固醇代谢，预防和减轻动脉硬化。苜蓿芽对食肉过多的人具有补益作用，具有消除人体疲劳感、快速恢复体力的功效。

九、小麦芽

小麦，禾本科小麦属一年生或二年生植物。小麦属中共有 20 多个种，其中栽培芽菜使用较多的是普通小麦（*Triticum aestivum*）发芽后形成的小麦芽，主要食用部位为刚长出的柔嫩的叶片。小麦芽富含多种维生素、矿物质和酶类，而其蛋白质、淀粉、脂肪含量较低。小麦芽富含抗氧化物质，具有很好的健康改善和养生功能。目前在市场上通常作为榨汁材料。

十、芝麻芽

芝麻（*Sesamum indicum*）是一年生草本植物。芝麻芽富含维生素 B、维生素 E、蛋白质和不饱和脂肪酸等。芝麻芽榨汁后，其中的钙含量甚至超过牛奶。芝麻芽在生产上主要分为白芝麻芽和黑芝麻芽两种。由于其产量较低，目前属于小众芽苗菜，一般见于某些高档酒店和一些家庭小规模生产。

十一、韭黄、蒜黄

韭黄和蒜黄的生产原理相同，均是利用遮光技术使植物不能合成叶绿体从而形成黄化苗，是一类特殊的芽苗菜，此类芽苗菜鲜嫩可口、风味独特、富含水分、具有特殊的芳香气味，受广大消费者喜爱。

韭黄含有丰富的维生素 A 前体、维生素 B_2、维生素 B_3 和维生素 C，矿物质钙、铁、磷，糖，蛋白质，类胡萝卜素以及苷类和苦味质等。韭黄具有驱寒散瘀、增强体力的作用，并能增进食欲，还能续筋骨，疗损伤（Dang & Vasanthan，2018）。

蒜黄即大蒜的幼苗，因冬季栽培在温室中，避免了阳光照射，故蒜叶呈嫩黄色，质地比较柔嫩。蒜黄富有清香味，辣味不浓，鲜嫩可口，营养丰富，是深受大众喜爱的开胃健身蔬菜（薄卫华，2016）。

芽苗菜的一般家庭生产方法：用清水将芽苗菜的植物种子冲洗干净后，将其置于清水中浸泡，待种子完全吸水后沥干多余水分，然后把种子平铺于纱布、纸巾或其他保水性能较好的材料上，放置于避光或弱光环境中，保持湿润，待其生长至一定大小后进行采收清洗，即可食用。

在广义的芽苗菜定义中，还包括西兰花芽苗菜、芦笋、紫苏芽等所有可食用的植物嫩芽，但因其受众小，未大规模生产，或只作为其他蔬菜的附属产品，因此不再一一赘述。总体来说，较豆类芽苗菜而言，其他植物生产出的芽苗菜目前在国内外受众还较少，究其原因主要是栽培历史短、适用品种较少、工厂化生产企业较少、属于高档蔬菜范畴。但随着育种手段的不断进步，人们生活水平的提高，工厂化生产技术的完善，这些芽苗菜的产量和市场占有量逐年提高，并有不断扩大的趋势。

参考文献

鲍会梅，2016. 黑豆发芽过程中成分的变化[J]. 食品工业，37（5）：1-4.

薄卫华，2016. 冬春季蒜黄无公害栽培技术[J]. 现代农业（9）：12.

陈玥，2015. 黄豆芽生产工艺及营养物质变化研究[J]. 食品研究与开发，36（24）：111-115.

崔丽娟，徐莹，刘爱霞，2015. 绿豆芽软罐头加工工艺[J]. 农业工程，5（1）：28-29，43.

戴媛，冷进松，2019. 大豆多肽的功能性质及应用前景[J]. 河南工业大学学报（自然科学版），40（2）：132-139.

董银卯，唐冬雁，何聪芬，等，2011. 绿豆芽中异黄酮类成分提取工艺的优化及含量测定[J]. 安徽农业科学，39（10）：5746-5747，5802.

董植喜，2001. 大众蔬菜黄豆芽抗癌保健有功效[J]. 药膳食疗（1）：28.

樊秀花，张爱琳，何新益，2009. 大豆肽口含片的制备工艺研究[J]. 农产品加工（12）：30-32.

郭航，2018. 一种豆芽玫瑰饮料的研制[J]. 现代食品（19）：188-191.

郭永锁，2017. 香椿芽菜无土栽培技术[J]. 瓜果蔬菜，河北农业科技（1）：10.

黄少文，杨婕，孙远明，等，2015.6-苄基腺嘌呤对黄豆芽生长的影响及其残留量测定[J]. 南方学业学报，46（2）：255-259.

冀林立，孟和毕力格，2007. γ-氨基丁酸的生理功能和研究进展[J]. 农产品加工（学刊）（12）：11-14.

姜宇婷，2020. 绿豆发芽过程中组分及营养变化研究进展[J]. 现代农业科技（14）：209，214.

李建英，田中艳，周长军，等，2010. 绿豆芽菜萌发条件及物质含量测定[J]. 黑龙江农业科学（7）：37-40.

李品汉，2005. 豆芽菜的营养与保健[J]. 当代蔬菜，2：46.

李硕，王建，2020. 大豆异黄酮临床应用的研究进展[J]. 大豆科学，39（4）：633-640.

李文斌，2010. 黑豆营养保健功能的研究与产品开发[J]. 食品工程（4）：19-20，27.

李振艳，张永忠，任红波，2009. 大豆发芽过程中异黄酮、γ-氨基丁酸等成分含量变化的研究[J]. 食品工业
科技，30（12）：356-358.

罗舒蕾，张树冰，2019. 大豆的有效成分及其作用[J]. 湖南农业科学 （12）：103-107.

莫花浓，韦杏美，吴锋锴，2008. 不同条件下黄豆萌发时氨基酸含量变化的研究[J]. 玉林师范学院学报（自
然科学版）（3）：91-94.

彭菁，姚亚明，屠康，2016. 利用大豆发芽开发富含γ-氨基丁酸的玉米味豆乳[J]. 大豆科学，35（1）：136-141，

石凤昌，2007. 不同栽培环境对赤豆芽苗菜生长·产量及营养成分的影响[J]. 安徽农业科学（32）：10301-10308.

隋雨婷，李乐乐，刘俊业，等，2019. 大豆异黄酮药理作用研究进展[J]. 吉林医药学院学报，40（4）：293-296.

孙悦，李冠喜，彭向永，2019. 黄豆芽泡发过程中主要营养物质变化研究[J]. 曲阜师范大学学报（自然科学
版），45（1）：82-85.

王飞霞，杨晓华，张华峰，等，2018. 3 种豆芽中异黄酮、多酚的体外抗氧化活性及其对果蝇 SOD、GSH-Px
活力的影响[J]. 中国食品学报，18（11）：57-64.

王慧芳，来吉祥，王东晖，等，2015. 中黄 13 大豆发芽期间异黄酮类成分变化规律的研究[J]. 中国粮油学报，
30（9）：13-17.

王婷婷，刘嘉坤，李岩，2017. 发芽处理对蚕豆主要成分和γ-氨基丁酸的影响[J]. 食品研究与开发，38（1）：
6-9.

吴蓓，谭兰晶，曾浩祥，等，2014. 荷兰豆芽苗菜营养成分分析与食用价值评价[J]. 广东农业科学，41（15）：
25-28.

吴海虹，宋江峰，李大婧，等，2012. 发芽处理对蚕豆主要营养成分与抗营养因子的影响. 食品科学，9：110-113.

吴嘉琪，王沛，王红霞，等，2017. 富含γ-氨基丁酸谷芽豆乳生产技术研究[J]. 江苏农业科学，45（6）：182-185.

吴先辉，焦镭，2003. 黑豆芽菜饮料的生产工艺[J]. 粮油加工与食品机械，10：101.

夏石头，彭克勤，萧浪涛，等，2001. 碘对黄豆芽生长及其可食部分氨基酸、维生素 C 和纤维素含量的影响
（简报）[J]. 植物生理学通讯，6：517-519.

徐伟君，2011. 芽苗菜生产问题浅析[J]. 蔬菜，10：50-51.

学凤，2000. 萝卜芽苗生产技术 ［M］. 北京：北京农业：9.

张德纯，王德槟，王小琴，等，1997. 鱼尾红豆芽（苗）的生产方法[J]. 中国蔬菜（1）：49-50.

张和义，2003. 萝卜芽菜的生产[J]. 西北园艺，9：24-26.

张莉力，许云贺，2008. 培养条件对大豆芽中γ-氨基丁酸含量的影响[J]. 食品科技，33（2）：34-35.

赵文献，祝美云，等，2007. 无土栽培苜蓿芽菜的生长条件探讨[J]. 安徽农业科学，35（3）：697-750.

朱秀敏，王彩君，王建军，2012. 几种芽菜维生素 C 含量的比较研究[J]. 北方园艺，3：35-37.

Biir B，Sharma N V，Lee J，et al，2017. Effects of genistein supplementation on genome‐wide DNA methylation
and gene expression in patients with localized prostate cancer[J]. Int J Oncol，51（1）：223-234.

Chen Y，Chang S K C，2015. Macronutrients. phytochemicals and antioxidant activity of soybean sprout germinated
with or without light exposure[J]. J Food Sci，80（6）：1391-1398.

Ebert A W，Chang C H，Yan M R，et al，2017. Nutritional composition of mungbean and soybean sprouts compared
to their adult growth stage[J]. Food Chem，237：15-22.

Fiorito S，Preziuso F，Epifano F，et al，2019. Novel biologically active principles from spinach，goji and quinoa[J].
Food Chem，276：262-265.

Galvez A F，Chen N，Macasieb J，et a1，2001. Chemopreventive property of a soybean peptide （lunasin）that binds to deacetylated histones and inhibits acetylation[J]. Cancer Res，61（20）：7473-7478.

Gan R Y，Wang M F，Lui W Y，et al，2016. Dynamic changes in phytochemical composition and antioxidant capacity in green and black mung bean （*Vigna radiata*）sprouts [J]. Int J Food Sci Tech，51（9）：2090-2098.

Gleason，C E，Fischer，B L，Dowling N M，et al，2015. Cognitive effects of soy isoflavones in patients with alzheimer's disease[J]. J Alzheimers Dis，47（4）：1009-1019.

Guo Y，Hui C，Yu S，et al，2011. Effects of soaking and aeration treatment on γ-aminobutyric acid accumulation in germinated soybean （*Glycine max* L. ）[J]. Eur Food Res Technol，232（5）：787-795.

Kim S L，Lee J E，Kwon Y U，et al，2013. Introduction and nutritional evaluation of germinated soy germ[J]. Food Chem，136（2）：491-500.

Kim W J，Lee H Y，Won M H，et al，2005. Germination effect of soybean on its contents of isoflavones and oligosaccharides[J]. Food Sci Biotech，14（4）：498-502.

Kohno M，Motoyama T，Shigihara Y，et al，2017. Improvement of glucose metabolism via mung bean protein consumption：a clinical trial of glucodia tm isolated mung bean protein in japan[J]. Funct Foods Health Dis，7：115-134.

Kohno M，Sugano H，Shigihara Y，et al，2018. Improvement of glucose and lipid metabolism via mung bean protein consumption：clinical trials of glucodia™ isolated mung bean protein in the USA and canada[J]. J Nutr Sci，7：e2.

Kong X Z，Guo M M，Hua Y，et al，2008. Enzymatic preparation of immunomodulating hydrolysates from soy proteins[J]. Bioresour Technol，99（18）：8873-8879.

Lang V，Bornet F R，Vaugelade P，et al，1999. Euglycemic hyperinsulinemic clamp to assess posthepatic glucose appearance after carbohydrate loading. 2. Evaluation of corn and mung bean starches in healthy men[J]. Am J Clin Nutr，69：1183-1188.

Lesinski G B，Reville P K，Mace T A，et al，2015. Consumption of soy isoflavone enriched bread in men with prostate cancer is associated with reduced proinflammatory cytokines and immunosuppressive cells[J]. Cancer Prev Res （Phila），8（11）：1036-1044.

Paucarmenacho L M，Berhow M A，Mandarino J M G，et al，2010. Effect of time and temperature on bioactive compounds in germinated Brazilian soybean cultivar BRS 258[J]. Food Res Int，43（7）：1856-1865.

Wang F，Wang H，Wang D，et al，2015. Isoflavone，γ-aminobutyric acid contents and antioxidant activities are significantly increased during germination of three Chinese soybean cultivars[J]. J Funct Foods，14：596-604.

Zhang F F，Haslam D E，Terry M B，et al，2017. Dietary isoflavone intake and all-cause mortality in breast cancer survivors：The Breast Cancer Family Registry[J]. Cancer，123（11），2070–2079.

Zhao T T，Jin F，Li J G，et al，2019. Dietary isoflavones or isoflavone-rich food intake and breast cancer risk：a meta-analysis of prospective cohort studies[J]. Clin Nutr，38（1）：136-145.

Zhao Z X，Song C Y，Xie J，et al，2016. Effects of fish meal replacement by soybean peptide on growth performance，digestive enzyme activities，and immune responses of yellow catfish Pelteobagrus fulvidraco[J]. Fisheries Sci，82（4）：665-673.

第十四章
野生蔬菜

我国人民自古以来就有采食野生蔬菜的习惯，其中既有一二年生草本，也有多年生灌木和乔木，以及陆生或水生植物。其供食部位有根、茎、叶、花、果、嫩苗或成株。野生蔬菜中营养物质含量大多高于栽培蔬菜，特别是维生素和无机矿物质含量较为突出。野生蔬菜还富含功能成分，兼有一定的药用功能，除了能防治一些营养素缺乏病外，还具有清凉、解热、消炎、解毒、止痛、驱虫和助消化等功能。近年来，野生蔬菜以新颖的风味，广泛的作用以及纯天然、无污染、富含营养、显著的食疗价值等独特优势，已悄然走上餐桌，成为佳肴尚菜，颇受青睐。

第一节　沙　芥

沙芥（*Pugionium cornutum*）是十字花科沙芥属一年或二年生草本植物，生于沙地，根、茎、叶均可食用，是沙区人民喜爱的野菜之一。其根、茎、叶的营养成分全面，氨基酸丰富、含量高；沙芥还有多种食疗功能，且全草可供药用，有止痛、消食、解毒的作用，为药食兼用的天然保健食品。目前，沙芥已被发展为一种特种蔬菜，被沙区人民视为"沙漠人参""魔术菜"而广泛种植。

一、营养物质

沙芥营养成分丰富，含有多种维生素和矿物质、蛋白质、脂肪、碳水化合物。沙芥含有丰富的维生素 C，根中含量为 94.0mg/100g（FW），茎叶为 83.4mg/100g（FW）。沙芥富含多种矿物质，其中钙、钾含量高达 5.50g/kg 和 3.10g/kg，适合作为人体中钙和钾的膳食来源（Li et al.，2015）。另外，沙芥的膳食纤维含量较高，可达 43.0%，主要为非溶性膳食纤维，可促进胃肠蠕动，这也是沙芥能促进消化的原因之一。沙芥叶片淀粉含量为 1.22%，可溶性糖为 1.69%，粗蛋白含量明显高于常见蔬菜。沙芥叶片含有的 17 种氨基酸中，脯氨酸含量最高，达到 95.09mg/g，占氨基酸总量的 18.37%，其次为天冬氨酸和谷氨酸，分别为 78.32mg/g 和 65.72mg/g，人体必需氨基酸总量为 144.55mg/g，占氨基酸总量的 28%（张凤兰等，2009）。可见，沙芥是一种低糖高蛋白的绿色营养保健食品。有关研究发现，沙芥中的亚硝酸盐含量（0.15g/kg）也比较低，是一种值得开发的较为稀少的沙生蔬菜（贺学林和赵文俊，1996）。

二、主要生物活性物质

沙芥中的主要生物活性物质包括多酚类、皂苷、香豆素、糖苷、内酯和甾醇等各类化合物，但未发现强心苷及蒽醌成分（马希汉等，2000）。

薛焕焕（2018）用超声波辅助提取沙芥多酚，并将其经大孔树脂进行分离纯化，然后对抗氧化活性和抑菌性进行了初步的研究。利用 HPLC 对纯化前后沙芥多酚进行了初步的成分分析，纯化后的沙芥多酚的单体酚均被保留，主要包括没食子酸（gallic acid）、原儿茶酸（protocatechuic acid）、绿原酸（chlorogenic acid）、对羟基苯甲酸（p-hydroxybenzoic acid）、咖啡酸（caffeic acid）、对香豆酸（p-coumaric acid）、阿魏酸（ferulic acid），且原儿茶酸（protocatechuic acid）为主要成分，其次为绿原酸（chlorogenic acid）和对羟基苯甲酸（p-hydroxybenzoic acid）。谢轶博（2015）研究表明沙芥叶片总黄酮的粗提物和纯化物对 Fe^{3+} 都具有较强的还原能力，对羟自由基、超氧阴离子和 DPPH 自由基均具有一定的清除作用。沙芥乙醇提取物化合物的结构如图 14-1 所示。

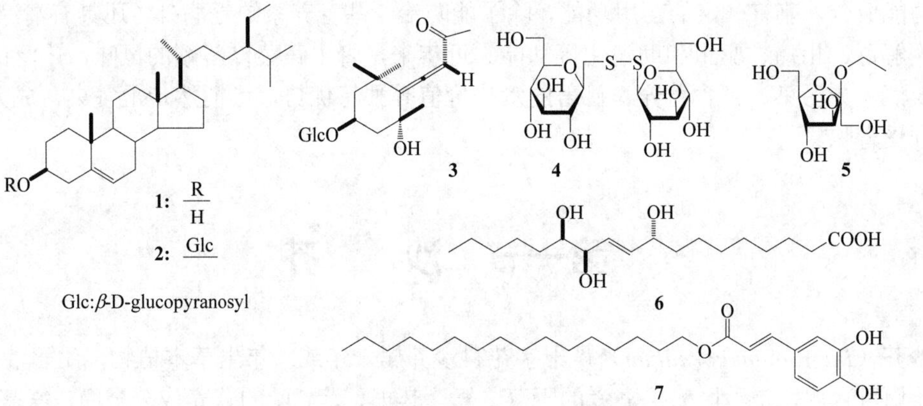

图 14-1　沙芥乙醇提取物化合物的结构

1—β谷甾醇；2—胡萝卜苷；3—staphylionoside D；4—TgSSTg；5—乙基-α-D-果糖苷；6—半夏酸；7—Z-咖啡酸硬脂醇酯

侯树慧等（2010）观察沙芥对高脂饮食大鼠有无预防高血脂的作用及对血管内皮功能的影响，发现沙芥组均较高脂模型组大鼠的总胆固醇显著降低；高浓度沙芥组较模型组大鼠的低密度脂蛋白胆固醇（LDL-C）、血浆内皮素（ET）显著降低，一氧化氮（NO）显著升高；中浓度沙芥组较模型组 NO 显著升高，说明沙芥对高脂饮食的大鼠有一定的预防高脂血症的作用，并有一定的保护血管内皮功能的作用。李聪等（2010a；2010b）对新鲜沙芥和腌制沙芥提取物的药用活性进行了研究，通过动物实验评估沙芥的镇痛、镇咳作用；通过小鼠便质便次实验、肠推进实验和胃排空实验等评估沙芥的促胃动力作用。研究结果表明，新鲜和腌制的沙芥提取物均有相当的镇咳、镇痛和促胃动力的作用，其中腌制沙芥提取物的镇痛、镇咳作用较好，且其也有较好的促胃动力活性，小剂量组可增高胃排比为 19.93%，增高肠推进比为 37.96%。对其提取物通过不同有机溶剂萃取后发现，镇痛作用的活性成分主要分布在水层，镇咳作用的活性部分主要分布在石油醚层，而沙芥促胃动力的活性部分主要分布在乙酸乙酯层。张帆等（2010）研究了沙芥预防非酒精性脂肪肝的作用效果并对其作用机理进行了探索，通过观察沙芥对高脂血症大鼠的降血脂作用，发现沙芥具有减少血清中的总胆固醇和低密度脂蛋白胆固醇的作用。

三、功能性产品开发

沙芥是蒙古族牧民食用的野生蔬菜植物，已成为内蒙古西部沙区旅游必有的风味菜肴，在内蒙古自治区鄂尔多斯市乌审旗、陕西榆林和宁夏陶乐已有沙芥的加工产品出售，目前，多家公司已将沙芥制成软包装、瓶装罐头、沙芥汁等销售，经济效益可观。

四、食疗

（1）治胃肠胀气、消化不良　鲜沙芥 2 两或干品 1 两，水煎服，1 日 2 次。

（2）治消化不良、食物中毒　沙芥、葶苈子、柽柳、柯子、山野豌豆各等分，共研细末，1 日 2～3 次。

（3）治气管炎　用沙芥根配其他药，常用量 1～2 两，水煎。

（4）治周身无力、消化不良、腹痛呕吐、打嗝、胃酸、胃溃疡、便秘、口腔发黏、畏寒等　沙芥 6g、寒水石（制）和锁阳各 18g，獐牙菜和陈皮各 9g，紫硇砂 5g，冰糖 36g，制成壮西 7 味颗粒。此颗粒剂既保持了原方散剂疗效特点，又方便患者服用，提高了蒙药的临床应用价值（田·苏雅拉图和黄亚芝，2004）。

第二节　沙　　葱

沙葱（*Allium mongolicum*），又名野葱、蒙古韭、蒙古葱、胡穆利（蒙语）等，属百合科葱属多年生草本植物，广泛分布于新疆、青海、甘肃、山西、宁夏以及内蒙古等干旱少雨的荒漠草原和沙丘地带，其特点是抗寒、抗旱、适应能力强。沙葱的叶、嫩茎和花苞均具有辛辣味，且比其他葱韭更鲜更浓，是一种具有极高的营养价值和药用价值的野生绿色蔬菜，已成为草原人们颇为喜爱的天然佳蔬，被称为"菜中灵芝"。

一、营养物质

沙葱作为一种野生蔬菜，其所含的营养成分比较全面，矿物质和氨基酸含量均高于一般蔬菜。张美莉和高聚林（1997）研究发现现蕾期和开花期沙葱叶片的钙和磷的含量分别为 1.38%～2.80%、0.40%～0.50%，另有粗蛋白含量在 15.25%～25.86% 之间，粗脂肪含量在 4.12%～5.60% 之间，粗灰分含量在 7.13%～14.80% 之间，粗纤维含量在 15.30%～33.96% 之间。不同生育期相比，现蕾期含蛋白质较多，纤维素含量较低，有机营养物质积累最大，故此期采叶为食不仅口感好，而且营养价值较高。因此，现蕾期为采摘最佳时期。斯琴巴特尔和刘新民（2002）研究表明，现蕾期的沙葱含有 17 种氨基酸，其中谷氨酸和天冬氨酸的含量最高（表 14-1），含有的必需氨基酸与总氨基酸比值为 40.45，达到了 FAO 和 WHO 提出的理想蛋白质模式的要求（巴俊杰等，2002）。此外，沙葱种子中脂肪和总糖含量较高，沙葱种子含油量约为 15.07%，其中不饱和脂肪酸含量约 90.37%，总糖中以多糖为主，沙葱籽多糖含量约为 7.59%（张君萍等，2011）。

表 14-1　沙葱的氨基酸含量分析　　　　　　　单位：mg/100g

氨基酸	含量	氨基酸	含量	氨基酸	含量
谷氨酸（Glu）	6.167	缬氨酸（Val*）	1.591	丙氨酸（Ala）	1.765
天冬氨酸（Asp）	4.622	半胱氨酸（Cys）	0.129	酪氨酸（Tyr）	0.444
丝氨酸（Ser）	1.380	亮氨酸（Leu*）	1.387	蛋氨酸（Met*）	0.371
组氨酸（His）	0.583	赖氨酸（Lys*）	0.858	异亮氨酸（Ile*）	1.070
苏氨酸（Thr*）	0.825	甘氨酸（Gly）	0.652	苯丙氨酸（Phe*）	1.087
脯氨酸（Pro）	0.677	精氨酸（Arg）	1.123		

注：*为人体必需氨基酸。

二、主要生物活性物质

沙葱及其提取物中的天然植物活性成分具有较强的抗氧化活性与免疫调节活性。沙葱中的活性成分为：酮类、酚类、醛类、醇类、酸类、硫醚类以及烷烃、烯烃及芳香烃类物质（缪亚娟，2009），主要活性物质有沙葱类黄酮、沙葱挥发油和沙葱多糖。

1. 沙葱类黄酮

（1）组成与含量　赵春艳（2008）应用聚酰胺层析柱分离纯化，用 30% 的乙醇溶液洗脱，用液相色谱-电喷雾离子化-质谱串联技术（LC-ESI-MS-MS）鉴定沙葱类黄酮的结构，30% 乙醇洗脱出 8 种沙葱类黄酮化合物，分别是山柰素-4′-O-3,7-O-O-二葡萄糖苷（m/z 609）、槲皮素-7-O-3-O-芸香糖苷（m/z 609）、山柰素-4′-O-7-O-葡萄糖-3-O-二葡萄糖苷（m/z 771）、7-O-5,4′-二甲氧基-3′-羟基黄酮醇（m/z 329）、3′,4′-环氧基-7-O-5-甲氧基黄酮醇（m/z 327）、槲皮素-7-O-3-O-二葡萄糖苷（m/z 625）、槲皮素-7-O-3-O-葡萄糖苷（m/z 463）、山柰素-7-O-3-O-葡萄糖苷（m/z 447）。沙葱富含类黄酮化合物，萨茹丽等（2014）研究发现不同部位含量不同，花、叶柄、叶均总类黄酮浓度分别为 1.921mg/g、2.144mg/g、4.891mg/g，以叶为最高（图 14-2）。

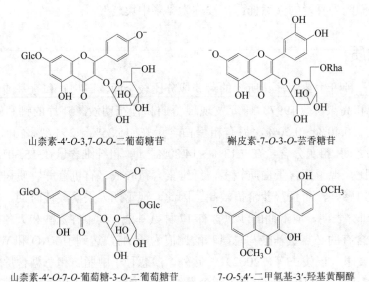

山柰素-4′-O-3,7-O-O-二葡萄糖苷　　　　槲皮素-7-O-3-O-芸香糖苷

山柰素-4′-O-7-O-葡萄糖-3-O-二葡萄糖苷　　　7-O-5,4′-二甲氧基-3′-羟基黄酮醇

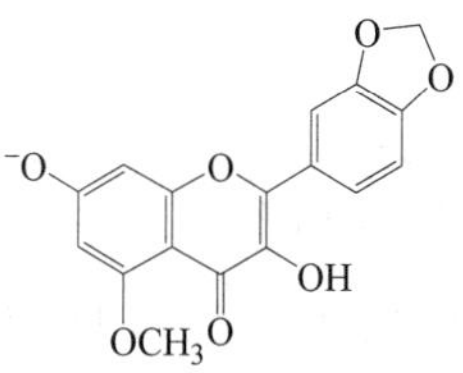

3′,4′-环氧基-7-*O*-5-甲氧基黄酮醇

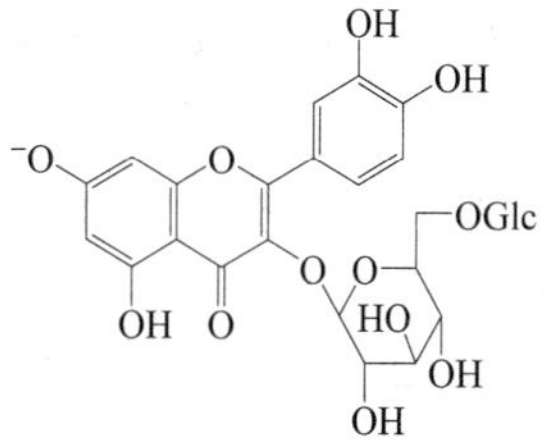

槲皮素-7-*O*-3-*O*-二葡萄糖苷

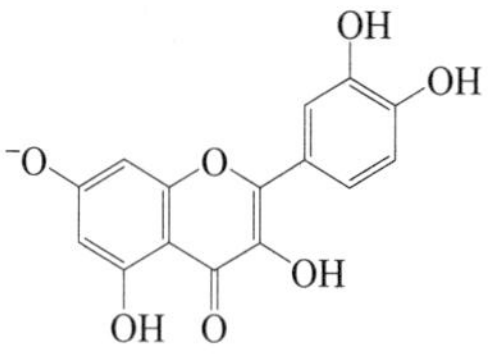

槲皮素-7-*O*-3-*O*-葡萄糖苷

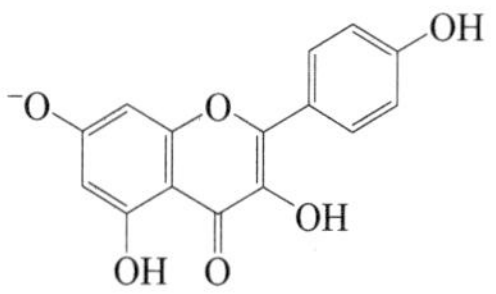

山奈素-7-*O*-3-*O*-葡萄糖苷

图 14-2　沙葱类黄酮化合物结构

（2）药理作用　研究表明，沙葱总黄酮有一定的抗氧化、抗炎症、抑菌、增强机体免疫力等药理作用。

① 抗氧化、抗炎症。沙葱类黄酮能显著提高乌鳢血淋巴细胞活性（$P<0.05$），提高抗氧化能力，上调 *HSP*70、*HSP*90、*IκB α*、*GR* 基因的表达，下调 *IL*-1、*TNF-α*、*IL*-8、*NF-κB*、*p65* 基因的表达，有效提高乌鳢血淋巴细胞活性、抗氧化能力以及炎症相关基因的表达。王翠芳等（2019）发现沙葱总黄酮水洗组对 LPS 诱导的小鼠腹腔巨噬细胞具有抗炎作用，其抗炎活性可能是通过抑制促炎性介质 NO、TNF-α、IL-1β、IL-6 的分泌并提高抗炎性细胞因子 IL-10 的质量浓度实现的，其作用机制可能与 NF-κB 信号通路有关。

② 抑菌。萨茹丽等（2014）研究发现沙葱总黄酮对沙门氏菌具有较强的抑制作用，对大肠杆菌和金黄色葡萄球菌均有一定的抑菌作用。

③ 增强机体免疫力。赵春艳（2008）研究发现沙葱类黄酮能提高免疫器官指数、血液和肝脏的酸性磷酸酶（ACP）和溶菌酶的含量，从而增强吞噬细胞消化和降解异物的能力，并且沙葱黄酮能显著提高小鼠的碳廓清指数（κ）和吞噬系数（α），因此，沙葱类黄酮在增强机体非特异性免疫机能方面发挥着重要作用。沙葱类黄酮还可提高小鼠外周血中 IgG 的含量和 CD19[+]细胞（B 细胞）比例，表明沙葱类黄酮通过增加机体抗体形成细胞的数量或增强抗体形成细胞的功能，而提高机体体液免疫功能。可通过提高外周血中 CD4[+]细胞和 CD8[+]细胞数量而增强机体的细胞免疫机能。沙葱类黄酮还可通过提高血液中生物信息传递分子 NO 的含量，活化巨噬细胞发挥非特异性杀菌和杀肿瘤作用，在 T 淋巴细胞和 B 淋巴细胞的参与下进行复杂的免疫活动。

目前，沙葱中类黄酮化合物主要是采用水提法、有机溶剂提取法、超临界流体萃取法、酶法提取法、超声波辅助提取法、微波粉碎辅助提取法和分子蒸馏技术等方法进行提取。萨茹丽等（2014）采用纤维素酶辅助提取沙葱总黄酮，得到最优工艺条件为提取时间 4h、提取温度 39℃、体系 pH 4.3。赵春艳（2008）得到的沙葱类黄酮化合物最佳提取纯化条件是：70℃下 75%乙醇提取 2h，提取 2 次。

2. 沙葱挥发油

（1）组成与含量　沙葱中含有大量的挥发油，大多数为含硫化合物，主要包括二甲基三硫醚、二烯丙基二硫化物、1-甲基-3-烯丙基三硫醚、二甲基四硫醚、二烯丙基三硫醚、甲基烯丙基二硫醚和二-2-丙烯四硫化醚等。

（2）药理作用　沙葱中挥发油具有抗菌、抗炎、抗肿瘤、降血脂等生理活性。沙葱挥发油对大肠杆菌、金黄色葡萄球菌和沙门氏菌均有较强的抑制作用，并且浓度越高，抑菌作用越好。张君萍等（2011）研究发现，沙葱籽油灌胃高血脂小鼠35天后，有明显的降血脂作用，使小鼠体重和脏器指数下降。

（3）提取　张君萍等（2011）提出超临界 CO_2 萃取沙葱籽油的最佳工艺条件为萃取压力35MPa、萃取温度45℃、萃取时间120min、CO_2 流量35kg/h。在此条件下沙葱籽油萃取得率为15.00%，且理化特征常数均符合国家有关标准。

3. 沙葱多糖

（1）组成与含量　沙葱多糖是一种水溶性的中性多糖，多糖含量是 87.32%，主要是由L-鼠李糖、D-葡萄糖、D-半乳糖三种吡喃糖构成的杂多糖（扈瑞平，2010）。

（2）药理作用

① 提高免疫力。沙葱多糖能够提高免疫力，并且具有预防高脂血症的作用。王丽思等（2010）研究发现沙葱多糖能有效地抑制 S180 腹水瘤小鼠腹水的形成，延长其存活期，并通过促进免疫器官的生长发育和小鼠免疫细胞分泌 IL-2、TNF-α而发挥免疫调节功能和抗肿瘤作用。赵飞艳等（2013）的体外研究发现，沙葱多糖可提高绵羊外周血淋巴细胞 Ca^{2+}、NO 水平，改变 cAMP 和 cGMP 的水平，影响绵羊外周血淋巴细胞免疫系统的信号转导。

② 抗氧化。宋丽霞等（2012）的研究表明沙葱多糖可以提高肉羊抗氧化能力。

③ 抑菌。扈瑞平等（2011）的研究发现沙葱多糖对大肠杆菌、痢疾志贺氏菌、金黄色葡萄球菌、白色葡萄球菌、绿脓杆菌和普通变形杆菌均有一定的抑制作用，尤其对大肠杆菌和金黄色葡萄球菌的抑菌效果较为明显。

（3）提取　目前，沙葱多糖多用热水浸提法提取。张兴夫和敖长金（2009）提出了水提法提取沙葱多糖的最佳工艺参数：提取时间为6h、提取温度为90℃、料液比为1∶20。在上述提取条件下，水提法提取沙葱多糖得率可达到2.56%。

三、功能性产品开发

近年来，沙葱以其味道独特、营养丰富、绿色无污染越来越受到人们的青睐。当地人将葱花采摘回来，用盐腌上或晾晒干，做汤煮肉时可作为调料（陈仁伟，2016）。沙葱含有一种特殊的辛辣气味，辛辣气味的主要成分是含硫有机物。若将这些物质逐步溶解在羊肉中，这种游离的硫化物可以与羊肉中具有腥膻味的4-甲基辛酸和4-甲基壬酸发生反应生成具有特殊香味的酯类，因此它能起到去膻、解腥、增香的作用（周宇，2009）。此外，沙葱花制成的调味料在市面上也有出售，但使用范围较小。

四、食疗

沙葱含有多种维生素、大量的纤维素，有利于肠胃的蠕动，增进食欲，更有通宣理表、预防流感的功效。《内蒙古植物志》中记载："沙葱地上部可入蒙药，主治消化不良、不思饮食、秃疮、青腿病等"（马毓泉，1994）。

沙葱属于葱属，饮食禁忌与葱相似。

① 患有胃肠道疾病特别是溃疡病的人不宜多食。

② 葱对汗腺刺激作用较强，有腋臭的人在夏季应慎食；表虚、多汗者也应忌食。

③ 过多食用葱还会损伤视力。

第三节　苣荬菜

苣荬菜（*Sonchus arvensis*），又名取麻菜、野苦荬、北败酱草等，为菊科苦苣菜属多年生草本植物，是我国历史悠久的药食两用的一种野菜。由于具有耐寒、耐旱、耐盐碱等特点，它的适应性较强，分布范围较广，在我国多数地区均有分布，资源较丰富。苣荬菜富含维生素、矿物质，以及人体必需氨基酸等营养要素，同时还含有多种生物活性成分，具有营养和健康促进双重作用。

一、营养物质

苣荬菜营养丰富，含有多种维生素、矿物质、糖、蛋白质、脂肪。据测定，每 100g 鲜菜含维生素 B_1 0.09mg、维生素 B_2 0.53mg、维生素 C 88mg、维生素 E 2.40mg、膳食纤维 1.6mg（姚玉霞，2003）。苣荬菜茎叶中被检出 28 种无机元素，其中与人体健康密切相关的营养元素钙、锌、铁、铜、锰、铬等非常丰富（表 14-2）。苣荬菜植株水分含量较高，干物质一般为 9.74%～16.07%。粗蛋白含量较高，分枝期粗蛋白含量占干物质的 25.90%，孕蕾期下降为21.02%，开花期则较低，为 15.67%；粗脂肪随着生育期的变化含量增加，由分枝期占干物质的 3.38%，到开花期达到 5.76%；中性洗涤纤维和酸性洗涤纤维含量较低，并且随生育期变化较小，二者含量分别为 21.99%～36.42% 和 20.40%～30.45%（表 14-3）（孙启忠等，2009）。苣荬菜茎叶含有 16 种氨基酸，每 100g 干苣荬菜茎叶中含总氨基酸高达 20211.90mg，其中人体必需氨基酸为 5073.86mg，占总氨基酸的 33.5%。所测氨基酸中以天冬氨酸和谷氨酸含量最高，且必需氨基酸中亮氨酸、缬氨酸、异亮氨酸、苯丙氨酸、赖氨酸和苏氨酸的含量也较高（表 14-4）（樊晓虹和杨晓虹，2000）。

表 14-2　苣荬菜茎叶无机元素的含量　　　　　　　　单位：μg/g（DW）

元素	Ca	Na	K	Mg	P	Fe	Ba	Mn	
含量	17500	8350	7500	4400	1950	850	260	75	
元素	Sr	Zn	Cu	B	Cr	Ni	La	V	Cd
含量	75	45	30	18	3	2	2	2	0.8

表 14-3 苣荬菜不同生育期营养成分   单位：g/100g（DW）

生育期	干物质	粗蛋白	粗脂肪	中性洗涤纤维	酸性洗涤纤维	钙	磷
分枝期	9.74	25.90	3.38	21.99	20.40	2.45	0.28
孕蕾期	10.60	21.02	3.59	26.64	22.60	2.08	0.23
开花期	16.07	15.67	5.76	36.42	30.45	1.95	0.15

表 14-4 苣荬菜茎叶总氨基酸的含量   单位：mg/100g

氨基酸	含量	氨基酸	含量
天冬氨酸（Asp）	3061.22	苏氨酸（Thr*）	665.82
丝氨酸（Ser）	645.32	谷氨酸（Glu）	2491.87
甘氨酸（Gly）	705.76	丙氨酸（Val）	757.16
缬氨酸（Val*）	960.39	蛋氨酸（Met*）	112.30
异亮氨酸（Ile*）	767.12	亮氨酸（Leu*）	1068.51
酪氨酸（Tyr*）	163.12	苯丙氨酸（Phe*）	780.70
赖氨酸（Lys*）	719.02	组氨酸（His）	270.81
精氨酸（Arg*）	992.00	脯氨酸（Pro）	976.92
必需氨基酸	5073.86	总氨基酸	20211.90

注：*为人体必需氨基酸。

二、主要生物活性物质

苣荬菜富含生物活性物质，主要有类黄酮化合物、脂类和烷烃类、萜类和甾体类、香豆素类及多糖类等，是其发挥药效的主要有效成分。

1. 类黄酮化合物

苣荬菜含有的类黄酮成分较多。渠桂荣等（1995）从该植物的全草中分离得到了金合欢素（acacetin，Ⅰ）、山柰素（kaempferol，Ⅱ）、柯伊利素（chrysoeriol，Ⅲ）、木犀草素（tuteolin，Ⅳ）、异鼠李素（isorhamnetin，Ⅴ）（图14-3）。徐清等（2011）报道了苣荬菜总黄酮的提取工艺，最佳提取工艺条件为加 25 倍量 50％乙醇，超声提取 3 次，每次提取 30min。4 种因素对总黄酮提取率的影响顺序为提取次数>乙醇浓度>料液比>提取时间，在该最佳提取工艺条件下，总黄酮含量达到 3.5％。

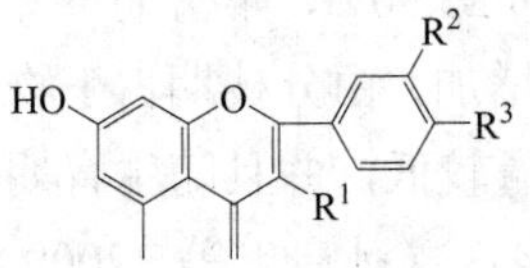

Ⅰ:$R^1=R^2=H,R^3=OCH_3$;
Ⅱ:$R^1=R^3=OH,R^2=H$;
Ⅲ:$R^1=H,R^2=OCH_3,R^3=OH$;
Ⅳ:$R^1=H,R^2=R^3=OH$;
Ⅴ:$R^1=R^3=OH,R^2=OCH_3$

图 14-3 苣荬菜类黄酮化合物 Ⅰ～Ⅴ 的化学结构式

2. 脂类和烷烃类

苣荬菜全草中富含聚合酚和聚合烃等脂类成分。脂类是人体的重要营养素，是体内多种活性物质的前体，有研究报道苣荬菜中含有 1,2-二亚麻酸酯基-3-O-[α-D-吡喃半乳糖基（1-6）-O-β-D-吡喃半乳糖基]甘油和 1-亚麻酸醋基-3-O-β-D-吡喃半乳糖基甘油（冉先德，1993）。李长恭等（2005）用气相色谱-质谱联用技术，检测其挥发油成分中含有十二烷、十四烷、十五烷、十六烷以至二十一烷等 9 种烷烃类成分。

3. 萜类和甾体类

苣荬菜中富含萜类和甾体类化合物。裂叶苣荬菜富含三萜类化合物，新鲜全草含 6％，干燥全草含 2%，并分离出了蒲公英甾醇、α并分-香树精、羽扇醇、假蒲公英甾醇。从该植物中还分离出蒲公英甾醇乙酸酯、β树谷甾醇、胡萝卜苷。并首次从该植物中分离出一倍半萜内酯类化合物-裂叶苣荬菜内酯（santamarin）（图 14-4）（张洪民等，1997）。

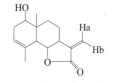

图 14-4　裂叶苣荬菜内酯的结构

4. 多糖类

杨辉（2014）报道，苣荬菜中的多糖含量较高，地上部多糖含量为 3.616%，根部多糖含量为 5.961%，根部多糖含量高于地上部分。苣荬菜多糖对亚硝酸盐的最大清除率为 67.00%。苣荬菜多糖最佳提取温度为 85℃，温度过高可造成水解。

5. 药理作用

（1）治疗肝炎和保肝　苣荬菜具有效治疗黄疸型肝炎的作用。郭月英等（1994）报道，采用裂叶苣荬菜水煎液 27g、18g、9g，连续给予四氯化碳（CCl₄）肝损伤小鼠灌胃 6 天，能够明显减少小鼠血清中谷丙转氨酶（SGPT）的含量，明显增加肝糖元含量；裂叶苣荬菜水煎液 16g、12g、8g，小鼠灌胃 4 天，能够显著缩短小鼠的戊巴比妥钠睡眠时间，明显促进小鼠肝胆汁分泌；裂叶苣荬菜水煎液 27g、18g、9g 对部分肝脏切除小鼠灌胃给药，每间隔 12h 给药 1 次，连续 5 次，对小鼠肝脏再生功能有显著促进作用。苣荬菜的肝脏保护作用，可能是通过抗脂质过氧化保护了自由基对肝细胞膜和肝细胞的损害。刘海霞等（2016）研究发现中华苦荬菜与苣荬菜均具有良好的抗炎保肝作用，以二者高剂量给药时，苣荬菜抗炎、保肝的作用要优于中华苦荬菜。

（2）降低血压和降胆固醇　有研究发现苣荬菜水提液可以降低家兔的血压，腹腔注射可拮抗由肾上腺素作用而造成的升压反应，并且对兔耳部位的血管，有明显的扩张作用；灌胃给药能够有效治疗因食饵性及腹腔注射蛋黄乳所致的小鼠高胆固醇血症。

（3）抗心律失常　苣荬菜水提液能够明显缩短由氯化钡（BaCl₂）诱发大鼠心律失常的发作时间；降低氯仿诱发小鼠室颤发生概率，有效拮抗由肾上腺素而造成的小鼠心律失常，苣荬菜抗心律失常作用机制可能与阻断受体有关。

（4）抑菌作用　苣荬菜乙醇提取物对金黄色葡萄球菌、铜绿假单胞菌、大肠埃希氏菌、枯草芽孢杆菌、肺炎克雷伯杆菌等均有一定的抑制作用。

（5）清除羟自由基及其抗 DNA 损伤　苣荬菜醇提取物对 CuSO₄-维生素 C-H₂O₂-酵母菌体系产生的羟自由基有清除作用，且清除作用与浓度之间存在着正比关系，对羟自由基引发的 DNA 氧化损伤有保护作用，发光抑制率与药物浓度之间存在着良好的量效关系。

三、临床报道与食疗

苣荬菜有很强的药用保健价值，具有泻火、清热解毒、安神益气、补虚止咳的作用。苣荬菜在中国民间自古作为药材应用，在现代医学临床上常用于治疗咽喉肿痛、急性痢疾、阑尾炎、肠炎、肝炎、产后出血、痔疮肿痛等症。据国内外报道，苣荬菜还具有保肝、抗肿瘤、降血压、降胆固醇和抗心律失常等药理作用。

1. 临床报道

（1）治疗肝炎　用苣荬菜加综合疗法治疗 50 例重度黄疸型肝炎患者，5 周内 30 例患者临床治愈，显效 10 例，有效 5 例，总有效率为 90%。用含有苣荬菜的六味五灵片治疗慢性肝损伤患者，8 周时表现出明显的治疗肝损伤作用，疗效达 80%。六味五灵片治疗酒精性肝炎的临床疗效优于硫普罗宁片（韩军等，2007；荣义辉等，2009）。

（2）治疗小儿急性咽炎肺胃实热证　用含有苣荬菜的儿童清咽解热口服液治疗小儿急性咽炎肺胃实热证，该药对小儿急性咽炎和肺胃实热证具有较好疗效，其显效率为 97.1% 和 91.43%，显著高于对照药复方双花口服液；且该药对发热、咽痛、咽充血、咳嗽、咯痰、头痛身痛、口渴、大便干、尿短黄以及异常舌脉等均有较好的治疗效果（胡思源等，2004）。

（3）抗烟毒作用　苣荬菜根具有通经理气、活血化淤、解毒化结等作用，对排除人体内毒素，特别是尼古丁毒素有很好的效果。苣荬菜的乙醇或水提取物具有抗烟毒作用，将其提取物制成抗烟毒药物，吸烟者服用该抗烟毒药物后，能直接对抗吸入体内的香烟等有害物质，有效地减少烟草中有害物质对烟民和被动吸烟者的危害（陈彪等，2004）。

2. 食疗方剂

（1）治急性细菌性痢疾　苣荬菜 30g，水煎服。

（2）治急性咽炎　鲜苣荬菜 30g（切碎），灯心草 3g，水煎服。

（3）治阑尾炎　苣荬菜 15～30g，红藤 60g，水煎服。

（4）治吐血、尿血　鲜苣荬菜适量，捣烂绞汁，每次服半茶杯，1 日 3 次。

（5）治肺热咳血　苣荬菜 30g，桑白皮、地骨皮、石仙桃各 20g，水煎，分 3 次温服。

（6）治乳腺炎　苣荬菜、蒲公英、紫花地丁共捣烂外敷患处。

（7）治肾炎　苣荬菜水煎，加入黄豆面制成丸药，口服。

第四节　马　齿　苋

马齿苋（*Portulaca oleracea*），又称蚂蚱菜、五行菜、酸味菜等，因其叶形像马齿而得名马齿苋，其营养价值和防病功效突出，故又有"长寿菜"之称。马齿苋富含多种维生素和钙、铁等矿物质元素，以及蛋白质、脂肪等。此外，它具有清热、利水、止血等功效。近年来药理研究表明，它还具有消炎抗菌、降血脂、抗衰老等药用价值，是卫生部门划定的药食同源性野生植物。

一、营养物质

马齿苋中含有丰富的维生素 C 和维生素 E，含量分别为 50mg/kg 和 65mg/kg。另外，马齿苋中胡萝卜素含量也较高，达到 42mg/kg，是韭菜的 10 倍（王秀丽和李桂凤，2005）。马齿苋中含有多种矿物质元素，大量元素钙、镁、钾的含量几倍于常食蔬菜，其中钾的含量是大白菜和南瓜的近 5 倍，是韭菜的 10 倍。此外，马齿苋中微量元素也很丰富，锌、铁、锰、硒的含量都比常食的几种野菜高出几倍到十几倍（表 14-5）。马齿苋中碳水化合物的含量较低，为 2.43g/100g（FW），粗纤维 2.38g/100g（FW），粗灰分 2.02g/100g（FW）。马齿苋可食部分的蛋白质含量高达 2.30g/100g（FW），与人们常吃的果蔬蛋白质含量相当，且各种氨基酸含量丰富，氨基酸总量达到 2.02%，其中以谷氨酸含量最高，占总氨基酸的 12.87%，是人体补充氨基酸和蛋白质的首选佳品（表 14-6），可见马齿苋是一种高蛋白、高灰分、低碳水化合物的野生蔬菜，素有"蔬菜之王"的美称。

表 14-5　马齿苋可食部分无机元素的含量　　　　单位：mg/100g（DW）

矿物质	n	$\bar{x}+s$	矿物质	n	$\bar{x}+s$
Ca	3	109.64+0.03	Zn	3	0.50+0.01
P	3	55.4+0.02	Fe	3	2.81+0.02
Mg	3	305.55+0.03	Mn	3	0.37+0.01
K	3	1013.36+0.04	Cu	3	0.16+0.02
Se	3	200（μg/100g）+0.01			

注：n 为重复次数，$\bar{x}+s$ 为平均值+标准误。

表 14-6　马齿苋可食部分氨基酸的含量　　　　单位：g/100g（FW）

氨基酸	n	$\bar{x}+s$	氨基酸	n	$\bar{x}+s$
天冬氨酸（Asp）	3	0.17+0.01	异亮氨酸（Ile*）	3	0.11+0.22
苏氨酸（Thr*）	3	0.08+0.01	亮氨酸（Leu*）	3	0.17+0.03
丝氨酸（Ser）	3	0.08+0.01	酪氨酸（Tyr）	3	0.09+0.01
谷氨酸（Glu）	3	0.26+0.02	苯丙氨酸（Phe*）	3	0.23+0.02
甘氨酸（Gly）	3	0.10+0.02	赖氨酸（Lys*）	3	0.18+0.01
丙氨酸（Ala）	3	0.13+0.01	组氨酸（His）	3	1.08+0.01
半光氨酸（Cys）	3	0.04+0.01	精氨酸（Arg）	3	0.03+0.02
缬氨酸（Val*）	3	0.13+0.03	脯氨酸（Pro）	3	0.08+0.02
甲硫氨酸（Met*）	3	0.04+0.01	总氨基酸	3	2.00+0.02

注：*为必需氨基酸，n 为重复次数，$\bar{x}+s$ 为平均值+标准误。

此外，马齿苋还含有多种有机酸类化合物。郜志峰等（1996）从干品马齿苋叶、茎粉末中分离出柠檬酸、丙二酸、苹果酸、抗坏血酸、琥珀酸、反丁烯二酸、乙酸等 7 种低分子有机酸。向兰等（2006）从马齿苋中分到丁二酸（琥珀酸）。杨子娟等（2007）从马齿苋中分离出了咖啡酸。

二、主要生物活性物质

马齿苋中的主要生物活性物质包括生物碱、多糖、类黄酮化合物等，其中生物碱类化合物和多糖类化合物是马齿苋的主要活性成分。

1. 生物碱类化合物

生物碱是马齿苋的主要活性成分，已报道从该植物中分离鉴定了 105 个生物碱类成分，主要以吲哚类生物碱和异喹啉类生物碱为主，其次还有阿魏酰胺类生物碱，脑苷类生物碱等其他生物碱类化合物。

（1）结构类型

① 吲哚类生物碱。吲哚生物碱是马齿苋中报道较多的一类生物碱，均具有 5,6-二羟基-吲哚-2-甲酸的结构母核，现发现有 36 种（见表 14-7，图 14-5）。在母核的 1-位氢和 6-羟基分别被有机酸和葡萄糖取代形成酰胺类化合物，称为马齿苋酰胺 A~D、F、G、V、H、I、N、O、K、L、P~S（1~17），无葡萄糖取代的为马齿苋酰 T、U、W（18~20）。此外，还有

甜菜红色素（21）和马齿苋碱Ⅱ（22）、oleraisoindole A（23）、oleraisoindole（24）、β-carboline（25）、β-咔啉-3-羧酸（26）、四氢β-咔啉-3-羧酸（27）、soyalkaloid A（28）、indole-3-aldehyde（29）（Zhao et al，2019）、oleraindole A（30）、oleraindole B（31）、（-)-neoechinulin A（32）、echinulin（33）、neoechinulin D（34）、isoechinulin A（35）和 MT-6（36）等，结构见图 14-4。

表 14-7　吲哚类生物碱

编号	化合物（英文）	化合物（中文）
1	Purslane amide A	马齿苋酰胺 A
2	Purslane amide B	马齿苋酰胺 B
3	Purslane amide C	马齿苋酰胺 C
4	Purslane amide D	马齿苋酰胺 D
5	Purslane amide F	马齿苋酰胺 F
6	Purslane amide G	马齿苋酰胺 G
7	Purslane amide V	马齿苋酰胺 V
8	Purslane amide H	马齿苋酰胺 H
9	Purslane amide I	马齿苋酰胺 I
10	Purslane amide N	马齿苋酰胺 N
11	Purslane amide O	马齿苋酰胺 O
12	Purslane amide K	马齿苋酰胺 K
13	Purslane amide L	马齿苋酰胺 L
14	Purslane amide P	马齿苋酰胺 P
15	Purslane amide Q	马齿苋酰胺 Q
16	Purslane amide R	马齿苋酰胺 R
17	Purslane amide S	马齿苋酰胺 S
18	Purslane amide T	马齿苋酰胺 T
19	Purslane amide U	马齿苋酰胺 U
20	Purslane amide W	马齿苋酰胺 W
21	Beet red pigment	甜菜红色素
22	oleracin Ⅱ	马齿苋碱Ⅱ
23	oleraisoindole A	
24	oleraisoindole	
25	β-carboline	咔啉
26	β-carboline-3-carboxylic acid	β-咔啉-3-羧酸
27	Tetrahydro-β-carboline-3-carboxylic acid	四氢β-咔啉-3-羧酸
28	soyalkaloid A	
29	indole-3-aldehyde	吲哚-3-甲醛
30	oleraindole A	
31	oleraindole B	
32	（-）-neoechinulin A	
33	echinulin	
34	neoechinulin D	
35	isoechinulin A	
36	MT-6	

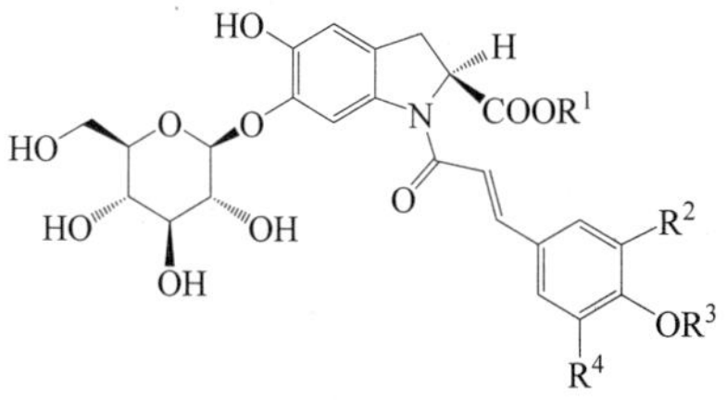

1:R^1=H,R^2=H,R^3=H,R^4=H

2:R^1=H,R^2=OCH$_3$,R^3=H,R^4=H

3:R^1=H,R^2=H,R^3=glc,R^4=H

4:R^1=H,R^2=OCH$_3$,R^3=glc,R^4=H

5:R^1=CH$_3$,R^2=OCH$_3$,R^3=H,R^4=H

6:R^1=CH$_3$,R^2=H,R^3=H,R^4=H

7:R^1=H,R^2=OH,R^3=H,R^4=OH

8:R^1=H,R^2=H,R^3=H,R^4=H

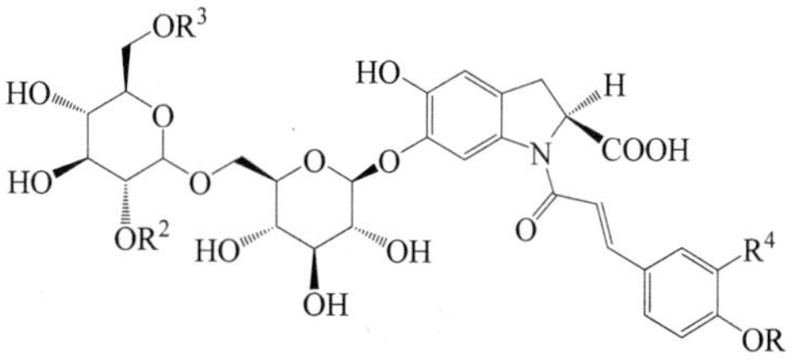

9:R^1=H,R^2=H,R^3=H,R^4=OCH$_3$

10:R^1=H,R^2=feruloyl,R^3=H,R^4=H

11:R^1=H,R^2=feruloyl,R^3=H,R^4=OCH$_3$

12:R^1=H,R^2=caffeoyl,R^3=H,R^4=H

13:R^1=H,R^2=caffeoyl,R^3=H,R^4=OCH$_3$

14:R^1=H,R^2=H,R^3=H,R^4=H

15:R^1=glu,R^2=H,R^3=H,R^4=OCH$_3$

16:R^1=glu,R^2=feruloyl,R^3=H,R^4=H

17:R^1=glu,R^2=H,R^3=feruloyl,R^4=H

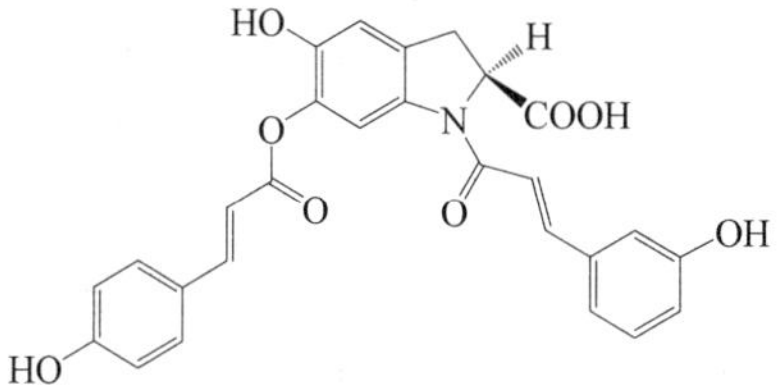

18

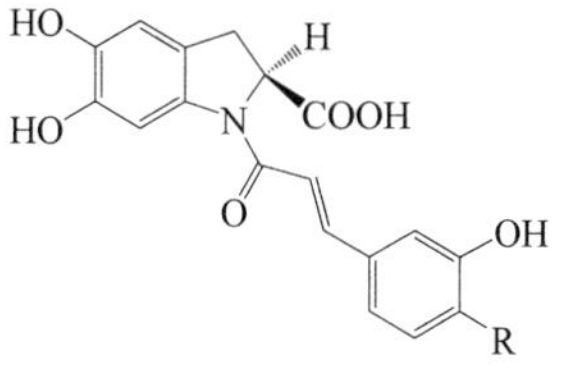

19:R=H   20:R=OH

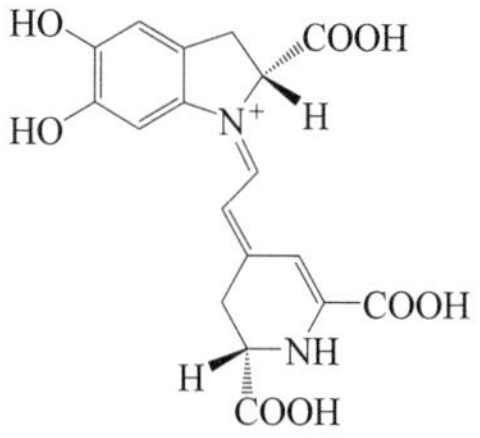

21

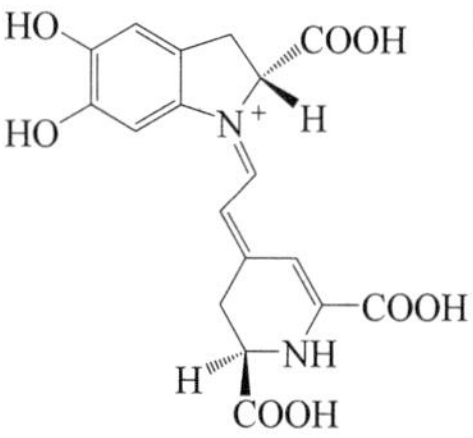

22

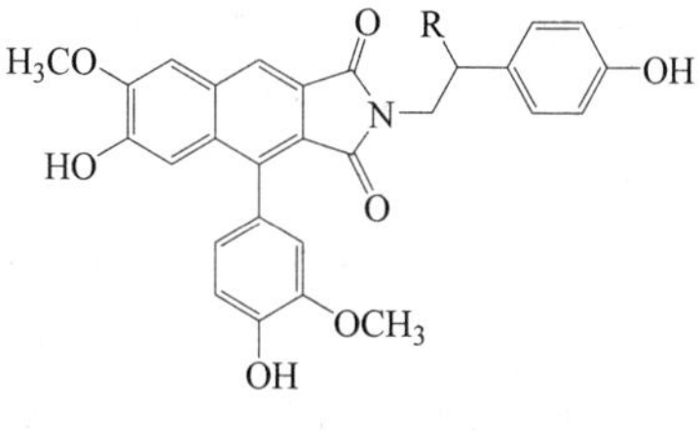

23:R=H   24:R=OH

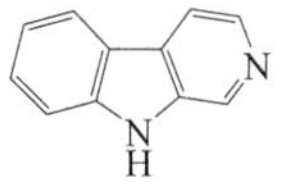

25

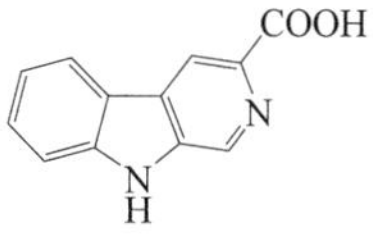

26

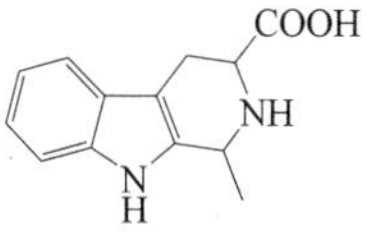

27

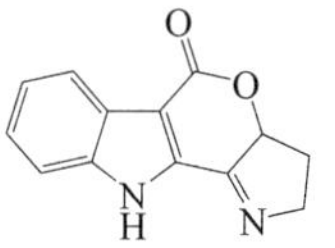

28

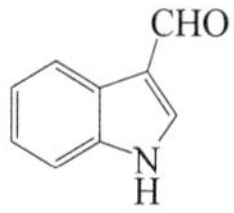

29

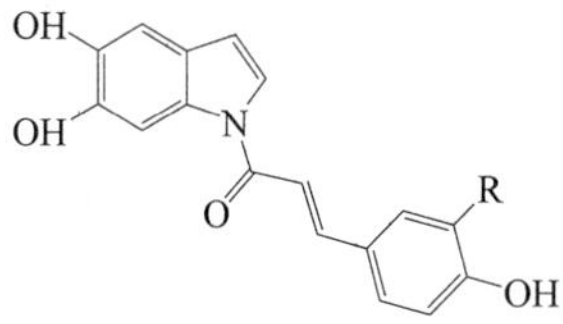

30:R=H   31:R=OCH$_3$

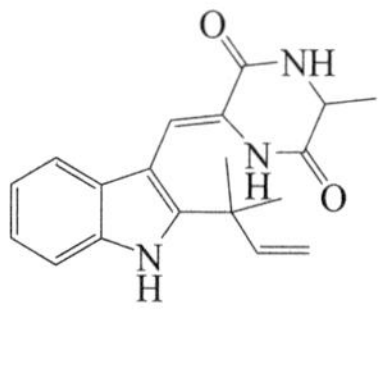

32

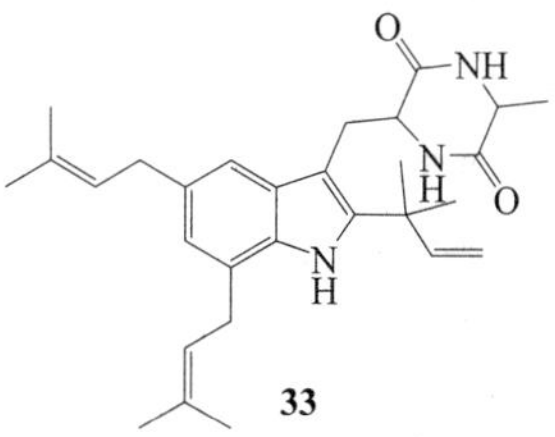

33

图 14-5

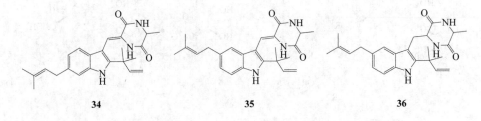

图 14-5　马齿苋吲哚类生物碱化合物的结构

② 异喹啉类生物碱。马齿苋中具有代表性的异喹啉生物碱是马齿苋酰胺 E（37），是由 6,7-二羟基四氢异喹啉 1,2 位被脂肪醛取代形成的结构。之后分离得到的新异喹啉生物碱均以 6,7-二羟基异喹啉为母核，1 位或 2 位被不同基团取代，又称为儿茶酚胺类异喹啉（38～49）以及 10 个苯并异喹啉类化合物 benzisoquinolinone 1～10（50～59）。此类生物碱的种类见表 14-8，结构见图 14-6。

表 14-8　异喹啉类生物碱

编号	化合物（英文）	化合物（中文）
37	Purslane amide E	马齿苋酰胺 E
38	isoquinoline A	异喹啉 A
39	isoquinoline B	异喹啉 B
40	isoquinoline C	异喹啉 C
41	ethyl（S）-（−）-（6,7-dihydroxy-1,2,3,4-tetrahydroisoquinoline）propanoate	
42	（S）-（−）-oleracein E	
43	6,7-dihydroxy-1-methyl-3,4-dihydroisoquinoline	
44	6,7-dihydroxy-3,4-dihydroisoquinoline	
45	（S）-（−）-salsolinol	
46	（R）-（+）-1-isobutyl-6,7-dihydroxy-1,2,3,4-tetrahydroisoquinoline	
47	（R）-（+）-1-benzyl-6,7-dihydroxy-1,2,3,4-tetrahydroisoquinoline	
48	5-sulfo-6,7-dihydroxy-1,2,3,4-tetrahydroisoquinoline	
49	1-methanesulfonate-6,7-dihydroxy-1,2,3,4-tetrahydroisoquinoline	
50	benzisoquinolinone 1	苯并异喹啉 1
51	benzisoquinolinone 2	苯并异喹啉 2
52	benzisoquinolinone 3	苯并异喹啉 3
53	benzisoquinolinone 4	苯并异喹啉 4
54	benzisoquinolinone 5	苯并异喹啉 5
55	benzisoquinolinone 6	苯并异喹啉 6
56	benzisoquinolinone 7	苯并异喹啉 7
57	benzisoquinolinone 8	苯并异喹啉 8
58	benzisoquinolinone 9	苯并异喹啉 9
59	benzisoquinolinone 10	苯并异喹啉 10

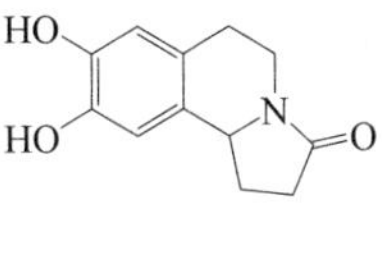
37
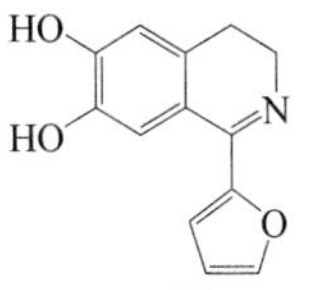
38
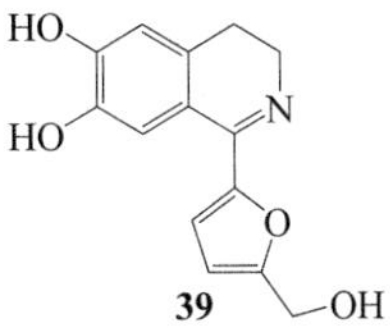
39
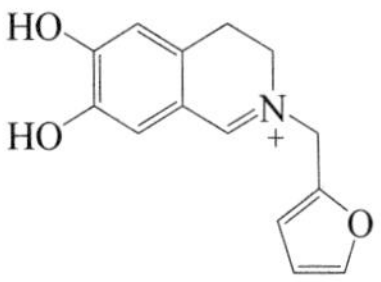
40
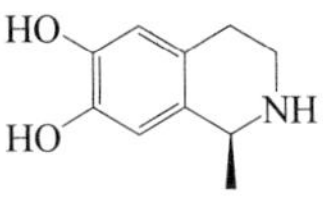
41
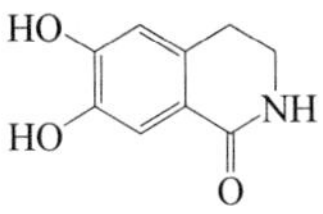
42
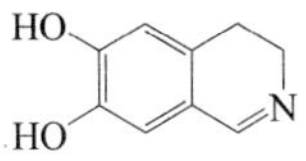
43
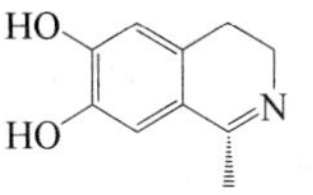
44
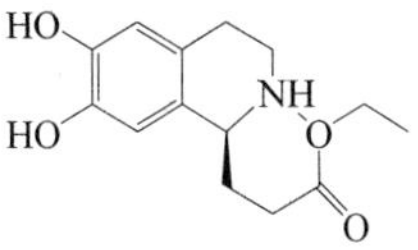
45
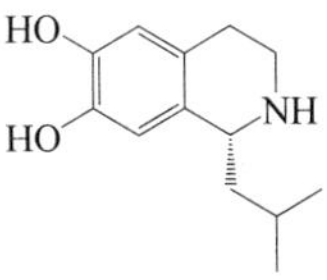
46
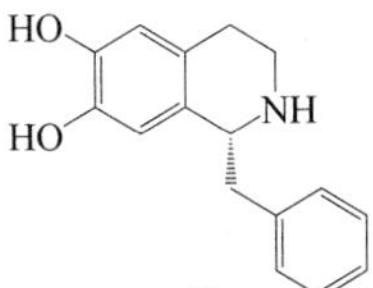
47
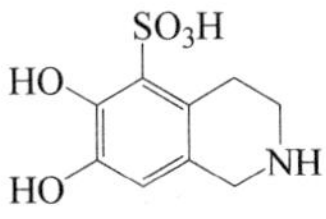
48
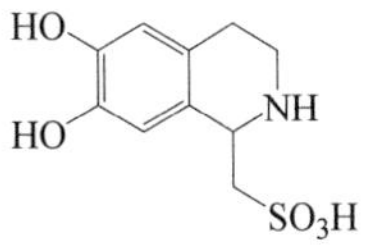
49
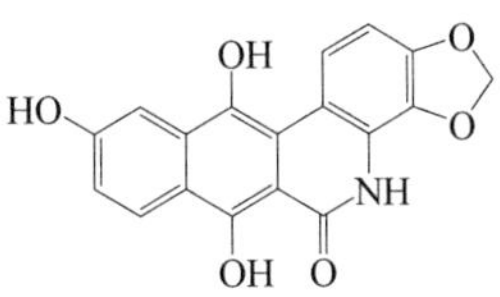
50
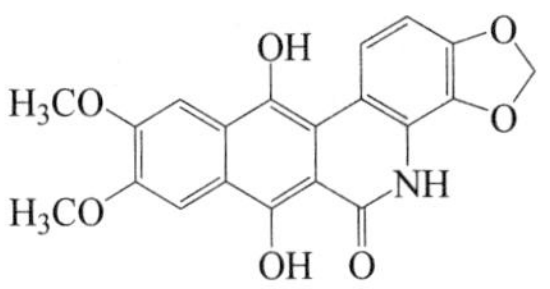
51
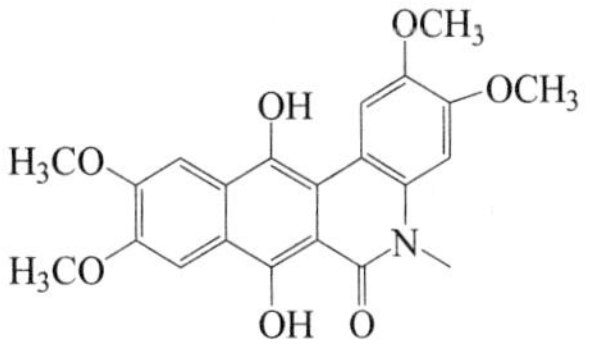
52
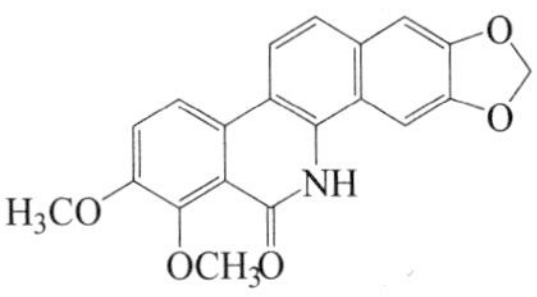
53
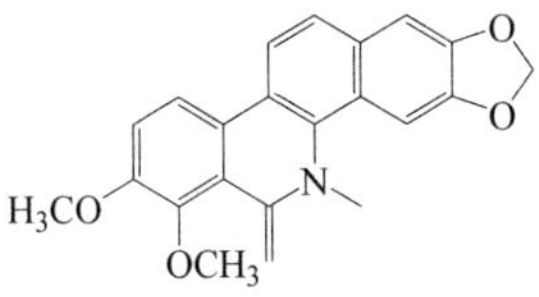
54
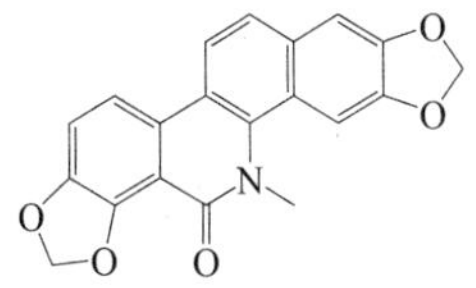
55
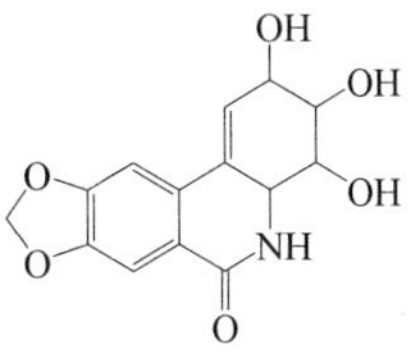
56
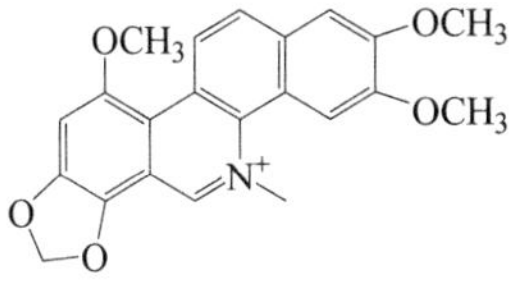
57
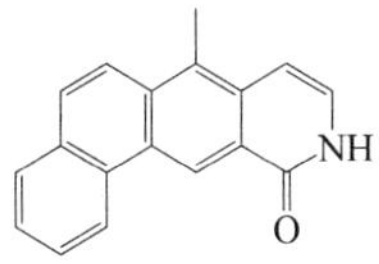
58
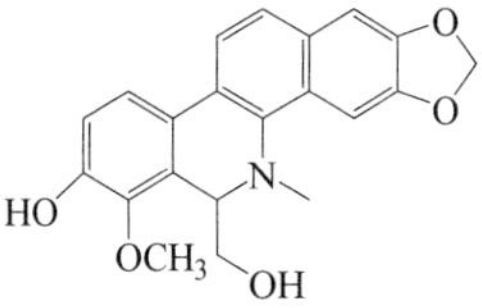
59

图 14-6　马齿苋异喹啉类生物碱化合物的结构

③ 阿魏酰胺类生物碱。该类生物碱是由阿魏酸和酪胺形成的酰胺，具有顺反异构结构。目前，从马齿苋中已分离得到 11 个阿魏酰胺类生物碱，其中包括 5 个顺式结构化合物（**60**～**64**）和 6 个反式结构化合物（**65**～**70**），见图 14-7。

④ 脑苷类生物碱。该类生物碱是由酰胺和脂肪醇通过氨基结合形成苷元，脂肪醇末端羟基结合葡萄糖所形成的苷类化合物。马齿苋脑苷 A（**71**）是从马齿苋地上部分中首次分离得到的。之后，Lei 等（2015）从马齿苋中相继分离得到马齿苋脑苷 B～D（**72**～**74**）和 portulaceramide A（**75**），见图 14-8。

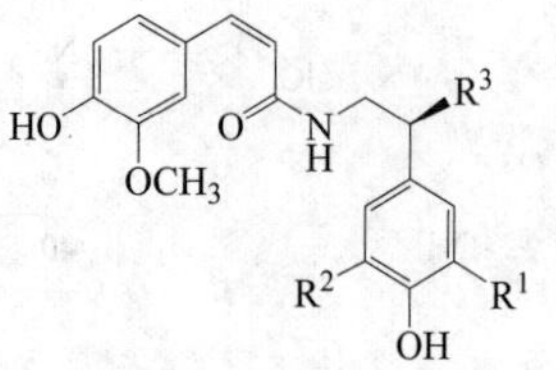

N-顺式-阿魏酰胺 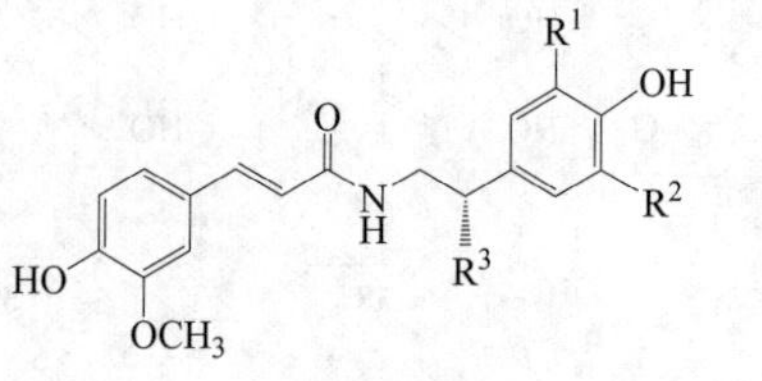   *N*-反式-阿魏酰胺

60:R¹=H,R²=H,R³=H   **65**:R¹=H,R²=H,R³=H

61:R¹=OCH₃,R²=H,R³=H   **66**:R¹=OCH₃,R²=H,R³=H

62:R¹=OCH₃,R²=OCH₃,R³=H   **67**:R¹=OCH₃,R²=OCH₃,R³=H

63:R¹=H,R²=H,R³=OH   **68**:R¹=H,R²=H,R³=OH

64:R¹=OCH₃,R²=H,R³=OH   **69**:R¹=OCH₃,R²=H,R³=OH

                                          70:R¹=H,R²=H,R³=OCH₂CH₃

图 14-7　马齿苋阿魏酰胺类化合物的结构

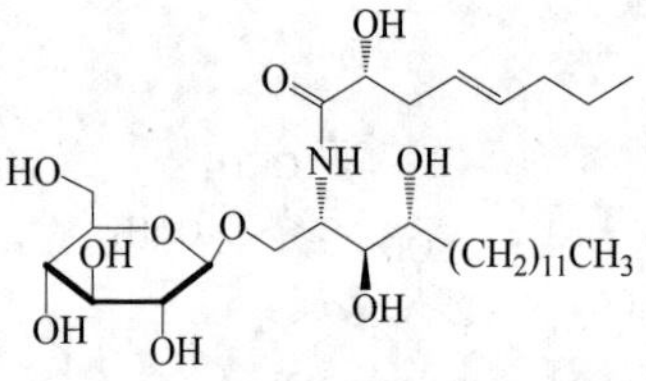

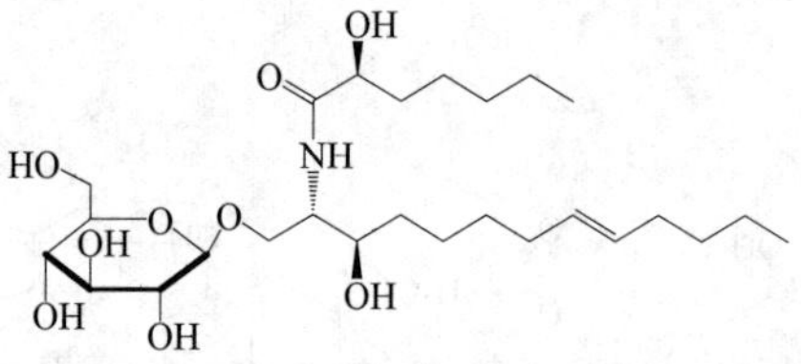

图 14-8　马齿苋脑苷类化合物的结构

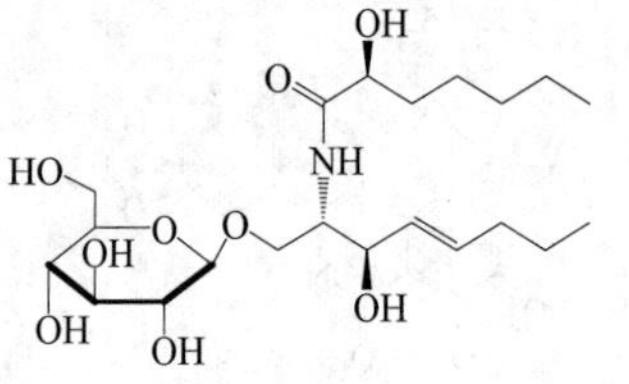

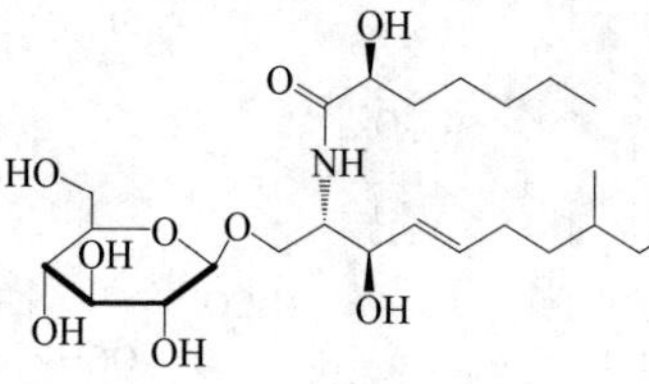

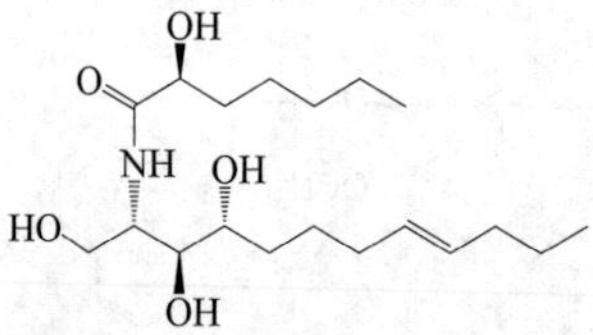

除了上述 4 类生物碱之外，马齿苋中还含有去甲肾上腺素（noradrenaline）、多巴胺（dopamine）以及少量的多巴（dopa）等。扈本荃等（2014）研究表明不同产地马齿苋总生物碱含量具有明显的差别，如贵州 0.090%，四川 0.066%，北京 0.082%，西安 0.059%。

（2）药理作用

① 抗肿瘤。马齿苋生物碱对人肝癌细胞株 BEL-7402 具有明确的抑制作用，其作用随着生物碱浓度及培养时间的增加逐渐增强（徐鹤等，2011）。此外，从马齿苋中分离得到的异喹啉类生物碱 enzisoquinolinone1（**50**）、benzisoquinolinone2（**51**）、benzisoquinolinone 4（**53**）、 benzisoquinolinone7（**56**）对人结肠癌细胞（HCT 116）、人乳腺癌细胞（MCF-7）、人神经胶质瘤细胞（U87）、人非小细胞肺癌细胞（A549）等肿瘤细胞均具有显著的抑制作用，半数抑制浓度（IC_{50}）为 11.62～84.45μmol/L。

② 抗炎、抑菌。马齿苋具有明确的抗炎活性，可用于治疗支气管炎、溃疡性结肠炎等炎性疾病。Kim 等（2018）采用脂多糖诱导的巨噬细胞炎症模型研究了马齿苋醇提取物对 NO 产生的影响，结果发现，提取物中反式-*N*-阿魏酰-3'-甲氧基酪胺（**66**）能够显著抑制促炎细胞因子的产生，其抑制效果高于阳性对照柳氮磺吡啶。另外，马齿苋中的吲哚类生物碱 oleraisoindole（**24**）、异喹啉类生物碱 37～41、43～47 及其他类型的生物碱均具有显著的抗炎活性。Lei 等（2015）研究发现，马齿苋脑苷 B～D（72～74）和 portulaceramide A（**75**）对致痢疾性肠道细菌具有显著的抑制作用，此研究也为马齿苋止痢的传统功效提供了有力的科学依据。

③ 抗氧化。马齿苋酰胺是一类酚性的生物碱，具有明确的抗氧化作用。杨子娟等（2007）通过比较马齿苋酰胺 A、马齿苋酰胺 B 和马齿苋酰胺 E 清除 DPPH 自由基能力时发现，马齿苋酰胺 B（**2**）强于马齿苋酰胺 A（**1**）和 E（**37**），且均强于阳性对照组维生素 C 和生育酚；而在抑制双氧水诱导的大鼠脑匀浆脂质过氧化研究时，发现马齿苋酰胺 E（**37**）的活性最强，且呈剂量相关性。此外，吲哚类生物碱 oleraindoleA（**30**）和 leraindole B（**31**）均具有清除 DPPH 自由基能力，其 IC_{50} 分别为 16.20 和 13.88μmol/L（Zhao et al.，2019）。

（3）提取　马齿苋中总生物碱的提取工艺有乙醇提取和超声波法。超声波法作为正在发展的新兴技术，与传统乙醇提取工艺相比，具有快速、高效、节能等优点。徐鹤等（2011）通过研究，提出了超声波法最佳提取工艺参数：乙醇浓度为 95%，料液比为 1:10（g/mL），超声波作用时间为 15min，回流时间为 1h。谢彦（2011）通过超声波辅助酶解法对马齿苋生物碱提取进行了研究，得到马齿苋总生物碱的最佳提取条件为酶解温度 50℃、pH5、提取时间为 100min、酶用量为 3mg/g。在最佳提取条件下，马齿苋生物碱的提取率为 0.3264%。

2. 多糖类化合物

（1）含量　马齿苋富含多糖类化合物，不同器官中多糖含量依次为茎＞叶＞花＞根。其中，茎的多糖含量（34.87%）最大；根多糖含量（22.30%）最少；叶和花的多糖含量相当，分别为 24.82%和 24.00%（张晓艳等，2017）。

（2）药理作用　马齿苋多糖具有抗肿瘤、抗氧化、降血糖等多种药理作用。

① 抗肿瘤。马齿苋多糖可增加小鼠 T 淋巴细胞的数量，在体外对癌细胞的增殖有一定的抑制作用，小鼠 S180 腹水肿瘤分裂指数明显降低，对抑制小鼠 S180 移植性实体瘤的生长具有显著作用。王晓波等（2005）发现不同剂量的马齿苋多糖对淋巴细胞转化有明显作用；对小鼠腹腔巨噬细胞具有吞噬能力，对增加脾淋巴细胞的转化、吞噬腹腔巨噬细胞、分泌白细胞介素-1（IL-1）和白细胞介素-2（IL-2）有明显作用。

② 抗氧化。马齿苋多糖具有抗衰老作用，其机制与提高内源性抗氧化酶活性以及在减弱衰老过程中脂质过氧化有关。马齿苋多糖可显著增加胸腺、脾脏系数、超氧化物歧化酶和谷胱甘肽过氧化物酶活性，降低 MDA 含量，改变由 D-半乳糖诱导的亚急性衰老小鼠的学习和记忆障碍。

③ 降血糖。马齿苋多糖具有明显的降血糖和降血脂作用。李凤林（2011）在对马齿苋多糖的研究中发现，马齿苋多糖能够提高糖尿病小鼠的血清胰岛素水平，降低糖尿病小鼠的空

腹血糖，高剂量［400mg/kg（体重）］具有更有效的降血糖和血脂作用。

此外，马齿苋多糖具有免疫调节作用，是一种良好的免疫调节剂，具有无毒、高效的特点（赵蕊等，2014）。马齿苋多糖作为微生态调节剂可以调整肠道菌群失调，通过促进双歧杆菌的生长，达到调节肠道过度的免疫反应和抗炎作用，对溃疡性结肠炎有一定的治疗效果，与益生菌相比具有稳定性强、有效期长等优点（冯澜等，2015）。马齿苋多糖还具有抑制炎症发生和抗肿瘤作用（范文涛等，2018）。

（3）提取　马齿苋多糖的提取方法有热水提取法、超声提取法、微波提取法、酶解法等（刘秋丽 2016）。热水法是提取植物多糖最常规的方法，以水作为溶剂的热水法来提取马齿苋多糖，具有简便、原材料易得的优点，但是存在着提取效率低和时间长的问题。超声提取法借助超声波产生的机械振动及空化作用加速马齿苋中多糖的溶出以提取马齿苋多糖，具有提取率高、操作时间短等优势，同时超声波产生的絮凝作用对多糖具有一定的纯化及保护作用，但超声波的机械作用会破坏多糖分子，影响多糖的得率，因此，超声提取时间不宜过长。与水提法相比，微波辅助提取时间短，提取率高。但是微波提取马齿苋多糖时，局部热效应容易破坏多糖结构，因此要选择合适的微波温度、微波时间和微波功率。酶解法是提取马齿苋多糖效果较好的方法之一，与水热法相比，提取率提高约 10%。酶法提取用较低的酶浓度就能达到理想的效果，能节约原材料，降低成本，且提取工艺简洁，提取条件温和，是一种合适的提取马齿苋多糖的方法。

3. 类黄酮化合物

（1）含量与种类　马齿苋中含有具有降血脂、抗血栓、抗氧化等生理活性的类黄酮化合物，含量为 6.37%（魏循和王仲英，2003），黄酮和黄酮醇化合物主要有槲皮素（quercetin）、山奈酚（kaemferol）、杨梅素（myricetin）、芹菜素（apigenin）；二氢黄酮和二氢黄酮醇类有木犀草素（luteolin）及橙皮苷（hesperidin）。异黄酮类主要包括染料木素（genistein）和染料木素-7-O-β-D-葡萄糖苷（genistin），结构见图 14-9。马齿苋中总黄酮含量受地域、器官、生长期等因素影响。黄小流和刘元苹（2017）研究了不同地域马齿苋总黄酮含量，发现内蒙古、安徽与河南产的马齿苋总黄酮含量分别为 6.72%、7.22%、6.92%。马齿苋各部位的总黄酮含量以根为最高（6.62%），茎次之（2.18%）。因此，根和茎部分是提取马齿苋总黄酮的最好资源。陈封政和吴三林（2006）对马齿苋不同生长期黄酮的动态变化进行了研究，结果显示，蕾前期总黄酮含量高达 5.04%，植株幼嫩，适宜作脱水蔬菜原料的采收；盛花期总黄酮含量为 4.86%，但植株产量增加，适宜作口服液原料的采收。

（2）药理作用　研究表明马齿苋类黄酮化合物对羟基自由基、超氧阴离子和 DPPH 自由基有较强自由基清除能力，还原能力主要来源于叶的黄酮提取物。此外，马齿苋黄酮有显著的抗衰老、抗菌和抗缺氧的作用（陈国妮等，2016；董立巍等，2005；张晓艳 2017）。

（3）提取　目前对马齿苋类黄酮化合物的提取多采用超声波法、微波辅助提取法和酶解法，通过破坏细胞壁结构，增加有效成分的溶出速度，从而缩短提取时间，提高提取效率。超声波法因不需要额外加热，操作简单易行；采用酶解法时要考虑到酶的使用会增加提取成本。当然，多数提取方法仍处于实验阶段，有待于根据实际情况转化为生产（翟硕莉和付艳梅，2012）。

（4）其他生物活性物质　马齿苋还含有较多的挥发油类、萜类、甾体类、香豆素类、花色素苷类和蒽醌类等物质，对人体具有调节、提供营养和治疗的功效。

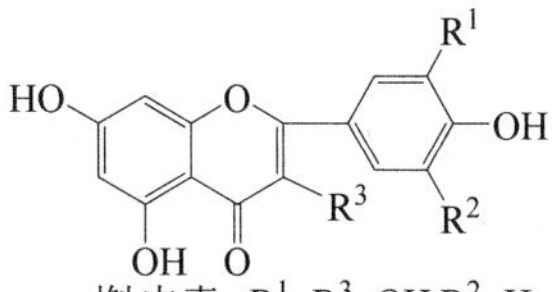

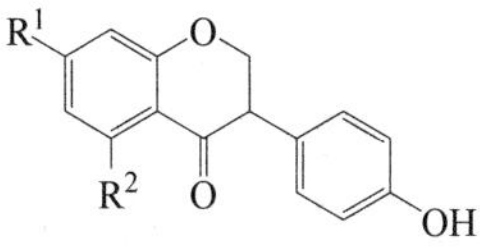

槲皮素：R¹=R³=OH,R²=H
山柰酚：R²=R¹=H,R³=OH
杨梅素：R¹=R²=R³=OH
芹菜素：R¹=R²=R³=H
木犀草素：R¹=OH,R³=R²=H

黄豆苷元：R¹=OH,R²=H
染料木素：R¹=OH,R²=OH
染料木苷：R¹=Oglc,R²=OH

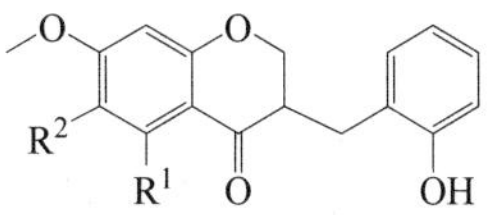

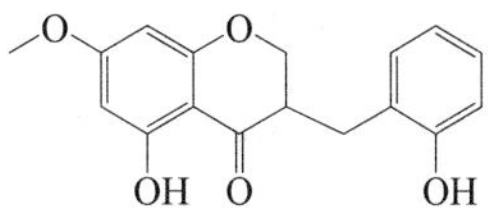

portulacanone A:R¹=OCH₃,R²=H
portulacanone B:R¹=OCH₃,R²=OCH₃
portulacanone C:R¹=OH,R²=OCH₃

portulacanone D

图 14-9　马齿苋中类黄酮化合物结构

三、功能性产品开发

"药食同源"的马齿苋具有很好的保健作用，现已研发出相关的保健饮料，如，马齿苋干制后的茎叶与茶叶按 1:5 混合，可制成具有清热解毒作用的保健茶；与黄花菜制成马齿苋黄花菜饮，能清热解毒明目，适用于火眼、两目红赤及肿痛等症；以马齿苋汁为主料，以栀子提取液或苹果、胡萝卜等水果蔬菜为辅料制成复合保健饮料，其产品色泽鲜艳，风味独特，是集天然、营养、保健于一身的理想饮品。

四、临床报道与食疗

我国历代医学家把马齿苋视为治病的良药，《本草纲目》称其"散血消肿，利肠滑胎，解毒通淋，治产后虚"。传统医学认为，马齿苋性寒而味酸，入心、肝、脾、大肠经，能清热解毒、消肿利湿，凉血止血，可以治疗热毒所伤、下痢脓血、里急后重，又可治热毒疮疡、丹毒、痔疮红肿等多种疾病。

1. 临床报道

（1）治疗皮肤病　新鲜马齿苋榨汁液和 3%硼酸洗液湿敷治疗急性湿疹，效果良好（胡一梅等，2012）。此外，新鲜马齿苋取汁外敷或内服治疗带状疱疹，临床疗效显著（陈伯林，2012）。徐友滨（2012）研究发现，鲜马齿苋对扁平疣的治疗有良好的效果。

（2）治疗高脂血症　马齿苋配方颗粒加常规饮食运动可使患者的血清总胆固醇、甘油三酯、低密度脂蛋白胆固醇水平明显降低，同时，患者血清高密度脂蛋白胆固醇水平明显升高（毛平安和叶一萍，2014）。马齿苋还能治疗糖尿病合并高脂血症（叶一萍等，2015）。

此外，马齿苋内服外敷对治疗早期乳痈效果显著（彭菲等，2012）。

2. 食疗方剂

（1）预防菌痢　取马齿苋茎叶洗净切碎，按 500g 马齿苋加水 1500mL，煎汁 500mL，过滤。成人每天服 3 次，每次 70mL，连服 2～7 天。

（2）治钩虫病　鲜马齿苋 250～300g，煎汁，加食醋 50mL，也可加适量白糖，每天 2 次，空腹服用，连服 3 天为 1 疗程，一般 2～3 个疗程可愈。

（3）治急性阑尾炎　干马齿苋、蒲公英各 200g（鲜草加倍），水煎 2 次，合并浓缩至 200mL，上、下午各服 100mL，连服几日可愈。

（4）治淋巴结核溃烂　马齿苋 300g 洗净晒干，加工成细粉，放入熬热的猪板油中，待冒白烟，将锅拿下，放入蜂蜜 400mL，搅拌成糊状，冷却后即成软膏。用药前先将患处用淘米水洗净，按疮口大小将软膏摊敷患处，纱布覆盖，胶布固定，每 2 天换药 1 次，直至痊愈。

（5）治疮疖　鲜马齿苋 200～300g，洗净捣碎，加水 1000～1500mL 煮沸，待水温降至 40℃时，用纱布蘸药液贴敷患处，每天 2～4 次，对暑令疮毒、疖痈、乳痈、丹毒、蜂窝织炎、肛周脓肿和甲沟炎等均有效。

第五节　蒲　公　英

蒲公英（*Taraxacum mongolicum*）是菊科蒲公英属多年生草本植物，又名黄花地丁、婆婆丁、尿床草等，是我国常见的中草药及野生蔬菜，一般以其叶片作为食用器官。蒲公英原产东欧高山地带，在全球广泛分布，全世界有 2500 余种，我国有 70 余种及一个变种。蒲公英有多种同属植物，至少有 27 种中药蒲公英来源于本属，如碱地蒲公英、异苞蒲公英、热河蒲公英、西藏蒲公英等也均可入药，统称为药用蒲公英。

蒲公英具有丰富的矿物质和维生素以及 β 胡萝卜素，同时含有蒲公英醇、蒲公英素、胆碱、有机酸和菊糖等多种健康营养成分。千百年来，我国民间一直将蒲公英作为春季常见野菜食用，蒲公英因丰富的食疗价值和广泛的医疗保健作用而表现出明显的优势，人们对其需求量也与日俱增，使得蒲公英成为一种极具开发前景和广泛营养价值的多效能型食疗本草植物。

一、营养物质

蒲公英营养丰富，每 100g 蒲公英嫩叶含水分 40.55g，灰分 5.03g，粗纤维 5.69g，粗脂肪 4.88g，粗蛋白 4.56g，其中至少含有 17 种氨基酸（表 14-9），有 7 种必需氨基酸，其中谷氨酸含量最高；总糖 38.98g，总糖中能增强免疫力和调节肿瘤的多糖含量达 14.91%。蒲公英受到消费者喜爱的另一个重要特点就是含有丰富的维生素（包括维生素 B_1、维生素 B_2、烟酸、维生素 C 等）和矿物质（包括钠、镁、铁、钾、钙、铜、锌、钴、磷、锰、硒），特别是维生素 B_2 和钾的含量相当高。此外，蒲公英是自然界罕见的富硒植物，硒元素是人体中稀缺的抗肿瘤活性物质（表 14-10）（袁瑾等，2006）。

表 14-9　蒲公英中氨基酸含量　　　　　　　　　　　　　　单位：mg/g（DW）

氨基酸	含量	氨基酸	含量	氨基酸	含量
谷氨酸（Glu）	2.03	缬氨酸（Val*）	0.29	丙氨酸（Ala）	0.36
天冬氨酸（Asp）	0.22	半胱氨酸（Cys）	0.11	酪氨酸（Tyr）	0.20
丝氨酸（Ser）	0.27	亮氨酸（Leu*）	0.53	蛋氨酸（Met*）	0.17
组氨酸（Hia）	0.15	赖氨酸（Lys*）	0.19	异亮氨酸（Ile*）	0.11
苏氨酸（Thr*）	0.14	甘氨酸（Gly）	0.36	苯丙氨酸（Phe*）	0.48
脯氨酸（Pro）	0.19	精氨酸（Arg）	0.16		

注：*为人体必需氨基酸。

表 14-10　100g 新鲜蒲公英中营养成分含量

营养成分	含量	营养成分	含量
维生素 B_1	0.22mg	铁	1.70μg
维生素 B_2	7.28mg	钙	49.05μg
烟酸	3.01g	铜	0.37μg
维生素 C	2.73mg	锌	0.29μg
磷	17.66μg	钴	0.28μg
钾	168.23μg	锰	0.18μg
钠	21.05μg	硒	14.79μg
镁	22.33μg		

二、主要生物活性物质

蒲公英化学成分非常复杂，富含类黄酮类、萜类、酚酸类、蒲公英色素、植物甾醇类、倍半萜内酯类和香豆素类等多种功能成分（谢沈阳等，2012）。现代营养医学表明，蒲公英具有广谱抑菌和明显的杀菌作用，利用蒲公英注射剂可治疗 40 种左右感染疾病，是中药界清热解毒、抗感染作用草药的"八大金刚"之一，被誉为"天然抗生素"（周锐丽等，2011）。

1. 黄酮类

蒲公英中的类黄酮物质较多，约有 20 种，目前已经鉴定出其中的 10 种，包括木犀草素（luteolin），槲皮素（quercetin），木犀草素-7-O-β-D-葡萄糖苷（luteolin-7-O-β-D-glucoside），木犀草素-4'-β-D-葡萄糖苷（luteolin-4'-β-D-glucoside），木犀草素-3'-β-D 葡萄糖苷（luteolin-3'-β-D-glucoside），等。蒲公英中类黄酮的含量约为 1.35%，其中以木犀草素的含量最高，曾有报道认为蒲公英的药用价值主要是其中的类黄酮成分。

通过溶剂提取法对蒲公英总类黄酮进行提取，经正交试验考察，得出蒲公英总类黄酮的最佳提取条件是：乙醇浓度 40%、最佳提取温度 70℃、料液比为 1∶20（g/mL）、提取时间为 30min，同时还证实蒲公英总黄酮类物质对宛氏拟青霉菌、枯草杆菌、酿酒酵母菌具有良好的抑菌作用，这为其抑菌剂的开发奠定了良好的基础（林云等，2011）。

2. 多糖类

临床试验证明，蒲公英多糖类化合物在抗肿瘤方面有很好的效果。通过降糖仪测定小鼠的血糖发现，蒲公英多糖有很好的抗氧化活性及降低血糖的作用，可显著提高小鼠的免疫器官指数，促进小鼠免疫器官的生长发育，增强其机体的免疫功能。有关蒲公英多糖类化合物的提取，迄今为止是国内外瞩目的重要课题。此外，蒲公英多糖对多种细菌有一定的抑制作用，其抗菌活性的强弱顺序为大肠杆菌＞金黄色葡萄球菌＞表皮葡萄球菌＞沙门菌＞链球菌，表明蒲公英多糖也是蒲公英抗菌的主要成分之一（王剑等，2015）。

3. 蒲公英三萜类

蒲公英三萜类（dandelion triterpenoids）是传统药用蒲公英中的一类成分，现已发现 8 种，包括蒲公英甾醇（taraxasterol）、蒲公英赛醇（taraxerol）、φ-蒲公英甾醇（φ-taraxasterol）、β-香树脂醇（β-amyrin）等。蒲公英中的五环三萜化合物有蒲公英醇（taraxol）、蒲公英赛醇（taraxerol）、φ-蒲公英甾醇（φ-taraxasterol）、蒲公英甾醇（taraxasterol）、β-香树脂醇（β-amycin）等，三萜醇主要有环木菠萝烯醇（cycloartenol）、环木菠萝烷醇（cycloartanol）等。研究显示蒲公英三萜类物质中的蒲公英赛醇可抑制 LPS 刺激下炎症相关诱导酶的合成，表明蒲公英三萜类物质为蒲公英抗炎的重要成分（抗晶晶和王辉，2015）。

4. 其他生物活性物质

除了稀有的硒元素和类黄酮、多糖类以及三萜类物质，蒲公英还含有绿原酸、咖啡酸、蒲公英甾醇、蒲公英苦素、类胡萝卜素、类固醇、豆类固醇以及旋复花粉等物质。现代研究发现，蒲公英含有大量的绿原酸以及咖啡酸，其中绿原酸的含量高达 110μg/g，可催化透明质酸的分解，增强血管系统的通透性，减少炎症反应的发生（张鞍灵等，2001），对金黄色葡萄球菌、伤寒杆菌、痢疾杆菌有抑制和杀灭作用，同时具有抗氧化、抗肿瘤、抗病毒、免疫调节、降糖等多种作用。蒲公英甾醇和蒲公英苦素可以对肝、胆起到一定的保护作用。β-胡萝卜素、叶黄素等类胡萝卜素是人体维生素 A 的重要来源，维生素 A 可以提高人的暗适应能力，保护夜间视力，同时还具有良好的抗氧化、抗衰老能力，并对某些肿瘤和心血管疾病具有一定的预防作用。药用蒲公英所含单体甾醇中谷甾醇（sitosterol）含量最丰富，其次是豆甾醇（stigmasterol），然后是油菜甾醇，除豆甾醇和油菜甾醇外，其他甾醇多以脂的形式存在，成苷的很少（谢沈阳等，2012）。

三、功能性产品开发

近年来，多种含有蒲公英成分的保健饮料被推上市场，目前已开发的有蒲公英酸奶、蒲公英可乐、蒲公英绿茶复合饮品、蒲公英山楂复合饮品、蒲公英刺梨复合饮品、蒲公英西瓜复合饮品、蒲公英绿豆复合饮品等。同时蒲公英还作为美容产品被用于制作面膜、洗发水和儿童护肤产品等，正逐步赢得消费者的喜爱。日本学者研究发现，蒲公英根中含有大量的类固醇、豆类固醇、旋覆花粉及多种维生素，是国际上一种最新的保健食品——蒲公英咖啡的主要原料，可制成不含咖啡碱的咖啡。蒲公英的花还能制成蒲公英酒（袁荣高等，2007）。

四、临床报道与食疗

蒲公英始载于《唐本草》，2005 年版《中国药典》中收载为菊科植物蒲公英、碱地蒲公英或同属数种植物的干燥全草。蒲公英味苦、甘，性寒，全草内含蒲公英素、蒲公英醇、菊糖、胆碱等成分，具清热解毒、消肿散结、利尿通淋、美容等功效，常用于乳痈、肺痈、肠痈、疔疮中毒、目赤、咽痛、湿热黄疸、热淋涩痛、蛇虫咬伤等症。现代药理研究证实，蒲公英具有利胆保肝、抗菌消炎、利尿、抗氧自由基、抗癌及增强机体免疫功能，临床应用范围不断扩大。国家卫健委已将其列入药食两用之品，日常生活中也广泛应用。

1. 临床报道

（1）抗炎　谭泳梅等（2010）采用随机对照试验，入组 106 例中医辨证为肺胃热盛型烂乳蛾的急性化脓性扁桃体炎患者，进行复方蒲公英汤治疗并临床观察，结果显示复方蒲公英汤具有良好的功效性和安全性。

（2）辅助治疗肝损伤　肝损伤是多种严重肝脏疾病的发生、发展及最终走向肝功能衰竭的始动环节和共同途径。周理等（2009）用促肝细胞生长素结合自拟蒲公英汤治疗重型肝炎，总有效率为 90.0%（27/30），死亡 3 例，试验结果表明促肝细胞生长素结合自拟蒲公英汤治疗重型肝炎疗效显著。

（3）治疗胃炎　对于各型胃脘痛患者，蒲公英能够清热润胃、消炎止痛、药性轻灵、清热而不伤胃、养阴而不恋邪，且无壅滞之弊。华扬（2008）报道蒲公英治疗慢性浅表性胃炎和慢性胃炎疗效显著。

2. 食疗方剂

（1）蒲公英粥　蒲公英 30g，粳米 100g，熬制成粥食用，可清热解毒，消肿散结。

（2）蒲公英绵茵陈红枣汤　蒲公英 50g，绵茵陈 50g，大枣 10 枚，冰糖 10g。熬制成汤服用，可作为治疗急性黄疸型肝炎的辅助之品。

3. 饮食注意事项

（1）不宜用量过大　常规用量煎服后，偶见有胃肠道反应，如恶心、呕吐、腹部不适及轻度泄泻。

（2）个别人会有过敏反应　服用蒲公英煎剂、蒲公英酒浸剂后，个别人会出现荨麻疹、全身瘙痒等过敏反应。蒲公英注射剂静脉滴注后，亦偶有寒战、面色苍白及青紫或精神症状。

（3）忌药不对证　即不分寒热，不加辨证而滥用蒲公英治疗各种感染。临床上所见的感染多数为热证，用蒲公英一般不会有不良反应。但少数感染属于阴寒证，若用大剂量蒲公英治疗阴寒证，会导致病人出现食欲减退、倦怠、疲乏、出虚汗、面色苍白等不良症状。

第六节　养　心　菜

养心菜（*Sedum aizoon*）为景天科景天属多年生草本植物，又名费菜、土三七、养心草，主要食用嫩茎叶。养心菜具有抗逆性强、较耐阴耐干旱的特点，在我国分布广泛，在东北、西北、华北地区及长江流域的山地、林缘、林下、河岸及阴湿草地均有生长。养心菜口感独特、营养丰富，富含蛋白质、脂肪、碳水化合物、胡萝卜素、维生素 B、维生素 C 和钙、磷、铁等多种人体需要的物质，具有预防高血压、心脏病等健康促进功效，经常食用可增强人体免疫力。

一、营养物质

养心菜含有丰富的营养物质（表 14-11；徐冬梅，2015），膳食纤维含量较高，每 100g 干燥叶片中总膳食纤维含量为 51.21g，其中不溶性膳食纤维含量为 34.38g，可溶性膳食纤维含量为 16.83g；每 100g 干燥叶柄中总膳食纤维含量为 37.25g，其中不溶性膳食纤维含量为 25.51g，可溶性膳食纤维含量为 11.74g（时政，2013）。

表 14-11　100g 新鲜养心菜中营养成分含量

营养成分	含量	营养成分	含量
维生素 B_1	0.05mg	铁	3.2mg
维生素 B_2	0.31mg	碳水化合物	8g
维生素 C	95mg	粗纤维	1.5g
磷	39mg	蛋白质	2.1g
钙	315mg	脂肪	0.7g

二、主要生物活性物质

养心菜全草含有多种化合物，包括类黄酮化合物、生物碱类化合物、酚酸类化合物等，其中主要生物活性物质为类黄酮化合物，这些物质对人体具有一定的保健作用，适当食用养心菜及其相关产品，有利于增强机体免疫力，调节生理功能，改善营养状况，达到健康养生的目的。

1. 类黄酮化合物

（1）种类与结构　养心菜中已分离得到的类黄酮化合物有山柰酚（kaempferol，1）、槲皮素（quercetin，2）、杨梅素（myricetin，3）、木犀草素（luteolin，4）、山柰酚-3-O-α-L-鼠李糖苷（kaempferol-3-O-α-L-rhamnosid，5）、草质素-8-O-α-D-来苏糖苷（herbacetin-8-O-α-D-lyxoside，6）、草质素-8-O-β-D-木糖苷（herbacetin-8-O-β-D-xylopyranoside，7）、对羟基苯酚（1,4-benzenediol，8）、没食子酸（gallic acid，9）、没食子酸甲酯（methyl gallate，10）、β-谷甾醇（β-sitostero，11）（提取物 1～7 的化学结构式见图 14-10），其中木犀草素、草质素-8-O-β-D-木糖苷、对羟基苯酚为首次从养心菜中分离得到，山柰酚-3-O-α-L-鼠李糖苷和草质素-8-O-α-D-来苏糖苷为首次从景天属植物中得到（张晶晶等，2010）。此外，从干燥养心菜全草的甲醇提取物中分离得到了 2 种新的异戊二烯异黄酮物质（sedacin 1 和 2 光谱分析见图 14-11）（Li，2011）。

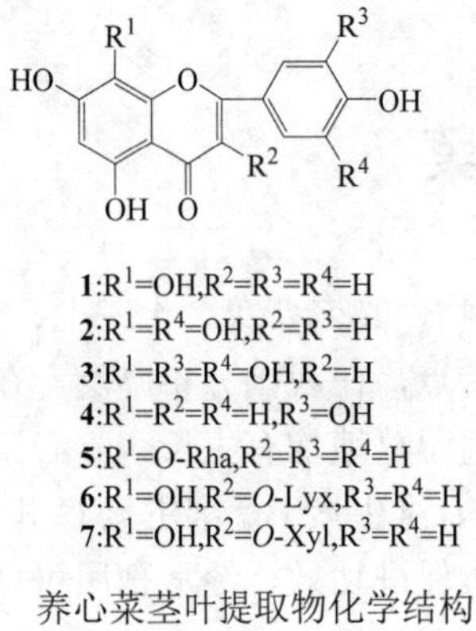

1:R^1=OH,R^2=R^3=R^4=H
2:R^1=R^4=OH,R^2=R^3=H
3:R^1=R^3=R^4=OH,R^2=H
4:R^1=R^2=R^4=H,R^3=OH
5:R^1=O-Rha,R^2=R^3=R^4=H
6:R^1=OH,R^2=O-Lyx,R^3=R^4=H
7:R^1=OH,R^2=O-Xyl,R^3=R^4=H

1:R=OH
2:R=OMe

图 14-10　养心菜茎叶提取物化学结构式 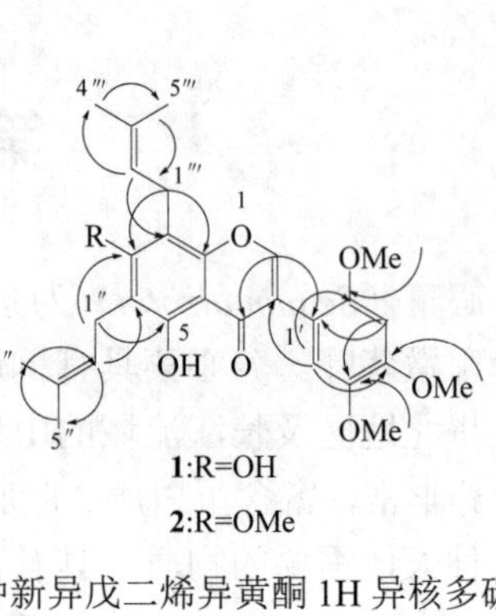　　图 14-11　养心菜 2 种新异戊二烯异黄酮 1H 异核多碳相关谱

（2）分布与含量　养心菜的不同营养器官和生殖器官中总类黄酮物质的分布及含量不同。以甲醇作为提取剂结合超声波提取养心菜（干样）老叶、嫩叶、花及茎中总类黄酮物质，其含量分别为4.079%、3.514%、2.106%、1.126%（陈华珍和陈建伟，2003）。其根中类黄酮化合物的含量受其生长环境影响而表现出一定差异，例如陕西产养心菜根中总黄酮含量为（39.57±0.59）mg/g（DW），是河北产（18.39±0.40）mg/g（DW）的2倍多（陈克克和强毅，2011）。通过建立HPLC法同时测定养心菜不同药用部位游离槲皮素、木犀草素、山奈酚和异鼠李素含量，结果显示养心菜游离总类黄酮物质含量根中最高，其次为叶、全草、茎、花（林珠灿等，2013）。有研究表明，养心菜根中总类黄酮提取的最佳提取溶剂为80%乙醇，在此提取条件下，测得的总类黄酮含量为18.39mg/g（DW）（付煜荣和姚荣章，2010）。

（3）药理作用　养心菜中类黄酮化合物具有抗氧化、抑菌和抑制肝癌细胞增殖作用。养心菜全草中含有的2种新异戊二烯异黄酮均具有较强的抗氧化活性，化合物1抗氧化活性强于化合物2。进一步纯化后的养心菜总黄酮ABTS及DPPH自由基清除率的IC_{50}分别由未纯化时184.57μg/mL、44.02μg/mL下降至179.05μg/mL、30.16μg/mL（马娇等，2019）。养心菜叶总黄酮对大肠杆菌、枯草芽孢杆菌及金黄色葡萄球菌有明显的抑制作用，其最低抑菌浓度分别为1.07mg/mL、1.07mg/mL、2.15mg/mL，其最低杀菌浓度分别为8.58mg/mL、2.15mg/mL、2.15mg/mL（王鸿飞等，2013）。生产上建议选择2mg/mL养心菜黄酮，此浓度对冷却猪肉保鲜效果最佳（王春幸等，2017）。此外，随着总黄酮浓度的升高，抑制率不断增大，当养心菜总黄酮质量浓度为50μg/mL、100μg/mL、200μg/mL时，人体肝癌细胞抑制率分别为11.15%、41.96%、52.04%（王鸿飞等，2013）。

（4）提取　通过DM-301大孔吸附树脂分离纯化养心菜总黄酮的最优工艺条件为上样液pH为3.0，样液质量浓度约为1.63mg/mL，吸附速率2BV•h，用70%乙醇溶液以2BV•h解吸速率解吸，解吸液体积为5BV时解吸较完全，纯化后干浸膏中总黄酮纯度由8.99%提升至25.60%（杨艳俊等，2014）。目前，采用DA-201型大孔吸附树脂静态吸附法纯化总类黄酮效果最好，当吸附时间为1h、样液质量浓度为0.7mg/mL、上样pH为3.0、解吸附乙醇浓度为90%时，纯化后的总类黄酮纯度由19.38%提升至43.73%（马娇等，2019）。

2. 其他生物活性物质

养心菜中还含有没食子酸（gallic acid）、没食子酸甲酯（methyl gallate）和对羟基苯酚（1,4-benzenediol）等功能性化合物（林珠灿等，2014）。此外，养心菜包含的其他成分有原儿茶酸（protocatechuate）、咖啡酸（caffeic acid）、没食子酸乙酯（ethyl gallate）。这些成分具有抗动脉粥样硬化、抗炎、抗病毒、抗肿瘤、保肝及调节免疫等作用，需要进一步研究其作用机制，以便更好地开发养心菜（张囡等，2006）。

三、功能性产品开发

市场上已经开发出以养心菜为原材料的产品，如中老年人保健产品养心草胶囊、主治各种出血病症的景天三七糖浆、治疗气滞血瘀导致黄褐斑的景天祛斑胶囊，以及滋味醇厚、爽口甘甜的养心茶等产品，都深受消费者的喜爱（吴符火等，2006；杨明贵，2011；陈宗忠，2005）。

四、临床报道与食疗

养心菜作为野菜食用历史悠久，始载于明代《救荒本草》卷二，其茎叶可食，营养价值高，具有良好的食疗保健作用，是一种新型保健蔬菜。合理地食用养心菜有助于预防心血管疾病、癌症、高血压和高血脂等疾病，还可全草入药，用于止血、散瘀、安神宁心，治疗溃疡病、支气管扩张以及血液病的中小量出血等病症。在药物临床效果观察方面，现代医学研究主要集中在养心菜叶片及其全草治疗消化道溃疡出血、女性哺乳期急性乳腺炎、心脑血管等病症。

1. 临床报道

景天三七片与其他止血药物配合使用能够提高治疗消化道溃疡出血的有效率（徐莉清，2012）。临床观察发现，将鲜养心菜外敷联合青霉素治疗哺乳期急性乳腺炎的临床效果较好，同时缩短了患者的住院时间，节省了额外的医疗费用，且无不良反应（李凤玲等，2015）。养心菜具有防止血栓形成、保护血管、止血散瘀等作用，是有效治疗心脑血管疾病的中草药，研究显示养心菜作为中药用于治疗心脑血管疾病疗效显著（褚雪梅，2015）。养心菜还能有效治疗蛇毒，在治疗180例毒蛇咬伤后肢体炎症水肿的临床研究中，分别将季德胜蛇药片和鲜养心菜捣烂外敷治疗患者，结果表明养心菜效果优于季德胜蛇药片（罗丽柏，2006）。

2. 食疗方剂

（1）治心脏病

① 每日取鲜养心菜50g，洗净切碎或捣烂，100℃开水浸泡，10min后即可饮用；

② 取50g鲜养心菜加1/3猪心炖服；

③ 每日用50g鲜养心菜加50g猪瘦肉炖服；

④ 每日取50g鲜养心菜加1/4白鸽肉炖服。

（2）治慢性腰腿疼　取30g养心菜放于1000mL白酒中密封浸泡3天后，口服即可。

（3）治肺结核咳血不止　鲜养心菜叶50g，冷开水洗净，阴干，分两到三次服用。

（4）治咳血、吐血、鼻衄、齿衄　鲜养心菜全草150g，水煎服或捣烂加开水擂汁服用。

（5）治癔病或心悸亢进　鲜养心菜100g，蜂蜜100g，猪心一个（不剖削，保留内部血液）。置瓷罐内，将养心菜团塞在猪心周围，勿令倒置，再加蜂蜜冲入开水，以浸没为度。放在锅内炖熟，去养心菜，分两次食用。

（6）治高血压、心烦面红　鲜养心菜全草100g。水煎，酌情加蜂蜜调服。

（7）治筋骨伤痛　鲜养心菜根四五条。洗去泥沙，用老酒二三杯，红糖煎汤调服，有活血止痛功效。

参考文献

巴俊杰，张春丽，高建萍，等，2002. 沙葱营养成分分析[J]. 内蒙古农业大学（自然科学版），23（4）：114-115.

陈彪，焦淑萍，尹荣，等，2004. 6种吉林抗癌中药清除羟自由基及其抗DNA损伤体外实验研究[J]. 第三军医大学学报（1）：88-89.

陈国妮，孙飞龙，闫亚茹，2016. 马齿苋类黄酮提取工艺及抑菌效果的研究[J]. 包装与食品机械，34（1）：6-10.

陈华珍，陈建伟，2003. 费菜不同器官中总黄酮的含量比较及其薄层鉴别[J]. 中医药学刊，21（11）：1867-1917.

陈克克，强毅，2011. 陕西产景天三七总黄酮含量的测定[J]. 北方园艺（24）：214-216.

陈仁伟，2016. 沙葱黄酮对肉羊生产性能及其肉品质的影响［D］. 呼和浩特：内蒙古农业大学.

陈宗忠，2005. 一种新型保健茶——养心茶的研制[J]. 福建农业科技（6）：53-54.

董立巍，王万银，岳义田，等，2005. 马齿苋总黄酮抗小鼠缺氧作用及其机制研究[J]. 中西医结合学报（6）：35-39.

樊晓虹，杨晓虹，2000. 苣荬菜茎叶无机元素和氨基酸的含量测定[J]. 人参研究（1）：36-38.

范文涛，王攀红，王倩，2018. 马齿苋多糖对溃疡性结肠炎大鼠肠组织 IL-6/STAT3 及 NF-κB 的影响[J]，中国应用生理学杂志，34（3）：263-267.

冯澜，李绍民，代立娟，等，2015. 马齿苋多糖对溃疡性结肠炎小鼠肠黏膜细胞因子及肠道菌群的影响[J]. 中国微生态学杂志，27（2）：139-142.

付煜荣，姚荣章，2010. 景天三七中总黄酮提取条件和含量分析[J]. 河北北方学院学报（医学版），27（1）：13-15.

郜志峰，刘鹏岩，傅承光，1996. 离子排斥色谱法测定马齿苋中低分子羧酸[J]. 色谱，14（1）：50-52.

郭月英，周晓荣，范文哲，等，1994. 裂叶苣荬菜保肝作用的研究[J]. 沈阳药学院学报（4）：278-281.

韩军，苏淑慧，工春平，等，2007. 六味五灵片治疗慢性肝损伤的临床研究[J]. 中西医结合肝病杂志，17（5）：266-267.

贺学林，赵文俊，1996. 沙芥的经济价值及开发利用[J]. 榆林高专学报，3：43-44.

侯树慧，王英，潘桂兰，等，2010. 沙芥预防大鼠高脂血症及对血管内皮功能影响研究[J]. 临床和实验医学杂志，9（21）：1601-1603.

胡思源，马融，刘海沛，2004. 儿童清咽解热口服液治疗小儿急性咽炎肺胃实热证临床研究[J]. 中国医药学报，19（1）：31-33.

胡一梅，艾儒棣，朱晓燕，等，2012. 鲜马齿苋治疗急性湿疹 40 例[J]. 中医杂志，53（18）：1592-1593.

扈本荃，徐玥，高苏亚，等，2014. 不同产地马齿苋总生物碱的含量测定[J]. 应用化工，43（12）：2310-2312.

扈瑞平，2010. 沙葱多糖的分离、纯化和结构鉴定及其生物学活性的研究［D］. 呼和浩特：内蒙古农业大学.

扈瑞平，敖长金，杜玲，等，2011. 沙葱多糖的体外抑菌试验研究[J]. 内蒙古大学学报（自然科学版），42（3）：299-303.

华扬，2008. 蒲公英粥治胃病[J]. 农村新技术（1）：47.

抗晶晶，王辉，2015. 蒲公英三萜类物质的抗炎作用研究进展[J]. 中国野生植物资源，34（1）：37-39，59.

李长恭，渠桂荣，牛红英，等，2005. 苣荬菜花的挥发油成分分析[J]. 河南师范大学学报（自然科学版）（2）：128-129，132.

李凤林，余蕾，2011. 马齿苋多糖降血糖与血脂作用研究[J]. 中国食品添加剂（1）：64-68.

李凤玲，潘亚静，农钧婷，等，2015. 鲜景天三七外敷联合西药治疗哺乳期急性乳腺炎临床观察[J]. 四川中医，33（10）：131-132.

林云，江林，蒋健，等，2011. 蒲公英的药理作用研究进展[J]. 中国现代中药（8）：42-47.

林珠灿，房英娟，黄安玉，等，2013. 高效液相色谱法同时测定不同产地及不同药用部位景天三七中 4 种黄酮类成分的含量[J]. 分析科学学报，29（6）：819-822.

林珠灿，黄安玉，房英娟，等，2014. HPLC 法同时测定景天三七中没食子酸、没食子酸甲酯和对羟基苯甲酸的含量[J]. 福建中医药大学学报，24（2）：27-30.

刘海霞，裴香萍，裴妙荣，等，2016. 中华苦荬菜和苣荬菜抗炎保肝药理作用实验研究[J]. 山西中医学院学报，17（1）：19-20，56.

刘秋丽，冯远，2016. 马齿苋多糖的提取及生理作用研究进展[J]. 饲料与畜牧，5：44-47.

罗丽柏，2006. 土三七外敷毒蛇咬伤局部炎症水肿 180 例[J]. 辽宁中医杂志，33（10）：1289.

马娇，施月，蔡冬宝，等，2019. 景天三七总黄酮的纯化、自由基清除活性及初步鉴定[J]. 食品工业科技，40（4）：207-213，219.

马希汉，尉芹，王冬梅，等，2000. 沙芥化学成分的初步研究[J]. 西北林学院学报，15（3）：46-50.

马毓泉，1994. 内蒙古植物志：第 5 卷［M］. 2 版. 呼和浩特：内蒙古人民出版社.

毛平安，叶一萍，2014. 马齿苋配方颗粒治疗高脂血症的临床疗效观察[J]. 中华中医药学刊，32(7)：1669-1671.

缪亚娟，2009. 沙葱异黄酮含量测定及其对机体抗氧化与非特异性免疫影响的研究［D］. 呼和浩特：内蒙古农业大学.

彭菲，刘继志，左永昌，2012. 马齿苋内服外敷治疗早期乳痈 25 例疗效观察[J]. 北方药学，9（12）：21.

渠桂荣，刘建，李新新，等，1995. 裂叶苣荬菜黄酮成分的研究[J]. 中草药，26（5）：233-235.

冉先德，1993. 中华药海：第二分册［M］. 哈尔滨：哈尔滨出版社：837.

荣义辉，董政，朱冰，等，2009. 六味五灵片治疗酒精性肝炎的疗效观[J]. 传染病信息，22（2）：107-109.

萨茹丽，木其尔，王翠芳，等，2014. 沙葱不同部位提取物总黄酮含量及其体外抗氧化、抗菌活性研究[J]. 食品工业科技，35（22）：124-127，134.

时政，2013. 养心菜的营养保健成分研究[J]. 北方园艺（15）：36-38.

斯琴巴特尔，刘新民，2002. 蒙古韭的营养成分及民族植物学[J]. 中国草地，24（3）：52-54.

宋丽霞，敖长金，蔺婷娟，等，2012. 沙葱多糖对肉羊抗氧化能力的影响[J]. 中国畜牧杂志，48（1）：56-58.

孙启忠，赵淑芬，玉柱，等，2009. 苣荬菜生物学特性与营养成分[J]. 草业科学，26（12）：42-45.

谭泳梅，王丽华，陈升恺，2010. 复方蒲公英汤治疗急性化脓性扁桃体炎临床观察[J]. 安徽中医药大学学报，29（4）：9-12.

田·苏雅拉图，黄亚芝，2004. 蒙药准西-7 味颗粒剂的研制[J]. 中国民族医药杂志，10（2）：32.

王翠芳，丹妮，杜红喜，等，2019. 不同浓度乙醇洗脱沙葱黄酮对脂多糖诱导的小鼠腹腔巨噬细胞的抗炎作用[J]. 动物营养学报，31（1）：342-350.

王鸿飞，刘飞，徐超，等，2013. 费菜总黄酮及其不同极性提取物抑菌活性研究[J]. 中国食品学报，13（5）：124-128.

王剑，刘德丽，李峰，2015. 近 5 年蒲公英抑菌抗氧化活性研究进展[J]. 山东中医杂志，34（3）：233-235.

王晓波，刘殿武，丁月新，等，2005. 马齿苋多糖对小鼠腹腔巨噬细胞免疫功能作用[J]. 中国公共卫生，21（4）：462-463.

王秀丽，李桂凤，2005. 野生蔬菜马齿苋的营养成分分析及食用价值[J]. 中国食物与营养，11：49-50.

魏循，王仲英，2003. 马齿苋总黄酮含量的测定[J]. 光谱实验室，20（1）：128.

吴符火，刘雪梅，郭素华，2006. 养心草胶囊调血脂机制的实验研究[J]. 中国中西医结合杂志，26(2)：131-134.

向兰，郭东晓，鞠瑞，等，2006. 马齿苋的化学成分研究[C]. 第六届全国药用植物与植物药学术研讨会论文集：204.

谢沈阳，杨晓源，丁章贵，等，2012. 蒲公英的化学成分及其药理作用[J]. 天然产物研究与开发（B12）：141-151.

谢彦，2011. 超声辅助酶解法提取马齿苋总生物碱[J]. 滨州学院学报，27（6）：63-66.

谢铁博，2015. 沙芥叶片黄酮类化合物的提取、纯化及抗氧化研究[D]. 延安：延安大学.

徐冬梅，2015. AMF 和外源 SA 对养心菜耐寒性的影响[D]. 雅安：四川农业大学.

徐鹤，张海悦，蔡苗，2011. 超声波辅助提取马齿苋总生物碱的研究[J]. 食品工业科技，32（7）：316-319.

徐莉清，2012. 景天三七片治疗消化道溃疡出血的临床评价[J]. 海南医学，23（1）：32-33.

徐清，姜笑寒，邱建波，2011. 正交优选苣荬菜中总黄酮的提取工艺[J]. 现代医药卫生，27（7）：993-994.

徐友滨，2012. 浅析马齿苋的抗感染作用[J]. 中医临床研究，4（13）：29-30.

禤雪梅，2015. 中药土三七治疗心脑血管疾病的临床疗效观察[J]. 北方药学，12（1）：28-29.

薛焕焕，2018. 沙芥营养成分和沙芥多酚的提取、纯化及其生物活性研究［D］. 西安：陕西师范大学.

杨辉，2014. 北败酱多糖的提取及其抑制亚硝化作用研究[J]. 湖北农业科学，53（3）：654-656.

杨明贵，2011. 景天祛斑胶囊治疗女性黄褐斑临床疗效观察[J]. 长治医学院学报，25（3）：223-224.

杨艳俊，王亚红，王君龙，2014. 景天三七总黄酮大孔吸附树脂纯化工艺研究[J]. 北方园艺，7：144-147.

杨子娟，郑毅男，向兰，2007. 马齿苋的化学成分研究[J]. 中药材，10：1248-1250.

姚玉霞，2003. 苣荬菜、小根蒜营养成分分析[J]. 营养学报，2：173-174.

叶一萍，丁晓媚，王法明，等，2015. 马齿苋治疗糖尿病合并高脂血症的临床疗效观察[J]，中华中医药学刊，33（6）：1398-1400.

袁瑾，钟华，姚宗仁，等，2006. 野生植物蒲公英营养成分的研究[J]. 氨基酸和生物资源，2：22-23.

袁荣高，张克田，胡玉涛，2007. 蒲公英在食品中的开发与应用[J]. 安徽农业科学（6）：1797-1799.

翟硕莉，付艳梅，2012. 马齿苋黄酮提取方法研究进展[J]. 衡水学院学报，14（4）：39-41.

张鞍灵，高锦明，张康健，等，2001. 绿原酸及其类似物与生物活性[J]. 中草药，32（2）：173-176.

张帆，王英，候淑慧，等，2010. 沙芥降血脂作用实验研究[J]. 包头医学院学报，26（1）：12-13.

张凤兰，杨忠仁，郝丽珍，等，2009. 5 种野生蔬菜叶片营养成分分析[J]. 华北农学报，24（2）：164-169.

张洪民，渠柱荣，吴立军，等，1997. 裂叶苣荬菜的研究进展[J]. 中草药 （11）：691-693.

张晶晶，王晶，薛娇，等，2010. 费菜茎叶的化学成分[J]. 沈阳药科大学学报，27（8）：635-638.

张君萍，侯喜林，董海艳，等，2011. 沙葱籽油的超临界 CO_2 萃取及成分分析[J]. 食品科学，32（6）：53-56.

张美莉，高聚林，1997. 蒙古韭生物学特性及营养价值初探[J]. 内蒙古农业科技，5：25-26.

张囡，杜丽丽，王冬，等，2006. 中药酚酸类成分的研究进展[J]. 中国现代中药，8（2）：25-28.

张晓艳，王波，黄攀，等，2017. 马齿苋不同器官多糖提取物的抗氧化性研究[J]. 食品工业科技，38（5）：130-133，139.

张兴夫，敖长金，2009. 沙葱多糖提取工艺的研究[J]. 饲料工业，1：35-37

赵春艳，2008. 沙葱中黄酮类化合物的分离纯化、结构鉴定及其对机体免疫抗氧化机能影响的研究［D］. 呼和浩特：内蒙古农业大学.

赵飞艳，敖长金，包美艳，等，2013. 沙葱多糖对绵羊外周血淋巴细胞 IFN-γ 与 STAT1 mRNA 表达的影响[J]. 畜牧兽医学报，44（12）：1932-1938.

赵蕊，高旭，邵兴月，2014. 马齿苋多糖对荷瘤小鼠机体免疫调节作用的研究[J]. 黑龙江畜牧兽医 （11）：157-160.

周理，周春霞，李青清，等，2009. 促肝细胞生长素联用自拟蒲公英汤治疗重型肝炎临床研究[J]. 中国中西医结合急救杂志，16（1）：59-60.

周锐丽，卢锋，秦龙龙，2011. 蒲公英的营养与保健功能[J]. 中国食物与营养，6：71-72.

周宇，2009. 沙葱烹制方法与原理[J]. 中国烹饪，5：54-55.

Kim D G，Shin J H，Kang M J，2018. Antioxidant and anti-inflammatory activities of water extracts and ethanol extracts from *Portulaca oleracea* L. [J]. Korean J Food Preserv，25（1）：98-106.

Lei X，Li J，Liu B，et al，2015. Separation and identification of four new compounds with antibacterial activity from *Portulaca oleracea* L. [J]. Molecules，20（9）：16375-16387.

Li H，Li C，Zhang C，et al，2015. Compositional and gastrointestinal prokinetic studies of *Pugionium cornutum* （L.）[J]. Food Chem，186：285-291.

Li W L，Luo Q Y，Wu L Q，2011. Two new prenylated isoflavones from *Sedum aizoon* L. [J]. Fitoterapia，82（3）：405-407.

Zhao C，Zhang C，He F，et al，2019. Two new alkaloids from *Portulaca oleracea* L. and their bioactivities[J]. Fitoterapia，136：104166.

第十五章
多年生蔬菜

　　多年生蔬菜是指播种或栽植 1 次、连续生长和采收 2 年以上的草本和木本蔬菜作物，我国主要栽培的有百合科的黄花菜、芦笋和百合，以及禾本科的竹笋等。多年生蔬菜富含维生素、矿物质、氨基酸等营养物质，还含有多种生物活性物质，如类黄酮、多糖、皂苷及类胡萝卜素等，使得该类蔬菜产品不仅风味独特，味道鲜美，且具有较高的营养和健康功能品质，广受消费者的喜爱。

第一节　黄　花　菜

　　黄花菜（*Hemerocallis citrina*），又名金针菜、金针花，为百合科萱草属多年生宿根草本植物，其根、叶、茎和花作为食品和传统的药品已有三千年历史。黄花菜起源于亚洲和欧洲的温带地区，在中国南北均有栽培，且历史悠久。黄花菜花蕾细长条状，呈黄色，有芳香气味，以其多种功效被誉为"名菜、美花、良药"，与香菇、木耳和冬笋同被列为"四大素山珍"。

一、营养物质

　　黄花菜营养丰富，属于典型的高蛋白、低热量、富含维生素及矿物质的保健蔬菜（主要营养成分见表 15-1）。黄花菜中含有 B 族维生素（包括维生素 B_1、维生素 B_2、维生素 B_3 等）、维生素 C 和维生素 E 等多种维生素。其中，每 100g 新鲜黄花菜中维生素 C 可达 33.0mg，显著高于番茄、胡萝卜等蔬菜。与其他蔬菜相比，黄花菜中钙、磷、铁、锌和硒等矿物元素以及膳食纤维

表 15-1　100g 黄花菜中主要营养成分含量（邓放明，2003）

鲜黄花菜				干黄花菜			
营养成分	含量	营养成分	含量	营养成分	含量	营养成分	含量
维生素 B_1	0.19mg	铁	1.4mg	维生素 B_1	0.36mg	铁	16.5mg
维生素 B_2	0.13mg	膳食纤维	1.5g	维生素 B_2	0.14mg	膳食纤维	6.7g
维生素 B_3	1.1mg	蛋白质	2.9g	维生素 B_3	4.1mg	蛋白质	14.1g
维生素 C	33.0mg	脂肪	0.5g	维生素 C	0mg	脂肪	0.4g
钙	73.0mg	碳水化合物	11.6g	钙	463.0mg	碳水化合物	60.2g
磷	69.0mg			磷	173.0mg		

的含量较高。据测定，每 100g 黄花菜干品中含钙 463mg、磷 173mg、铁 16.5mg、膳食纤维 6.7g。黄花菜干品中碳水化合物的含量可达 60%，蛋白质含量达 14.1g/100g，并含有多种人体必需氨基酸；脂类的含量为 0.4g/100g，其中含有多种不饱和脂肪酸。新鲜黄花菜经干制后，蛋白质、膳食纤维、B 族维生素及矿质营养含量均高于新鲜黄花菜，但维生素 C 易在加工过程中分解。

二、主要生物活性物质

黄花菜中的生物活性物质主要有类黄酮、蒽醌类化合物、秋水仙碱以及卵磷脂、类胡萝卜素等。

1. 类黄酮化合物

（1）种类与结构　目前，黄花菜中类黄酮化合物的提取主要采用乙醇溶剂提取、超声波提取、微波法提取等方法，提取物经红外光谱、紫外光谱和高效液相色谱确定，主要为黄酮醇类。潘红（2012）从黄花菜的提取物中共鉴定出类黄酮化合物 5 个，包括芦丁、槲皮素、槲皮素-3-*O*-*β*-吡喃木糖苷、金丝桃苷、异槲皮苷，化合物结构式如图 15-1 所示。

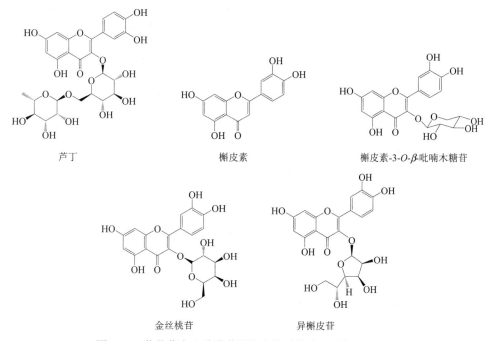

芦丁　　　　　槲皮素　　　　　槲皮素-3-*O*-*β*-吡喃木糖苷

金丝桃苷　　　　　异槲皮苷

图 15-1　黄花菜中几种类黄酮化合物结构式（潘红，2012）

（2）分布与含量　王艳等（2017）对比分析了 5 种黄花菜总类黄酮含量的差异，结果显示黄花菜植株的不同部位总类黄酮含量存在显著差异，其中叶中含量高达 43.7mg/kg，茎中含量为 5.0mg/kg，前者是后者的 8 倍多。花中总类黄酮含量按从大到小顺序依次为：花药、花瓣、梗、雄蕊花丝、子房和雌蕊，花药中含量为 27.7mg/kg，雌蕊中含量为 8.7mg/kg。

（3）影响因素

① 品种及贮藏时间。陆福军（2011）比较分析了 4 个品种黄花菜贮藏过程中总类黄酮含

量的变化，结果表明 4 个供试黄花菜的总黄酮含量在贮藏期间均有不同程度的增加；贮藏过程中，"白花"黄花菜总黄酮含量始终高于其他三个品种，贮藏 15 天时，总黄酮含量达到峰值，为 13.3mg/g（DW）；"细叶"黄花菜总黄酮含量最低。贮藏 18 天时，4 个供试黄花菜的总黄酮含量为 9.2～12.7mg/g（DW），其中"白花"品种最高，"细叶"品种最低。

② 肥料。张国伟等（2019）以黄花菜"大乌嘴"为试验材料，设置了 5 个施氮水平（0、50kg/hm²、100kg/hm²、150kg/hm² 和 200kg/hm²），结果表明随着施氮量的增加，黄酮含量呈显著下降趋势。

（4）药理作用

① 抗抑郁。黄花菜水醇提取物具有口服抗抑郁活性，75%乙醇提取物的活性最强，其中芦丁和橙皮苷是关键的活性物质。黄花菜 75%水醇提取物的抗抑郁活性在 400mg/kg 剂量时达到峰值，较阳性对照氟西汀的效果有显著差异。大脑神经化学分析结果显示，黄花菜 75%水醇提取物的神经药理学作用区域是人脑前额皮层和海马体，涉及其中的 5-羟色胺（5-HT）和多巴胺（DA）弥散性神经递质系统，不涉及去甲肾上腺素（NE）系统（杜秉健，2014）。翟俊乐等（2015）观察了黄花菜对小鼠抑郁模型的抗抑郁作用，并对黄花菜中起抗抑郁作用的有效成分进行筛选，经测定抗抑郁的主要活性成分为类黄酮物质，总类黄酮含量为 61.27%。

② 抗氧化。郎娜和罗红霞（2007）对黄花菜的研究表明，黄花菜类黄酮化合物对清除自由基有明显的作用，并与维生素 C 具有协同抗氧化作用；在杨青和任凤莲（2004）的报道中，类黄酮化合物对羟自由基有良好的清除效果。此外，在对黄花菜多酚物质的研究中，周向军等（2012）进行体了外抗氧化实验，结果表明黄花菜多酚对羟自由基、超氧阴离子自由基、DPPH 自由基均具有一定的清除作用。

③ 杀虫抑菌。詹利生等（2005）从黄花菜中提取了总黄酮物质，测定了其对金黄色葡萄球菌、大肠杆菌和白色念珠菌的抑制作用，结果表明黄花菜总黄酮对 3 种菌有不同程度的抑制作用，抑菌效果与药液浓度呈正相关，并且抑菌率随作用时间延长而提高。

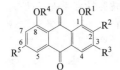

图 15-2　黄花菜中蒽醌类主要化合物的结构式（傅茂润和茅林春，2006）

2. 蒽醌类化合物

（1）种类与结构　黄花菜中的蒽醌主要为大黄素型蒽醌，即取代基分布在两侧的苯环上。在黄花菜的根中分离出了一些蒽醌类物质，其主要化合物结构及其名称如图 15-2、表 15-2 所示（傅茂润和茅林春，2006），其中，主要为大黄酚、大黄酸、美决明子素以及芦荟大黄素等。

表 15-2　黄花菜中蒽醌类主要化合物（傅茂润和茅林春，2006）

序号	化合物名称	R¹	R²	R³	R⁴	R⁵
1	大黄酚	H	H	CH₃	H	H
2	甲基大黄酚	H	H	COOH	H	CH₃
3	大黄酸	H	H	COOH	H	H
4	1,8-二羟-3-甲氧基蒽醌	H	H	OCH₃	H	H
5	美决明子素甲醚	CH₃	CH₃	CH₃	H	H
6	美决明子素	CH₃	OH	CH₃	H	H
7	芦荟大黄素	H	H	CH₂OH	H	H
8	黄花蒽醌	CH₃	OH	CH₂OH	H	H

（2）影响因素　合理的氮磷钾配施不仅能促进黄花菜生长发育，而且能够显著提高其鲜花中的大黄酸和大黄酚含量。高嘉宁等（2019）采用"3414"肥效试验方案研究了氮、磷、钾配施对黄花菜大黄酸和大黄酚含量的影响，结果表明氮、磷、钾中任何一种元素缺失和高量施用均对大黄酸累积产生负效应，氮、磷、钾肥缺失影响大黄酚累积，当施肥量处于中等水平时大黄酚含量随氮、钾肥施用量增加呈先增大后减小的趋势，而随施磷量增加呈增加趋势，说明在一定范围内增施磷肥有利于黄花菜鲜花中大黄酚含量的形成与累积。

（3）药理作用

① 抗肿瘤。黄花菜根中提取的多种蒽醌类物质，可抑制人类肺癌细胞（NCIH460）、结肠癌细胞（HCT116）、乳腺癌细胞（MCF7）和人中枢神经系统癌细胞（SF268）的增殖，但对细胞毒性作用小，能显著降低癌症细胞的生存活力，且与抗氧化维生素起协同作用（Cichewicz et al.，2004）。何成雄（1994）研究表明黄花菜水提液能抑制成纤维细胞的增生，并对表皮生长因子促进成纤维细胞增生作用具有抑制作用。Cichewicz 等（2004）报道，黄花菜中含有的蒽醌类物质与维生素 C、维生素 E 协同增强了对克隆癌细胞的抑制作用。

② 抗寄生虫和抑菌。黄花菜根中提取的蒽醌类物质能抗森血吸虫感染，合成的蒽醌类物质能有效杀灭班氏吴策线虫和马来丝虫（Dhananjeyan 等，2005）。从黄花菜的根中分离出的 11 种物质对不同阶段血吸虫（幼虫、成虫）具有抗性，25mg/mL 2-羟基大黄酚表现出显著的抗血吸虫幼虫活性，在 15s 就可使所有血吸虫幼虫完全固定，即使将 2-羟基大黄酚浓度减小为 3.1mg/mL，活性也没有发生改变。2-羟基大黄酚作用 30min 后换成新鲜的培养基，24h 后可杀死 80% 的幼虫（Robert 等，2002）。

3. 秋水仙碱

（1）种类与结构　秋水仙碱是一种有机胺类生物碱，有学者最初从欧洲的百合科植物秋水仙的球茎中分离出来并鉴定了这种生物碱，因此把它叫作秋水仙碱，其分子式为 $C_{22}H_{25}NO_6$，结构式如图 15-3。

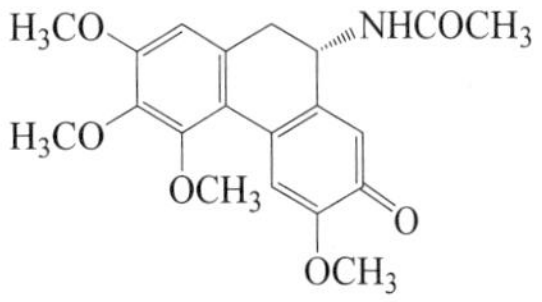

（2）分布与含量　秋水仙碱是一种卓酚酮类生物碱，在新鲜黄花菜根、叶和花中均有较高含量（洪亚辉等，2004）。秋水仙碱在体内易转变为有毒的二秋水仙碱，能刺激消化、呼吸系统，引起恶心、呕吐、口干舌燥、腹泻等中毒反应。但秋水仙碱易溶于水，遇热易分解，采用 NaCl 浸泡法可将黄花菜秋水仙碱降解。

图 15-3　黄花菜中秋水仙碱结构图

（3）影响因素

① 品种。陈志峰（2014）利用溶剂萃取-高效液相色谱法对 15 种黄花菜中的秋水仙碱含量进行检测，结果表明秋水仙碱含量最高的黄花菜品种为长嘴子花，含量为 13.53mg/kg（DW）；最低的为桥头花，含量为 1.69mg/kg（DW）。

② 肥料。张国伟等（2019）以黄花菜"大乌嘴"为试验材料，设置了 5 个施氮水平（0、50kg/hm²、100kg/hm²、150kg/hm² 和 200kg/hm²），结果表明随着施氮量的增加，秋水仙碱含量呈上升趋势，但升高到一定程度后趋于稳定。

③ 加工方式。随着热处理温度的增高，黄花菜中秋水仙碱的含量逐渐降低，50℃热处理温度对秋水仙碱并不能起到很好的脱除作用，60℃以上高温对秋水仙碱的降解明显并有较好的相关性；紫外照射和 NaCl 浸泡显著降低了黄花菜中秋水仙碱的含量（藩炘，2006）。

（4）药理作用

① 抑制癌细胞生长。黄花菜中含有的秋水仙碱对细胞有丝分裂有明显抑制作用，能抑制癌细胞的增长。研究人员用黄花菜中提取到的秋水仙碱研究对细胞的影响，结果表明提取物能明显抑制有丝分裂，可以抑制癌细胞的增长，在临床上已用于乳腺癌、皮肤癌、白血病的治疗（何红平等，2000；Bravo，1998）。

② 抑菌。朱礼芳（2013）研究了不同浓度秋水仙碱对大肠杆菌和金黄色葡萄球菌生长的抑制作用，结果表明秋水仙碱对大肠杆菌及金黄色葡萄球菌的生长均有抑制作用，随浓度升高抑制作用增强，在同浓度下对大肠杆菌生长的抑制作用更明显。

4. 其他生物活性物质

除了上述生物活性物质外，黄花菜中有较高含量的卵磷脂和类胡萝卜素。卵磷脂是由极性脂（磷脂、糖脂）、非极性脂（甘油三酸酯、固醇、游离脂肪酸）以及少量其他物质组成的复杂混合物（代忠波和丁卓平，2006）。卵磷脂是构成生物膜中类脂的主要成分，可在人体内释放胆碱，具有促进大脑组织和神经系统的完善、改善神经组织，降低血清胆固醇、预防脂肪肝、防止动脉硬化，被誉为"细胞的保护神"和"血管清道夫"。卵磷脂是脑细胞的重要组成部分，具有较好的健脑、抗衰老功效，对增强和改善大脑功能有重要作用，故黄花菜被称之为"健脑菜"。黄花菜中含丰富的类胡萝卜素，已鉴定了其中的 14 种，包括新黄质、紫黄质、叶黄素、叶黄素 5,6-环氧化物、叶黄素、玉米黄质、β-隐黄质、全反式β-胡萝卜素及其顺式异构体等（Tai，2000），其中，100g 新鲜黄花菜中胡萝卜素含量为 1.17mg，显著高于新鲜番茄（邓放明，2003）。

三、功能性产品开发

黄花菜中营养物质丰富且含有多种生物活性物质，可经初加工制成干品、腌酱、晶粉、罐头等系列的蔬菜食品，也可经深加工开发成具有一定功能的饮品和调味品。

干制黄花菜是黄花菜加工保存最传统的方法，在黄花菜采收季节，若遇阴雨连绵天气，也可制成酱黄花菜。二者已成为市场上较常见的两种黄花菜加工产品。此外，目前已开发出既营养又携带方便的黄花牛肉酱，该产品不仅味道鲜美，且营养丰富、食用方便、易于运输贮存。另有黄花菜红茶罐头，香味怡人，香辣可口，营养丰富，既具有黄花菜的补脑健智、化癖止血、通络止痛、解热消毒的作用，又具有红茶的抗氧化、抗突变、降血脂、抑制动脉硬化、温胃祛寒的保健功能，是一种新型的具有营养保健功能的便捷食品。

目前，黄花菜饮品已有报道，是一种以黄花菜为主要原料加工成鲜花汁复合饮料的加工技术。同时，改进此工艺也可用来加工黄花菜保健口服液。此外，唐道邦（2005）报道了一种以黄花菜冻干粉为原料的家用复合调味品，使消费者在食用过程时，不仅可以体验黄花菜的风味，又享受到黄花菜冻干品特有的营养保健作用。

四、食疗

中医认为，黄花菜性偏凉，味甘，具有清热解毒、凉血止血、利水消肿、解郁安神、健脑除烦、抗衰老的作用。对由肝火引起的头晕、耳鸣、头痛、痔疮便血、小便涩痛、心神不安、神经官能症、失眠、尿道炎、产后乳少等症具有一定的食疗作用。

1. 食疗方剂

（1）治红眼（火眼）　黄花菜、马齿苋各 30g，水煎服。

（2）治感冒、痔疮疼痛、出血　黄花菜、红糖各 30g，水煎服。

（3）治痢疾　黄花菜、马齿苋各 30g，红糖 60g，水煎服。

（4）治小便疼痛　黄花菜、白糖各 60g，水煎服，一日两次。

（5）治大便下血　黄花菜根、红枣各 30g，水煎分两次服。

（6）治乳腺炎、乳汁不下　黄花菜干品 15g，炖猪瘦肉食，或用黄花菜鲜根 60g，与猪蹄一个煮食。

（7）治风湿关节疼　黄花菜根 30g，水煎去渣，冲入适量黄酒温服。

（8）治全身水肿、小便不通、黄疸　黄花菜鲜根 30g，水煎服。

（9）治声音嘶哑　黄花菜 30g，加水煮烂，调入蜂蜜 30g，缓缓咽下，一日三次分服。

2. 饮食注意事项

黄花菜鲜花中含有秋水仙碱，应将鲜黄花菜经 60℃ 以上高温处理，或用凉水浸泡，吃时应用沸水焯的时间稍长一些，以免中毒。

第二节　芦　　笋

芦笋（*Asparagus officinalis*）又名石刁柏、龙须菜，是一种以嫩茎为食用器官的高档蔬菜，为百合科天门冬属多年生宿根蔬菜，原产于地中海沿岸及小亚细亚一带。芦笋含有人体不可缺少的氨基酸、矿物质和其他多种营养元素。此外，芦笋还含有皂苷类、多糖类及黄酮类等多种生物活性成分，具有抗肿瘤、降血脂、免疫调节等多种生物学功能，在食品、医药等领域具有广阔的应用前景。特别是芦笋的抗癌功效在国外受到高度评价，被列为世界"十大名菜"之首，研究和开发芦笋系列保健食品具有十分广阔的市场前景。

一、营养物质

芦笋的嫩茎中富含多种维生素，尤以维生素 C 含量最高。绿芦笋维生素 C 含量优于白芦笋，每 100g 绿芦笋中维生素 C 含量为 30.64mg，白芦笋则为 23.83mg。绿芦笋中维生素 B_1 为每 100g 含有 0.22mg，白芦笋为 0.11mg。芦笋中维生素 B_2 的含量是苹果的 36 倍，番茄的 18 倍（袁仲和刘新社，2008）。

芦笋中含有钙、铁、磷、钾、钠、铜、锌、锰、铬、铁、硅、钼多种矿物质元素，芦笋的矿物质中以钾含量最高，磷、镁次之。芦笋中有机硒含量丰富，刘升一等（1990）研究表明，干白芦笋中硒含量为 0.372mg/kg，干绿芦笋中高达 0.56mg/kg，硒含量高于一般蔬菜，与硒含量丰富的蘑菇接近，高于猪肉、鸡蛋，仅低于猪肝、海鱼和海虾。芦笋中钙的含量是番茄、桃的 6.3 倍，是苹果、梨的 5～10 倍；铁的含量高出苹果的几十倍。每 100g 芦笋中碘的含量为 48mg，锌的含量为 50mg。可见，人体容易缺乏的钙、铁、锌、硒、碘等矿物质元素在芦笋中含量都很丰富（袁仲和刘新社，2008）。芦笋蛋白质含量在 1.33%～4.35% 之间，是白菜的 3 倍，番茄、黄瓜的 4 倍，苹果的 8 倍。在芦笋蛋白质中，游离氨基酸含量很高，可达 42.14mg/kg，且种类齐全。

经测定发现，绿芦笋笋叶、叶、嫩尖和嫩茎四个部位中的营养成分和抗氧化活性存在显著差异。其中笋叶和嫩尖中含有较高含量的蛋白质、粗脂肪，叶和嫩茎中含有较高含量的总糖和还原糖；对活性物质分析得出四个部位水提物和醇提物均有一定的抗氧化能力，其中绿芦笋叶抗氧化能力显著高于其他三个部位（关云静等，2015）。

二、主要生物活性物质

芦笋含有黄酮、皂苷（saponin）、多糖和氨基酸等多种活性成分。新鲜绿芦笋叶中皂苷、黄酮含量最高；在 23 种被检测蔬菜中，芦笋抑制低密度脂蛋白发生氧化的能力最强。此外，研究者对 43 种蔬菜的抗氧化能力进行检测，芦笋仍居于最前列（Sun 等，2005）。

1. 芦笋黄酮

芦笋中含有大量的类黄酮化合物，主要有芦丁（rutin）、槲皮素和山柰素（kaempferide）等，结构式如图 15-4 和图 15-5 所示。鲜芦笋中黄酮含量 400～700mg/kg，其中芦丁含量占总黄酮的 55%～98%。马越等（2011）测定了 5 个品种的芦笋黄酮含量，其中两种主要的黄酮类化合物含量分布在 0.73～2.34mg/mL 和 1.86～3.94mg/mL 之间，说明不同品种芦笋中的黄酮含量有较大的差异。白建波等（2013）发现不同地区生产的芦笋黄酮含量差异不显著，而同一产地的芦笋春季较冬季的黄酮含量高。此外，随着贮藏时间的延长，黄酮类物质呈下降趋势。而如果在冷藏前用一定浓度高氧或 $CaCl_2$ 溶液处理，能够延缓芦笋贮藏过程中黄酮类物质含量的下降（涂宝军，2012）。

芦笋中的抗氧化剂能保护人体免受癌症、心脑血管疾病等疾病的侵害，而其中主要的抗氧化成分就是芦丁。姜云云等（2012）的研究表明芦笋总黄酮及 5 种黄酮苷的体外抗氧化活性明显，且存在明显的量效关系，以羟基自由基的清除率为指标，抗氧化能力的强弱顺序为：芦丁＞槲皮素-3-O-葡萄糖-芸香糖苷＞水仙苷＞异鼠李素-3-O-葡萄糖-芸香糖苷＞烟花苷。芦笋中的槲皮素具有较强的抗肿瘤作用，其可在基因水平上通过下调变异的 p53 蛋白、上调 *p*16 基因的表达、下调 *bcl*-2 基因及 *bc1*-2 mRNA 的表达、抑制 *ras* 基因活性等来诱导多种肿瘤细胞的凋亡（王海燕和郭良淼，2005）。

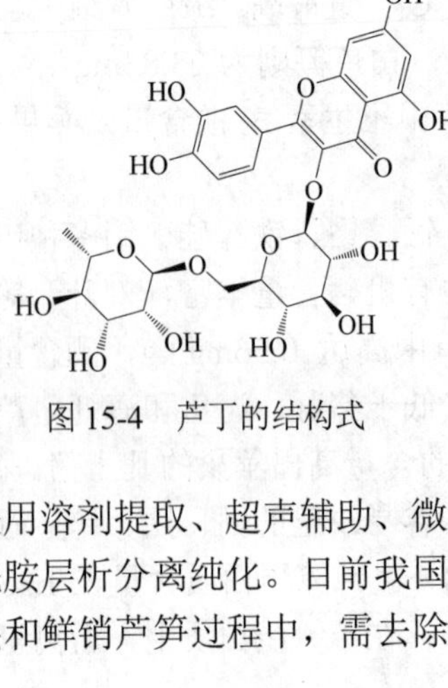

图 15-4　芦丁的结构式 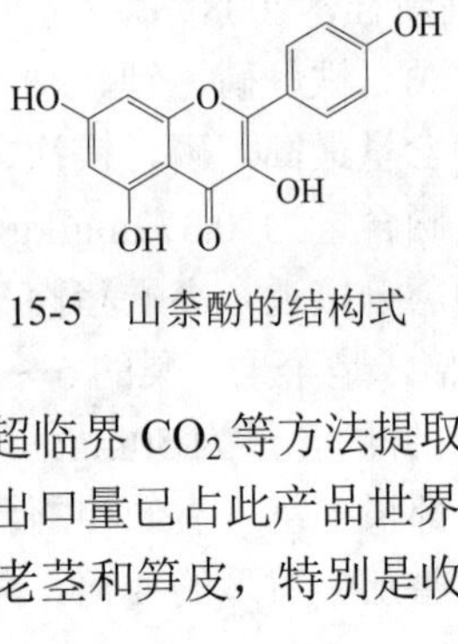　　　　　图 15-5　山柰酚的结构式

目前主要采用溶剂提取、超声辅助、微波辅助、超临界 CO_2 等方法提取芦笋黄酮，大孔树脂吸附或聚酰胺层析分离纯化。目前我国芦笋罐头出口量已占此产品世界贸易量的 70%以上。在加工罐头和鲜销芦笋过程中，需去除约 30%的老茎和笋皮，特别是收获季节后有大量

的老根、茎无法利用，其中含有丰富的黄酮类化合物，尤其是芦丁。有必要加工利用这一资源（王春燕等，2010）。

2. 芦笋皂苷

芦笋中的甾体皂苷（steroidal saponins）是芦笋生物活性的主要表现物质，它是一类具有环戊烷多氢菲母核结构的皂苷。不同来源的芦笋中提取分离的甾体皂苷从结构到性质上都有很大差别。同一来源芦笋不同部位提取分离到的甾体皂苷类型也有差异。已报道有 27 种不同结构的甾体皂苷分别从白芦笋、绿芦笋，以及芦笋根、茎、叶中分离得到（张若洁等，2011）。

芦笋中的甾醇皂苷有防止癌细胞扩散的功能，对多种癌症尤其是胃癌、肝癌、乳腺癌、肺癌、皮肤癌和膀胱癌有特殊疗效（袁仲和刘新社，2008）。国外许多文献指出甾体皂苷类化合物是抗癌的主要成分，而这种皂苷类化合物的水解产物是菝葜皂苷元（结构式见图 15-6），试验表明风干芦笋中菝葜皂苷元含量在 1%以上（孙春艳等，2004）。

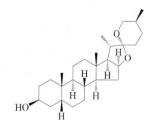

图 15-6　菝葜皂苷元的结构式

王芳等（2013）的研究表明芦笋的乙醇提取物中总皂苷（以菝葜皂苷元计）含量占芦笋干重的 21.58%。从芦笋嫩芽中提取出的芦笋粗皂苷类物质，能剂量和时间依赖性地抑制人类白血病 HL-60 细胞的生长。另有研究发现芦笋总皂苷对肝癌 HepG2 细胞和胃癌 SGC-7901 细胞生长均有抑制作用，并呈剂量依赖性。以上实验均表明芦笋皂苷可以通过诱导肿瘤细胞凋亡起到抗肿瘤作用（汲晨锋等，2007）。

3. 芦笋多糖

有研究证明芦笋多糖具有抗氧化活性及辐射保护特性，能够提高免疫功能、清除体内氧自由基、保护构成细胞抗氧化防御系统的超氧化物歧化酶和含巯基的蛋白质以防止其失活。其中，促进机体免疫功能主要通过提高巨噬细胞的吞噬能力、促进 T 细胞增殖和 LAK 细胞活性、激活补体等多种途径来实现。用芦笋茎叶粗多糖以 400mg/kg 的剂量给小鼠灌胃给药 7 天，发现其能明显升高正常小鼠的碳粒廓清能力，增强 2,4,6-三硝基氯苯所致小鼠耳廓迟发型超敏反应，故芦笋粗多糖能增强机体的抗应激能力，改善机体免疫功能（李娟和王凤山，2009）。

芦笋多糖通过减压浓缩、乙醇沉淀、脱蛋白处理等步骤进行提取，最佳脱蛋白工艺为采用碱性蛋白酶处理芦笋粗多糖（任君和毛丽萍，2017）。季宇彬等（2006）测得的芦笋粗多糖主要单糖组成为木糖、果糖、鼠李糖、阿拉伯糖、半乳糖等。由于多糖结构的复杂性，不同研究者的报道不尽相同。

三、功能性产品开发

随着大家对芦笋认识的逐步深入，其各项功能得到有效开发利用，种植加工业蓬勃发展，日益受到消费者和广大笋农朋友的青睐，特别是在当前大力发展特色蔬菜产业的大背景下，芦笋产业拥有前所未有的发展前景。

1. 芦笋茶

当植株分枝刚展开，分枝上的腋芽苞成丛状，芦笋的针状拟叶尚未展开时，将其采摘下来，经杀青、揉捻、干燥等典型工艺，精工鞣制烘炒成芦笋茶。其干茶色泽碧绿、茶香沁人。用90℃开水冲泡后的茶汤，清澈碧绿，悠香阵阵，香气清鲜，透彻心肺，历久不衰。

芦笋茶保留了较多的芦笋腋芽苞的天然物质，其中矿物质、芦丁、芦笋皂苷保留了鲜叶的95%以上，叶绿素保留了50%左右，维生素损失也较少，从而形成了芦笋茶"清汤绿叶、滋味收敛性强"的特点。研究化验表明，芦笋茶中保留了芦笋的天然物质成分，对防衰老、防癌、抗癌、杀菌、消炎、治疗心脑血管病等有一定效果（叶劲松，2011）。

2. 芦笋干粉

将鲜芦笋或制作芦笋罐头的下脚料低温烘干研磨制成芦笋细粉，可用于制造芦笋面包、面条、馒头等食品，也是制造芦笋医药产品的主要原料。芦笋细粉在保留了原芦笋丰富的营养成分的基础上，将其科学加工成可速溶于水中的健康饮品，便于人体充分吸收，常饮具有消除疲劳、抗衰老、预防和治疗各种癌症的特殊功效。

此外，芦笋粉可以做成食品填充剂，如加在饼干中，既增加了酥脆口感，又富有营养；加在奶糖中，可以使糖果不粘牙。还可以做成汤料，由脱水芦笋粉加洋葱粉、脱脂奶粉、调味料等混合配成，用纸盒包装，食用时以开水冲食即可，可口又方便。

3. 芦笋饮品

把切割下的边脚料及不合格的芦笋清洗干净，并把锈斑、病虫危害等部分切割下去，然后经预煮软化、打浆过滤等工序即可得到芦笋原汁。芦笋的营养成分尖部比基部高，苦味尖部比基部少，因此在榨汁时要注意搭配一定比例的笋尖，从而保证榨出的汁苦味少且芳香浓郁。芦笋原汁还可以和其他材料搭配，制成复合果汁、咖啡、糖果和饼干等不同制品。

国际上流行的浆型饮料，就是带有一定比例的细碎肉的饮料，如果用芦笋下脚料生产这种饮料是很合适的，因为芦笋中含有较多的纤维素，通过特殊处理使纤维素被破碎呈颗粒状，这种含有一定颗粒纤维素的芦笋均浆型饮料，不仅风味好，口感佳，而且含有较多的易被人体吸收的颗粒纤维素。

芦笋酒是将芦笋压榨后的原汁经过传统酿酒工艺科学酿制而成，芦笋醋是用芦笋汁深加工出的系列食用产品，兼具有芦笋特殊的芳香，入口后的醇香回味无穷。

芦笋加工过程中的下脚料，其中的营养价值仍然很高。每100g下脚料中含有芦笋皂苷420mg。还有芦笋种子，由芦笋生产田中芦笋兄妹系杂交产生。这些在生产上没有用的种子，各种营养成分和活性物质的含量均高于笋尖。开发利用芦笋下脚料，提取其抗癌、抗氧化的活性成分，开发保健制剂，将是利国利民、前景广阔的产业。

四、临床报道与食疗

芦笋最早被人们关注是因口服芦笋原汁具有一定的抗癌作用，其中的多糖是研究较多的一类活性成分，而芦笋皂苷及皂苷元也是一类具有广泛药理活性的天然产物（刘发生等，2017）。目前，芦笋提取液在临床上已有广泛应用，并在抗癌、抗肿瘤、降血脂等方面取得良好的临床效果。

1. 临床报道

王宝成等（1996）应用芦笋糖浆对接受化疗的恶性肿瘤 166 例进行治疗，每日口服芦笋糖浆 40mL，一日 3 次，连用 30 天，结果显示血象提高率为 69.5%，主观症状好转率为 88.9%。北京医科大学第三临床医院采用芦笋香菇汁对 30 名高血脂患者进行治疗，每日口服芦笋香菇汁 120mL，连用 30 天后，患者血浆总胆固醇平均下降 0.86mmol/L，甘油三酯平均下降 1.36mmol/L，低密度脂蛋白平均下降 0.48mmol/L，高密度脂蛋白平均升高 0.12mmol/L，动脉粥样硬化指数平均降低 2.01（郜凤香等，1999）。

芦笋是百合科天门冬属的宿根性植物，野生芦笋的块根就是著名中草药天门冬。天门冬浸液有极强的抗菌作用，对炭疽杆菌、甲型及乙型溶血性链球菌、白喉杆菌、类白喉杆菌、肺炎双球菌、金黄色葡萄球菌、柠檬色葡萄球菌、白色葡萄球菌及枯草杆菌均有不同程度的抑菌作用。天门冬中所含的天冬素（天冬酰胺）有极强的抗肿瘤作用，体外实验（美蓝法及瓦氏呼吸器测定）表明，天门冬对急性淋巴细胞性白血病、慢性粒细胞性白血病及急性单核细胞性白血病患者白血细胞的脱氧酶有一定的抑制作用，并能抑制急性淋巴细胞性白血病患者血细胞的呼吸（叶劲松，2011）。

在制药上，杭州生产的乳宁片（芦笋片），在消散肿块、镇痛上有较好的疗效，此外，芦笋在改善虚弱体质、补精强身、消除疲劳、降低血压等方面都有明显的作用。芦笋胶囊更可用来辅助治疗多种癌症。利用芦笋粉加适量的填充剂，制成药片，或将浸出液浓缩成浸膏都是理想的制药方法。

2. 食疗方剂

（1）治胃痛、心烦失眠　芦笋肉质根 150～200g，加水清煮，滤去残渣。加糯米、红糖适量同煮粥。每日 1 次，连服 7～10 日。此法有补中益气、健脾养胃、清心安神之功能。

（2）治失眠、心悸　洗净芦笋肉质根 60～100g，加适量糖（或盐）煎水服用。此法可用于肺结核引起的干咳、咳血、热病后期余热未清、虚烦惊悸等症。如用瘦猪肉佐膳效果更佳。

（3）治早衰　天门冬猪瘦肉汤。天门冬 15g，芦笋 250g，香菇 3 个，鸡蛋 2 枚，萝卜 250g，猪瘦肉 50g，花生油 30g，鱼露、酱油适量。天门冬、香菇泡软切碎，猪瘦肉切小片，冬笋、萝卜洗净切碎，鸡蛋炒熟切碎。花生油起锅，将上料放入锅内稍炒片刻，下调料，加清水适量，再煎煮至上料熟透。饮汤吃全部用料，每天 1 次。强壮身体，润泽肌肤。用于皮肤粗糙、早衰、操劳过度，过早出现皱纹，头发早白。

3. 饮食注意事项

芦笋是高嘌呤蔬菜，会加重尿酸的代谢障碍，痛风和糖尿病患者要少食。

第三节　百　　合

百合（*Lilium brownii* var.*viridulum*）是百合科百合属多年生球根草本植物的总称，地下部分具有卵形或近球形肥厚肉质鳞茎。百合属植物分布于北温带的亚洲东部、北美和欧洲，全球约有 110～115 种，其中在我国分布的有 56 种，是兼具观赏、食用和药用价值的多用途植物。可供食用的百合常有 10 种，即卷丹、百合、细叶百合、川百合、兰州百合、岷江百合、药百合、麝香百合、竹叶百合和圣母百合。其中，卷丹（商品名又称宜兴百合）、百合（商品名又称龙牙百合）和细叶百合（俗称山丹）被《中华人民共和国药典》收录入药。目前兰州百合、卷丹、百合和川百合在我国栽培面积较大。

一、营养物质

百合营养全面，其品质的重要特点是淀粉、蛋白质、果胶和粗纤维含量高，氨基酸和矿物质种类多、含量丰富（基本营养成分见表 15-3）。此外，百合中维生素含量丰富，每 100g 鲜鳞茎含维生素 B_1 0.1～0.2mg，维生素 B_2 0.4～0.5mg，维生素 C 8～20mg。百合鳞茎和花瓣均含有多种不饱和脂肪酸。

表 15-3　百合鳞茎和花瓣中的基本营养物质（李红娟，2007；张梦等，2020）

营养成分	鳞茎		花瓣	
	卷丹	兰州百合	卷丹	兰州百合
维生素 C/（mg/100g，FW）	13.82	8.27	NR	NR
淀粉/（%，DW）	62.88	64.57	5.17	4.85
果胶/（%，DW）	10.42	12.25	NR	NR
蛋白质/（%，DW）	10.02	7.10	15.50	12.60
总糖/（%，DW）	4.59	8.32	21.35	28.34
还原糖/（%，DW）	1.22	1.98	NR	NR
粗纤维/（%，DW）	4.37	2.62	2.72	2.71
灰分/（%，DW）	2.83	3.65	NR	NR
脂肪/（%，DW）	1.80	1.11	NR	NR
总磷脂/（mg/100g，DW）	257.40	108.92	NR	NR
水分/（%，FW）	68.03	64.62	NR	NR

注：NR 表示未见报道。

百合鳞茎和花瓣中含有 16 种以上的游离氨基酸，其中 8 种为人体必需的氨基酸（Val、Thr、Trp、Phe、Met、Leu、Lys、Ile），其含量约占总氨基酸的 30%（主要氨基酸含量见表 15-4）。在鳞茎和花瓣中，卷丹的总氨基酸含量高于兰州百合。

表 15-4　百合鳞茎和花瓣中氨基酸含量（李红娟，2007；张梦等，2020）　　单位：%（DW）

氨基酸	鳞茎		花瓣	
	卷丹	兰州百合	卷丹	兰州百合
亮氨酸（Leu）	0.74	0.68	2.53	0.82
赖氨酸（Lys）	0.62	0.51	1.82	*0.51*
缬氨酸（Val）	0.52	0.54	1.40	*0.42*
苯丙氨酸（Phe）	0.43	0.40	1.38	0.43
酪氨酸（Tyr）	0.31	0.28	0.25	0.22
苏氨酸（Thr）	0.24	0.25	0.88	0.41
蛋氨酸（Met）	0.13	0.15	0.13	0.11
异亮氨酸（Ile）	NR	NR	1.82	0.52
组氨酸（His）	0.21	0.15	0.48	0.20

氨基酸	鳞茎		花瓣	
	卷丹	兰州百合	卷丹	兰州百合
精氨酸（Arg）	2.13	2.02	0.15	0.57
脯氨酸（Pro）	1.98	1.56	0.70	0.62
天冬氨酸（Asp）	1.03	0.84	0.46	0.69
谷氨酸（Glu）	1.20	1.14	1.18	1.58
丝氨酸（Ser）	0.54	0.46	0.77	0.60
甘氨酸（Gly）	0.45	0.42	0.69	0.39
丙氨酸（Ala）	0.38	0.39	0.79	0.70
半胱氨酸（Cys）	0.11	0.11	0.47	0.37

百合鳞茎和花瓣均富含矿物质，其中钾、钙、镁、铁等含量较高（主要矿物质含量见表15-5）。同种百合中花瓣的钾、钙和镁含量均高于鳞茎。

表 15-5　百合鳞茎和花瓣中的矿物质含量（李红娟，2007；张梦等，2020）

矿物质	鳞茎		花瓣	
	卷丹	兰州百合	卷丹	兰州百合
氮/（mg/g，DW）	NR	NR	2.48	2.02
磷/（mg/g，DW）	1.90	3.00	0.33	0.28
钾/（mg/g，DW）	20.10	26.30	31.27	25.43
钙/（mg/g，DW）	3.60	2.10	14.68	10.96
镁/（ug/g，DW）	898.40	570.10	5426.94	5565.86
铁/（ug/g，DW）	360.82	340.90	110.10	120.40
铜/（ug/g，DW）	17.82	9.89	8.68	5.31
锰/（ug/g，DW）	24.89	12.17	NR	NR
锌/（ug/g，DW）	41.19	32.41	NR	NR
硒/（ug/g，DW）	42.77	13.39	NR	NR

注：NR 表示未见报道。

不同类型的百合鳞茎主要营养物质种类相同，但其含量及食用品质相差较大。观赏百合鳞茎中的淀粉、可溶性糖、粗纤维及维生素 C 含量低于食用百合和药用百合，且食用品质较差。药用百合鳞茎中的蛋白质、氨基酸、脂肪、粗纤维、维生素 C、总磷脂含量常高于食用百合，同时药用百合富含甾体皂苷、生物碱和酚类等生物活性物质，因而稍带苦味。食用百合鳞片肉质肥厚、白润光洁，其淀粉、果胶、可溶性糖等物质含量较高，口感细腻，粉糯，略带甜味，无苦味等。目前主栽食用百合中，卷丹和百合均属于药食同源的百合种。卷丹鳞茎肥厚，色白或微黄，口感软糯，稍带苦味。百合鳞茎狭长肥厚，色白，口感粉糯，无苦味，甜度低，食用品质较佳。川百合鳞茎肥厚，色白，品质粉，无苦味，食用品质佳。兰州百合鳞茎肥厚宽大，色白，口感细腻无渣，香绵纯甜，无苦味，是我国食用百合品质最佳的栽培品种。

此外，有些百合种的地上部具有珠芽。基本营养成分分析表明，百合珠芽含有与鳞茎相同种类的营养成分，但含量存在差异。相比较鳞茎而言，珠芽粗脂肪含量低，粗纤维和硒含量高，总糖、粗蛋白、灰分、氨基酸和主要矿物质含量无显著性差异（朱昀等，2016）。可见，百合珠芽同样可用作食材。

二、主要生物活性物质

百合鳞茎和花瓣中的主要生物活性物质包括多糖类（polysaccharide）、甾体皂苷类（steroidal saponins）、生物碱类（alkaloid）、酚酸甘油酯类（phenolic glycerides）、类黄酮（flavonoids）、甾醇类（sterols）及苯丙素类（phenylpropanoids）等。百合所含生物活性物质具有广泛的药理作用，如止咳祛痰、镇静催眠、免疫调节、抗肿瘤、抗氧化、抗炎、抗应激损伤、抗抑郁、降血糖及抑菌等（罗林明等，2017）。食用百合所含生物活性物质种类与含量低于药用百合。《中华人民共和国药典》颁布的三种药用百合中，卷丹鳞茎生物活性物质含量及药理作用常高于百合和细叶百合。

1. 多糖

（1）种类与结构　百合中含有较多的多糖类物质，包括均多糖和杂多糖，且以杂多糖为主（罗林明等，2017）。目前已发现百合中含有 11 种多糖，由葡萄糖、阿拉伯糖、甘露糖、半乳糖、半乳糖醛酸、鼠李糖等按照不同的物质的量分数通过吡喃糖苷键结合而成（表 15-6）。由于组成百合多糖的单糖种类多，单糖之间的连接方式多样且可能存在一定长度的支链，因此，百合多糖的一级结构和高级结构至今尚不明确。

表 15-6　百合多糖种类（罗林明等，2017）

多糖	单糖构成	物质的量分数	分子量
LBP-1	葡萄糖	—	30500
LBPS-I	葡萄糖	—	30200
BHP	L-阿拉伯糖、D-葡萄糖、D-甘露糖等	—	75000
LP-1	葡萄糖、甘露糖	1:2.46	79400
LP-2	葡萄糖、半乳糖、甘露糖、阿拉伯糖、半乳糖酸酸	1:0.73:2.6:1.8:0.84	18150
LLP-1	葡萄糖、甘露糖、阿拉伯糖		11756
LLP-2	半乳糖、鼠李糖、阿拉伯糖		1038773
LP2-1	鼠李糖、阿拉伯糖、葡萄糖、半乳糖	1.88:2.13:1.00:2.50	8520000
LLPS-1	葡萄糖、甘露糖	1:2	350500
LLPS-2	葡萄糖、甘露糖	1:1	403300
LLPS-3	阿拉伯糖、半乳糖、葡萄糖、甘露糖	2:2:2:1	146200

（2）分布与含量　每 100g 百合鳞茎干粉含多糖 970～45000mg。多糖含量因百合器官及发育时期不同而异。陈越（2016）研究表明，不同器官中，百合鳞茎多糖含量最高，分别是珠芽的 2.5 倍、花瓣的 1.8 倍和叶片的 3.3 倍；鳞茎在花蕾处于绿蕾期多糖含量最高，鳞茎收获期达到第二个多糖积累高峰。

（3）影响因素

① 种类。百合种类不同，多糖含量差异较大。茅云枫等（2017）比较分析了兰州百合、卷丹、龙牙百合和川百合鳞茎多糖含量，结果表明多糖含量最高的是兰州百合，含量为14.58mg/g（DW），最低的是卷丹，含量为 9.74mg/g（DW）。

② 栽培方式。不同栽培方式下百合多糖含量存在一定的差异。在鳞茎最佳采收期，卷丹

多糖含量依次为：露地栽培＞大棚栽培＞露地摘顶＞遮荫摘顶＞遮荫栽培，而兰州百合鳞茎多糖含量依次为遮荫栽培＞遮荫摘顶＞露地摘顶＞露地栽培＞大棚栽培（李红娟，2007）。

（4）药理作用

① 抗肿瘤。百合多糖具有明显的抗肿瘤作用。百合多糖对小鼠移植性 H22 肝癌、B16 黑色素瘤和 Lewis 肺癌细胞生长有较强的抑制作用，对人肝癌 HePG2 和胃癌 SGC-7901 的细胞增殖抑制作用明显。研究表明，百合多糖可能是通过下调肿瘤细胞分裂周期蛋白 D1（Cyclin D1）、抗凋亡蛋白 Bcl-2 的表达，上调促凋亡蛋白 Bax 的表达，激活直接导致细胞凋亡的关键蛋白酶 Caspase-3、线粒体凋亡通路的最重要的启动子和关键蛋白酶 Caspase-9，促进细胞凋亡发挥抗肿瘤作用。

② 抗氧化。百合多糖对羟基自由基、超氧阴离子自由基具有较强的清除能力，能够显著增加小鼠血清、肝、肾脏中超氧化物歧化酶（SOD）、谷胱甘肽过氧化物酶（GSH-Px）和过氧化氢酶（CAT）活性，降低丙二醛（MDA）水平。百合多糖还能明显抑制 H_2O_2 诱导的人血红细胞氧化溶血作用及人红细胞膜脂质过氧化作用。

③ 降血糖。实验证实，百合多糖具有促进小鼠β胰岛细胞修复、增殖及分泌胰岛素，降低肾上腺皮质激素分泌和促进肝脏中血糖转化为糖元的作用。百合多糖的降血糖作用是通过提高糖代谢酶的活性，促进对葡萄糖的摄取和利用，以及提高机体抗氧化功能、抑制氧自由基对胰岛β细胞的损伤，从而增加胰岛素的分泌，调节糖尿病大鼠的血糖水平。

④ 调节免疫。百合多糖可以提高免疫抑制模型小鼠的免疫器官指数，促进正常及免疫抑制小鼠碳粒廓清率，提高其血清溶血素含量，表明百合多糖能增强正常及免疫抑制小鼠的非特异性和特异性免疫功能（李新华等，2010）。

2. 甾体皂苷类

（1）种类与结构　甾体皂苷是百合的特征性成分。甾体皂苷由糖链与皂苷元通过糖苷键连接而成。根据苷元结构的不同，分为螺甾烷醇型（spirostanols）、异螺甾烷醇型（isospirostanols）、变形螺甾烷醇型（pseudospirostanols）和呋甾烷醇型（furostanols）皂苷四类，其母核结构式如图 15-7 所示。百合中甾体皂苷主要以异螺甾烷醇型皂苷为主。百合中甾体皂苷所含的糖基组成种类也较多，包括葡萄糖、鼠李糖、木糖、阿拉伯糖和半乳糖，甾体皂苷中绝大多数都含有鼠李糖和葡萄糖。目前，从百合属植物鳞茎中分离得到的甾体皂苷类化合物共有 82 个，其中螺甾烷醇类皂苷 13 个、异螺甾烷醇类皂苷 39 个、变形螺旋甾烷类皂苷 7 个和呋甾烷醇类皂苷 23 个（罗林明等，2018a）。

（2）分布与含量　百合皂苷含量因器官部位和发育时期而异。陈越（2016）研究表明，卷丹植株大部分花蕾出现微红时，鳞茎、花瓣、珠芽和叶片中总皂苷的含量都基本达到了生长发育时期的最大值。此时，花瓣总皂苷的含量（9.02mg/g）最高，鳞茎（7.89mg/g）次之，珠芽总皂苷的含量（5.32mg/g）最低。

（3）影响因素

① 种类。药用、食用及观赏用百合鳞茎中均含有皂苷，每 100g 鳞茎干粉含有总皂苷 50～1300mg。研究表明，药用百合鳞茎皂苷含量明显高于食用百合；同时，甾体皂苷在卷丹、百合、细叶百合中的含量差异也较大，卷丹中含量较高，细叶百合中含量较低。

② 产地。张黄琴等（2017）采用高效液相色谱串联三重四级杆质谱法（UPLC-TQ-MS）对采自湖南和安徽 35 个批次卷丹主要活性物质进行了分析，发现 2 个产地不同批次卷丹的活

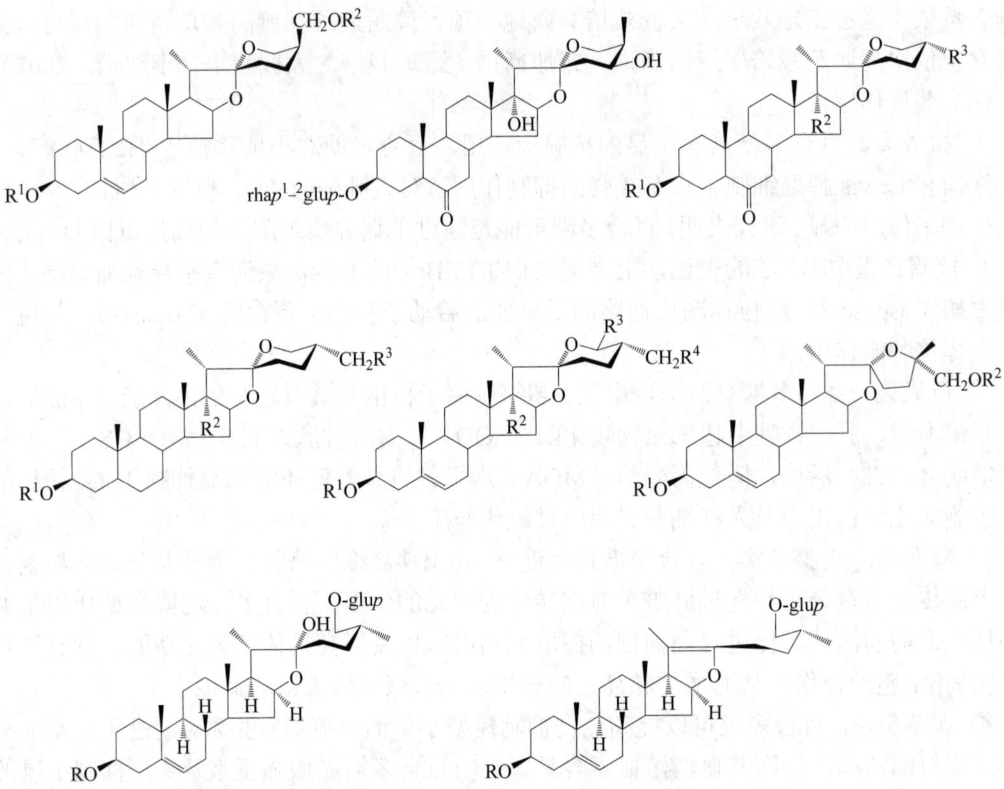

图 15-7   百合中甾体皂苷类化合物母核结构（罗林明等，2017）

性物质含量差异明显，每 100g 干鳞茎中王百合苷 B、王百合苷 C、王百合苷 E 和王百合苷 F 的含量分别为 1.70～472.40mg、0.07～296.50mg、6.04～186.20mg、0.68～44.75mg。

（4）药理作用

① 抗肿瘤。百合甾体皂苷具有广泛的抗肿瘤活性，皂苷种类不同其抑制肿瘤细胞的类型也有差异。C27 位上含有 3-羟基-3-甲基戊二酸结构的百合皂苷甲基酯衍生物对多种人恶性肿瘤细胞（如胰腺癌 PANC-1、胃癌 HGC-27、骨肉瘤 OST、肾上腺嗜铬细胞瘤 PC-12 和宫颈癌 HeLa 等）增殖具有较强的抑制活性；薯蓣皂苷（dioscin）对多种肿瘤细胞（如黑色素瘤 SK-MEL、人口腔表皮癌 KB、乳腺癌 BT-549、卵巢癌 SK-OV-3、肝癌 HepG2 等）均表现出细胞毒性作用；纤细皂苷（gracillin）也对多种人癌细胞（如肺癌 A549、结肠癌 HT-29、乳腺癌 MCF-7、肾腺癌 A-496、前列腺癌 PC-3 和胰腺癌 PACA-2 等）生长具有抑制作用。罗林明等（2018b）研究表明，百合总皂苷（TSLL）对人肺癌 A549 细胞增殖、迁移及侵袭具有抑制作用，并且对细胞凋亡具有诱导作用。TSLL 可通过下调增殖细胞核抗原（proliferating cell nuclear antigen，PCNA）的表达抑制肺癌细胞 DNA 合成，从而抑制细胞增殖。TSLL 对肺癌细胞凋亡的诱导作用与其对 Bcl-2、Bax 蛋白的表达调控有关。

② 抗炎。百合抗炎作用明显，常用来治疗支气管炎、肺炎等炎症，而百合皂苷是百合发挥抗炎作用的主要有效成分。研究显示，百合薯蓣皂苷不仅对白色念珠菌、光滑念珠菌及热带念珠菌等具有显著的抑制作用，而且薯蓣皂苷通过阻断核转录因子-κB（nuclear factor-κB，NF-κB）信号通路，降低诱导型一氧化氮合酶（inducible nitric oxide synthase，iNOS）、环氧化酶-2（cyclooxygenase 2，COX-2）活性，减少前列腺素 E2（prostaglandin E2，PGE2）、肿

瘤坏死因子（tumor necrosis factor-α，TNF-α）和 NO 的产生起到抗炎作用。

③ 抗抑郁。百合皂苷是百合抗抑郁的主要有效成分。百合中的甾体皂苷不仅可通过提高抑郁模型大鼠大脑皮层的单胺类神经递质（多巴胺、5-羟色胺）含量及抑制下丘脑-垂体-肾上腺轴（hypothalamic-pituitary-adrenal axis，HPA 轴）的亢进而发挥抗抑郁作用，还可通过调节脑肠轴改善抑郁引起的并发症。

④ 保肝。百合皂苷具有保肝作用。研究证实薯蓣皂苷对 CCl₄ 诱导的小鼠急性肝损伤具有明显的保护作用，其作用机理是通过抑制脂质过氧化、炎症、坏死和凋亡从而达到保肝作用。

⑤ 其他。百合甾体皂苷还具有抗氧化、抗菌、镇静和催眠等作用。

3. 生物碱

（1）种类与结构　目前已从百合鳞茎中分离出的生物碱类有秋水仙碱（colchicine）、β-光秋水仙碱（β-lumicolchicine）、小檗碱（berberine）、β_1-澳洲茄边碱（β_1-solamargine）、β_2-澳洲茄边碱（β_2-solamargine）、腺苷（adenosine）、2′-脱氧腺苷（2′-deoxyadenosine）等。百合中主要生物碱的化学结构见图 15-8。

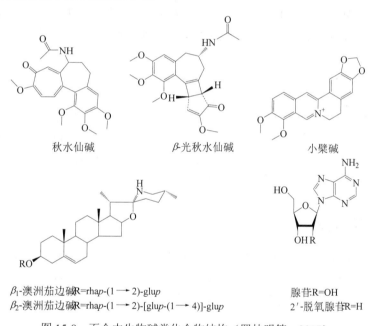

秋水仙碱　　　　　β光秋水仙碱　　　　　小檗碱

β_1-澳洲茄边碱 R=rha$p$-(1 → 2)-glu$p$
β_2-澳洲茄边碱 R=rha$p$-(1 → 2)-[glu$p$-(1 → 4)]-glu$p$

腺苷 R=OH
2′-脱氧腺苷 R=H

图 15-8　百合中生物碱类化合物结构（罗林明等，2017）

（2）分布与含量　百合鳞茎、花瓣、珠芽及叶片中生物碱含量差异不大，并且各器官生物碱含量在其发育的不同时期变化较小。不同器官中，鳞茎生物碱含量稍高，每 100g 鳞茎干粉含有生物碱 30～2500mg。

（3）影响因素

① 种类和品种。胡悦等（2019）比较分析了 12 份百合的生物碱含量，结果表明药用百合、食用百合及观赏百合鳞茎中生物碱含量范围为 0.369～0.826mg/g（DW），兰州百合生物碱含量最低，岷江百合、宜昌百合、卷丹、百合及 6 个观赏百合品种的生物碱含量差异不大。

② 栽植地域。雷卢恒等（2015）分析了 15 个卷丹居群鳞茎活性成分含量，发现总生物碱含量较高的前 3 个卷丹居群依次是四川凉山居群、黑龙江哈尔滨居群和西藏拉萨居群。总生物碱含量最高的四川凉山居群为 1.36mg/g（DW），含量最低的陕西旬阳类群为 0.81mg/g（DW）；一定范围内海拔与卷丹鳞茎总生物碱含量呈正相关。同时，研究发现卷丹黑龙江哈尔滨居群、西藏拉萨居群、四川凉山居群移植到陕西杨凌一年后，与居群原生地卷丹相比，总生物碱含量分别降低 43.52%、34.11%、43.03%，表明产地生态因子对卷丹鳞茎生物碱含量影响大。

（4）药理作用

① 抗菌。百合中的生物碱与多糖、甾体皂苷一样，也具有抑菌活性。研究表明，百合秋水仙碱对大肠杆菌、金黄色葡萄球菌、枯草杆菌、白念球菌和藤黄八叠球菌等均有明显的抑制作用。

② 抗肿瘤。百合中的秋水仙碱通过抑制肿瘤细胞的有丝分裂，导致细胞周期阻滞，从而抑制肿瘤细胞的增殖，实现抗肿瘤的作用。

4. 其他生物活性物质

除甾体皂苷、多糖及生物碱外，百合鳞茎和花瓣中还含有酚酸甘油酯类、类黄酮、甾醇类及苯丙素类等生物活性物质。其中，酚酸甘油酯为百合苦味的主要物质基础。目前已发现百合鳞茎中含有酚酸甘油酯类化合物及其苷类 16 个、类黄酮化合物 11 个、甾醇及其苷类化合物共 9 个、苯丙素类化合物 6 个。研究显示，每 100g 鳞茎干粉含有总黄酮 150～1400mg、总酚 600～5000mg。

百合鳞茎中的黄酮、黄烷醇、酚酸、酚酸甘油酯等物质具有较好的抗氧化作用。从百合中提取的黄酮、黄烷醇对羟基自由基、超氧阴离子自由基、二苯基苦味酰基苯肼（DPPH）自由基、2,2′-联氨双（3-乙基苯并噻唑啉-6-磺酸）二铵盐（ABTS）自由基等都有较好的清除能力。同时，百合酚酸甘油酯类具有清除 DPPH、ABTS 自由基作用以及增强亚铁离子还原能力。药理研究表明，百合还具有抗病毒作用。从卷丹鳞茎中分离得到的 2 个酚酸甘油酯类化合物对呼吸道合胞病毒具有明显的抑制活性。

三、功能性产品开发

百合具有良好的食用和药用价值，我国民间素有食用百合的传统。除可鲜食外，还可以将百合鳞片加工成百合干、百合粉、百合晶等，百合花蕾晒干制茶或提取食品工业生产的天然色素。目前百合已广泛用于药品、保健品及化妆品等领域（表 15-7）。

表 15-7　百合开发的功能性产品

产品类型	种类	举例	功能
国药准字药品	98	百合固金丸、百合固金口服液、百合固金片、百合固金颗粒、双花百合片、天贝百合丸和百合更年安颗粒	化痰止咳、解毒凉血、宁心安神等。
国食健字或卫食健字保健品	12	百合枣仁胶囊、百合酸枣仁胶囊、五味百合胶囊、百合贝母胶囊、兰州百合口服液、杏仁百合蜜炼膏	清咽润喉、改善睡眠、免疫调节、辅助抑制肿瘤、耐缺氧等。
化妆品			
国妆进字或卫妆进字 国妆字	118 2	洁肤乳、去角质凝胶、面膜、润颜水、精华素、精油、润肤油、眼霜、眼影、护手霜、香水、浴后香氛、发膜	保湿、润肤、防皱、抗过敏、美白、淡斑等。

注：从国家食品药品监督管理局（CFDA）查询，经整理而成。

四、临床报道与食疗

百合为临床常用中药，始载于《神农本草经》："百合味甘平，微苦，祛邪气，主治腹胀、心痛，利大小便，补中益气。"明代李时珍在《本草纲目》中对百合入药记载更为详细："味甘平无毒，主治邪气、腹胀、心痛，利大小便，补中益气，去腹肿胀，痞满寒热，通身疼痛及乳难喉痹，止涕泪；除心下急满痛，治脚气热咳，安心定胆益志，养五脏；治癫邪狂叫惊悸；可温肺治咳。"可见百合有润肺止咳、养阴清热、清心安神的功效，治疗肺热、肺燥咳嗽、咳血吐血、低热虚烦、惊悸失眠等症。现代医学研究中也有关于百合及其制品在抑郁症、更年期综合征、胃炎等病症中的临床应用报道。

1. 临床报道

百合地黄汤和百合知母汤均源自我国东汉著名医学家张仲景《金匮要略方论》，分别由百合和生地黄、百合和知母组成，原为治疗"百合病"的常用方剂，现代临床上广泛用于治疗抑郁症、失眠症和更年期综合征等多种精神情志疾病。研究表明，百合地黄汤可能通过调控 G-蛋白偶联受体活性和单胺类神经递质的表达发挥干预心理亚健康的作用，体现中药多成分、多靶点、多途径的作用特点（赵蕾等，2017）。百合知母汤抗抑郁作用的主要活性成分是百合知母总皂苷，具有增强海马组织神经元再生和修复的功能，能增加脑内神经递质、逆转下丘脑-垂体-肾上腺轴功能亢进（袁丽等，2016）。

百合固金汤源于明朝周之干所著《慎斋遗书》，由百合、生地黄、熟地黄、麦冬、贝母、当归、白芍、玄参、桔梗、甘草 10 味药物组成，具有滋肾保肺，止咳化痰的功效；主治肺阴亏虚、虚火上炎证，临床多用于阴虚火旺型肺结核的治疗。此外，百合固金汤加减还用于治疗肺癌放射治疗不良反应和感染后咳嗽气阴两虚证，临床上常以百合固金汤加减治糖尿病。

以百合、黄连、苦地丁、板蓝根、紫草、金银花、淡竹叶、干蛇胆、地黄和细辛 10 味药物组成的双花百合片，临床主用于治疗轻型复发性口腔溃疡心脾积热证（王华君和江晓林，2015）。百合还能用于痈肿疗疮治疗。将百合新鲜鳞茎洗净，捣烂后加少许冰片外敷，对骨结核引流口久不愈、乳房肿痛、痈肿疮痛、脓疡溃后疮口红肿不消及久不收口的疗效颇佳。

2. 食疗方剂

（1）润肺清热，化痰平喘　百合荸荠雪梨羹：鲜百合鳞茎 20g，荸荠 5 个，雪梨 1 个，冰糖适量。百合鳞片洗净，荸荠和雪梨去皮。将荸荠和雪梨切成小丁，与百合鳞片一起放入加有适量水的锅内，放入冰糖，大火烧开后改用小火煮 20～30min 即可。每日一剂，连用 10～15 天为一疗程。适于抵抗力较弱的人群，尤其是出现咳嗽症状的感冒患者，还对热证型慢性支气管炎有一定的功效。

（2）润燥止咳，养胃生津　百合蒸蜂蜜：鲜百合鳞片 200g 或干百合鳞片 100g，蜂蜜 30～60g。将百合洗净切丁，同蜂蜜拌匀，置瓷盆中，上笼蒸熟即成。每日数次，每次取数片嚼食。适用于肺壅热闷或燥热咳嗽、咽喉干痛等症。

（3）滋阴养心，镇静安神　百合粉粥：干百合鳞茎 40g，粳米 100g，冰糖适量。将百合研粉，同粳米共入锅中，加水煮粥，待熟时加入冰糖稍炖即成，供早餐服食。适用于老年性慢性气管炎、肺热、热病恢复期、精神恍惚、失眠健忘等症。

（4）补中益气，润肤养颜　百合银耳枸杞汤：鲜百合或泡胀百合鳞片 50g，泡胀银耳 50g，山楂 20g，枸杞 20g，薏苡仁 50g，鲜黄精 50g，蜂蜜适量。百合、银耳、山楂洗净切碎后与枸杞、薏苡仁一起入锅加水 3000mL 以上，大火煮开，再用小火煮至黏稠即可出锅，盛汤温热后加入适量蜂蜜食用。

（5）抗痛风　百合花菜粥：百合 100g，花椰菜 100g，陈仓米 100g，冰糖适量。百合、花椰菜洗净分瓣及切碎后与米一起加水煮粥，初沸时加冰糖，米花汤稠时可温服。在痛风急性发作期间，每日可分 3~4 次服完。症状缓解后可早晚服 2 次，但要坚持服 30 天以上。

百合薏米粥：干百合 60g，薏米 60g 和粳米 60g 洗净后放锅内煮粥。每日一次作为主食服用。连服一月，症状消失后，仍须坚持服用，每周至少 1~2 次，以防止痛风复发。

（6）治疗脏躁　百合莲枣甘草粥：鲜百合鳞茎 40g，干莲子 30g，大枣 10 枚，炙甘草 5g，粳米 60g。莲子、大枣温水浸发，甘草用纱布包好，加水适量，将浸发好的莲子与甘草纱包同煮，煮至莲子半烂，取出甘草纱包丢弃，另加大枣、粳米旺火煮沸，沸后加百合小火煮烂即成，酌加白糖。也可用干百合 20g，制作方法为干百合与莲子、大枣一起浸发，再和甘草、莲子同煮，弃甘草后，加大枣、粳米共煮至熟烂。每日 1 剂，早晚分服，温热食之。1 个月为 1 个疗程。

3. 饮食注意事项

百合鳞茎碳水化合物含量高，每 100g 鲜鳞茎能量约 690kJ，建议适量食用。百合鳞茎和花瓣中的秋水仙碱类化合物具有一定毒性，因此不宜直接生食。利用秋水仙碱不耐热且易溶于冷水的特性，只要将百合鲜鳞茎和花瓣经 60℃以上高温处理或凉水浸泡即可食用。

第四节　竹　笋

竹笋（*Phyllostachys pubescens*）是我国传统蔬菜之一，食用历史悠久，曾有“素食第一品”“无笋不成席”之说。我国是世界竹笋三大产区之一，食用量较大的竹笋有 30 余种，产量和种类均居世界第一。根据采收季节，竹笋主要可分为冬笋、春笋、鞭笋三类。竹笋营养价值很高，富含膳食纤维，还含有维生素 B_2、烟酸等维生素，以及钙、磷、铁等人体所必需的矿物质，高纤低脂，味道鲜美。

一、营养物质

竹笋营养丰富，富含维生素、矿物质、糖、纤维素和蛋白质等多种营养成分（主要营养成分见表 15-8）。竹笋是蛋白质含量最高的蔬菜之一，每 100g 新鲜竹笋中平均蛋白质含量约 2.7g，并含有赖氨酸、色氨酸、苏氨酸、苯丙氨酸等 8 种人体必需氨基酸，这也是竹笋呈现鲜味的重要原因。竹笋中脂肪含量较少，100g 新鲜竹笋脂肪含量约 0.2~0.9g。竹笋中糖含量低于一般蔬菜，100g 新鲜竹笋中含量约 2.5g。

表 15-8　100g 竹笋中主要营养成分含量（周文伟等，2013）

营养成分	含量	营养成分	含量	营养成分	含量
维生素 B_1	0.10mg	铁	0.8mg	膳食纤维	1.8g
维生素 B_2	0.08mg	钾	390mg	蛋白质	1.5-4.0g
烟酸	0.6mg	钠	0.4mg	脂肪	0.2-0.9g
维生素 C	5mg	硒	0.04mg		
钙	12.8mg	锌	0.33mg		
磷	64mg	碳水化合物	2-4g		

竹笋种类繁多，包括毛竹笋、雷竹笋、寿竹笋、绿竹笋和巴山木竹笋等多个品种，不同类型竹笋营养成分明显不同。研究显示，寿竹笋的含水率、维生素C含量、粗蛋白、总糖、灰分含量以及氨基酸总量、必需氨基酸和鲜味氨基酸的含量均高于相同出土高度的毛竹笋（甘小洪等，2013）。氨基酸比值系数是衡量蛋白质营养价值的重要参数，斑苦竹笋的蛋白质氨基酸比值系数可达74.84%，高于常见蔬菜（王波等，2011）。根据FAO标准，必需氨基酸与总氨基酸比值在40%左右较为理想，多数竹笋质量分数在30%~40%之间（黄晓兵等，2014）。此外，同一品种竹笋，不同生长季节间营养成分不尽相同。毛竹笋中氮、磷、钾、粗蛋白的含量从11月到次年3月的变化不大，但4月则明显下降；笋总糖的含量各个月变化不显著；出土与否对毛竹笋营养成分含量没有显著影响（周文伟等，2013）。

二、主要生物活性物质

竹笋中主要生物活性物质包括挥发性物质、黄酮类、甾醇类、酚酸类和多糖类等。竹笋中挥发性物质包括醛类物质和芳香类碳氢化合物（如甲苯、乙苯和二甲苯），水煮后为二甲基硫化物、三甲基呋喃和丙酮。

1. 多糖类

（1）种类和含量　王静（2013）分离得到两种竹笋多糖，均含有鼠李糖、阿拉伯糖、木糖、甘露糖、葡萄糖和半乳糖等6种单糖。竹笋多糖含量受肥料种类影响较大。与常规施用复合肥相比，施用菌棒残渣能显著提高竹笋多糖含量，增加幅度可达10.2%（邱永华等，2017）。

（2）药理作用

① 抗氧化作用。王静（2013）发现两种竹笋多糖可以有效清除羟基自由基、超氧阴离子自由基和过氧化氢，表现出较强的抗氧化能力。

② 免疫强化作用。竹笋水溶性β-葡聚糖可经过经典或旁路途径激活补体系统，起到免疫激活作用（Kweon，2003）。体外实验发现，竹笋多糖能增强小鼠脾淋巴细胞的增殖能力，增强免疫应答。王玉芬等（2014）研究指出竹笋多糖可有效地逆转及修复环磷酰胺和氢化可的松所致的免疫抑制，可作为中华绒螯蟹的新型潜在免疫增强剂饲料。

③ 降压降脂功能。刘连亮（2012）发现竹笋粗多糖具有高效血管紧张素转化酶（ACE）抑制活性和显著的降压、降脂、抗氧化功能，能显著改善高脂血大鼠脂质代谢、降低自发性高血压大鼠血压。

2. 黄酮类

（1）种类和含量　竹笋中黄酮类物质通常在18.6~25mg/100g范围内，不同竹笋间有明显区别，其中，雷竹笋中含量可达25.5mg/100g，黄山苦竹笋中黄酮含量高达400.3mg/100g（杨永峰和黄成林，2009）。竹笋不同部位总黄酮含量区别明显，通常笋体含量最高，笋尖次之，笋箨最低。不同产地竹笋总黄酮含量也不尽相同，如浙江临安雷竹笋的笋尖、笋体的总黄酮含量均高于江西弋阳和浙江诸暨两个产地的雷竹（孙小青等，2014）。

（2）药理作用

① 抗氧化。研究发现，雷竹笋总黄酮对活性氧具有较高的清除能力，和维生素C、维生素E、柠檬酸等具有协同抗氧化性，并对大肠杆菌、金黄色葡萄球菌、黑曲霉等具有抑制作用，且对细菌的抑制效应强于真菌。

② 降压降脂。钱俊青等（2014）发现 24%的竹叶黄酮能显著降低大鼠血清总胆固醇、甘油三酯和低密度脂蛋白胆固醇水平，增加高密度脂蛋白胆固醇含量，从而表现出明显的降脂作用。竹笋黄酮还具有抗血小板黏附聚集活性，防止动脉硬化和栓塞等功能（刘连亮，2012）。

③ 抗癌。李夏冰等（2017）发现苦竹竹叶黄酮对人乳腺癌细胞 MDA-MB-231 细胞有较强抑制作用，当质量浓度为 100mg/L、200mg/L、400mg/L 时，黄酮对细胞的增殖抑制率分别达到了 25%、44%和 70%。

3. 甾醇

（1）种类和含量　竹笋中甾醇主要包括芸苔甾醇、豆甾醇、胆甾醇、β-谷甾醇、麦角甾醇和谷甾烷醇等。其中，含量最高的为 β-谷甾醇，其次为芸苔甾醇和豆甾醇。不同的竹笋品种、部位和收获季节等都会影响甾醇的含量，但其组成和比例基本不变。毛竹笋总甾醇含量最高，苦竹笋次之，雷竹笋再次之，麻竹笋最低（陆柏益，2007）。从笋顶到笋底，各组分甾醇含量逐渐增加。从收获季节来看，毛竹春笋甾醇含量最高，冬笋次之，鞭笋最低（表 15-9）。

（2）药理作用

① 抗氧化。彭昕等（2017）发现雷竹笋总甾醇对羟基自由基（OH）和 1,1-二苯基-2-三硝基苯肼（DPPH）自由基均有一定程度的清除能力，且清除能力强于总黄酮。甾醇与维生素 C、维生素 E 及柠檬酸的混合物具有协同抗氧化性，对金黄色葡萄球菌、大肠杆菌与黑曲霉均有一定的抑制作用。

② 降压降脂。陆柏益（2007）发现竹笋甾醇能显著降低大鼠血清总胆固醇、甘油三酯、低密度脂蛋白胆固醇和动脉粥样硬化指数，减轻脂肝重和肝指数，因此具有降脂功能和护肝作用。

③ 抗炎。竹笋甾醇能降低巴豆油导致的小鼠耳廓和蛋清所致大鼠足跖的肿胀程度，抑制小鼠腹腔毛细血管通透性的亢进，其作用机制可能是抗氧化、稳定细胞膜、调节炎症细胞因子与受体基因表达。

④ 抗癌。β-谷甾醇通过影响膜磷脂的信号转导通道，抑制结肠癌细胞 HT-29 增殖，从而起到抗癌作用（Awad 等，1996）。

表 15-9　常见竹笋黄酮类、甾醇类、酚酸类含量　　　　　　单位：mg/100g

笋种类	总黄酮含量	总甾醇含量	总酚酸含量
苦竹笋	19.8	221.7	30.6
毛竹笋	22.2	276.9	27.6
麻竹笋	18.6	112.4	29.7
雷竹笋	25.5	165.4	25.2

三、功能性产品开发

目前，国家食品药品监督管理局网站可查询到以竹笋黄酮、甾醇为成分的保健品 4 种，具有调血脂、改善肠道功能等。在食品饮料方面，我国有厂家将竹叶提取物作为功能性饮料的成分之一，不仅丰富了饮料的口感，且具有保健功效。

四、临床报道与食疗

中医认为，竹笋味甘性微寒，具有清热消痰、利膈爽胃、消渴益气等功效，可用于糖尿病、便秘、咳嗽等病症治疗。唐代名医孙思邈在《千金要方》中记载"竹笋性甘寒，无毒，主消渴，利水道，益气力，可久食"。李时珍在《本草纲目》中记载，竹笋"消渴、利水道、益气、祛痰、爽胃""治失眠，除烦，明目"。

1. 临床报道

（1）提高耐低氧能力　龚凌霄等（2014）以芜菁冻干粉和竹叶黄酮的复配胶囊为试验材料，进行扩大规模的人体试食及耐低氧试验，发现复配胶囊显著提高了受试人群血清 SOD 和 CAT 活性，降低了膜脂过氧化水平，延缓了血氧饱和度的下降，从而提高了耐缺氧能力。

（2）降低血液胆固醇含量　8 位年龄在 21～23 岁的年轻女性每日食用 360g 竹笋，连续食用 6 天。与对照组相比，食用竹笋人群的总胆固醇、低密度胆固醇和动脉粥样硬化指数分别降低了 12.7%、15.3%和 15.4%（Park & Jhon，2009）。

2. 食疗方剂

（1）治热痰咳嗽　鲜嫩竹笋 60g，煮熟切片，用生姜粒、香油、醋、食盐拌食。

（2）治大便不畅　鲜竹笋 60g，煮熟切片，粳米 50～100g，以水适量同煮成稀粥，加猪油、食盐调味。

（3）治麻疹、水痘　鲜竹笋 200g，鲫鱼 250g，同煮汤食。每日 1 次。用于麻疹、水痘初起，有促进透发的作用。

（4）治面部黄褐斑　鲜笋尖与佛手片各适量，放砂锅中，加水适量煮透，加调料，在锅中冷腌 24h，经常食用。

（5）治胃热烦渴　竹笋 200g，加少许盐，煮烂食。每日 2 次。

（6）治水肿　用竹笋与陈蒲、冬瓜皮各 500g 煎汤。

3. 饮食注意事项

儿童不宜多食竹笋。因竹笋中含有较多草酸，易与钙结合形成草酸钙，妨碍钙的吸收利用，且影响锌的吸收。

参考文献

白建波，周银丽，陶宏征，等，2013. 个旧地区冬春两季芦笋营养品质分析与比较[J]. 北方园艺（5）：4-7.

陈越，2016. 卷丹百合不同发育期活性物质含量变化规律的研究 [D]. 长春：吉林农业大学.

陈志峰，2014. 不同品种黄花菜秋水仙碱含量比较及其亲缘关系鉴定 [D]. 晋中：山西农业大学.

代忠波，丁卓平，2006. 卵磷脂的研究概况[J]. 中国乳品工业，34（1）：48-51.

邓放明，尹华，李精华，等，2003. 黄花菜应用研究现状与产业化开发对策[J]. 湖南农业大学学报（自然科学版），29（6）：529-532.

杜秉健，2014. 黄花菜水醇提取物的抗抑郁和促睡眠活性及综合利用研究 [D]. 北京：中国农业大学.

藩炘，2006. 黄花菜保鲜与保健功能的研究 [D]. 杭州：浙江大学.

傅茂润，茅林春，2006. 黄花菜的保健功效及化学成分研究进展[J]. 食品与发酵工业，32（10）：108-112.

甘小洪，唐翠彬，温中斌，等，2013. 寿竹笋的营养成分研究[J]. 天然产物研究与开发，25（4）：494-499.

高嘉宁，张丹，吴毅，等，2019. 氮、磷、钾配施对黄花菜产量及 2 种蒽醌类活性成分含量的影响[J]. 天然产物研究与开发，31：1624-1631.

郜凤香，范振远，王伟，等，1999. 芦笋药理及应用研究[J]. 食品研究与开发，20（6）：19-21.

龚凌霄，李交杰，刘晔峰，等，2014. 西藏芜菁与竹叶黄酮协同作用增强人体低氧耐受性试验研究[J]. 中国食品学报，2：6-15.

关云静，周林燕，毕金峰，等，2015. 绿芦笋不同部位营养成分及活性评价研究[J]. 食品工业科技，36（5）：343-347.

何成雄，1994. 萱草花提取液及表皮生长因子对人真皮成纤维细胞增殖的作用[J]. 中华皮肤科杂志，27（4）：218-220.

何红平，纪舒昱，朱洪友，等，2000. 秋水仙碱的氨（胺）解反应及其衍生物体外抗癌活性研究[J]. 化学研究与应用，12（5）：528-530.

洪亚辉，张永和，屠波，等，2004. 不同品种的黄花菜鲜干花营养成分比较[J]. 湖南农业大学学报（自然科学版），29（6）：503-505.

胡悦，杜运鹏，张梦，等，2019. 12种百合主要营养成分和活性成分的分析评价[J]. 天然产物研究与开发，31（2）：292-398.

黄晓兵，李积华，张文华，等，2014. 毛竹冬笋不同部位营养成分及活性成分分析[J]. 食品科技，39（8）：59-63.

汲晨锋，季宇彬，岳磊，2007. 芦笋皂苷诱导肿瘤细胞凋亡作用及机制初步研究[J]. 中国药理通讯，24（3）：11-12.

季宇彬，陈学军，汲晨锋，等，2006. 芦笋多糖提取、单糖组分分析及定量测定[J]. 中草药，3（8）：1159-1161.

姜云云，叶光明，范国荣，等，2012. 芦笋总黄酮及5种黄酮苷成分的体外抗氧化活性研究[J]. 中成药，34（10）：2009-2012.

郎娜，罗红霞，2007. 黄花菜中黄酮类物质抗氧化性的研究[J]. 食品研究与开发，28（3）：74-77.

雷卢恒，张延龙，牛立新，等，2015. 15个卷丹居群鳞茎活性成分及其抗氧化能力[J]. 食品科学，36（14）：122-129.

李红娟，2007. 卷丹百合营养成分、活性物质及栽培特性的研究［D］. 杨凌：西北农林科技大学.

李娟，王凤山，2009. 芦笋多糖的研究进展[J]. 中国生化药物杂志，30（3）：215-217.

李珊珊，吴倩，袁茹玉，等，2014. 莲属植物类黄酮代谢产物的研究进展[J]. 植物学报，49（6）：738-750.

李夏冰，金昭君，荀航，等，2017. 竹叶总黄酮对脂肪酸合酶及人乳腺癌细胞的抑制作用[J]. 林产化学与工业，37（5）：113-118.

李新华，弥曼，李汾，等，2010. 百合多糖免疫调节作用的实验研究[J]. 现代预防医学，37（14）：2708-2709.

刘发生，王荣春，郭敬兰，等，2017. 利用斑马鱼模型研究芦笋有效成分对免疫功能的调节作用[J]. 山东科学，30（6）：29-34.

刘连亮，2012. 竹笋降压降脂有效成分及其活性研究［D］. 杭州：浙江大学.

刘升一，王雪耘，李丽莉，等，1990. 芦笋中氨基酸和微量元素锌、铜、铁、锰、硒含量测定[J]. 营养学报，3：50-52.

陆柏益，2007. 竹笋中甾醇类化合物的研究——竹笋甾醇化学，工艺学及生物学功能［D］. 杭州：浙江大学.

陆福军，2011. 黄花菜抗氧化及抑制亚硝化的研究［D］. 杭州：浙江大学.

罗林明，裴刚，覃丽，等，2017. 中药百合化学成分及药理作用研究进展[J]. 中药新药与临床药理，28（6）：824-837.

罗林明，覃丽，裴刚，等，2018a. 百合属植物甾体皂苷成分及其药理活性研究进展[J]. 中国中医杂志，43（7）：1416-1426.

罗林明，覃丽，詹济华，等，2018b. 百合总皂苷对肺癌细胞增殖、凋亡及侵袭转移的作用及其初步机制研究[J]. 中国中药杂志，43（22）：4498-4505.

马越，张超，赵晓燕，等，2011. 不同品种芦笋中黄酮含量及其组成的比较[J]. 农产品加工（12）：48-51.

茅云枫，李枝林，段青，等，2017. 4种百合营养成分的差异性研究[J]. 云南农业大学学报（自然科学），32（2）：366-370.

潘红，2012. 萱草花化学成分与质量控制研究 ［D］. 北京：北京中医药大学.

彭昕，黄亮，王平，等，2017. 雷竹笋总黄酮和总甾醇的抗氧化性与抑菌性[J]. 经济林研究，35（3）：179-185.

钱俊青，戴承恩，李尚谦，等，2014. 竹叶黄酮降血脂活性研究[J]. 浙江工业大学学报，42（5）：496-498.

邱永华，金爱武，张四海，等，2017. 不同施肥方式对竹笋品质的影响[J]. 竹子研究汇刊，1：41-8.

任君，毛丽萍，2017. 芦笋的功能及开发利用前景[J]. 贵州农业科学，45（4）：93-95.

孙春艳，赵伯涛，郁志芳，等，2004. 芦笋的化学成分及药理作用研究进展[J]. 中国野生植物资源，23（5）：1-5.

孙小青，2014. 雷竹笋主要有效成分分析及其活性研究 ［D］. 长沙：中南林业科技大学.

唐道邦，2005. 黄花菜功能性成分及黄花鲜复合调味品研究 ［D］. 长沙：湖南农业大学.

田春雨，薄海美，李继安，2011. 银耳多糖对实验性2型糖尿病大鼠血糖及血脂的影响[J]. 辽宁中医杂志，38（5）：986-987.

涂宝军，2012. 不同贮藏方式对芦笋黄酮类物质含量的影响[J]. 食品研究与开发，33（3）：199-201，219.

王宝成，张厚才，狄剑时，等，1996. 芦笋糖浆对减轻恶性肿瘤放化疗毒副作用的效果[J]. 人民军医（4）：40.

王波，汪奎宏，刘鹏，等，2011. 斑苦竹笋的营养成分分析及其评价[J]. 浙江林业科技，31（3）：28-31.

王春燕，王卫东，李超，等，2010. 芦笋的生物活性成分及其生理功能[J]. 食品与药品，12（9）：369-372.

王芳，马淑凤，李汉臣，等，2013. 芦笋醇提取物的免疫调节作用[J]. 食品与生物技术学报，32（3）：324-329.

王海燕，郭良淼，2005. 槲皮素诱导肿瘤细胞凋亡的相关基因调控[J]. 中药药理与临床，21（6）：89-91.

王华君，江晓林，2015. 双花百合片防治鼻咽癌放射性口腔黏膜炎60例临床观察[J]. 现代医药卫生，31（19）：2986-2987.

王静，2013. 竹笋多糖的提取、纯化、结构及体外生物活性的研究 ［D］. 合肥：合肥工业大学.

王玉芬，李义，陈亚军，等，2014. 竹笋多糖对免疫抑制中华绒螯蟹非特异性免疫的影响[J]. 饲料研究，7：1-4.

杨青，任凤莲，2004. 黄花菜中黄酮的提取及其对羟自由基的作用[J]. 食品科学，25（6）：141-143.

杨永峰，黄成林，2009. 3种苦竹竹笋中黄酮类化合物的研究[J]. 竹子研究汇刊，28（1）：56-60.

叶劲松，2011. 芦笋营养与食谱 ［M］. 北京：科学技术文献出版社.

袁丽，刘奇，范喆，等，2016. 百合知母汤对抑郁症大鼠海马组织钙调蛋白信号通路中关键分子水平的影响及其抗抑郁机制[J]. 吉林大学学报（医学版），42（4）：704-710.

袁仲，刘新社，2008. 芦笋的保健功能与加工利用[J]. 食品研究与开发，29（8）：158-161.

翟俊乐，田欢，李孟秋，等，2015. 黄花菜抗抑郁作用有效成分的筛选[J]. 中国食品添加剂（10）：93-97.

詹利生，李贵荣，李少旦，等，2005. 黄花菜中总黄酮的提取及其药理作用初步观察[J]. 南华大学学报（医学版），33（1）：112-114.

张国伟，王晓婧，周玲玲，等，2019. 施氮对设施栽培金针菜产量、品质和钾吸收利用的影响[J]. 植物营养与肥料学报，25（5）：871-879.

张黄琴，严辉，钱大玮，等，2017. 不同产地百合药材中8种活性成分的分析与评价[J]. 中国重要杂志，42（2）：311-318.

张梦，张遥遥，胡悦，等，2020. 基于主成分分析和聚类分析的百合花瓣品质综合分析与评价[J]. 食品工业科技，41（3）：232-238，245.

张若洁，王鲁峰，徐永霞，等，2011. 芦笋中甾体皂苷结构和功能特性的研究进展[J]. 食品科学，32（1）：

291-296.

赵蕾，武嫣斐，高耀，等，2017. 基于网络药理学的百合地黄汤干预心理亚健康作用机制研究[J]. 药学学报，52（1）：99-105.

周文伟，何奇江，叶春球，等，2013. 不同季节毛竹笋营养成分比较分析[J]. 浙江林业科技，33（4）：64-67.

周向军，高义霞，张继，2012. 黄花菜多酚提取工艺及抗氧化作用的研究[J]. 作物杂志，1：68-72.

朱礼芳，2013. 黄花菜中秋水仙碱的提取及其抑菌性能研究［D］. 福州：福建农林大学.

朱昀，王未，李倩，等，2016. 百合珠芽与鳞茎营养成分及活性成分研究[J]. 生物技术进展，6（5）：336-340.

Awad A B，Chen Y C，Fink C S，et al，1996. beta-Sitosterol inhibits HT-29 human colon cancer cell growth and alters membrane lipids [J]. Anticancer Res，16（5）：2797-804.

Bravo L，1998. Polyphenols：chemistry，dietary source，metabolism，and nutritional significance [J]. Nutr Rev，56（11）：317-333.

Cichewicz，Robert H，Zhang Y J，et al，2004. Inhibition of human tumor cell proliferation by novel anthraquinones from daylilies [J]. Life Science，74（14）：1797-1799.

Dhananjeyan M R，Milev Y P，Kron M A，el al，2005. Synthesis and activity of substituted anthraquinones against a human filarial parasite，*Brugia malayi* [J]. J Med Chem，13（4）：48-55.

Kweon M H，Hwang H J，Sung H C，2003. Isolation and characterization of anticomplementary β-glucans from the shoots of bamboo *Phyllostachys edulis* [J]. Planta Med，69（1）：56-62.

Park E J，Jhon D Y，2009. Effects of bamboo shoot consumption on lipid profiles and bowel function in healthy young women [J]. Nutrition，25（7/8）：723-728.

Robert H，Cichewicz，Kee-Chong L，et al，2002. Kwanzoquinones A-G and other constituents of *Hemerocallis fulva* 'Kwanzo' roots and their activity against the human pathogenic trematode *Schistosoma mansoni* [J]. Tetrahedron，58：8597-8606.

Sun T，Tang J，Powers J R，2005. Effect of pectolytic enzyme preparations on the phenolic composition and antioxidant activity of asparagus juice[J]. J Agr Food Chem，53（1）：42-8.

Tai C Y and Chen B H，2000. Analysis and stability of carotenoids in the flowers of daylily（*Hemerocallis disticha*）as affected by various treatments [J]. J Agr Food Chem，48（12）：5962-5968.